U0286907

生殖病理与辅助生殖

主　编　徐维海

科学出版社

北　京

内 容 简 介

本书由病理学、生殖医学、毒理学、营养学等专业编者撰写，共18章，内容涉及影响男、女性生殖的相关疾病在器官、细胞和分子水平发生的病理改变特点，营养和环境内分泌干扰物等对生殖的影响机制，男性不育的临床处理，利用人工授精和体外受精-胚胎移植及其衍生技术进行不孕不育症治疗的方法，特别对其中核心技术的基本原理进行了重点阐述。本书还对不孕不育症治疗中临床疑难病例的经验性处理策略进行了介绍，对辅助生殖治疗中人工智能的应用及如何利用绩效指标控制和提高临床工作质量进行了系统描述。

本书可供从事生殖医学、临床病理学、环境科学、营养学专业的临床工作者、科研人员、教学工作者和学生阅读使用。

图书在版编目（CIP）数据

生殖病理与辅助生殖/徐维海主编. —北京：科学出版社，2023.7
ISBN 978-7-03-075739-5

Ⅰ.①生… Ⅱ.①徐… Ⅲ.①生殖医学–病理学 ②试管婴儿–技术
Ⅳ.①R339.2②R321-33

中国国家版本馆CIP数据核字（2023）第102061号

责任编辑：戚东桂 / 责任校对：张小霞
责任印制：肖 兴 / 封面设计：龙 岩

科学出版社 出版
北京东黄城根北街16号
邮政编码：100717
http://www.sciencep.com

艺堂印刷（天津）有限公司 印刷
科学出版社发行 各地新华书店经销
*
2023年7月第 一 版 开本：787×1092 1/16
2023年7月第一次印刷 印张：22 1/4
字数：510 000
定价：188.00元
（如有印装质量问题，我社负责调换）

《生殖病理与辅助生殖》编委会

主　编　徐维海

副主编　张　岭　李施施　舒　静

编　委　（以姓氏笔画为序）

丁海遐　中国福利会国际和平妇幼保健院

习海涛　温州医科大学附属第二医院

王　亮　海军军医大学第二附属医院

王成路　浙江省人民医院

占琪涛　浙江大学医学院附属妇产科医院

乐　芳　浙江大学医学院附属妇产科医院

吕炳建　浙江大学医学院附属妇产科医院

江　楠　浙江大学医学院附属第一医院

寿华锋　浙江省人民医院

李　文　中国福利会国际和平妇幼保健院

李施施　浙江省人民医院

吴丽梅　浙江省人民医院

吴香丽　浙江省人民医院

张　岭　浙江省人民医院

张　琳　浙江省人民医院

陈　剑　浙江大学医学院附属第二医院

金　珍　浙江省人民医院

金　敏　浙江大学医学院附属第二医院

周　寅　浙江大学医学院附属第二医院

周易尔　浙江省人民医院

茹国庆　浙江省人民医院

钱羽力　浙江大学医学院附属妇产科医院

徐　阳　中国人民解放军海军军医大学

徐维海　浙江大学医学院附属第一医院

徐惠明　浙江省妇幼和生殖保健中心

翁　清　浙江美福宝妇儿医院

高　方　浙江省人民医院

高磊磊　浙江省人民医院

郭　荣　中国计算机学会上海分会

郭晓燕　浙江省人民医院

唐　锋　浙江省妇幼和生殖保健中心

唐兰兰　浙江大学医学院附属妇产科医院

黄琼晓　浙江省人民医院

舒　静　浙江大学医学院附属第一医院

舒崇医　浙江省人民医院

楼航英　浙江大学医学院附属妇产科医院

前　言

2022年7月25日国家卫生健康委员会等十七部门联合发布了《关于进一步完善和落实积极生育支持措施的指导意见》，明确指出我国人口形势的严峻性，并重点要求加强生殖健康服务，推动医疗机构通过综合干预手段，提高不孕不育防治水平。这意味着我们面临的挑战将更加艰巨，生殖医学即将踏入一个全新的发展阶段。

结合撰写本书的初衷，笔者认为我国的辅助生殖技术发展进入关键期，尤其是经历近十多年的爆发式发展，无论是服务规模还是治疗效率的提升速度均趋于平缓。首先，辅助生殖技术治疗的疾病特征谱已有剧烈演变，需处理的问题更加复杂，尤其是各种原因引起的卵巢早衰、配子发育异常、胚胎发育不良及反复种植失败和复发性流产等，这些棘手的问题显著限制了辅助生殖治疗效率的提升。其次，诸多社会性问题也严重挑战人类生育健康与辅助生殖治疗效率，突出的有不良的生活行为方式和高龄化的生育模式。最后，辅助生殖治疗的多个关键技术已进入瓶颈期，如控制性卵巢刺激、体外受精、胚胎培养、内膜准备等。为应对这些现状，我们广大辅助生殖医务工作者在从事繁忙的不孕不育症治疗工作的同时，还应不断提高自身专业素养，尤其是要重新认识不育疾病的种类、致病因素和病理生理学基础，以及更多、更有效的辅助生殖治疗手段，以提高不孕不育的防治水平。

本书在目前已有较为成熟的辅助生殖治疗理论和实践能力知识的基础上，从大体组织、细胞和分子等多层面描述了目前导致不孕不育症的主要男、女性疾病的病理变化和发病机制，对目前备受关注的营养和环境因素对生殖的影响也进行了阐述，以进一步增强读者对热点事件影响人类生殖健康的认识。书中在描述辅助生殖实验室各项技术时侧重于阐述其原理，掌握这些理论知识有助于从业者合理设计并评价实验室操作方式和技术流程。书中还增加了编者在日常工作中治疗疑难不孕人群的一些新技术、新方法，期望能使更多的不孕不育症患者受益。

本书内容由病理学、生殖医学、人类胚胎学、毒理学、营养学等专业的编者撰写，知识涵盖相对较广，期望能帮助读者深入认识不孕不育症发生本源，提高辅助生殖技术临床效果。在本书构思和撰写过程中，得到了浙江大学庄树林教授的精心指导，在此表示真诚感谢；也期待读者能在各自擅长的领域，提出精辟的见解和精彩的临床解决方案。

徐维海

2023年1月于杭州

目　　录

第一章　概论 ………………………………………………………………………………… 1

 第一节　病理学发展 ……………………………………………………………………… 1

 第二节　辅助生殖技术的社会需求 …………………………………………………… 2

 第三节　人类辅助生殖技术的发展与演变 …………………………………………… 3

 第四节　辅助生殖技术的临床应用 …………………………………………………… 7

 第五节　人类辅助生殖技术的展望 …………………………………………………… 8

 第六节　辅助生殖技术大事记 ………………………………………………………… 9

第二章　男性生殖病理 ……………………………………………………………………… 13

 第一节　睾丸疾病及病理 ……………………………………………………………… 13

 第二节　附睾疾病及病理 ……………………………………………………………… 19

 第三节　精索疾病及病理 ……………………………………………………………… 23

 第四节　附属性腺疾病及病理 ………………………………………………………… 26

 第五节　与男性不育相关的精液检查 ………………………………………………… 29

 第六节　影响男性生殖的相关遗传性疾病及病理 …………………………………… 35

第三章　女性生殖病理 ……………………………………………………………………… 40

 第一节　卵巢疾病及病理 ……………………………………………………………… 40

 第二节　输卵管疾病及病理 …………………………………………………………… 44

 第三节　子宫疾病及病理 ……………………………………………………………… 47

 第四节　子宫颈疾病及病理 …………………………………………………………… 53

 第五节　阴道疾病及病理 ……………………………………………………………… 55

第四章　常见女性不孕症及其发病机制 ………………………………………………… 56

 第一节　多囊卵巢综合征 ……………………………………………………………… 56

 第二节　子宫内膜异位症 ……………………………………………………………… 58

 第三节　卵巢早衰 ……………………………………………………………………… 63

 第四节　慢性盆腔炎 …………………………………………………………………… 66

 第五节　宫腔粘连 ……………………………………………………………………… 67

第五章　异常受精和胚胎发育不良 ……………………………………………………… 75

 第一节　受精过程 ……………………………………………………………………… 75

第二节　受精异常 …………………………………………………… 76

第三节　早期胚胎发育异常 ………………………………………… 79

第四节　桑葚胚的评分 ……………………………………………… 86

第五节　囊胚发育异常 ……………………………………………… 86

第六章　营养与生殖 …………………………………………………… 92

第一节　营养素 ……………………………………………………… 92

第二节　营养与人类生殖功能 ……………………………………… 97

第七章　环境内分泌干扰物与生殖 ………………………………… 106

第一节　环境污染物的种类 ……………………………………… 106

第二节　内分泌干扰物与男性生殖 ……………………………… 107

第三节　环境污染物与女性生殖 ………………………………… 109

第八章　卵子、胚胎的发育微环境和代谢 ………………………… 116

第一节　生长环境要求 …………………………………………… 116

第二节　营养物质的作用 ………………………………………… 122

第三节　生殖细胞的发育代谢 …………………………………… 126

第九章　男性不育 …………………………………………………… 134

第一节　男性不育的定义 ………………………………………… 134

第二节　男性不育的临床分类 …………………………………… 134

第三节　男性不育的临床处理 …………………………………… 135

第十章　人工授精技术 ……………………………………………… 150

第一节　适应证与禁忌证 ………………………………………… 150

第二节　卵泡准备 ………………………………………………… 152

第三节　精子准备 ………………………………………………… 154

第四节　人工授精手术操作及注意事项 ………………………… 157

第五节　影响人工授精妊娠结局的因素 ………………………… 158

第六节　人工授精并发症 ………………………………………… 159

第七节　人工授精技术的展望 …………………………………… 160

第十一章　控制性卵巢刺激及取卵术 ……………………………… 162

第一节　控制性卵巢刺激概论 …………………………………… 162

第二节　控制性卵巢刺激方案 …………………………………… 163

第三节　取卵术及其并发症 ……………………………………… 188

第十二章　体外受精和胚胎培养 …………………………………… 195

第一节　体外受精和胚胎培养技术的基本原理 ………………… 195

　　第二节　主要仪器设备···197

　　第三节　主要试剂··197

　　第四节　精子优化处理···203

　　第五节　卵丘-卵母细胞复合体的获取·······································204

　　第六节　常规体外受精操作···207

　　第七节　卵胞质内单精子注射···208

　　第八节　体外培养结果观察···212

　　第九节　体外培养过程中特殊情况的应对策略·································216

第十三章　胚胎移植··**228**

　　第一节　子宫内膜容受性与内膜准备···228

　　第二节　移植胚胎的选择···235

　　第三节　胚胎移植的操作···237

　　第四节　胚胎移植后的黄体支持和妊娠随访···································240

　　第五节　反复胚胎种植失败···242

第十四章　低温冷冻技术··**251**

　　第一节　生殖细胞低温冷冻的发展史···251

　　第二节　冷冻保护剂···252

　　第三节　冷冻原理和方法···255

　　第四节　影响冷冻效果的因素···257

　　第五节　低温损伤···259

　　第六节　各种生殖细胞的冷冻···262

第十五章　其他辅助生殖实验技术··**272**

　　第一节　辅助孵化技术···272

　　第二节　卵子体外成熟技术···275

　　第三节　卵子激活技术···282

第十六章　胚胎植入前遗传学检测的临床应用与策略································**291**

　　第一节　胚胎植入前染色体非整倍体检测·····································292

　　第二节　胚胎染色体结构变异遗传学检测·····································301

　　第三节　胚胎植入前单基因遗传学检测·······································303

　　第四节　胚胎植入前遗传学检测技术流程·····································305

第十七章　人工智能技术在辅助生殖领域中的应用··································**313**

　　第一节　人工智能的基本概念···313

　　第二节　人工神经网络···314

第三节　贝叶斯网络 ………………………………………………………………… 317

第四节　支持向量机 ………………………………………………………………… 318

第五节　卷积神经网络 ……………………………………………………………… 319

第六节　小结 ………………………………………………………………………… 322

第十八章　辅助生殖技术运行的绩效指标 ………………………………………… 325

第一节　《人类辅助生殖技术规范》中关于辅助生殖技术施行的质量要求 ……… 325

第二节　临床相关的绩效指标 ……………………………………………………… 326

第三节　体外受精实验室的绩效指标 ……………………………………………… 330

索引 ………………………………………………………………………………… 339

第一章
概　论

病理学的出现和发展可促进人类对生殖本源的认识，提高对生殖相关疾病的诊断水平，推动辅助生殖技术的发展。

第一节　病理学发展

疾病发生、发展是一个复杂的过程。当机体受到致病因素作用时，相应的器官、组织和细胞会在结构和功能等方面发生相应的病理变化。病理学（pathology）是运用各种方法研究疾病发生原因、发展过程及机体发生相应结构、代谢和功能改变的一门学科，通过病理学研究可以阐明疾病的本质和发生发展规律，为疾病防治提供科学依据。

人类对疾病发生的探索有悠久的历史，现代意义上的病理学起源于18世纪中叶，至今已出现大体病理学、细胞病理学、超微病理学、免疫病理学和分子病理学等相关分支。病理学的每一次突破都伴随着科学的进步，并促使人们对既往疾病有了更深入的认识。

18世纪中叶，意大利医学家乔瓦尼·巴蒂斯塔·莫尔加尼（Giovanni Battista Morgagni，1682～1771）通过对人类发生疾病的生物检材进行大体观察，总结并编写了《论疾病的定位和原因》一书，由此创立了真正意义上的早期病理学——器官病理学。

尽管器官病理学的出现使人们初步认识了疾病与特定器官病变的关系，然而随着人们对疾病发生机制的不断深入研究，传统的大体病理学已不能解释很多疾病的病理改变特点，因此需要更先进的研究手段探索疾病的本质，而显微镜的出现使病理学有了突破性的发展，不难想象安东尼·范·列文虎克（Antonie van Leeuwenhoek，1632～1723）发明的显微镜对于病理学发展具有深远的历史意义。就在显微镜发明百年后，德国病理学家鲁道夫·菲尔绍（Rudolf Virchow，1821～1902）于1858年出版了著名的《细胞病理学》一书，正式宣告病理学诊断和研究进入细胞水平阶段。细胞病理学利用显微镜研究人体病变的组织和细胞，观察其在致病因素影响下的形态结构变化，并利用这些形态变化特征进行疾病诊断。

进入20世纪后，一系列先进仪器设备的不断涌现推动了科学进步，电子显微镜就是其中重要的发明之一。1931年德国柏林科技大学的马克斯·克诺尔（Max Knoll，1897～1969）和他的学生恩斯特·奥古斯特·弗里德里希·鲁斯卡（Ernst August Friedrich Ruska，1906～1988）发明了第一台透射电子显微镜；而在7年后的1938年，德国科学家曼弗雷德·冯·阿登（Manfred von Ardenne）在透射电子显微镜的基础上，又建造了一台扫描电子显微镜。电子显微镜的出现使人们有能力从亚细胞水平上更深入地认识疾病的病变规律，也阐明了许多以往无法解释的疾病的发生机制。

至20世纪80年代，病理学出现了与其他学科融合发展的趋势，其中免疫组化技术的出现和应用促进了病理学发展，使人类对疾病的诊断更加准确。免疫病理学结合免疫学和病理学相关技术，可以准确又特异地了解组织、细胞内蛋白质、酶类、核酸、糖原等的改变状况，更深入地阐明疾病与免疫之间的关系。

分子生物学的进步使病理学出现了突飞猛进的发展。1953年沃森（Watsen）和克里克（Crick）发现了DNA双螺旋结构，并提出了"DNA—RNA—蛋白质"遗传信息传递的中心法则，使人们对疾病的认识进入分子时代。如今我们已经可以在蛋白质和基因水平，应用分子生物学与遗传学的理论和方法，对多种疾病进行深入剖析，阐明其发生原因，预测其发展规律，并制订针对性的治疗方案。病理学的临床意义已经从单纯的疾病诊断功能过渡到指导改善治疗过程。目前，分子病理学已经应用于绝大多数疾病。

如今，人类社会已经进入信息化时代，信息技术已开始全面融入病理学，计算机辅助的病理诊断等方法已在临床得到应用，实现了高效的定量化病理诊断。此外，随着人工智能和大数据分析在病理学领域的应用，人们可以更容易地发现疾病发生的内在和外在因素的联系，并预测疾病发展的规律。

生殖医学是与病理学结合非常紧密的临床科学。生殖是人类繁衍形式，与机体其他器官、组织和细胞不同，生殖系统的多种组织、细胞在发育的不同阶段在结构、功能等方面有着复杂的变化，更容易受各种内、外致病因素的影响。例如，从原始生殖细胞的二倍体，经过减数分裂形成单倍体的精子和卵子（oocyte），在受精（fertilization）完成后又恢复二倍体，其间在生理、生化和分子等水平发生的各种微小改变都可能导致疾病的发生。在胚胎（embryo）形成、顺利着床、妊娠维持、健康出生等多环节都可能受到致病因素的干扰，导致不良的出生结局。而对于已经降生的新生命，从出生到性成熟阶段，同样受到各种因素干扰，导致生殖能力降低。与其他疾病相比，要阐明生殖系统疾病的发病机制，更需要病理学的支撑。

随着辅助生殖技术的不断完善，目前对生殖相关疾病的研究已经进入高速发展期，现代病理学与生殖医学有了完美的结合，其诊断方法和相关研究已渗透到生殖医学各个领域，并有力推动了生殖医学的发展。目前，对疾病的认识已不再局限于对生殖细胞数量、外观形态的观察，在分子水平进行细胞功能的研究已经成为生殖病理学的趋势，有更多的疑难不孕不育症病因被挖掘，治疗效果也得到明显提高。

（徐维海）

第二节　辅助生殖技术的社会需求

科技进步与经济发展引起了人类社会和文化的巨大变迁，但也带来了日趋严重的环境污染、社会心理应激、不良的生活行为方式及不利的婚育模式（晚婚、晚育）等问题，给人类生殖繁衍带来了严峻挑战。当前我国不孕不育人群数量庞大，已成为一个重大公共卫生问题。以体外受精 - 胚胎移植（*in vitro* fertilization and embryo transfer，IVF-ET）技术及其衍生技术为代表的现代辅助生殖技术（assisted reproductive technology，ART）的发展与应用，极大改善了不孕不育症的治疗结局，已成为当前治疗不孕不育的主流技术，在缓解人类生殖压力、维持社会人口数量和提高人口质量中起到重要作用。目前辅助生殖相关的先进衍生技术不断涌现，尤其是大数据的应用和人工智能（artificial intelligence，AI）技术的突飞猛进有力推动了不孕不育的诊断和治疗。

据世界卫生组织（WHO）估计，不孕不育已成为继心脑血管病和肿瘤之后的人类第三大疾病，是一个全球性健康问题。目前，发达国家的不孕不育症发生率达5%～8%，而在发展中国家可高达30%；我国育龄人群中的不孕不育症发生率也已达15%～20%，不孕不育症夫妇总数将近2000万，并长期处于高位。不孕不育症的高位流行使得针对性诊疗技术的发展尤为迫切。

ART作为治疗不孕不育症的有效手段，已有200多年的历史。自1978年路易丝·布朗（Louise Brown）出生以来，以IVF-ET技术为代表的现代ART治疗手段不断涌现，大幅提高了不孕不育症的治疗效率。随着社会的发展，个人可支配收入持续提高，寻求IVF-ET治疗的不孕不育症夫妇人数也在大幅增加，促使全球ART行业规模持续增长。由于众多国家对出生缺陷的日益重视及相关精准检测技术的高速发展，基于ART发展的出生缺陷防控新型筛查技术不断丰富，也推动ART向纵深发展。我国是近年来IVF-ET治疗周期数增长最快的国家，年治疗周期数已远超100万例，面对庞大的不孕不育症人群和巨大的民生需求，ART市场仍有待进一步释放。根据Grand View Research的研究报告，到2030年全球体外受精（IVF）技术市场规模预计将达374亿美元，并预计从2022年到2030年，该市场将以5.9%的复合年增长率持续增长。ART可以让越来越多的不孕不育夫妇实现生育，这不仅改变了个人和家庭的命运，更在提升生育率的同时，实现了对人口结构的优化，对我国人口与经济社会发展具有深远影响。

我国ART开展较晚，但经过生殖医学界30余年的不懈努力和探索，无论是治疗周期数还是治疗效果，现均处于国际领先水平。1988年大陆首例试管婴儿在北京大学第三医院诞生，开启了我国ART治疗的新纪元。随着1996年首例卵胞质内单精子注射（intracytoplasmic sperm injection，ICSI）婴儿和1999年首例胚胎植入前遗传学诊断（preimplantation genetic diagnosis，PGD）婴儿的诞生，我国ART行业完成与世界接轨，并进入了发展的快车道。尽管我国的ART行业在规模和效率上已达到空前的高度，行政管理上也日趋完善，但仍有一系列问题尚未解决，制约了ART行业的良性发展，也对治疗质量和市场规范提出了新的要求。

（李施施）

第三节　人类辅助生殖技术的发展与演变

ART的诞生与发展汲取了妇产科学、人类胚胎学、医学遗传学、医学生物学（包括细胞生物学、发育生物学、低温生物学等）等众多学科的理论成果，并充分融合了当前医学前沿领域的多项技术手段，虽然起步相对较晚，但是已成为近半个世纪以来发展最为迅速的医学领域之一。广义的ART概念通常是指通过对人类的配子和（或）胚胎进行临床及实验操作实现不孕不育症治疗的相关技术总称，包含所有旨在解决人类生育问题、需借助非自然手段的治疗技术。但在某些情况下，ART特指针对人类的配子和（或）胚胎的临床操作，包括常规体外受精（conventional in vitro fertilization，C-IVF）、ICSI及胚胎植入前遗传学检测（preimplantation genetic testing，PGT）技术。本书中的ART包含了人工授精和IVF-ET及其衍生技术，是广义的概念。人工授精和IVF-ET技术也代表了ART发展的两个阶段。此外，近年不断涌现的诸多不育症新型治疗技术严格来讲也应归于ART范畴，如卵巢组织冷冻技术、卵子体外成熟（in vitro maturation，IVM）技术、卵子线粒体移植技术等。

　　人类ART的治疗史最早可追溯至18世纪末。17世纪末至18世纪中叶，得益于列文虎克发明的显微镜技术，生物学家们可直接对精液中的精子进行观察研究，最终明确精子才是使女性受孕的关键因子，这一发现为后续ART的出现和发展奠定了重要的理论基础。ART发展的第一个阶段是人工授精技术的出现和应用。1785年英国医生约翰·亨特（John Hunter）为一对因丈夫患严重尿道下裂（hypospadias）而无法正常进行性生活的布商夫妇做了阴道内夫精注入治疗并成功获得妊娠，这是人类医学史上最早形式的人工授精技术——阴道内人工授精（intravaginal insemination，IVI），也开创了ART历史的先河。此后，医学家们又陆续发明了多种人工授精技术。1844年威廉·潘科斯特（William Pancoast）用供者的精液，为丈夫严重少弱精子症的妇女进行了人工授精并获得成功，这项技术称为供精人工授精（artificial insemination by donor，AID）。由于严重少弱精子症发生率远高于性交困难，故20世纪70年代以前AID是不育症治疗的主要手段。1954年邦奇（Bunge）等又成功利用冷冻复苏后的精液进行人工授精获得妊娠，标志着精子冷冻保存技术正式应用于临床不育症治疗。围绕这项治疗技术，低温冷冻保存生殖细胞的研究也得以迅速发展，为人类精子库的建立奠定了技术基础。需要注意的是，传统的人工授精都是将夫精（鲜精或冻精）或供精注入阴道内后获得妊娠的。1960年法里斯（Farris）等又对人工授精技术做了重要改进，将液化后的精液直接注入宫腔内以达到治疗目的，即宫腔内人工授精（intrauterine insemination，IUI）技术，基本奠定了现代人工授精的雏形。该技术的优势是缩短了精子到达受精部位的距离，除了可以应对男性不育，还可解决部分由宫颈黏液和免疫因素导致的女性不孕。我国在20世纪40年代即有人工授精技术，但仅有个例。20世纪70年代以来，生殖学家们又对人工授精技术进行了多次优化改良（如精子体外优选、排卵监测、药物促排等），进一步提高了人工授精的治疗效果，并确定了现代人工授精技术分类体系。目前，人工授精的分类有两个依据：精液来源和授精部位。根据精液来源可分为夫精人工授精（artificial insemination by husband，AIH）和AID；根据授精部位可分为IVI、宫颈管人工授精（intracervical insemination，ICI）和IUI。

　　20世纪70年代末，随着IVF-ET技术的诞生，ART进入了全新的发展阶段。在IVF-ET技术出现前，尽管人工授精技术已相对成熟，但不孕不育症治疗成功率仍十分不理想，尤其对输卵管性不孕束手无策，亟需一种新型的辅助生殖治疗手段予以应对。IVF-

ET技术的出现是建立在前期两项开拓性研究基础上的。一是19世纪末剑桥大学科学家沃尔特·希普（Walter Heape）等创立了胚胎移植技术，他们将从受孕家兔输卵管中获得的胚胎移植至另外一只假孕家兔的子宫内并成功获得妊娠，使通过胚胎移植实现妊娠成为可能。二是1959年华人科学家张明觉教授在组织培养技术的基础上发展了IVF-胚胎培养技术，在体外完成了家兔卵子和精子的自然结合、受精过程，奠定了体外获得胚胎的实验基础。在这两项创新技术的推动和不孕不育人群的生育渴求下，人类IVF-ET技术也应运而生，且水到渠成。1970年，英国妇科医生帕特里克·斯特普托（Patrick Steptoe）和剑桥大学罗伯特·爱德华兹教授（Robert Edwards）开始了人类IVF-ET研究工作，并在1974年建立了技术流程。但受限于伦理约束和社会阻力，直到1978年7月25日，人类最早的IVF-ET婴儿才诞生于英国曼彻斯特市郊奥德姆总医院。此后，该技术在世界各地蓬勃展开。1985年4月16日，我国首例IVF-ET婴儿诞生于台湾地区，1988年3月10日在北京大学第三医院，大陆首个IVF-ET婴儿诞生。随着医学的进步，在IVF-ET的基础上又发展了其他一系列助孕技术，如配子输卵管内移植（gamete intrafallopian transfer，GIFT）、合子输卵管内移植（zygote intrafallopian transfer，ZIFT）、赠卵IVF等，进一步丰富了治疗手段，解决了一些有特殊生育困难夫妇的生育问题。此外，围绕IVF治疗还衍生出诸多辅助性技术，如胚胎/卵子冷冻保存和复苏技术、卵子IVM技术、药物促排卵技术、辅助孵化（assisted hatching，AH）技术及胚胎活检技术等。

毋庸置疑，IVF-ET技术自诞生之日起即走上迅猛发展的道路。近几十年来IVF-ET治疗的各个关键环节都有着日新月异的发展，如精液优化技术、授精技术、培养技术、移植技术与策略等。早期的IVF治疗只是让精卵自然结合并发生受精，也就是常规IVF（C-IVF）技术。虽然C-IVF极大地解决了女性因素导致的不孕，但对精子原因性不育的治疗效果十分有限，尤其是对于男性重度少弱精子症或梗阻性无精子症（obstructive azoospermia）；此外，C-IVF治疗中自然受精失败也时有发生，无有效的补救手段。1992年比利时吉安·皮耶罗·巴勒莫（Gian Piero Palermo）等开创性地将精子直接注入卵质内，诞生了人类首例ICSI婴儿，创建了全新的IVF技术，标志着ART进入到"一个精子，一个婴儿"（one sperm，one baby）阶段，提供了男性不育治疗的解决方案。我国首例ICSI试管婴儿于1996年10月3日在中山大学附属第一医院生殖医学中心诞生。ICSI成为治疗男性不育的一个重要突破，也是首个未经动物实验即成功应用于临床治疗的实验技术。

胚胎培养是IVF-ET技术的核心环节。早期IVF-ET治疗只能借助动物胚胎培养体系，包括培养液和培养设备，IVF和胚胎培养结局不够理想。在很长一段时间内，移植胚胎的最晚时限是卵裂阶段，因为体外培养技术无法越过这一阶段。经过胚胎学家多年的攻关，人类胚胎培养技术有了长足的发展。首先，现已发明出多种人类胚胎专用的受精液和胚胎培养液，包括序贯培养液和一站式连续培养液，并且先后突破了卵裂期胚胎培养和囊胚培养等关键技术。其次，培养设备也有较大的更新迭代。从最早的普通CO_2培养箱发展出了三气培养箱，实现了对氧分压的控制，使培养条件更加模拟体内条件。同时，近年来兴起的胚胎时差培养系统（time-lapse）集胚胎培养和动态发育观察于一体，既降低了胚胎在培养箱外的暴露时间，又可提供更多胚胎动态的形态学特征，改善胚胎培养结局的同时还有利于选择潜力更高的胚胎用于移植。最后，现代ART培养技术还延伸至卵子阶段。IVM是将从卵巢中取出的未成熟卵子置于合适的培养条件中，使其在体外完成成熟并获得受精能力的技术，罗伯特·爱德华兹认为其是未来最有潜力的ART之一。IVM技术的临床应用范围十分广泛，从卵巢过度刺激高风险的多囊卵巢综合征和卵巢高反应者，到卵子成熟障碍、反复体外培养胚胎质量不良者，再到行卵巢组织未成熟卵培养与生育力保存者，以及接受IVF-ET治疗的一般人群，这为ART治疗提供了更多的选择。

IVF-ET技术的发展也为产前诊断技术的革新提供了契机。传统产前诊断方法主要是通过绒毛活检、羊膜腔穿刺等方法取得胎儿相关样本，进行染色体核型（karyotype）分析。然而这些技术均为有创性，并增加流产风险。随着ART及遗传学诊断技术的发展，产前诊断窗口由胎儿阶段前移到植入前胚胎阶段，一项新型的ART——PGT由此诞生了。但从严格意义上讲，将PGT归类为新型的产前诊断/筛查技术更为恰当，因为它只是一种创新性的胚胎筛选策略，并没有给传统的ART治疗带来技术革新。全球第一例成功的PGD由汉迪赛德（Handyside）于1990年完成，该病例通过鉴定Y染色体的存在来减少生育母源性X连锁隐性疾病患儿的概率。我国第一例PGT于1999年在中山大学附属第一医院生殖医学中心完成。早期的PGT技术主要是利用荧光原位杂交（fluorescence *in situ* hybridization，FISH）技术进行分析，只能检测少数几条染色体数目的异常，应用较局限。PGT在临床上磅礴开展得益于现代分子遗传学技术的发展，尤其是单细胞聚合酶链反应（polymerase chain reaction，PCR）、微阵列比较基因组杂交（array-comparative genomic hybridization，aCGH）、单核苷酸多态性微阵列（single nucleotide polymorphism array，SNP array）及高通量测序[又称二代测序（next-generation sequencing，NGS）]技术的涌现，实现了全染色体组甚至全基因组范围的检测。此外，胚胎活检技术也在不断完善，实现了对极体、卵裂球（blastomere）、滋养外胚层细胞等多个阶段标本的取材检测，显著提高了PGT的临床适用范围。通过生殖遗传学家的通力协作，目前PGT不仅可以筛查胚胎染色体数目和结构异常，还可对数百种单基因遗传病（包括常染色体遗传病、X连锁遗传病及线粒体病等）进行植入前阻断，为人类优生优育做出了巨大贡献。根据检测目的不同，可以将PGT分为胚胎植入前非整倍体遗传学筛查（PGT for aneuploidy，PGT-A）、胚胎植入前染色体结构变异遗传学筛查（PGT for chromosomal structural rearrangement，PGT-SR）和胚胎植入前单基因遗传学筛查（PGT for monogenic，PGT-M），分别用于检测胚胎染色体数目异常、结构异常和单基因突变。

在移植策略上，早期由于低温冷冻技术的发展不足，IVF治疗只能实行新鲜胚胎移植，单次取卵只有一次移植机会，造成多余胚胎的浪费。随着低温冷冻技术在生殖医学中的成功应用，临床采用冻胚移植（frozen embryo transfer，FET）的周期数越来越多，极大改善了IVF治疗的灵活性和临床结局。卵子或胚胎冷冻技术的原理是通过物理和（或）化学方法使细胞进入玻璃化状态，以避免冰晶（ice crystal）形成和减少细胞损伤的冷冻技术。根据实现玻璃化状态的途径，可将ART领域常用的低温冷冻技术分为程序化冷冻（slow freezing）技术和玻璃化冷冻（vitrification）技术，两者的主要区别体现在冷冻保护剂（cryoprotectant，CPA）使用浓度和降温速度上。随着冷冻技术的进步，ART领域的冷冻已适用于卵子、卵裂期胚胎（cleavage embryo）、囊胚（blastocyst）等。近年来针对肿瘤患者、以生育力保存为目的的卵巢组织冷冻也日趋常规化。

（张　岭）

第四节　辅助生殖技术的临床应用

随着ART的发展，其临床应用已经从不孕不育发展至优生优育，近年来生育力保存技术的应用也方兴未艾，使ART临床应用范围得到了进一步扩展。

一、不育症治疗领域

人工授精技术：是将精子通过非性交方式注入女性生殖道内使其受孕的一种技术。其临床应用基于精子和卵子能在女性生殖道内自然相遇并具有自然结合和实现受孕的能力。人工授精根据精子来源不同，分为AIH和AID。

在不育症治疗效果方面，人工授精作为最早期的ART，操作简单，医疗费用较低，至今仍得到广泛应用。但其治疗效果较差，每个治疗周期的临床妊娠率在20%左右，并且对于许多不育症缺乏治愈可能，应用范围也受到限制。

IVF：主要应用于精子和卵子在体内因各种因素无法实现相遇，但在体外保留自然受精能力的人群。早年的IVF主要用于由输卵管阻塞导致的女性原因不孕患者，目前也应用于排卵障碍（ovulation failure）、子宫内膜异位症（endometriosis）、男性因素不育症、不明原因性不育及免疫性不育等人群。IVF技术的实施是通过取卵术从完成发育的卵泡中取出卵子，在体外环境中完成受精后形成胚胎，再将胚胎移植回子宫腔内，使其完成种植、实现妊娠。

ICSI：主要应用于由具备受精能力的精子数过少引起的精卵自然受精概率低下的不育人群；对于冷冻卵子及IVM卵子等，由于透明带（zona pellucida，ZP）结构和功能发生改变，通常也采用该技术进行授精；需行PGT进行胚胎筛选者，为避免外源性精子对检测结果的干扰，也需要采用ICSI技术授精。ICSI技术的实施过程是通过显微注射技术将单个精子注射入成熟的卵子胞质内使卵子受精。

相对于其他不孕不育治疗手段来讲，IVF/ICSI治疗具有更高的有效性，其活产率的最大影响因素为女性患者的年龄，>38岁女性的卵子质量显著下降，治疗成功率明显降低。

二、优生优育领域

人工授精和IVF/ICSI技术主要用于解决不育人群的生育问题，但对于存在严重遗传性疾病风险和染色体异常夫妇的生育问题，PGT技术是较为有效的解决方案。该技术通过对移植前胚胎的活检细胞进行遗传学检测，筛选出没有携带致病基因或染色体的胚胎进行移植，阻断染色体疾病和单基因遗传病的垂直传递。目前的PGT技术包括三个类型：PGT-A

用于筛查胚胎染色体的整倍性；PGT-M 主要对植入前胚胎进行单基因遗传病检测；PGT-SR 主要检测植入前胚胎染色体结构重排。因此，目前 PGT 技术已在阻断染色体疾病、单基因遗传病等方面得到有效应用。

三、生育力保存

目前的生育力保存涵盖配子、合子（zygote）、胚胎和囊胚、卵巢组织和睾丸组织，深低温冷冻保存是主要的冷冻保存（cryopreservation）方法。胚胎和囊胚冷冻技术是目前生育力保存最成熟的技术，主要针对 ART 治疗过程中富余胚胎进行保存。近年来恶性肿瘤发生呈年轻化趋势，手术、放化疗等治疗措施也愈加有效，使恶性肿瘤的缓解和治愈率不断提高，但治疗过程也造成了不同程度的性腺损伤，使患者丧失了生育力。通过提前冷冻保存配子、胚胎和卵巢组织，可在完成恶性肿瘤治疗后的合适时机，启用保存的生育力实现生育。

四、我国 ART 应用面临的问题

尽管我国的 ART 服务行业在规模和效率上达到了空前的高度，总体发展良性可控，但仍有一系列技术与管理上的问题，制约了我国 ART 服务的良性发展，也对治疗质量和市场规范提出了新的要求。

首先，在临床治疗效果方面，仍有大量的不育症未能治疗成功，其原因包括多数不育症的原因和机制不明，从业人员的诊治水平参差不齐，以及生育人群的结构性变化（如晚婚晚育、放化疗损伤等）。

其次，对新技术的临床应用监控与立法尚存在漏洞和滞后性，造成以基因编辑为代表的新型遗传学治疗技术在不断挑战当前生殖伦理和法律红线，带来严重的社会后果。

最后，非法的辅助生殖治疗活动依然猖獗，严重冲击着我国 ART 行业的良性发展。规范实施 ART 仍是我国须加强研究的课题。

（李施施）

第五节　人类辅助生殖技术的展望

虽然现在 ART 诞生仅有几十年，仍有较多的技术与伦理问题有待解决，但这依然是一个充满活力与希望的医学领域。随着各界对生殖医学技术的不断探索，尤其是近年来伴随着与发育生物学、材料学、遗传学、分子生物学等学科的有机整合，以及分子诊断技术、信息技术的高速发展，越来越多的不育症已经得到了明确诊断和有效治疗。

多种现代研究与诊断技术在不育症领域中的广泛应用，有望揭示各种不育相关性疾病的病理机制和发病原因，从大体病理、生化、细胞乃至亚细胞和分子层面上阐释不孕不育症发生的过程与途径，并探索可用于疾病防控、诊断、治疗的生物标志物，将形成日渐丰富的生殖病理学理论知识和诊断技术。因此，有必要系统地对这些理论与技术进行梳理、归纳，并建立体系，用于指导临床不育症的诊疗。为提高治疗的成功率和安全性，辅助生殖治疗技术更加注重针对性和个性化，生殖医学专业人员在日常临床实践中也不断摸索出许多经验心得。此外，人类发展需求和国家人口政策调整愈加重视优生优育和人口质量，这也为辅助生殖新技术的发展提供了新的契机。干细胞技术的兴起也可能在未来拓展 ART 的应用范围，促进 ART 与其他临床学科的深度融合，以期实现对多系统疾病的治疗。最后，伴随着人工智能在生殖医学领域应用的持续扩大，疾病发生的规律将获得更清晰的阐明，不育症的预防和治疗将更加客观、合理。这一切都将为 ART 的发展带来无限可能。

（张　岭）

第六节　辅助生殖技术大事记

ART 治疗不孕不育症已有 200 余年历史，在历代探索者的不懈努力下，创造了辉煌的成就，留下了许多具有里程碑意义的事件，不断推动着不育症治疗技术的发展。

- 人类精子的发现："显微镜之父"安东尼·范·列文虎克（Antony van Leeuwenhoek，1632～1723）通过观察自己的精液，于 1677 年首次报道人类精液中存在活动物体。但由于认识的限制，在随后 100 多年间，这种活动物体一直被视为寄生虫。直到 1841 年，瑞士科学家阿尔伯特·冯·科利克（Albert von Kölliker）证明了精子来源于睾丸，确定了其与生殖的联系。
- 卵子的发现：19 世纪初期，普雷沃斯特（Prevost）和杜马（Dumas）通过观察交配前后兔和犬的卵巢，观察到赫拉夫（Graafian）卵泡发生明显变化，并且在输卵管中观察到微小的卵圆形物体，初步认识到哺乳动物卵子的存在。1826 年，爱沙尼亚胚胎学家卡尔·恩斯特·冯·贝尔（Carl Ernst von Baer，1792～1876）观察到卵巢中存在的卵子，从而明确了卵子的来源。
- 受精现象：1875 年，比利时列日大学的胚胎学家爱德华·范·贝内登（Edouard van Beneden，1846～1910）观察到马蛔虫卵的受精现象，并通过对受精卵染色体的研究，发现精子和卵子的染色体数量是受精卵数量的一半。但遗憾的是贝内登未对相关现象进行深入研究，未能进一步揭示配子存在的减数分裂（meiosis）现象。
- 胚胎的发现：爱沙尼亚著名胚胎学家卡尔·恩斯特·冯·贝尔是最早发现哺乳动物存在胚胎发育现象的科学家，并通过对早期胚胎发育进行分类，形成了系统的胚层发育理论，为胚胎发育奠定了细胞学基础。
- 人工授精技术：人类实施人工授精的历史无准确记录，1785 年英国医生约翰·亨特（John Hunter）将一位患有严重尿道下裂者的精液实行夫精人工授精并实现生育的病例被认为是第一例有记录的病例。但第一次真正由医生操作并公开报道的人工授精操作于 1838 年 6 月 5 日由法国医生吉罗（Girault）完成，并且 1839 年 3 月 1

日一个正常的人工授精男婴诞生。1887年意大利生物学家保罗·曼泰加扎（Paolo Mantegazza）报道了采用AID技术成功进行不育症治疗，开创了AID治疗不育症的先河。我国的首例人工授精女婴于1983年1月16日在湖南诞生，该例应用冷冻精液实施的人工授精操作由著名生殖医学和遗传学专家卢光琇教授完成。

- 获能（capacitation）现象：1951年，澳大利亚的柯林·奥斯汀（Colin Austin）和美籍华人张明觉博士发现了精子获能的自然现象，生理学界又把获能现象称为"张-奥斯汀"原理；1963年，张明觉与其学生柳町隆造（Yanagimachi）建立了使用获能精子进行IVF的技术体系。精子获能现象的发现揭开了哺乳动物精子受精机制的重要环节，也为人类IVF技术的开创和应用奠定了重要基础。

- 原核（pronuclear，PN）的发现和人类胚胎体外培养技术的建立：1969年，来自英国的生理学家罗伯特·爱德华兹（Robert Edwards）在受精后的人类卵子中发现了原核；次年，爱德华兹建立的体外培养体系成功获得了人类16细胞的胚胎，从而解决了IVF技术核心的胚胎培养和受精判断难题，也确定了IVF技术应用于临床治疗不育症的关键技术路线。

- IVF-ET技术：1977年11月10日，来自英国的生理学家罗伯特·爱德华兹与妇产科医生帕特里克·斯特普托（Patrick Steptoe）为输卵管性不孕的莱斯利·布朗（Lesley Brown）进行IVF-ET治疗。1978年7月25日11时47分，莱斯利·布朗通过剖宫产顺利分娩出人类第一例试管婴儿——路易丝·布朗（Louise Brown）。路易丝的出生开启了人类不育症治疗的新纪元。我国在20世纪80年代开始ART的研究与实践，继1985年4月16日第一例试管婴儿在台湾降生后，1988年3月10日，在张丽珠教授的主持下，大陆首例试管婴儿在北京大学第三医院顺利出生。

- FET的应用：1984年，荷兰科学家Zeilmaker通过移植慢速冷冻胚胎为一例原发不育3年的患者进行了生育治疗，并获得成功。1998年，日本学者Mukaida报道经玻璃化冷冻保存胚胎移植后婴儿成功出生的案例。我国首例移植冻融胚胎婴儿于1995年2月6日出生，由北京大学第三医院完成治疗。

- 卵子冷冻：1986年，澳大利亚的克里斯托弗·陈（Christopher Chen）医生首次使用慢速冷冻（slow freezing）技术保存的卵子，通过IVF-ET成功获得后代。1989年，玻璃化冷冻卵子技术的出现提高了冷冻后卵子的复苏存活率，使应用冷冻卵子进行生育治疗的效率大幅提高。

- PGD技术的应用：1989年，英国遗传学家汉迪赛德（Handyside）团队通过对Y染色体特异性DNA扩增，为男方携带X染色体连锁遗传病的夫妇筛选出正常胚胎，使其成功生育一名健康女婴，该技术的出现为阻断出生缺陷提供了有效的手段。我国中山大学附属第一医院于1999年为一对反复孕育血友病A型后代的夫妇实施了PGD，使其获得了健康的后代。

- IVM技术：1991年，韩国科学家Cha等应用IVM技术使来源于一位未进行卵巢刺激的子宫肌瘤患者的未成熟卵母细胞成熟后进行了IVF，将形成的5枚胚胎移植给另一位卵巢衰竭的患者后获得三胎分娩。

- ICSI技术：1992年，比利时研究人员吉安·皮耶罗·派拉蒙（Gian Piero Palermo）

通过显微操作技术将单个精子注入卵质进行授精，最终使一名患有严重少精子症的患者获得了一个男性后代，突破了男性不育治疗的技术瓶颈。1996年，我国大陆首例ICSI试管婴儿在中山大学附属第一医院诞生。

- 卵巢组织冷冻和移植技术：2004年，比利时科学家多内（Donnez）为一例患有IV期霍奇金淋巴瘤的患者移植了冷冻-复苏的卵巢组织，使其成功生育后代，这一技术为广大肿瘤患者实现生育力保存并获得生育提供了临床方法。2019年，我国首例利用冷冻卵巢组织进行自体移植并成功生育的病例由海军军医大学第二附属医院李文教授团队实施。

- 试管婴儿二代宝宝的出生：2006年12月20日，人类首例试管婴儿路易丝·布朗（Louise Brown）通过自然妊娠方式生育了自己的第一个后代；我国首个通过IVF出生的试管婴儿也于2019年4月15日8时34分顺利产下"试管婴儿二代宝宝"，这些后代的出生提示了通过IVF技术出生的后代依然具有自然繁衍的能力。

- 2010年：人类"试管婴儿之父"罗伯特·爱德华兹（Robert Edwards）由于在IVF技术方面的杰出成就，获得该年度诺贝尔生理学或医学奖。其在体外胚胎培养技术的建立、IVF-ET的临床应用及出生缺陷阻断等领域的开拓性成就为ART诞生和人类发展做出了卓越的贡献。

- 卵子线粒体置换技术：2016年4月，人类首例运用线粒体置换技术的"三亲婴儿"在墨西哥诞生。美籍华人张进（John Zhang）采用捐赠者卵子的健康线粒体替换有缺陷的线粒体，使1例线粒体嵌合携带亚急性坏死性脑病基因的中东妇女成功拥有了健康子代。

（舒　静）

参 考 文 献

曹佳，2018. 环境有害因素对男性生殖健康的影响及其机制. 中华预防医学杂志，52（7）：681-684.

国家卫生健康委员会妇幼健康司，2019. 中国妇幼健康事业发展报告（2019）. [2021-10-11].http：//www.nhc.gov.cn/fys/ptpxw/201905/bbd8e2134a7e47958c5c9ef032e1dfa2.shtml.

国家卫生健康委员会规划发展与信息化司，2018. 2017年我国卫生健康事业发展统计公报. [2021-10-11].http：//www.nhc.gov.cn/guihuaxxs/s10743/201806/44e3cdfe11fa4c7f928c879d435b6a18.shtml.

Cha K Y，Koo J J，Ko J，et al，1991. Pregnancy after *in vitro* fertilization of human follicular oocytes collected from nonstimulated cycles，their culture *in vitro* and their transfer in a donor oocyte program. Fertil Steril，55（1）：109-113.

Chen C，1986. Pregnancy after human oocyte cryopreservation. Lancet，1（8486）：884-886.

Clarke G N，2006. A.R.T. and history，1678-1978. Hum Reprod，21（7）：1645-1650.

Donnez J，Dolmans M M，Demylle D，et al，2004. Livebirth after orthotopic transplantation of cryopreserved ovarian tissue. Lancet，364（9443）：1405-1410.

Grand View Research，2022. *In-vitro* fertilization market size worth \$37.4 billion by 2030. USA: Grand View Research]. [2023-01-17]. https://www.grandviewresearch.com/press-release/global-ivf-market.

Handyside A H，Kontogianni E H，Hardy K，et al，1990. Pregnancies from biopsied human preimplantation embryos sexed by Y-specific DNA amplification. Nature，344（6268）：768-770.

International Committee for Monitoring Assisted Reproductive Technologies（ICMART）, 2018. More than 8 million babies born from IVF since the world's first in 1978. Barcelona: ESHRE 2018 conference.

Mascarenhas M M, Flaxman S R, Boerma T, et al, 2012. National, regional, and global trends in infertility prevalence since 1990: a systematic analysis of 277 health surveys. PLoS Med, 9（12）: e1001356.

Mukaida T, 1998. Vitrification of human embryos based on the assessment of suitable conditions for 8-cell mouse embryos. Hum Reprod, 13（10）: 2874-2879.

Oakley L, Doyle P, Maconochie N, 2008. Lifetime prevalence of infertility and infertility treatment in the UK: results from a population-based survey of reproduction. Hum Reprod, 23（2）: 447-450.

Palermo G, Joris H, Devroey P, et al, 1992. Pregnancies after intracytoplasmic injection of single spermatozoon into an oocyte. Lancet, 340（8810）: 17-18.

Sine B, Viveca S A, Ulla-Britt W, et al, 2019. The health of children conceived by ART: 'the chicken or the egg?'. Hum Reprod Update, 25（2）: 137-158.

Wang R, Pan W, Jin L, et al, 2019. Artificial intelligence in reproductive medicine. Reproduction, 158（4）: R139-R154.

Zaninovic N, Elemento O, Rosenwaks Z, 2019. Artificial intelligence: its applications in reproductive medicine and the assisted reproductive technologies. Fertil Steril, 112（1）: 28-30.

Zeilmaker G H, Alberda A T, van Gent I, et al, 1984. Two pregnancies following transfer of intact frozen-thawed embryos. Fertil Steril, 42（2）: 293-296.

Ziebe S, Devroey P, 2008. Assisted reproductive technologies are an integrated part of national strategies addressing demographic and reproductive challenges. Hum Reprod Update, 14（6）: 583-592.

第二章
男性生殖病理

男性生殖活动受下丘脑-垂体-性腺轴（hypothalamic-pituitary-gonadal axis，HPG axis）调控，下丘脑产生的促性腺激素释放激素（gonadotropin-releasing hormone，GnRH）刺激垂体（pituitary gland）合成的卵泡刺激素（follicle-stimulating hormone，FSH）和黄体生成素（luteinizing hormone，LH）作用于睾丸产生雄激素（androgen），促使男性性征发育和精子发生（spermiogenesis）和形成。任何异常的内外因素作用于HPG轴都有可能造成男性生殖内分泌紊乱和精子质量下降，导致男性不育。

第一节　睾丸疾病及病理

睾丸（testis）是男性的性腺器官，其主要功能包括合成分泌雄激素和产生精子（sperm），睾丸结构和功能出现病理改变可影响男性性征发育和生精能力。睾丸组织病理检查有助于了解睾丸的生理状况，是诊断男性发育异常和不育症的重要手段。

一、睾丸的正常结构及功能

（一）睾丸的正常结构

睾丸是位于阴囊（scrotum）内的一对椭圆形器官，表面光滑。正常成人单个睾丸大小约4.0cm×3.0cm×2.5cm，体积为15～20mL，平均重量左侧约10.2g，右侧约10.7g。

睾丸表面覆有由血管膜、白膜、鞘膜构成的被膜。白膜从睾丸后缘上部放射状伸入睾丸实质形成纵隔，将睾丸分割成睾丸小叶，每个睾丸小叶又由若干条曲细精管（seminiferous tubule）组成。曲细精管向睾丸纵隔（mediastinum testis）汇集并融合成短而直的直精小管（tubulus rectus），最后进入睾丸纵隔互相吻合成睾丸网（rete testis）。曲细精管间的疏松结缔组织称为睾丸间质，睾丸间质细胞（Leydig cell）具有分泌雄激素的功能（图2-1）。

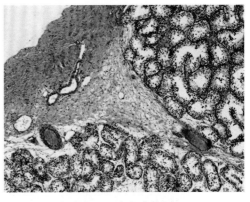

图2-1　睾丸光镜图
1.白膜；2.曲细精管

（二）睾丸的内分泌功能和调节

睾丸的生殖内分泌功能受神经内分泌控制。生理条件下，下丘脑前部产生GnRH刺激腺垂体产生LH和FSH。LH与睾丸间质细胞上的LH受体结合，刺激间质细胞产生睾酮（testosterone）；FSH与支持细胞（Sertoli cell）上的受体作用后刺激后者合成雄激素结合蛋白（androgen-binding protein，ABP），调节精子发生。

睾丸的主要功能涉及两个方面：第一，睾丸合成的雄激素发挥生殖内分泌作用，刺激胚胎阶段男性性器官和青春期男性第二性征（secondary sexual characteristic）的发育，促进精子发生，并维持男性性功能；第二，通过在雄激素的刺激下，生精细胞（spermatogenic cell）分化发育形成精子，确保人类繁衍生息。

（三）精子发生和形成

精子在曲细精管中产生，从精原细胞（spermatogonia）阶段发育到最后形成精子分为两个过程。睾丸曲细精管内的精原细胞在间质细胞、支持细胞的精密调节下形成精子细胞（spermatid）的过程，称为精子发生；精子细胞进一步分化变形为蝌蚪形精子的过程，称为精子形成。

1.生精细胞和精子　曲细精管被胶原构成的基底膜（basilar membrane）和管周细胞构成的固有层包绕，内含支持细胞和处于不同发育阶段的生精细胞。精子发生在曲细精管中进行，在间质细胞形成的雄激素作用下，镶嵌于支持细胞间的精原细胞经历初级精母细胞（primary spermatocyte）、次级精母细胞（secondary spermatocyte）、精子细胞，最后发育形成精子（图2-2）。整个精子发生周期需70天以上，共分为三个阶段。

（1）增殖阶段：为二倍体精原细胞通过有丝分裂（mitosis）进行增殖的阶段。精原细胞位于生精上皮（seminiferous epithelium）的基底部，有A、B两种类型。A型精原细胞又分为Ad型和Ap型，Ad型精原细胞增殖后部分仍形成Ad型精原细胞完成自我更新，另一部分分化为Ap型精原细胞。Ap型精原细胞分化增殖形成B型精原细胞，后者分裂成初级精母细胞，并最终发育形成精子。

（2）减数分裂（meiosis）阶段：精原细胞发育过程中经历两次减数分裂。初级精母细胞经第一次减数分裂形成2个次级精母细胞，后者染色体数为23条；随后次级精母细胞发生第二次减数分裂，形成2个精子细胞，后者染色体数量仍为23条，但DNA量减半。精子细胞呈圆形，直径约9μm，染色质致密，缺乏分裂能力。

（3）精子形成阶段：单倍体圆形精子细胞经历一系列结构变化和功能修饰，最后形成精子。此过程包括顶体形成、DNA进一步包装浓缩，残余细胞质去除，形态由圆形转变为特有的蝌蚪形，其中鞭毛（flagella）产生是精子形成的标志性事件。正常精子长55～65μm，分为头部和尾部。椭圆形头部长约5μm，尾部分为颈部、中段、主段和末段。

2.支持细胞　位于曲细精管内，为发育中的生精细胞提供营养支持，因此又被称为"护士细胞"。成人睾丸中的支持细胞数量相对恒定，每个曲细精管横切面上有8～10个支持细胞。该类细胞分散于生精细胞间，底部附在基膜上，顶部伸向腔面，是曲细精管壁上体积最大的细胞。在曲细精管内，支持细胞与毛细血管内皮、生精上皮基膜通过紧密连接构成血睾屏障（blood-testis barrier，BTB），是生精细胞和精子抵御自身免疫攻击的基本结构。光镜下，支持细胞核呈椭圆或不规则形，染色较浅，核仁粗大且明显（图2-2），核仁复合体中间的核仁网呈福尔根（Feulgen）阴性反应，两侧的核旁小体Feulgen反应阳性。电镜下，细胞质内含大量细胞器，包括粗面内质网（rough endoplasmic reticulum，RER）、滑面内质网（smooth endoplasmic reticulum，SER）、高尔基体、溶酶体、线粒体及糖原颗粒等。

支持细胞在男性生殖活动中发挥重要的生理作用：①通过血睾屏障输入营养物质，为各类生精细胞提供营养、保护和支持；②吸收生殖细胞发育过程中的代谢产物和精子发生过程中废弃的细胞质；③吞噬细菌和死亡的细胞；④分泌ABP，与雄激素结合后维持曲细精管内的精子发生；⑤与生殖细胞建立信号交流；⑥分泌抑制素β（inhibin beta，INHB），通过旁分泌作用调节支持细胞功能；⑦通过微丝、微管收缩作用使成熟的生精细胞梯次向管腔面移动，利于精子释放；⑧形成血睾屏障，阻止生精上皮内大分子物质进出，同时防止精子受自身免疫影响；⑨维持精原干细胞稳态。

3.睾丸间质细胞 成群分布在曲细精管间，细胞体积较大，直径为15～20μm，呈圆形、椭圆形或不规则形，胞质呈嗜酸性，细胞核呈圆形或卵圆形，位居中，色淡，常有1～2个核仁（图2-2）。睾丸间质细胞分泌的雄激素促进男性器官发育和精子发生，并维持男性性功能。

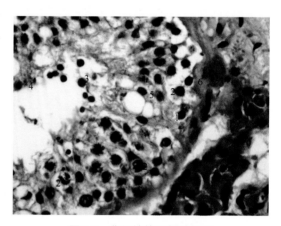

图2-2 曲细精管局部光镜图

1.精原细胞；2.不同分裂阶段的初级精母细胞；3.次级精母细胞；4.精子；5.支持细胞；6.肌样细胞；7.睾丸间质细胞

二、睾丸疾病的病理改变

（一）睾丸发育异常

1. 无睾症（anorchia） 染色体核型为46，XY且具有正常表型的男性出现睾丸缺失可诊断为无睾症。男性人群中无睾症的发生率为1/20 000，可分为先天性无睾症和获得性无睾症。先天性无睾症的病因尚不明确，可能与家族遗传相关。其中部分无睾症与隐睾症（cryptorchidism）发生有关，因此需确定腹腔和腹股沟内无隐睾存在。无睾症患者血清FSH水平升高，抗米勒管激素（anti-Müllerian hormone，AMH）和INHB缺失。无睾症患者没有性腺，但大多数病例有细小残余的米勒管（Müllerian duct，副中肾管）/沃尔夫管（Wolffian duct，中肾管）。获得性无睾症可由外伤、睾丸扭转、睾丸恶性肿瘤等手术切除引起。大多数无睾症患者男性表型正常，也可出现女性表型，甚至可存在子宫。患者无生育能力。

2. 单睾症（monorchism） 表现为阴囊中仅存在一个睾丸，分为先天性单睾症和后天性单睾症。新生儿出生时阴囊中仅存在一个睾丸可诊断为先天性单睾症，多由隐睾症或血管病变，如精索扭转或血栓形成等，导致睾丸单侧退化、消失。先天性单睾症患者的性激素水平和生理调节作用与正常男性没有明显差异。后天性单睾症可由一侧睾丸扭转、外伤、睾丸恶性肿瘤或手术切除造成，因此通过了解病史不难诊断。

3. 多睾症（polyorchidism） 为阴囊中存在3个或以上睾丸的先天性异常，多由在胚胎阶段的睾丸发育过程中生殖嵴异常分离造成，较为罕见，近一半的多睾症与睾丸未降有关。多睾症以三睾丸最常见，额外的睾丸常位于右侧阴囊内，部分位于腹股沟和腹腔内。大多数多睾症患者没有症状，通常因疾病就诊时偶然发现。额外的睾丸可有附睾（epididymis）和输精管（vas deferens），具有生精功能。多睾症容易与精索囊肿等混淆，常需病理活检明确诊断。

Leung基于胚胎分化对多睾症进行分类。①Ⅰ型：没有附睾或输精管的额外睾丸附着在同侧睾丸上。②Ⅱ型：额外的睾丸和同侧另一睾丸共用同一附睾，产生的精子由同一输精管排出。③Ⅲ型：额外的睾丸有自己的附睾，与同侧睾丸分开，但两者共用同一输精管。④Ⅳ型：额外的睾丸具有与同侧另一睾丸分开的附睾和输精管。

4. 睾丸发育不良 睾丸发育不良综合征（testicular dysgenesis syndrome，TDS）是一种与男性生殖相关的疾病，可由遗传因素、内分泌因素、环境因素和感染因素等引起。暴露于内分泌干扰物（endocrine-disrupting chemical，EDC）可以造成间质细胞功能障碍和间质细胞分泌的胰岛素样因子3（INSL3）减少，致使雄激素产生、运输、代谢、结合、释放、作用和清除过程异常；雄激素受体的产生不足，形成抗雄激素作用，引起TDS；EDC可致细胞发育中断，有助于TDS的发展。临床查体可及睾丸小而软，睾丸病理表现为生精细胞数量不同程度减少，曲细精管发生间质纤维化和透明变性。该类患者可见尿道下裂、隐睾症、精液质量差及睾丸癌。由于多有精子发生异常，临床表现常为不育。

5. 斯威伊尔（Swyer）综合征 即XY单纯性腺发育不全，发病率为1/80 000，发生在胚胎发育过程中，因睾酮和AMH产生减少导致性腺分化异常，男性胎儿在子宫内男性化不足，性腺未分化。患者外周血核型为46，XY。*NR5A1*（编码SF1）、*WNT4*和*SRY*等基因突变与本病有关。Swyer综合征患者为女性相关表型，身高偏高，乳房发育不全，腋毛/阴毛正常。外生殖器可为女性外观，子宫很小。发育不全的性腺呈条带样，没有内分泌或生殖功能。Swyer综合征患者易患性腺肿瘤，如性腺母细胞瘤或无性细胞瘤的发病率增加。

（二）睾丸位置异常

1. 隐睾（cryptorchidism） 指睾丸在发育过程中停留在阴囊入口、腹股沟区、腹腔内或其他部位而未完全下降至阴囊内。隐睾在出生体重正常男孩中的患病率在1.8%～8.4%。

隐睾症的发生与解剖、遗传或激素因素有关。引起隐睾症的解剖原因包括腹股沟管、输精管或睾丸本身的解剖异常。遗传原因包括5α-还原酶（5 alpha-reductase）基因突变、雄激素受体突变、*INSL3*基因突变等。激素因素包括机体AMH、雄激素或GnRH/LH的合成分泌不足，或机体对这些激素不敏感。

隐睾症可以是其中一个或两个睾丸没有下降到阴囊内。未下降的睾丸可以在下降路径中或异位找到，根据未下降的睾丸位置对其分类如下。①隐睾症：指不在阴囊中的睾丸不能通过人为牵引进入阴囊。②异位隐睾（ectopic cryptorchidism）：指睾丸离开正常生理下降途径，到达股骨、耻骨、交叉阴囊或会阴处。③滑动性隐睾：指睾丸位于阴囊入口处，在阴囊放松时睾丸可以进入阴囊内，当阴囊收缩时，睾丸会缩回至腹股沟管。④回缩性睾丸：指睾丸在受到外界刺激时出现回缩现象，但仍位于阴囊内，一般属正常现象。⑤获得性隐睾：指出生时睾丸正常位于阴囊内，但后期自发回缩至阴囊上方、腹股沟区甚至内环上方。

隐睾较正常睾丸小而软，常伴不同程度发育不良甚至未发育。由于睾丸温度升高，曲细精管数量明显减少，在阴囊以上的位置停留时间越长，对曲细精管的损害越大。病理可见曲细精管不同程度萎缩，基膜变厚，并呈玻璃样变，间质水肿（interstitial edema）。生精细胞减少甚至缺失，支持细胞成熟障碍伴变性。间质结缔组织增多，间质细胞界限不清晰，形态不完整。

隐睾患者雄激素分泌并未明显减少，因此对男性第二性征和性功能影响不大。该类患者发生上皮内肿瘤风险增加，其中以腹腔内隐睾的肿瘤发生率最高。肿瘤的发生与睾丸先天发育情况、睾丸位置高低及异位时间长短有关，隐睾病变越重，位置越高，治疗越晚，预后也越差。除此之外，睾丸下降（testicular descent）失败所致患侧睾丸温度升高也影响睾丸生精功能，导致精子总数减少和畸形精子比例增加，严重者还可出现无精子症（azoospermia）。因此隐睾发生与男性不育有关，且双侧隐睾致不育的概率高于单侧隐睾。单侧隐睾引起不育的病因可能是患侧血睾屏障破坏导致自身免疫性睾丸炎，同时损害健侧睾丸。

2. 异位睾丸　睾丸位于正常下降途径之外的部位称为异位睾丸，临床较少见，其发生可能为壁腹膜侵入其他间隙或睾丸在母亲子宫内发育不良所致。镜下组织学多为正常发育睾丸，少数浅表位置的异位睾丸可出现生精细胞减少。异位睾丸分为腹股沟三角、腹股沟裂隙、阴茎下、会阴皮下、盆腔等类型。早期行腹腔镜手术有机会保留生殖功能。

（三）睾丸生精障碍

从精原细胞分化为成熟精子是一个复杂且漫长的过程，需要雄激素的刺激、支持细胞的协同、血睾屏障提供营养和稳定的微环境，以及其他内分泌激素协调等。上述任一环节出现问题，均可影响精子发生和形成，轻者表现为精液中精子总数减少、活动率和存活率下降、畸形率增高，重者可出现无精子症，并最终影响生育。

1. 睾丸生精障碍的病因　较多。①染色体异常：克兰费尔特综合征（Klinefelter syndrome，又称克氏综合征）睾丸发育不良可致无精子症；XYY综合征（超雄综合征）部分可表现为精子发生障碍。②基因缺失或异常：较多见的是无精子症因子（azoospermia factor，AZF）缺失，其中AZFa表现为纯睾丸支持细胞综合征（Sertoli cell only syndrome，SCOS）；AZFb表现为SCOS，极少数罕见精子；AZFc部分人群可保留生精功能，表现为精子数量正常或减少。③HPG轴功能紊乱引起的激素分泌异常：卡尔曼综合征患者下丘脑病变可致下丘脑分泌GnRH减少，导致垂体释放促性腺激素（gonadotrophin，Gn）不足，继而引起性腺功能减退，影响睾丸生精功能。此外，由各种原因造成的垂体疾病导致垂体分泌Gn减少及血清睾酮水平低下，垂体微腺瘤患者过高的催乳素（prolactin，PRL）水平致使睾酮、LH及FSH水平降低，均可影响睾丸生精能力。此外，各种原因造成的雄激素、糖皮质激素或甲状腺激素失调也可引起精子发生障碍。④精索静脉曲张：由于静脉血液回流障碍，睾丸局部温度升高、缺氧和毒素堆积，影响睾丸生精功能。⑤感染、外伤及睾丸肿瘤等：引起睾丸萎缩，导致部分患者精子生成能力降低。

2. 与不育症相关的睾丸病理类型

（1）生精能力低下：曲细精管内细胞层次变薄，各级生精细胞数量减少但比例正常。部分患者可见曲细精管及间质纤维化。生精功能低下程度由受累曲细精管数量决定。

（2）成熟障碍或生精阻滞：曲细精管内生精细胞分化发育到某一阶段后停止进一步发展，使其后各阶段的生精细胞缺少。最常见的是精母细胞阶段的阻滞，表现为曲细精管内精母细胞变性，核分裂象多，细胞核致密。根据有无出现精子，生精阻滞（block of spermatogenesis）可分为不完全性及完全性，前者曲细精管内仍可见少量精子，后者无精子。

（3）生精细胞脱落和排列紊乱：曲细精管管壁细胞脱落，管腔内存在不同数量的各级生精细胞，轻者表现为精液中出现生精细胞，重者可致管腔阻塞，造成患者出现不同程度的少精子症，甚至发展为无精子症（图2-3）。

（4）SCOS：镜下可见曲细精管缩小，生精细胞数稀少或缺如，管壁内只有支持细胞，间质部间质细胞数量及形态常正常。病理分两种类型：Ⅰ型（单纯性SCOS），曲细精管内均无生精细胞；Ⅱ型（混合性SCOS），以支持细胞为主的曲细精管内残存少量处于不同发育阶段的生精细胞。

（5）曲细精管硬化和间质纤维化：隐睾、睾丸缺血、慢性睾丸炎及获得性Gn缺乏等患者可出现曲细精管硬化（图2-4）和间质纤维组织增生，生精能力下降。曲细精管硬化可见基膜增厚，呈透明均质样改变，管腔变细。

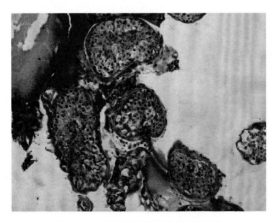

图2-3 生精细胞脱落和排列紊乱
生殖细胞脱落，管腔内充满各级生精细胞

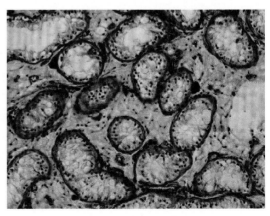

图2-4 曲细精管硬化
曲细精管基膜增厚，生精细胞及支持细胞减少，上皮层次明显变薄，间质水肿

（王成路　茹国庆）

第二节　附睾疾病及病理

附睾（epididymis）是男性生殖器官中连接睾丸和输精管的管道，曲细精管产生的精子通过输出小管（efferent duct）进入附睾，在此处完成成熟，最后于附睾尾部排出。

一、附睾的正常结构及功能

（一）附睾的正常结构

人类附睾呈新月形，长约3.8cm，位于睾丸后上方近睾丸后缘的外侧，可分为头、体、尾三部分。附睾头（caput epididymis）位于睾丸上端，与睾丸直接相连，由输出小管盘曲形成；附睾体和附睾尾（cauda epididymis）位于睾丸后缘，由出附睾头的数条输出小管汇合而成的附睾管（epididymal duct）构成。附睾头的输出小管上皮为假复层柱状上皮（pseudostratified columnar epithelium），由高纤毛柱状细胞和低立方细胞成群交替排列构成，细胞高低不一，故腔面呈波纹状、不规则。高柱状细胞表面有相间排列的绒毛和微绒毛，纤毛摆动可使精子不断移动；立方上皮表面有微绒毛和分泌小泡，胞质内有丰富的吞饮小泡、溶酶体及发达的高尔基体和内质网，有分解和吸收物质的功能。附睾管管腔平整，由假复层柱状上皮构成，高柱状主细胞自起始至尾部逐渐变低矮，绒毛数量逐渐减少。上皮细胞核椭圆形，密度浅（图2-5）。胞质内含有糖原、类脂滴、分泌颗粒、发达的高尔基体及丰富的RER。

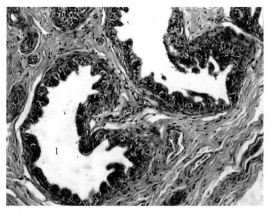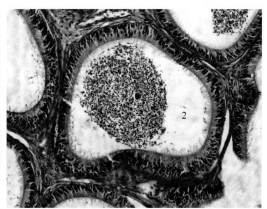

图2-5　附睾
1. 输出小管；2. 附睾管

（二）附睾的功能

1. 精子运输　附睾最主要的功能是将精子从睾丸输送到输精管（vas deferens）。人类精子通过附睾的总时间为10～15天。附睾上皮细胞上的纤毛运动有助于精子在附睾中的运行。

2. 精子成熟 精子在附睾液（epididymal fluid）中经历了一系列成熟变化，并获得受精能力。

3. 浓缩精子 在附睾初始段，附睾上皮细胞吸收约90%的水分，使运行至附睾尾部的精子浓度显著增加。

4. 保护精子 附睾上皮细胞释放的多种抗氧化酶可减缓细胞代谢活动中产生的活性氧（radical oxidative species，ROS）。此外，附睾屏障可以保护精子免受自身免疫系统和血液中可能存在的有害物质影响。

5. 精子储存 附睾尾是射精前成熟精子的储存位置。尾部的上皮细胞分泌因子有助于维持附睾腔内环境，保持储存期间精子处于相对静止状态。

二、附睾疾病的病理改变

（一）附睾先天性发育异常

附睾异常发育较为常见，多数患者临床症状不明显，常因不育就诊或隐睾手术被发现，发病原因与胚胎发育阶段激素失调相关，如睾酮水平不足致中肾管及中肾小管发育受阻或不发育，最终引起附睾畸形甚至附睾缺如（absence of epididymis）。

1. 附睾畸形 正常情况下胚胎第6周，中肾管和副中肾管形成。当胚胎生殖腺分化成睾丸并产生睾酮后，在睾酮的作用下中肾管逐渐分化形成男性生殖管道。中肾管头端部分分化成附睾附件，由中肾小管衍变而来的睾丸输出管，与位于其下方的中肾管增长曲折盘绕形成的附睾管共同构成附睾头（caput epididymis），余下的附睾管则形成附睾体和附睾尾（cauda epididymis）。

先天性附睾畸形病因尚不清楚，可能与胚胎发育过程中内分泌功能失调有关。若此过程中睾酮水平低下，可出现中肾小管及中肾管不发育或发育不全，从而形成各种类型的附睾畸形。如中肾管完全不发育，则可导致先天性附睾、输精管缺如。若发育在某一部位中止，则形成该部位闭锁。当附睾管曲折盘绕障碍时，可出现附睾明显延长，发生长襻形附睾畸形。

（1）长襻形附睾：附睾呈长襻状，其比例与睾丸相比明显更长。Koff等根据附睾与睾丸长度比，将长襻形附睾分为四型：①附睾较睾丸长2倍；②附睾较睾丸长2～3倍；③附睾较睾丸长3～4倍；④附睾较睾丸长4倍以上。

（2）游离型附睾：按附睾与睾丸分离程度可分为三种亚型。①仅有尾部分离，以此种类型常见；②头尾部均与睾丸分离，但相距较近；③头尾部均与睾丸分离，相距较远。

（3）弯曲型附睾：分为单纯成角和伴有附睾狭窄两种。

2. 附睾缺如（absence of epididymis） 分为完全性缺如和部分缺如，完全性缺如即为无附睾症，原本附睾部位由血管、脂肪组织和疏松结缔组织代替，在单睾症或无睾症中多见；部分缺如包括附睾体或尾部缺失，附睾体部缺失可导致节段性附睾。附睾缺如可分为以下四类：①中肾管完全未发育，输精管和精囊完全缺如；②中肾管发育不全，附睾体、尾部和输精管缺如；③中肾管未发育形成附睾管，而衍变成输精管、精囊及射精管，睾丸输出管与输精管直接相连；④无附睾形成，并且输精管不与睾丸连接，其近端呈盲端。

3. 附睾发育不良 多数无睾丸、单睾丸和促性腺激素性睾丸发育不良患者的附睾呈退行性病变，组织病理可见：①附睾管数量明显减少，管腔扩张，管壁内为低柱状上皮，管周肌层欠发达；②残存极少数小导管，管腔明显缩小，内附立方上皮，管周缺乏肌纤维鞘。

4. 附睾憩室 附睾黏膜从管壁肌层破口突出、外翻产生附睾憩室。其呈多发性，多位于附睾远端或输精管近端，该处上皮较正常上皮更扁平，憩室腔被覆少数短纤毛，周边基膜包绕，但缺乏肌层，憩室腔内含大量精子。附睾憩室部分是先天产生的，部分由炎症导致管腔内压力增高所致。

（二）附睾感染性疾病

1. 急性附睾炎（acute epididymitis） 主要症状是附睾疼痛和肿胀，症状可在感染后几天内出现，持续 < 6 周。如果没有进行适当的治疗，几天内炎症就会进一步扩散到睾丸。

引起急性附睾炎的原因包括传染性或非传染性因素。感染可由微生物通过泌尿生殖道上行、血行和淋巴道引起，其中泌尿生殖道的细菌上行引起的感染在急性附睾炎中最常见。≤ 35 岁的附睾炎患者以沙眼衣原体感染为主，常通过性传播途径感染；而 > 35 岁的患者多由肠道微生物（如大肠埃希菌等）引起。此外，腮腺炎病毒和肠道病毒等感染也是引起急性附睾炎的一个原因。

超过 90% 的附睾炎是单侧发病的。典型的体征包括受累附睾的单侧肿胀和压痛。肿胀始于附睾尾，然后上行并累及整个附睾，最后到达睾丸。急性附睾炎的临床症状从轻度附睾压痛到严重的发热、寒战和恶心等全身症状均可出现，并可伴有排尿困难。急性期组织病理表现为蜂窝织炎，附睾管可见大量中性粒细胞浸润，精子多无活力，可见精子碎片。随着病情的发展，中性粒细胞数量逐渐减少，淋巴细胞等慢性炎症细胞增多。

急性附睾炎经抗生素等治疗多数可以痊愈，但若未采取合适的治疗手段，可能进展为睾丸炎（orchitis），或迁延为慢性附睾炎。

2. 慢性附睾炎 指有至少 6 周或更长时间的附睾不适或疼痛史，在临床检查中可有一侧或双侧附睾不适症状，可分为炎症性、阻塞性和慢性附睾痛三类。

慢性附睾炎多由急性附睾炎久治不愈引起，体格检查可见附睾正常或异常，多数无急性附睾炎的疼痛和肿胀症状，部分出现坠胀、局部不适感、阴囊疼痛，疼痛可放射至同侧腹股沟内侧。病理改变多数局限于附睾尾部，可见大量淋巴细胞和浆细胞浸润等慢性炎症改变（图 2-6）。慢性附睾炎可引起精液参数变化，包括精子数量和活力降低及精子功能显著下降，如精子存活率降低、DNA完整性受损。精浆生化指标检查可见弹性蛋白酶（elastase）增加和 α 葡糖苷酶（alpha-glucosidase）减少。慢性附睾炎若发生附睾管

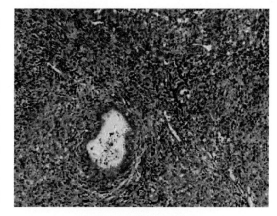

图 2-6 慢性附睾炎
附睾管周围浆细胞、淋巴细胞浸润

阻塞，可造成梗阻性无精子症（obstructive azoospermia）。

3. 附睾结核　生殖系统结核最常累及的器官是附睾，早期附睾结核通常无明显症状，随着病情发展，可形成结核性脓肿，引起阴囊肿胀，出现疼痛。

附睾结核菌感染可由血源性传播和尿道反流等引起。逆行感染患者附睾结核病灶一般先出现在附睾尾部，并且向周围扩散，最终影响整个附睾，甚至累及睾丸。

诊断结核病的金标准是结核分枝杆菌的分离和培养，附睾细针活检是诊断附睾结核的首选方法。附睾发生结核时体积变大，尾部出现不规则状硬节，切面可见明显的结核病灶伴干酪样坏死（caseous necrosis）。病变早期管腔以中性粒细胞浸润为主，可见大量结核分枝杆菌；随着病程进展，病灶内淋巴细胞逐渐增多，局部可出现干酪样变和朗格汉斯细胞。病灶周围纤维化，形成肉芽肿结节。

（三）附睾其他疾病

1. 附睾分泌失调　机体调控附睾上皮的吸收和分泌功能，对维持附睾微环境、贮存和运输精子有着重要意义，该功能的失调可导致附睾管功能减退，甚至发生堵塞，引起男性不育，相关的主要疾病有杨氏（Young）综合征和囊性纤维变性。前者可致双侧附睾渐进性梗阻，引起无精子症；后者可致附睾解剖结构异常、输精管闭锁或缺如及精囊缺如。

2. 附睾精液囊肿　常见于青中年男性，囊肿多为单发，附睾头部较多见。病因可能与慢性感染或输精管道梗阻等所致的输出小管或睾丸网局部扩张有关，囊肿内含精子和精子碎片。病程缓慢，患者通常无明显临床症状，透光试验阳性，体检时可于附睾部触及一质地软且弹性可的圆形包块，表面光滑，无压痛，包块与附睾界限清楚。光镜下见囊肿呈单房或多房性，内衬扁平或单层立方上皮，并可见纤毛。囊肿壁为纤维结缔组织，伴慢性炎症细胞浸润。囊肿穿刺液呈乳白色、不透明，可见不活动精子，但经室温短时间放置后部分精子可以恢复活力。

3. 附睾精子肉芽肿（sperm granuloma）　是睾丸、附睾及输精管受到外伤、手术、炎症等刺激造成管腔内的精子溢出到周围间质引起的炎性肉芽肿，外溢精子及其所含的抗酸性脂质是引起机体炎症反应并形成肉芽肿的病理基础。附睾精子肉芽肿常见于年轻男性，单侧或双侧均可见，但以单侧为主。其发生部位多为附睾尾部，其次是头部。

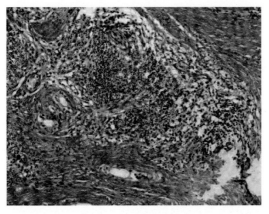

图2-7　精子肉芽肿

光镜下可见附睾间质中的精子被肉芽组织包裹，部分精子被多核巨细胞吞噬（图2-7）。早期附睾间质有大量溢出的精子和少数类上皮细胞、中性粒细胞和淋巴细胞，随着病程进展，精子数量变少，可出现浆细胞和嗜酸性粒细胞，最后成纤维细胞和多核巨细胞数量明显增多，导致瘢痕形成。

第三节　精索疾病及病理

一、精索的正常结构及功能

精索（spermatic cord）为腹股沟管内环至睾丸上端的一对柔软的条索状结构，起于腹股沟内环，向斜下方走行于腹股沟管，穿过腹股沟管外环后进入阴囊，止于睾丸后缘，由输精管、睾丸动脉、输精管动脉、输精管静脉、蔓状静脉丛、精索神经、淋巴管及提睾肌构成。其中输精管位于下方，输精管静脉及蔓状静脉丛位于前方，动脉位于各条静脉中间偏上方，蔓状静脉丛汇成睾丸静脉（图2-8）。精索表面有精索被膜包被，皮下环以外由内向外分别为睾丸精索鞘膜、提睾肌及提睾肌筋膜。精索内

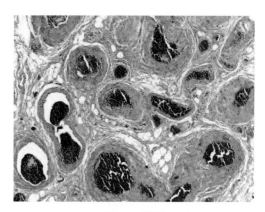

图2-8　精索
横截面显示丰富的血管

的输精管也是输送精子的重要途径，精索静脉血液回流则为营造合适的睾丸生精微环境提供条件。精索静脉发生病变可造成睾丸和附睾的血液回流出现淤滞，睾丸局部血液循环受到影响，导致阴囊温度升高、代谢产物堆积，影响精子生成及精子质量。

（一）精索蔓状静脉丛

精索蔓状静脉丛（pampiniform plexus）是组成精索的主体结构之一，由睾丸、附睾和精索的相关静脉汇合构成，经三条路径回流：①在腹股沟管内汇成精索内静脉，沿腹膜后上行，左侧精索内静脉呈直角汇入左肾静脉，右侧在肾静脉下方约5cm处以30°～40°斜角汇入下腔静脉，为静脉回流的主要途径；②与输精管伴行的输精管静脉，回流进入膀胱上静脉，最后汇入髂内静脉；③经提睾肌静脉至腹壁下静脉，最后回流至髂外静脉。

（二）输精管

输精管（vas deferens）全长约50cm，

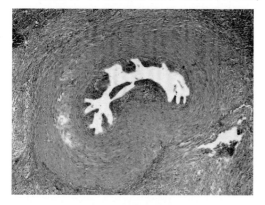

图2-9　输精管横断面

是精子输送的重要通道，延续于附睾管，两侧输精管下行经输尿管末端的前上方至膀胱底的后面逐渐接近，并膨大成输精管壶腹，其下端变细与精囊（seminal vesicle）的排泄管汇成射精管。输精管大部分管壁较厚，肌层发达，管腔较细，内径约2.5mm。输精管管壁分为黏膜、肌层和纤维膜三层。黏膜上皮为假复层纤毛柱状上皮；纤维膜层为弹性纤维组成的致密结缔组织；肌层又分为内、中、外三层，中层为最厚的环行平滑肌，其余两层皆为纵行平滑肌（图2-9）。

二、精索疾病的病理改变

（一）精索静脉曲张

精索静脉曲张（varicocele）是指精索内蔓状静脉丛异常伸长、扩张和迂曲，可造成精索静脉血液回流受阻或静脉瓣膜功能异常，引起血液反流。该疾病多见于青壮年男性，左侧多发，单纯右侧发生比例较低。精索静脉曲张可造成睾丸生精环境异常改变，影响精子的生成和质量，是导致男性不育的重要病因之一。

1. 精索静脉曲张的发病机制 该病以左侧精索静脉曲张发病率高，主要涉及以下机制：

（1）左侧精索静脉比右精索静脉更长，且左侧精索静脉以直角方式汇入肾静脉或肾上静脉，导致左侧精索静脉压力差更大，左侧精索静脉发生反流的概率更高。

（2）精索静脉退化形成侧支循环，导致血液引流不畅和反流风险增加。精索静脉的瓣膜功能不足或缺失会导致血液回流异常，大多数的左侧精索静脉曲张存在流出瓣膜功能不全，左肾静脉内血液倒流入左精索内静脉，致使蔓状静脉丛充血扩张，长期慢性扩张导致静脉曲张发生。

（3）胡桃夹子现象（nutcracker phenomenon），即精索静脉曲张由肠系膜上动脉和主动脉之间的左肾静脉受压引起，导致精索静脉中的静水压增加，从而引起精索静脉曲张。

（4）精索静脉周围肌束管功能改变和胶原纤维萎缩引起的精索壁功能不足，可能导致静脉扩张和回流滞缓，血液容易在精索静脉和蔓状静脉丛淤滞，从而诱发精索静脉曲张。

（5）长期便秘或呼吸困难患者由于反复用力屏气而腹压增高，导致下腔静脉和肾静脉压力增高，引起精索静脉曲张。

2. 精索静脉曲张的分级 临床上可将精索静脉曲张分为三度。1度：站立平静呼吸时看不见曲张的静脉，Valsava试验可触及阴囊内曲张的静脉；2度：站立时外观无明显异常，但可触及阴囊内蚯蚓状静脉团块，平卧后团块会迅速消失；3度：在阴囊表面就可看见曲张的静脉团，也可触及蚯蚓状静脉团块，平卧后静脉团块消失缓慢。

3. 精索静脉曲张引起的病理改变 精索静脉曲张可导致进行性睾丸损伤并引起不育，其中生精细胞脱落、间质病变及非曲张侧睾丸病理改变是精索静脉曲张的三大特征性病理。在精索静脉曲张患者的睾丸组织病理中可见睾丸的生发上皮厚度减少，曲细精管管径变小，甚至可见曲细精管塌陷，出现生精停滞、生精细胞脱落和凋亡（apoptosis），且以初级精母细胞和圆形精子细胞凋亡更明显，严重者出现SCOS样改变。当大量脱落的生精细胞造成曲细精管梗阻时，可引起更严重的继发性损害。精索静脉曲张患者的睾丸间质细胞胞质出现水肿、空泡化和萎缩增加，细胞总数减少。患有左侧精索静脉曲张者，左侧血管压力升高可对右侧血管压力产生影响，并且患侧曲张血管内的毒性物质也可经血流到达健侧，造成健侧睾丸组织出现患侧相似的病理改变。

4. 精液参数变化 精索静脉曲张造成生育能力下降与睾丸萎缩、Gn水平改变和精子发生受损有关。精索静脉曲张造成精液中ROS含量增加，可致精子活力丧失及受精能力、生育能力受损。精索静脉曲张对精子发生的影响是渐进性的，患者精液质量随着病程的延长可进一步恶化，而且患有精索静脉曲张的继发性不育症患者较原发性患者的精子浓度更低，形态更差。

（1）少、弱、畸形精子增加：精索静脉曲张患者中少精子症、弱精子症、畸形精子症的患病率很高，并且精子密度与精索静脉曲张等级呈显著负相关。在Ⅰ级精索静脉曲张患者中，受影响最大的参数是精子活力，其次是形态。在Ⅱ级精索静脉曲张人群中，精子的形态和运动能力均受到影响，少、弱、畸形精子症的百分比更高。在患有双侧精索静脉曲张，特别是在患有Ⅲ级左侧精索静脉曲张的男性中，受影响最大的是精子形态。此外，病程增加与精子活力之间存在负相关。

（2）异常精子增加：随着精索静脉曲张程度的增加及病程的延长，精液中未成熟生精细胞和异常精子数量增加，可能与精索静脉曲张对睾丸造成结构和功能损伤有关。

（3）DNA碎片率增加：精索静脉曲张患者的精子DNA碎片化（DNA fragmentation）程度升高，与睾丸血流受损导致阴囊温度升高和氧化应激等造成的损害相关。

5. 精索静脉曲张导致男性不育的机制 精索静脉曲张对男性生育能力产生负面影响，其通过多种机制产生作用：①精索静脉曲张患者中血液反流使阴囊温度较正常35～36℃升高2℃左右，造成精子发生停滞。②精索静脉曲张患者存在睾丸局部区域动脉血供应减少而毛细血管和静脉血出现淤滞，造成睾丸微循环障碍，影响物质交换。③精索静脉曲张引起睾丸组织ROS过量，造成过氧化损伤。④精索内静脉瓣膜功能异常，使来自肾脏和肾上腺的代谢产物反流至睾丸，影响睾丸功能。⑤热休克蛋白（heat-shock protein，HSP）表达减少和凋亡基因表达增加。⑥睾丸间质性病变，导致雄激素生成较少，且曲细精管内雄激素受体表达也出现降低。⑦INHB的浓度降低会影响HPG轴的功能，负反馈抑制垂体FSH分泌作用减弱。⑧诱导对精子抗原的免疫反应。

（二）输精管疾病

输精管是精子贮存和运输的重要通道，输精管病变影响精子的正常输送，如先天性输精管闭锁和缺如，或后天性的输精管感染，均可导致输精管梗阻，影响男性生育。

1. 输精管先天性发育异常 输精管由中肾管发育演变而来，临床上输精管先天畸形比较少见，以输精管缺如、异位、发育不良和重复为主。

先天性输精管缺如由胚胎发育阶段中肾管发育停止所致，可有单侧或双侧缺如，常以单侧缺如为主，该类患者具有一定的生精能力。重复输精管也是胚胎发育阶段中肾管发育异常造成的，可与同侧睾丸连接，在输精管结扎手术中可因重复输精管的存在而避孕失败。

2. 输精管感染性疾病

（1）输精管炎：主要见于青少年，可由泌尿系统炎症、输精管结扎手术时导致医源性感染等引起，并可向精囊、前列腺等处扩散。发病时阴囊坠胀、疼痛、红肿，腹部及大腿根部出现放射痛。急性期外周血白细胞计数增高，精液中可见红细胞和白细胞。

（2）输精管结核：常与附睾、精囊和前列腺结核伴发，患者输精管增粗，并有串珠样结节形成，镜下可见结核性肉芽肿伴干酪样坏死。

3. 输精管梗阻 输精管缺如或闭锁、输精管炎症、医源性输精管损伤和输精管结扎术等均可导致输精管梗阻。梗阻可以是单侧或双侧的，并影响梗阻侧精液排出。长期梗阻可造成输精管扩张、精子溢出性肉芽肿及精液囊肿形成，甚至可继发性引起睾丸和附睾病理改变，影响精液体积、成分和精子数量，并可刺激机体产生抗精子抗体（antisperm antibody，ASA）。

第四节　附属性腺疾病及病理

一、前列腺病理

（一）前列腺的正常结构及功能

1. 前列腺的大体解剖　前列腺（prostate）是男性生殖系统最大的附属性腺（accessory gland），位于盆腔内，介于膀胱与尿生殖膈（urogenital diaphragm）之间，包绕尿道根部，其形状和大小均似稍扁的栗子。自上而下可分为底部、体部和尖部，底部宽大，尖部尖细，体部背侧平坦，贴近直肠，可经直肠指检触及。前列腺纵径约3cm，横径约4cm，前后径约2cm，重约20g。前列腺的大小和功能很大程度上依赖于雄激素。

2. 前列腺的组织结构　前列腺被一层薄的纤维弹性组织包裹，外观无分叶。纤维弹性组织形成隔膜向内延伸，将前列腺细分为五个叶：前叶、后叶、内侧叶和两个外侧叶。在组织学上，前列腺分为两个主要区域：中央区域和外周区域。

正常人前列腺腺泡有五种类型细胞。①微绒毛细胞，细胞顶端有许多微绒毛。②分泌细胞，细胞分泌活跃，顶端细胞膜膨胀突出。③多孔细胞，细胞顶端表面有一至数个小孔。④陨石坑样细胞（crater cell），细胞顶端膜破裂。⑤裸细胞，顶端表面光滑，外围微绒毛少。除了这些细胞类型，在前列腺中还有基底细胞、干细胞和神经内分泌细胞。

前列腺腺体由导管与腺泡构成，腺泡腔较大，腺上皮常形成许多乳头或皱襞伸入腺腔，腺腔不规则。腺体可分为黏膜腺、黏膜下腺和主腺。黏膜腺易患结节性增生，压迫尿道。主腺位于前列腺的外围，是前列腺的主要组成部分，开口于精阜两侧。腺上皮可为单层立方、单层柱状以至假复层柱状，其变化与雄激素水平改变有关（图2-10）。

前列腺分泌的前列腺液是一种均质、浆液性和微酸性（pH 6.4左右）的乳状液体，内含有多种酶、柠檬酸（citric acid）和锌（zinc）等物质，具有促进精液液化、保护和营养精子等作用。

前列腺具有多重生理功能：①控制射精过程中精液的输送。②纤溶酶参与精液液

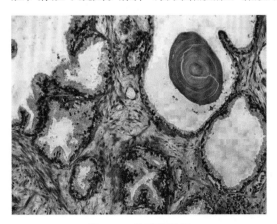

图2-10　前列腺组织

化。③前列腺液通过降低尿道的酸度来保护精子的活力，某些成分可以增强精子活力。④酸性磷酸酶（acid phosphatase，ACP）将磷酸胆碱水解为胆碱，直接营养精子。⑤使睾酮快速代谢转化为二氢睾酮（dihydrotestosterone，DHT）发挥作用，并反馈影响下丘脑和垂体功能。⑥高浓度的锌具有抗菌作用。

（二）前列腺疾病的病理变化

1. 前列腺的先天性发育异常 临床上所见的前列腺先天性发育异常主要有以下几类。①前列腺先天性缺如或前列腺发育不全：患者常表现为性功能减退，甚至不能勃起。因前列腺缺如不分泌前列腺液，精液量较少。②异位前列腺：为在前列腺正常部位以外发生的前列腺组织，可出现在膀胱三角区、阴茎根部、前列腺部尿道内等部位。在前列腺部尿道内的异位前列腺呈"尿道息肉"样，位于膀胱和尿道内的异位前列腺可出现血尿和急性尿潴留等症状。③前列腺囊肿：有先天性囊肿和后天性囊肿两种，严重的囊肿可引起排尿困难。

2. 前列腺炎（prostatitis） 是指前列腺特异性和非特异感染所致的急、慢性炎症，刺激前列腺引起前列腺区不适、尿道分泌物增多及排尿异常等临床症状。前列腺炎是泌尿外科的常见病，根据临床症状不同分为急性细菌性前列腺炎、慢性细菌性前列腺炎、慢性非细菌性前列腺炎和前列腺痛四类。

（1）急性细菌性前列腺炎：多由大肠埃希菌、克雷伯菌、变形杆菌等病原体随尿液、血行或淋巴道侵入前列腺导致感染。临床患者发病突然，全身中毒症状重，表现为寒战、发热、恶心呕吐及全身不适。局部症状包括耻骨上及会阴区疼痛，可有尿频、尿急、尿痛和直肠刺激症状，甚至发生急性尿潴留。

早期血白细胞计数一般在（15～20）× 10^9/L，明显核左移。前列腺组织检查可见腺体扩张，腺腔内和周围间质弥漫性充血水肿，伴大量中性粒细胞浸润，形成微脓肿。患者前列腺液涂片中充满中性粒细胞、红细胞及脱落的上皮细胞。前列腺液细菌培养可以检出致病菌（图2-11）。

（2）慢性细菌性前列腺炎：多由急性细菌性前列腺炎久治不愈而来，可反复发作。炎症病变局限且较轻，以腺管为中心，腺泡及周围可见慢性淋巴细胞浸润为主，也可见中性粒细胞，偶见浆细胞和巨噬细胞。出现

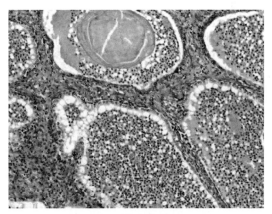

图2-11 急性前列腺炎
腺腔及间质中见大量中性粒细胞浸润

纤维结缔组织增生致使腺管管腔狭窄，腺腔内炎性渗出物阻塞。前列腺液细菌培养也可以发现致病菌。

（3）慢性非细菌性前列腺炎：可由支、衣原体等特殊病原体感染引起，病程较长，多发生于青壮年男性，无明确的生殖系统或尿路感染史，尿液和前列腺液中均无细菌。镜下可见组织呈充血水肿炎症样反应，但未见炎症细胞。

3. 前列腺结核 通常继发于身体其他部位结核，并通过尿路、血行等途径感染前列腺。前列腺结核可向生殖系统其他部位扩散，患者可有低热、盗汗和消瘦等结核典型的全身症状。直肠指检时可触及肿大质硬、结节状的前列腺，表面不规则，轻度压痛。前列腺结核早期血管周围有细密的结核结节，进一步发展可致腺体破坏，形成结核肉芽肿、干酪化局灶，呈中央坏死，周围有类上皮巨细胞围绕，最后形成结核脓肿，干酪样坏死组织从前列腺管排出可遗留结核空洞。

二、精囊病理

精囊与前列腺（prostate）、尿道球腺（bulbourethral gland）、尿道旁腺（paraurethral gland）组成附属腺体，其分泌的弱碱性黏稠精囊液约占精液体积的60%，精囊疾病可影响精液质量，导致男性生育能力降低。

（一）精囊的正常结构及功能

精囊左右各一，位于膀胱底部、前列腺后上方、输精管壶腹外侧、膀胱底与直肠之间，呈长椭圆囊状，上宽下窄。精囊由内向外分为黏膜层、肌层和外膜层，黏膜层突入腔内，皱襞分支相互连接形成不规则蜂窝状腔隙。皱襞黏膜由主细胞与基细胞组成单层或假复层柱状上皮，主细胞具有分泌功能（图2-12）。精囊肌层分为内、外环两层，其平滑肌的发育与功能依赖睾酮。射精时，肌层平滑肌发生收缩，推动精囊液进入射精管。

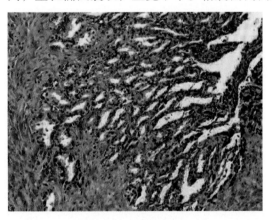

图2-12 精囊光镜图
可见特征性的脂褐素颗粒

精囊液分泌出现在射精的后阶段，并具有多种生理作用：①射精后使精液立即发生凝固，可以减少精子与女性生殖道过早直接接触的机会，起到保护精子的作用；②精囊中的钾、碳酸氢盐、19-羟基前列腺素等物质可以促进精子活力，增加精子染色质的稳定性；③抑制女性生殖道中的免疫活性，避免女性生殖道对精子的免疫排斥；④通过调控前列腺分泌锌，稳定精子染色质；⑤分泌抗氧化物质，通过清除ROS起到抵抗精子受氧化损伤的作用。

（二）精囊疾病的病理变化

1. 精囊先天发育异常 精囊与附睾、输精管等皆由中肾管发育而来，中肾管发育异常可导致先天性精囊缺如和先天性精囊囊肿，且患者常伴有先天性附睾、输精管畸形。

先天性精囊缺如患者大多无明显临床症状，精液检查中精液体积较正常人群减少，且精浆果糖水平降低或缺失对临床诊断具有指导意义，输精管精囊造影可明确诊断。

先天性精囊囊肿常见于30岁以上男性，患者可诉排尿困难、尿频、射精痛等。该病多为单侧发病，组织结构与精囊扩张相似，内衬假复层柱状上皮，囊液大多为血性，其内可找见精子。

2. 精囊感染性疾病

（1）精囊炎：分为急性与慢性，多由细菌经上行感染、血行或淋巴管感染所致。急性精囊炎时病变组织呈充血水肿伴大量中性粒细胞浸润，可形成局限性小脓肿，严重时脓肿波及整个精囊。慢性精囊炎患者多由急性感染迁延不愈而来，精囊壁见大量增生纤维组织并伴淋巴细胞和浆细胞浸润，腔体或导管梗阻时可形成精囊囊肿。

（2）精囊结核：常伴随机体其他部位的结核，并经常与前列腺结核并发。该病病情发展缓慢，患者自觉症状不明显，大多只表现为泌尿系统症状，如尿频、尿急、尿痛等。精囊内结核可出现干酪样坏死及纤维化，结核结节可相互融合，但空洞极少见。

（3）特异性精囊炎：淋菌性精囊炎常并发于前列腺和尿道淋病奈瑟球菌（淋球菌）感染，淋球菌可通过射精管逆行侵犯精囊，而滴虫性精囊炎是较常见的精囊寄生虫感染性疾病。

三、尿道球腺病理

尿道球腺也称考珀（Cowper）腺，是一对圆形分叶状的小腺体，位于尿道球后上方与尿道膜部外侧。尿道球腺上皮具有分泌功能，分泌的黏液是精浆的组成成分，作为射出精液的初始部分起到润滑尿道的作用；此外黏液还具有中和酸性尿液的作用。

尿道球腺病变包括尿道球腺先天缺如和先天囊肿，也可由结核、非特异性感染等引起尿道球腺炎症。

（茹国庆　王成路）

第五节　与男性不育相关的精液检查

精液常规和精子形态学检查可以获得精液中精子数量、活动力、形态等参数，精浆生化指标反映的是精子发生、生存的内环境改变。上述指标的检测已成为男科生育能力分析的重要辅助手段。

一、精 子 检 查

（一）精液常规检查

不育夫妇中有约50%存在男性因素，精液分析是一项方便、实用的评估男性生育能力的实验室筛查项目。

1. 正常精液　正常排出的精液是精子与精浆的混合物，测定所获得的精液量、精子浓度和总数及精子活动力等参数，可获得睾丸生精功能、附睾成熟能力及附属性腺生理状态等相关信息，有助于对男性不育进行诊断。

精液检查结果受多种因素干扰，波动较大，因此需要通过相对固定的禁欲时间（通常是2～7天）和2～3次复查获得客观的精液参数。一份正常的精液包含较多的信息，《世界卫生组织人类精液检验与处理实验室手册》（第5版）中精液检查主要参数的正常参考限值：①体积≥1.5mL；②pH为7.2～8.0；③液化后黏度≤2cm；④没有精子凝集；⑤精子浓度≥15×10⁶/mL；⑥精子总数≥39×10⁶/1次射精；⑦前向运动精子率≥32%；⑧精子存活率≥58%；⑨正常形态≥4%（Tygerberg标准）。

2. 异常精液

（1）精液量过少（＜1.5mL）：精液体积主要反映附属性腺的分泌功能、输精管道的结构功能等，男性精液体积存在较大个体差异，导致精液量减少的常见因素：①精液采集不完整或在采集过程中部分丢失，属于非病理现象；②睾丸激素缺乏症；③继发于射精管阻塞或先天性双侧输精管未发育及精囊未发育，导致精液量和（或）精子数量降低；④逆行射精。

逆行射精见于脊髓损伤、经尿道前列腺切除术、腹膜后淋巴结清扫术、糖尿病、横贯性脊髓炎、多发性硬化症或心理原因等。若精液量过少，特别是＜1.0mL时，应在射精后立即采集尿液，离心检查是否存在精子。

（2）少精子症：精子浓度＜15×10⁶/mL或每次射精精子总数＜39×10⁶为少精子症。当精子数量＜10×10⁶/mL时，需根据性功能情况，并结合男性生殖内分泌相关激素，综合判断少精的类型。激素检测于晨8～10时进行，第一次测定血清总睾酮和血清FSH水平。如果总睾酮＜300ng/mL，则再次抽血，测量总睾酮、游离睾酮、LH和催乳素（PRL）。对于处于临界值的指标也需要进一步复查。

1）精子数量减少，睾酮水平降低，FSH和LH水平升高：可能为原发性高促性腺激素性腺功能减退症（hypergonadotropic hypogonadism，影响精子发生和间质细胞功能）。明确诊断需要进一步排除克兰费尔特综合征、Y染色体微缺失（精子数常＜5×10⁶/mL）、癌症放化疗、睾丸创伤、睾丸扭转或流行性腮腺炎等。

2）精子数量减少，睾酮和LH正常，FSH水平高：可能存在曲细精管损伤，患者间质细胞功能正常和精子发生异常。

3）精子数量减少，睾酮水平降低，FSH水平正常或降低，LH水平正常或降低：可能存在促性腺激素性腺功能减退症，需明确是否存在其他垂体激素异常，必要时测定甲状腺功能（游离甲状腺素）及晨8时的皮质醇（cortisol）、PRL水平等。其中高PRL水平提示垂体肿瘤的可能。

4）精子数量减少，睾酮和LH水平升高，FSH正常：怀疑男性部分雄激素抵抗综合征，雄激素受体功能不佳。患者可出现男性乳房女性化发育、尿道下裂（hypospadias）。

5）精子数量减少，睾酮正常，LH和FSH正常，睾丸大小正常：可能存在生殖道阻塞。射精管阻塞可继发于微生物感染或输精管结扎术，阴囊或经直肠超声检查显示精囊扩张，其中的精子活动力极差。而先天性输精管缺失可能与囊性纤维化突变或肾脏缺失有关。

6）男性性征突出，但精子数量减少，LH水平降低：应了解是否存在雄激素滥用。

（3）弱精子症：前向运动精子率＜32%或总运动精子率＜40%为精子活动力减弱。精子活力降低可由附属性腺、睾丸的感染/炎症、生活方式和环境因素等引起。外界不利因素可增加氧化应激，造成精子质膜或鞭毛蛋白的过氧化损伤，使精子的活动能力下降。在有原发性纤毛运动障碍或抗精子抗体的男性中也可出现完全不运动的精子。

精子失去活力并不代表精子不存活，通过检查精子存活率有助于进一步了解导致精子活力减弱的原因。若精子缺乏活动力且存活实验检查精子均失活，可能是附睾病变所致；精子缺乏活动力但存活率正常可能是由鞭毛的结构缺陷造成的。

（4）精子白细胞增加：需对精液中白细胞＞$1×10^6$/mL的男性进行评估，以排除生殖道炎症或感染。

（二）精子形态分析

1. 正常精子形态及临床意义 精子发生和形成过程中涉及生精细胞发生核重组、高尔基体发育和定位、尾部结构组装及细胞质的重组，最后成形的精子从曲细精管中释放，进入附睾完成成熟，精子发生、形成和成熟过程中各种因素均可能影响精子形态。按照Tygerberg形态学标准排出精液中正常形态精子的比例占极少部分，多数为各种异常形态的精子。

正常形态精子的头部为光滑、椭圆形，轮廓规则，长4.0～5.0μm，宽2.5～3.5μm，长宽比值为1.50～1.75，顶体占头部面积的40%～70%，顶体区没有大的空泡，并且不少于2个小空泡，空泡大小不超过头部的20%。核后区无任何空泡。尾部细长流线型，颈部、中段和尾部均无异常，长约45μm。中段规则，与头部长度基本相同，胞质小体大小不超过头部的1/3。

精子的形态与精子的功能相关，主要基于以下依据：①通过宫颈黏液的精子形态基本正常；②正常形态的精子有较好的透明带结合能力和正常的顶体反应（acrosome reaction）能力；③正常形态的精子DNA完整性或染色质成熟度较高。如精子异常形态增多，则男性不育的发生率增加。

2. 精子的异常形态

（1）小头精子：头部长＜3.5μm，宽＜2.5μm，该类畸形通常与顶体异常有关，自然受精能力低下，若采用ICSI进行授精，获得的受精率一般也较低。

（2）圆头精子症（globozoospermia）：是一种罕见的综合征，在男性不育人群中的发病率＜0.1%。精液中全部精子为圆头精子者，称为完全圆头精子症。目前已知一些基因导致精子顶体形成缺陷及造成细胞骨架异常，参与了圆头精子形成，如*SPATA16*基因的纯合突变（在精子顶体形成期间起关键作用）、*DPY19L2*缺失（参与精子的形成和伸长）。完全圆头精子症患者无自然生育能力，但可通过ICSI技术获得胚胎实现生育，但该类精子的受精率很低。

（3）细长型头部精子：在精索静脉曲张人群中细长型头部精子的比例较高，其产生可能与细长的精子头部与尾部插入异常有关，这类精子的染色体异常比例较高。

（4）大头精子症：是指所有精子头部大而不规则，可伴有异常的中段、顶体和多尾，患者表现为原发不育。超微结构显示，精核体积显著增大，可超过正常精子的3倍。大头精子症通常与弱精子症有关，染色体多倍性发生率很高，第一次或第二次有丝分裂期间的细胞分裂缺陷可能是引起大头精子症的原因，19号染色体长臂远端区域的 *AURKC* 基因纯合突变参与了精子形态的改变，该基因与精子发生过程中的染色体分离和细胞分裂有关。此外，某些药物治疗，如柳氮磺吡啶治疗溃疡性结肠炎和克罗恩病后，也可出现大头精子的比例升高。

（5）头尾连接缺陷：也称为断头精子综合征或"钉子头精子症"，可由精子发生过程中远端中心粒（distal centriole）迁移缺陷造成。该类精子往往没有头部，或头部与尾部连接缺陷，精子可有正常的活动能力。采用ICSI将头部和尾部注入卵子可发生受精，但原核融合能力和发生卵裂（cleavage）的概率较低，少数病例可出生后代。

（6）多余胞质（residual cytoplasm）：是指精子主段残余胞质量大于精子头部的30%。由于过量残留的胞质含较多的酶类，ROS生成增多，可影响精子的功能。

（7）短尾：又称纤维鞘发育不良。表现为尾部短或缺失，有时与精子头部连接异常和顶体异常，精子活动力弱。精子纤毛先天性缺陷与尾部中的动力蛋白缺陷是造成精子短尾的原因。该类患者易发生慢性呼吸道感染。*SLC26A8*、*DNAH1* 和 *SEPT12* 等基因突变可造成尾部轴突紊乱，引起微管双联体的定位错误和内动力蛋白臂的功能丧失，是短尾缺陷发生的相关基因。

（8）尾部卷曲精子：在大量吸烟和精索静脉曲张人群中比例高，与 *TCP11*（人受精促进肽受体基因）及 *ODF1*（参与调控鞭毛外层致密纤维形成）表达改变有关。

（三）精子 DNA 碎片

精子DNA损伤是指精子生成和成熟过程中由各种因素引起DNA完整性遭受破坏引起碎片化。精子DNA损伤程度测定对评估男性生育能力及预测辅助生殖结局有明显的临床意义，选择DNA损伤小的精子可提高辅助生殖治疗成功率。引起精子DNA损伤的因素有很多，如男性高龄、不良生活方式、全身性疾病、男性生殖系统疾病、环境污染、禁欲时间过长等，也有部分可由精原干细胞本身质量引起。临床常通过检测精子DNA链的原位断裂来评估损伤程度，常用方法包括精子染色质扩散（sperm chromatin dispersion，SCD）试验、精子染色质结构分析（sperm chromatin structure assay，SCSA）试验、末端转移酶介导的脱氧尿苷三磷酸（dUTP）末端标记法（TUNEL）、彗星试验等。精子DNA损伤检测较常规精液具有更低的变异系数，目前临床使用三级DNA碎片率作为判断男性生育潜力的指标，即碎片率≤15%为具有正常生育能力，15%～30%为生育力减弱，而>30%时明显影响生育。

（四）精子顶体酶

人精子顶体内包含多种磷酸酯酶和蛋白水解酶。精子在获能后并穿过卵丘细胞外基质（extracellular matrix，ECM）时被激活，引发顶体反应，此时顶体内上述酶被释放用以溶解透明带，有助于精子穿入透明带，是实现受精的关键环节。因此，精子顶体酶（acrosin）活性对卵子正常受精具有重要意义，顶体酶活性也由此被用于精子的受精能力评估。精子顶体内以透明质酸酶（hyaluronidase）、精氨酸酰胺酶和ACP等酶为主，可以通过固相N-苯甲酰-DL-精氨酸-p-硝酰基苯胺（BAPNA）法、化学比色法、明胶法、底物酶法进行活性检测。顶体酶活性低的精子穿透透明带能力差，受精困难；但顶体酶正常也不能作为评判精子具有穿过透明带能力的直接指标，因为整个受精过程较复杂，精子穿过透明带还受到其他因素影响，顶体酶活性只是精子穿透透明带能力的筛查指标。

（唐 锋 高 方）

二、精浆生化指标检查

（一）精浆中性α葡糖苷酶

α葡糖苷酶又称麦芽糖酶，在精子成熟、获能与受精过程中通过水解精子寡糖及多糖上的葡萄糖残基发挥生理作用。精浆中存在中性α葡糖苷酶和酸性α葡糖苷酶两种异构体，中性α葡糖苷酶由附睾上皮细胞分泌，占α葡糖苷酶活性的80%；酸性α葡糖苷酶由前列腺分泌，占α葡糖苷酶活性的20%，因此中性α葡糖苷酶可作为附睾的特异性酶间接反映附睾的功能。临床还将中性α葡糖苷酶用于鉴别梗阻性和非梗阻性无精子症（non-obstructive azoospermia，NOA）。精浆中性α葡糖苷酶活性降低可见于输精管道不完全梗阻、附睾炎；而当其活性极低或缺失时，应考虑存在射精管梗阻或精囊缺如可能。

（二）精浆果糖

精囊中来源于血液的葡萄糖（glucose）在醛糖还原酶、还原型烟酰胺腺嘌呤二核苷酸（NADH）及烟酰胺腺嘌呤二核苷酸（NAD$^+$）等参与下转化为游离果糖，构成精囊液的重要成分。精浆果糖在精子线粒体鞘内通过无氧糖酵解（glycolysis）和三羧酸循环（tricarboxylic acid cycle）生成ATP可为精子供能。精浆果糖参考值为≥6.04mmol/L。果糖酵解效率与精子运动能力呈正相关，果糖降解效率越高，精子活动力越强，测定精浆果糖浓度有助于了解精子的活动能力。此外，精浆果糖浓度还有助于判断附属性腺的病变部位，果糖含量降低可见于精囊炎或精囊发育不全，若含量极低或缺失，应考虑存在射精管梗阻或精囊缺如的可能；而非梗阻性无精子症患者的精浆果糖浓度正常或下降不明显。另外，精囊分泌功能受睾酮水平影响，睾酮分泌不足时也可出现精浆果糖水平降低。

（三）精浆酸性磷酸酶

精浆酸性磷酸酶（ACP）是受雄激素调控的前列腺特征分泌物，其可以在酸性条件下催化磷酸单酯降解为无机磷酸。ACP在精子代谢和调控精子活力中起到重要作用，精浆ACP含量变化对前列腺功能的评估也有指导意义，可用于辅助诊断前列腺相关疾病。正常生育男性的精浆ACP参考值为152～1655IU/mL。精浆ACP含量降低可见于前列腺炎患者，而含量增高可见于前列腺肿瘤或前列腺增生患者。除此之外，有研究报道精浆ACP

还是免疫抑制剂的重要成分，当ACP含量降低时容易诱导机体产生抗精子抗体，从而影响精子活动率。

（四）精浆γ-L-谷氨酰转肽酶

成人前列腺分泌液体中含有γ-L-谷氨酰转肽酶（gamma-L-glutamyl transpeptidase，γ-GT），其通过谷胱甘肽代谢途径减少氧化应激与氧自由基对精子的损伤。精浆γ-GT活性与精子存活率和精子浓度呈正相关，其在精浆中的参考范围在503.84～1849.57IU/L。作为评价前列腺功能的指标，精浆γ-GT与ACP呈高度正相关且准确性比ACP更高。精浆γ-GT还可作为前列腺相关疾病的辅助鉴别指标，在前列腺功能低下患者中精浆γ-GT活性降低，而在良性前列腺增生或前列腺癌患者中其活性增高。

（五）精浆柠檬酸

精浆柠檬酸主要由前列腺分泌，其对精液的作用：①通过与精浆中Ca^{2+}结合调节Ca^{2+}浓度来影响精液液化；②维持细胞外环境稳定及透明质酸活性；③通过结合精浆内Na^+与K^+来调节渗透压平衡；④通过激活精浆内ACP活性来影响精子代谢和精子活力。因此精浆柠檬酸是反映前列腺功能的参考指标，其在精浆中的参考值为≥11.80mmol/L。精浆柠檬酸含量降低见于急、慢性前列腺炎患者。

（六）精浆锌

精浆内含有大量由前列腺分泌的锌。精浆锌通过影响精子生成、成熟等过程直接影响精子的质量和受精能力。此外，精浆锌与精子膜蛋白质结合后可防止质膜的脂质过氧化，利于维持质膜的通透性与稳定性；其作用于精子核染色质可防止核染色质解聚；通过可逆性抑制顶体酶可保护精子顶体酶活性。精浆锌还是超氧化物歧化酶（superoxide dismutase，SOD）的关键成分，有利于清除精液中的氧自由基，减少精子的过氧化损伤。精浆锌参考范围为1.09～4.86mmol/L，前列腺炎、少精子症、弱精子症患者精浆锌浓度明显降低。

（七）精浆超氧化物歧化酶

精液中氧自由基含量与抗氧化物水平的失衡影响精子质量。ROS过量可致精子DNA损伤，活力下降，顶体反应和精子获能受抑制。而精浆中SOD具有清除氧自由基的能力，可以抑制精子内氧自由基反应和脂质过氧化反应，保护精子膜免受氧化物损伤。精浆SOD参考值为≥27.26IU/mL，不育男性的精浆SOD含量明显偏低。

（八）精浆尿酸

精浆中的尿酸可以通过直接结合铜、铁等离子发挥抗氧化作用，还可以与钠离子结合形成阴离子型尿酸钠盐，尿酸钠盐可与ROS作用产生稳定的尿酸自由基。因此，精浆尿酸作为强抗氧化物质，可以保护精子免受氧化损伤。精浆尿酸参考值为≥39.08μmol/L，含量降低可见于少精子症、弱精子症、畸形精子症及无精子症患者。

（九）精浆左旋肉碱

精浆左旋肉碱是线粒体膜上转运活化脂肪酸（fatty acid，FA）的唯一载体，通过将长链和不饱和FA转入线粒体为精子氧化供能。左旋肉碱还可以通过支链氨基酸（branched-chain amino acid）、丙酮酸（pyruvate）清除过多的乙酰辅酶A积聚，减轻长链脂酰CoA对精子膜的损伤。人类附睾含高浓度的肉碱，具有维持精子活动力与受精能力的作用。正常人的精浆肉碱参考值为≥145.83μmol/L。精浆左旋肉碱含量在少精子症、弱精子症患者中明显降低，在急、慢性附睾炎及精子肉芽肿、附睾囊肿等患者中也降低，其浓度还与精子浓度、形态与活动力呈正相关。

第六节　影响男性生殖的相关遗传性疾病及病理

临床上约有30%的男性不育患者病因不明，其中遗传因素占该类病例的1/3～1/2，包括染色体异常、基因缺失或突变等。遗传因素改变可影响激素稳态、精子发生和成熟，最终导致性分化异常和生精功能低下。

一、核型异常

染色体核型分析是临床最常用的生殖遗传检测项目，可反映体细胞染色体的数目与结构，用于不育症遗传筛查、优生优育诊断等。正常男性染色体核型为46，XY，临床可见核型异常与男性存在明显关联。

（一）克兰费尔特综合征

克兰费尔特综合征是最常见的性染色体疾病，与性腺功能减退和不育症有关，新生儿的发病率为0.1%～0.2%。在无精子症患者中克兰费尔特综合征的占比约14%。本病典型的临床症状和体征包括身材较高，睾丸体积小、质地硬，男性乳腺发育，勃起困难，男性型体毛稀疏，无精子症引起的不育和5α-还原酶缺乏症。临床上患者往往症状不明显，只有约1/4的克兰费尔特综合征被确诊。本病最常见的染色体核型为47，XXY，约占全部患者的80%。剩余表型包括46，XY/47，XXY、48，XXXY、48，XXYY、49，XXXYY等。该类患者的症状在存在正常核型嵌合时通常较轻，但随着X染色体数目增加越多，机体发育畸形和智力低下的表型越强。在克兰费尔特综合征中，生殖细胞的丧失始于胎儿期，持续到婴儿期，到青春期残留的生殖细胞很少。40%～70%的非嵌合型克兰费尔特综合征无精子症患者可以通过显微取精术获得精子，其余部分患者可以表现为重度少精子症或隐匿性精子症。由于部分克兰费尔特综合征患者出现精子核型异常比例明显增高，因此建议在ART助孕时通过PGD减低异常染色体胚胎植入风险。

（二）超雄综合征

超雄综合征染色体核型为47，XYY，患者典型临床特征为体长，可存在智力低下，患白血病风险增加，易出现攻击性与反社会行为。生殖激素检查可见FSH水平增高，LH与睾酮正常。精液检查通常可见少弱精子症甚至无精子症。无精子症患者的睾丸活检病理结果提示生精障碍或SCOS。47，XYY患者大部分精子在发生过程中多余的Y染色体在减数分裂期被剔除，而少数存在成熟精子患者外周血中可见46，XX、46，YY或46，XY的染色体核型。

（三）XX男性综合征

XX男性综合征患者染色体核型为46，XX，多数拥有正常男性的内、外生殖器，超过1/10的患者可出现外生殖器两性畸形或尿道下裂，部分患者可见女性化乳房。生殖激素检查可见FSH和LH水平增高，睾酮水平可降低或正常。由于X染色体短臂与Y染色体高度同源，且多数患者的雄性性别决定基因（*SRY*基因）由Y染色体转移至X染色体上，因此患者可以分化形成睾丸，但由于Y染色体上的生精区未转移，患者睾丸内无精子。睾丸病理可见睾丸纤维变性、玻璃样变性及间质细胞团块。

二、基因突变

（一）囊性纤维化

囊性纤维化（cystic fibrosis）是患者常染色体上囊性纤维化跨膜转导调节因子（*CFTR*）突变所引发的病变。*CFTR*编码膜结合离子通道蛋白，CFTR有800余种突变体，基因型与临床表型相关性不强。超过95%的囊性纤维化患者伴有双侧输精管近端或附睾先天性闭锁所致的梗阻性无精子症。典型患者阴囊段输精管表现为绳索样结构，管腔闭锁或缺损，附睾体、尾部萎缩伴附睾头部扩张。精囊可出现梗阻、萎缩或囊性退化等改变。上述病理改变最终可导致患者精液排出量明显减少。大多数患者的睾丸实质未见明显异常，偶尔可见非特异性组织学改变。囊性纤维化为常染色体隐性遗传病，属于自身退行性病变，只有父母双方同时存在囊性纤维化基因突变时子代才会受累，其子代的患病率可超过50%。如果患者无囊性纤维化家族史且亲代中不存在突变基因，子代的患病率约为0.5%。

（二）先天性双侧输精管缺如

先天性双侧输精管缺如（CBAVD）的发生与囊性纤维化关系密切，被认为是囊性纤维化的局部、轻型病变。临床上把CBAVD和囊性纤维化视为两种疾病，但有研究提示大多CBAVD患者可出现*CFTR*基因突变，而男性囊性纤维化患者不一定伴有CBAVD。换言之，导致大部分CBAVD和所有囊性纤维化发生的遗传学背景为*CFTR*基因突变，还有少部分CBAVD患者（10%～20%）*CFTR*基因正常。CBAVD患者与囊性纤维化患者一样都有输精管道畸形与精液改变等临床表现。CFTR突变所致的先天性双侧输精管缺如无精子症患者的精液量、精液pH及精浆果糖浓度都明显降低。

（三）精子鞭毛多发形态异常

精子鞭毛多发形态异常（MMAF）是遗传缺陷所导致的男性弱畸形精子症。其临床表型为精子活动力较低，精子鞭毛可出现短小、弯折、卷曲或不规则，甚者鞭毛完全缺失。超微结构下可见以鞭毛轴丝中心微管缺失为代表的鞭毛组装异常，以及线粒体鞘、纤维鞘、外周致密纤维和动力蛋白臂等解剖结构缺陷。参与编码鞭毛结构蛋白构成的组件基因，如编码A型激酶锚定蛋白（AKAP）家族中的 *AKAP3* 和 *AKAP4*、编码纤维鞘相互作用蛋白2的 *FSIP2*、编码动力蛋白轴丝重链（DNAH）的 *DNAH1*、编码精子鞭毛蛋白2的 *ARMC2* 及编码中心体蛋白135的 *CEP135* 等异常时，患者可出现MMAF。除此之外，IFT20、IFT25、IFT27及三角形四肽重复结构域21A（TTC21A）蛋白等的编码基因缺陷也可导致MMAF表型。MMAF无法实现自然生育，采用ICSI受精行胚胎移植是治疗其生育障碍的唯一有效手段。

（四）大头精子症

大头精子症发病率较低，在不育男性中占比低于1%。患者的典型临床表现为精子头部尺寸明显大于正常生育男性，尾部具有数条鞭毛，以四倍体为主，常伴有精子数量减少。*AURKC* 基因异常为大头精子症的遗传学病因，该基因编码丝氨酸/苏氨酸蛋白激酶元件。若 *AURKC* 发生突变，减数分裂细胞中染色体分离受阻，精子减数分裂染色体分离和细胞分裂可出现异常。当精子两次减数分裂皆受到干扰时，患者即出现四倍体精子。

（五）圆头精子症

圆头精子症发病率较低，在不育男性中的占比约为1%。患者的典型临床表现为精子圆头，高尔基复合体所产生的顶体囊泡在近核膜位置融合形成有缺陷的顶体。该类患者精子顶体缺少多种关键水解酶，不能完成透明带反应，导致男性不育。引起患者发病的遗传学因素包括 *DPY19L2*、*ZPBP*、*PICK1* 及 *SPATA16* 基因突变。其中60%～80%遗传缺陷产生的圆头精子症由位于12号染色体长臂上的 *DPY19L2* 基因突变所导致。该基因编码的蛋白在精子头部延长及顶体形成两个关键环节中起作用，该基因功能缺失可导致上述过程阻滞。

（六）无头精子症

无头精子症（AS）患者精液中以无头精子为主，也存在少量头尾连接异常精子，是最严重的男性不育类型之一。根据精子颈部断裂的位点，可将AS分为三个亚型。Ⅰ型AS精子颈部断裂位置位于两中心粒之间。Ⅱ型AS精子颈部断裂位置位于近端中心粒和细胞核之间，*HOOK1*、*PMFBP1* 及 *SUN5* 基因的突变可导致该型异常。Ⅲ型AS精子颈部断裂位置位于远端中心粒与精子鞭毛中段之间，目前 *BRDT* 等基因被证实是Ⅲ型AS的遗传学病因。

（七）Y染色体微缺失

Y染色体微缺失（Y chromosome microdeletion）是导致男性重度少精子症或无精子症的重要病因之一。Y染色体上存在AZF基因，该基因内存在a、b、c三个区域，不同区域内缺失可导致不同类型的Y染色体微缺失，引发精子发生障碍程度不同。其中AZFa区缺失患者绝大多数临床表现为完全SCOS与无精子症；AZFb区缺失患者的临床表现可从无精子症、SCOS到少精子症等；AZFc区缺失是最常见的Y染色体微缺失类型，其临床表现和组织学表型种类较多，从正常精子到无精子症都可见。

（八）雄激素不敏感综合征

雄激素受体（AR）是一种核受体，其基因位于X染色体Xq11—q12。AR可与睾酮和二氢睾酮（DHT）等雄激素结合。编码AR的基因NR3C4缺陷可致雄激素不敏感综合征（androgen insensitivity syndrome，AIS）。

AIS患者有Y染色体，因此可有雄性性腺存在。但由于胎儿细胞对雄激素没有反应，生殖系统会出现异常发育。这种情况可能表现为睾丸未降。此外，由于AR异常导致SOX9和SF1对抑制女性特征发育的能力丧失，患者可表现为女性表型。

（九）先天性肾上腺增生

先天性肾上腺增生（CAH）可继发于类固醇21-羟化酶缺乏，CYP21A2基因缺失或突变可造成类固醇21-羟化酶缺乏，导致皮质醇和醛固酮的产生受损及肾上腺雄激素产生过多，出现性早熟，但不影响解剖结构。

除CYP21A2基因外，引起CAH的相关基因还包括以下几种：①HSD3B2基因突变引起3β-羟基类固醇脱氢酶（3β-HSD）缺乏症，表现为与隐睾症相关的假两性畸形；②CYP17A1基因突变引起的17α-羟化酶（P45017α）缺乏症，导致男性化不完全，可伴有外生殖器发育缺陷和隐睾。③CYP11A1基因突变导致P450侧链裂解酶（P450scc）缺陷，患者不能产生雄激素，睾丸不能下降。

（王成路）

参 考 文 献

戴玉田，2021. 男科学. 北京：人民卫生出版社.
姜辉，邓春华，尚学军，等，2016. 中国男科疾病诊断治疗指南与专家共识. 北京：人民卫生出版社.
李宏军，黄宇烽，2015. 实用男科学. 第2版. 北京：科学出版社.
刘彤华，李维华，刘鸿瑞，等，2013. 诊断病理学. 第3版. 北京：人民卫生出版社.
吕福泰，李钟，吴阶平，等，2009. 吴阶平泌尿外科学. 济南：山东科学技术出版社.
那彦群，叶章群，2014. 中国泌尿外科诊断治疗指南. 北京：人民卫生出版社.
杨熙明，贺慧颖，郑杰，等，2018. 实用泌尿生殖系统病理学. 北京：北京大学医学出版社.
周晓军，余英豪，饶秋，等，2020. 临床病理诊断与鉴别诊断. 北京：人民卫生出版社.

周作民，杨宁江，史小林，等，2014. 生殖病理学 . 北京：人民卫生出版社 .

Çek M，Sturdza L，Pilatz A，2017. Acute and chronic epididymitis. Eur Urol Suppl，16：124-131.

Hassanin A M，Ahmed H H，Kaddah A N，2018. A global view of the pathophysiology of varicocele. Andrology，6（5）：654-661.

James E R，Carrell D T，Aston K I，et al，2020. The role of the epididymis and the contribution of epididymosomes to mammalian reproduction. Int J Mol Sci，21（15）：5377.

Kumar V L，Majumder P K，1995. Prostate gland：structure，functions and regulation. Int Urol Nephrol，27（3）：231-243.

第三章
女性生殖病理

第一节　卵巢疾病及病理

一、卵巢的正常结构和功能

（一）卵巢的正常结构

卵巢（ovary）是女性性腺，位于子宫两侧，左、右各一。外观呈扁卵圆形，灰红色，质地柔韧。内侧借卵巢固有韧带与子宫相连，外侧借骨盆漏斗韧带与骨盆壁相连。性成熟妇女的卵巢正常大小约4cm×3cm×1cm，重5～6g，分上下两端、内外两面、前后两缘（图3-1）。人体35岁之后卵巢逐渐缩小，直至老年期。绝经后妇女的卵巢为生育期妇女的1/2。卵巢表面由单层立方或扁平上皮（腹膜间皮）覆盖，常称为生发上皮。上皮深面为一薄层致密结缔组织，称白膜。卵巢实质分为两部分：周围为皮质，是卵巢的主体，主要由不同发育阶段的卵泡和结缔组织所组成；中央为髓质，由疏松结缔组织构成，含血管、淋巴管和神经等（图3-2）。出生时，双侧卵巢共有100万～200万个原始卵泡（primordial follicle），自青春期（13～14岁）起，一般每月有15～20个卵泡开始生长发育，但通常只有一个卵泡成熟并发生排卵。女性一生中仅有400～500个卵泡发育成熟，其余均在不同阶段退化为闭锁卵泡。

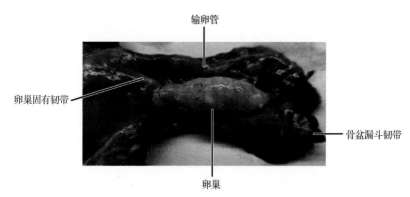

图3-1　卵巢的正常解剖结构（后面观）

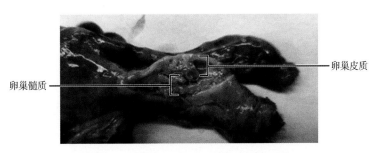

图3-2　卵巢的正常剖面结构（后面观）

卵巢髓质——　　　——卵巢皮质

（二）卵巢的功能

卵巢在下丘脑 - 垂体系统及Gn的作用下，具有生殖和内分泌双重功能：前者包括生殖细胞的发育、成熟与排卵，后者则指性索间质细胞（主要是颗粒细胞、卵泡膜细胞及黄素化细胞）分泌性激素（雌激素、孕激素及少量雄激素）的能力。雌激素（estrogen）促进性器官的生长、发育，并维持其正常功能；促进乳腺、乳房发育，骨盆加宽，皮下脂肪沉积等第二性征的形成；雌激素也可作用于长骨，导致青春期生长激增，以及随后的骺软骨消失而终止生长。如果儿童雌激素多，则可致早熟。成人雌激素少可致性早衰，甚至可致闭经、子宫萎缩。卵巢和肾上腺分泌的少量雄激素对维持女性性欲起重要作用，促使阴毛、腋毛生长，刺激皮脂腺形成痤疮。

二、卵巢先天发育异常

（一）卵巢未发育或发育不良

卵巢未发育极为罕见。卵巢发育不良可为单侧或双侧，细长呈条索状，切面灰白，质韧，又称条索状卵巢。显微镜下仅见纤维结缔组织，无卵泡形成。临床表现为原发性闭经或初潮延迟、月经稀少和第二性征发育不良。卵巢发育不良者常伴内生殖器官或泌尿器官发育异常，多见于特纳综合征（Turner syndrome）患者。

（二）异位卵巢

异位卵巢（ectopic ovary）是指卵巢形成后仍停留在原始生殖嵴部位，未下降至盆腔。卵巢异位但发育正常者无症状。

（三）副卵巢

副卵巢（supernumerary ovary）罕见。一般远离正常卵巢部位，多沿阔韧带分布。一般无症状，多为意外发现。

三、多囊卵巢综合征

多囊卵巢综合征（polycystic ovary syndrome，PCOS）是育龄妇女较常见的内分泌综合征。目前认为，PCOS并非一种独立的疾病，而是一种多病因、表现极不均一的临床综合征。PCOS的诊断根据临床特点、激素水平及卵巢形态变化确定。典型临床表现包括月经失调［初潮后多年月经仍不规则、月经稀发和（或）闭经］、多毛、痤疮、肥胖、不孕不育等。实验室检查血LH与FSH比值及浓度均异常，呈非周期性分泌，大多数患者LH水平增高，而FSH相当于卵泡期早期水平，LH/FSH≥2.5～3.0。睾酮、雄烯二酮（androstenedione）、脱氢表雄酮（dehydroepiandrosterone，DHEA）、硫酸脱氢表雄酮（dehydroepiandrosterone sulfate，DHEAS）水平均可增高。B超显示卵巢增大，每个平面至少有10个以上直径2～6mm的卵泡，主要分布在卵巢皮质的周边，少数散在于间质中。此外，CT、磁共振成像（MRI）、腹腔镜也可用于卵巢形态学检查。

PCOS病变通常累及双侧卵巢，罕见单侧。卵巢增大，通常为正常的2～5倍，切面可见表面皮质白膜样增厚，紧邻皮质下方见大量多发囊肿，大小相近，直径常小于1cm。镜下观，卵巢浅表皮质纤维化，形似白膜，可见明显的厚壁血管（图3-3，图3-4）。皮质下方多发窦卵泡（antral follicle）：内衬数层颗粒细胞，多无黄素化，局灶易剥脱；外层为明显黄素化的卵泡膜细胞。也有研究发现，PCOS患者与正常女性患者相比，仅仅表现为窦卵泡计数（antral follicle count，AFC）增加，其数量可达正常卵巢的2倍，但原始卵泡的数量和形状都正常。虽然缺乏先前排卵的迹象，但是约30% PCOS病例仍可见黄体（corpus luteum）。皮质深部和髓质间质体积明显增大，可增大至正常的5倍。

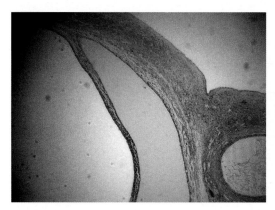 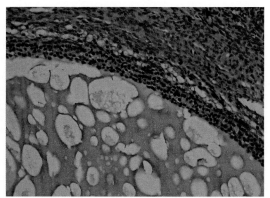

图3-3　多囊卵巢综合征（HE 25×）　　　图3-4　多囊卵巢综合征（HE 200×）

四、卵巢早衰

卵泡高峰基数个体间差异较大，胎儿宫内发育环境、出生后健康经历及其他未知因素均影响着各个时期的卵泡数量及卵泡闭锁（follicular atresia）速度。若卵泡基数小，卵泡闭锁速度快，则易致卵巢提早衰退，表现为过早绝经及出现围绝经期症候群。1967年，Moraes-Ruehsen和Jones将40岁前自然绝经这一临床现象定义为卵巢早衰（premature ovarian failure，POF）。对卵巢早衰的诊断主要还是依据患者的病史、临床表现和激素水平的测定结果。

30%卵巢早衰的发病原因与自身免疫异常有关，卵巢早衰常同时合并其他自身免疫性疾病，其中以桥本甲状腺炎最常见，其次为原发性慢性肾上腺皮质功能减退症［艾迪生（Addison）病］、类风湿关节炎、系统性红斑狼疮、重症肌无力、自身免疫性溶血性贫血、特发性血小板减少性紫癜等。

自体免疫性卵巢早衰可分为肾上腺自身免疫相关的特发性卵巢早衰和肾上腺自身免疫不相关的特发性卵巢早衰。前者合并有Addison病，占2%～10%；后者占90%以上，不伴有Addison病。肾上腺自身免疫相关的特发性卵巢早衰患者卵巢活检病理组织学表现为淋巴细胞和浆细胞浸润于生长卵泡及其周围组织，且淋巴细胞和浆细胞密度随着卵泡发育成熟而增加。淋巴细胞和浆细胞浸润不累及原始卵泡。在肾上腺自身免疫不相关的特发性卵巢早衰患者中，卵巢活检很少（小于3%）有卵巢炎的组织学证据。根据活检卵巢组织卵泡数目，卵巢早衰也可分为以下几种。①卵泡耗竭型：卵巢皮质充满纤维组织或卵巢间质，卵泡极为罕见或完全缺如；②卵泡数目正常型：卵巢皮质内原始卵泡数目正常，但均未发育，且对Gn敏感性低。

五、囊肿与瘤样病变

（一）子宫内膜异位囊肿

子宫内膜异位囊肿为子宫内膜异位症形成的囊肿。临床表现常为附件大肿块，伴疼痛，且导致不孕。囊肿由于陈旧性出血，囊内容物通常呈暗褐色，临床又称巧克力囊肿（chocolate cyst）。镜下为纤维性囊壁，内衬覆子宫内膜腺体及间质，多伴有出血及含铁血黄素沉积的巨噬细胞聚集（图3-5）。子宫内膜异位囊肿偶尔可发生恶性转化，以透明细胞癌多见。

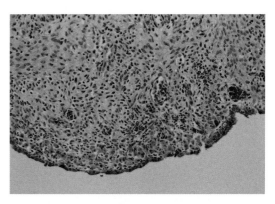

图3-5 子宫内膜异位囊肿（HE 200×）

（二）滤泡囊肿

滤泡囊肿为来源于卵巢滤泡的囊肿，内见淡红色或清亮液体（卵泡液），直径多＞2cm。镜下结构与卵泡大致相似：囊壁内层为颗粒细胞，可发生变性、脱落；外层为卵泡膜细胞及增生的纤维组织。颗粒细胞和卵泡膜细胞可发生黄素化，在妊娠时，黄素化改变更为明显，临床旧称黄素囊肿。颗粒细胞和卵泡膜细胞也可逐渐退化，最终囊壁仅残留纤维组织，可内衬单层扁平上皮，此时可称单纯性囊肿。

（三）高反应性黄体

高反应性黄体常发生于人绒毛膜促性腺激素（human chorionic gonadotropin，hCG）水平增高的疾病，如葡萄胎、绒毛膜癌，偶尔发生于正常妊娠，通常在产褥期消退；如由妊娠滋养细胞疾病引起的病例，通常在清宫后2～12周逐渐消退。其特征是双侧卵巢增大

（可达35cm），含有多个黄素化滤泡囊肿，内充满清亮或血性液体。

（四）妊娠黄体瘤

妊娠黄体瘤比较少见，常为妊娠中晚期或剖宫产术中偶然发现的卵巢实性肿块，约1/3病例双侧发生。约1/4病例血清睾酮水平升高，有多毛、痤疮等雄激素过多的临床表现。一般不需特殊处理，分娩后数周内自行消退。大体为单发或多发肿物，直径大小不一，最大可达20cm。切面呈淡黄或棕黄色，常伴出血。镜下为黄素化细胞实性增生，间有滤泡结构。

第二节　输卵管疾病及病理

一、输卵管的正常结构和功能

（一）输卵管的大体形态

输卵管（fallopian tube）为一对细长而弯曲的圆柱形管子，内侧与子宫角相通，外端呈伞状游离，紧邻卵巢。输卵管全长8～14cm，平均9.48cm。输卵管为卵子和精子结合的场所，受精卵经输卵管抵达宫腔。

输卵管分四部分。①间质部：为通过子宫角宫壁内的部分，长1～1.5cm，间质部与峡部间的连接部管腔狭窄，内径0.2～1.0mm。②峡部：由间质部向外延伸，峡部细而较直，长2～4cm，管径2～3mm。③壶腹部：由峡部向外延伸的膨大部分，该段壁薄，管腔较宽大且弯曲，在与峡部连接处直径为1～2mm，管径一般为5～6mm，越近远端越宽大，可达10mm以上。壶腹部长为5～8cm，占输卵管全长的1/2以上。④漏斗部：输卵管远端开口处，呈漏斗状，开口于腹腔，漏斗周缘有多个放射状的不规则突起，称输卵管伞。伞内面覆盖有黏膜，其中较大的伞有纵行黏膜襞，向内移行于漏斗部黏膜纵襞。输卵管伞有"拾卵"作用（图3-6）。

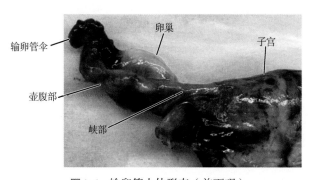

图3-6　输卵管大体形态（前面观）

（二）输卵管的组织结构

输卵管壁由黏膜层、肌层和浆膜层三层构成。

1. 黏膜层　由单层高柱状上皮组成，包括纤毛细胞、无纤毛细胞、楔状细胞及未分化细胞四类。输卵管黏膜无黏膜下层，其固有膜直接与肌层相连。输卵管妊娠时，固有膜的结缔组织可转化为蜕膜细胞。

2. 肌层 输卵管的肌层分内、中、外三层，但不如子宫肌层明显。

3. 浆膜层 为脏腹膜的一部分，亦即阔韧带的上缘。浆膜层与肌层结合疏松，容易分离。输卵管与卵巢之间的阔韧带部分，称为输卵管系膜，其内含有供应输卵管及卵巢的血管。

（三）输卵管的功能

输卵管与精子获能、拾卵、受精、早期胚胎发育密切相关。输卵管内膜形态周期性变化、输卵管肌肉收缩活动的调节、输卵管液（tubal fluid）成分及其动力学变化均表明，输卵管不仅作为配子和胚胎的通道，而且是一个具有复杂而精细功能的生殖器官。输卵管液在排卵前后、体内雌激素水平最高时分泌最多。输卵管液一般由输卵管流向腹膜腔，协助精子游动；在排卵期，则反向流入子宫腔，协助卵子或受精卵向子宫腔移行。峡部-壶腹部、部分峡部或子宫-输卵管连接部切除后再进行输卵管整复手术，均有可能恢复正常生育，说明以上部位并非正常受孕所必需，而壶腹部就显得非常重要。当输卵管壶腹部受到严重损伤时，很难通过手术重建恢复其功能。目前辅助生育技术可以解决上述问题，说明在人类生殖过程中，输卵管功能很重要，但并非不可或缺。

二、输卵管先天发育异常

输卵管发育异常罕见，由副中肾管头端发育受阻所致，常伴子宫发育异常，一般均于术中偶然发现。

（一）输卵管缺失或残件

输卵管缺失或残件为副中肾管未发育所致，常伴有同侧输尿管、肾脏发育异常及其他内脏器官严重畸形，胎儿不能存活。

（二）输卵管发育不全

输卵管发育不全是较常见的生殖器官发育异常。输卵管细长弯曲，不同程度肌壁发育不全，因无管腔或管腔部分不通而不孕，或因形成憩室或副输卵管口发生异位妊娠（ectopic pregnancy）。

（三）副输卵管

输卵管上附有一小而有伞端的输卵管，单侧或双侧均可发生。副输卵管与输卵管之间可相通或不相通。

（四）双输卵管

同侧有两条发育正常的输卵管，均与宫腔相通。

三、输卵管感染性疾病

输卵管感染性疾病是最常见的输卵管疾病，也是导致妇女不孕的主要原因之一。输卵管炎（salpingitis）占女性不孕病因的20%～50%。

（一）急性输卵管炎

急性输卵管炎常由淋球菌、葡萄球菌及链球菌等化脓性细菌感染引起。急性化脓性输卵管炎常波及卵巢或盆腔其他器官组织。淋球菌性急性输卵管炎时黏膜只显示充血、水肿及大量中性粒细胞浸润等，坏死常不明显。

（二）慢性输卵管炎

慢性输卵管炎大多由急性输卵管炎转化而来，常有以下几种类型。

1. 输卵管积脓　大部分为淋球菌感染所致，表现为输卵管慢性非特异性炎症、节段性积脓或输卵管脓肿形成。如脓肿较大，脓液吸收后，脓腔内积留清亮液体，则形成输卵管积水。输卵管末端常闭锁或与卵巢或盆腔粘连。管壁常残留慢性炎症。

2. 输卵管卵巢脓肿　为输卵管炎症累及卵巢、发生粘连所形成的脓肿，脓液吸收后形成输卵管卵巢囊肿。

3. 慢性输卵管炎　有时继发黏膜皱襞粘连、增生、间质纤维化并有慢性炎症细胞浸润。皱襞粘连可形成多房性积脓或积水。

4. 慢性间质性输卵管炎　输卵管各层均有慢性炎症细胞浸润，管壁增厚，常有不同程度增大，伞端可发生粘连、闭锁。输卵管间质及黏膜上皮增生、化生，陈旧性病例间质常同时有明显的纤维肌组织增生，形成腺肌瘤样结构。增生腺体可突入肌层甚至浆膜层，病理学上易误诊为恶性。

（三）肉芽肿性输卵管炎

肉芽肿性输卵管炎（granulomatous salpingitis）以输卵管结核（tubal tuberculosis）最为常见，病变常为双侧性。输卵管常有炎症性破坏、变形、粘连及闭塞等病变，基本病变如下：①慢性非特异性炎症；②干酪性坏死，或干酪性结核性肉芽肿形成，有时干酪性坏死不明显，但可见结核性肉芽肿（图3-7）；③黏膜上皮常伴发腺瘤样增生，有时易误诊为腺癌。引起输卵管肉芽肿性炎的其他原因还有血吸虫、霉菌感染，克罗恩（Crohn）病及结节病等，均不常见。

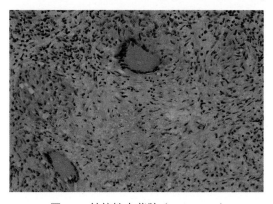

图3-7　结核性肉芽肿（HE 200×）

（四）峡部结节性输卵管炎

峡部结节性输卵管炎是一种特殊的慢性输卵管炎，临床可伴有不孕或异位妊娠。常为双侧性病变，在子宫输卵管峡部形成界限清楚的结节状瘤样病变。光镜下间质肌纤维组织增生，肌纤维组织之间为输卵管上皮增生，可呈小囊状扩张。炎症常不明显。

第三节　子宫疾病及病理

一、子宫的正常结构及功能

子宫（uterus）是孕育胚胎、胎儿和产生月经的器官，为一壁厚腔小的肌性中空器官。其形状、大小、位置与结构随年龄的不同而异，并由于月经周期和妊娠的影响而发生改变。

成年的子宫呈倒梨形，通过峡部与子宫颈相连。其位于盆腔膀胱上和直肠前，重约50g，长7～8cm，宽4～5cm，厚2～3cm，子宫腔容量约5mL，子宫上端、位于两输卵管子宫口之间钝圆、隆突的部分为子宫底，子宫底两侧为子宫角，与输卵管相通。子宫底与峡部之间的部分上宽下窄，为子宫体。子宫体与子宫颈的比例因年龄不同而异，婴儿期为1∶2，青春期为1∶1，生育期为2∶1，老年期为1∶1。子宫峡部非妊娠期长约1cm，妊娠中期以后，峡部逐渐扩展变长、变薄，临产时可达7～11cm，形成子宫下段。子宫腔为一上宽下窄的三角形裂隙，宫底两侧角各有一输卵管子宫口，与输卵管相通；子宫腔向下移行于子宫峡部，其为漏斗形短管。峡部的上口较狭窄，又称解剖学内口；峡部外口因黏膜组织在此处由子宫内膜转变为宫颈内膜，故又称组织学内口，即子宫颈管内口。

子宫体自内向外分子宫内膜、肌层和浆膜三层结构。

（一）子宫内膜

子宫内膜（endometrium）由子宫内膜表面上皮、内膜腺及子宫内膜间质构成。自青春期（初潮）至绝经期前，受卵巢激素的影响，子宫内膜发生周期性变化、脱落，每个正常周期均历经增生期（图3-8）、分泌期（图3-9）和月经期（图3-10）改变。这些周期性变化主要发生于子宫内膜上2/3层，即功能层。功能层自上而下又分为致密层和海绵层，后者对孕激素作用最敏感。子宫内膜下1/3为其生发层，周期性变化不明显，因邻近肌层，故称基底层。分布在子宫内膜中的小血管来自肌层，在中晚分泌期及月经期，管壁常呈螺旋状，称螺旋动脉（spiral artery）。

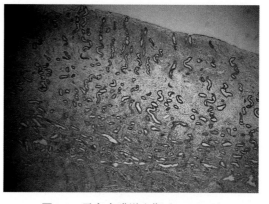

图3-8　子宫内膜增生期（HE 25×）

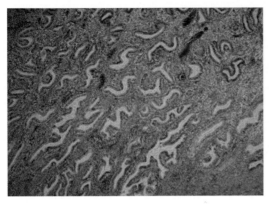
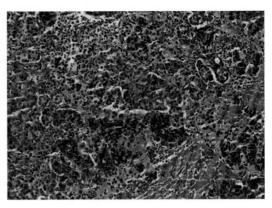

图3-9 子宫内膜分泌期（HE 50×） 图3-10 子宫内膜月经期（HE 200×）

在妊娠（包括异位妊娠）时，子宫内膜可发生一系列形态学变化：①内膜腺体呈高度分泌反应，可出现典型的阿-斯（Arias-Stella）反应（细胞复层化、分泌反应、空泡化胞质、细胞质及细胞核增大；图3-11，图3-12）；②间质细胞出现蜕膜反应；③间质水肿（interstitial edema），血管淤血。如为宫内妊娠，则出现胎盘部位反应，即中间型滋养细胞穿插于蜕膜、肌层、血管壁并取代血管内皮细胞（血管重构）。当子宫内膜间质细胞蜕膜形成不良时，胎盘绒毛直接植入子宫肌层，称胎盘植入异常，包括胎盘粘连（绒毛粘连于子宫肌层表面）、胎盘植入（绒毛深入子宫肌层）和胎盘穿透（绒毛穿过子宫肌层到达或超过浆膜，甚至植入膀胱等周围脏器）。

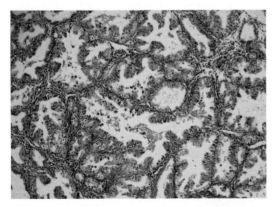
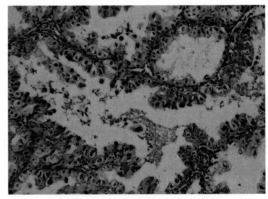

图3-11 子宫内膜Arias-Stella反应（HE 100×） 图3-12 子宫内膜Arias-Stella反应（HE 200×）

（二）子宫肌层

子宫肌层在子宫各层结构中最厚，非妊娠时约厚0.8cm。肌层由大量平滑肌束及少量弹性纤维组成，肌束排列交错，大致分外纵、内环、中层交错三层。肌层含有大血管。

（三）子宫浆膜

子宫浆膜为覆盖子宫体底部及前后面的脏腹膜，与肌层紧贴。近子宫峡部处，腹膜自子宫前壁向前反折覆盖膀胱，与前腹膜相延续；在子宫后方，腹膜沿宫壁向下至子宫颈后方及阴道后穹的上部，再折向后上覆盖直肠，形成直肠子宫陷凹，亦称道格拉斯陷凹。

二、子宫先天发育异常

（一）子宫未发育或发育不良

1. 先天性无子宫 由双侧副中肾管未融合形成子宫段或退化所致，常合并无阴道。卵巢发育正常。

2. 始基子宫 指双侧副中肾管融合后不久即停止发育。子宫极小，仅1～3cm长。多为无宫腔子宫或仅残留实体肌性子宫，偶见子宫腔和内膜。卵巢发育可正常。

3. 幼稚子宫 由双侧副中肾管融合形成子宫后发育停止所致，卵巢发育正常。

（二）单角子宫与残角子宫

1. 单角子宫（unicornis uterus） 仅一侧副中肾管正常发育形成单角子宫，同侧卵巢功能正常。对侧副中肾管完全未发育或未形成管道，该侧卵巢、输卵管和肾脏也往往同时缺如。

2. 残角子宫 一侧副中肾管中下段发育缺陷，形成残角子宫。输卵管和卵巢正常，同侧泌尿器官常发育异常。对侧副中肾管发育正常。约65%的单角子宫合并残角子宫。根据残角子宫与单角子宫的解剖关系将其分为三种类型。①Ⅰ型残角子宫：有子宫腔，并与单角子宫腔相通；②Ⅱ型残角子宫：有子宫腔，但与单角子宫腔不相通；③Ⅲ型残角子宫：为实体残角子宫，以纤维带与单角子宫相连。

（三）双子宫

双子宫为双侧副中肾管未融合，各自发育形成两个子宫和两个子宫颈。两个子宫颈可分开或相连，也可为一侧子宫颈发育不良、缺如。双子宫可伴有阴道纵隔或斜隔。患者多无自觉症状。

（四）双角子宫

双角子宫系双侧副中肾管融合不良所致，分为两类：①完全双角子宫（从子宫颈内口处分开）；②不全双角子宫（子宫颈内口以上处分开）。

（五）纵隔子宫

纵隔子宫（septate uterus）为双侧副中肾管融合后，纵隔吸收受阻所致，分两类：①完全纵隔子宫，纵隔由子宫底至子宫颈内口之下；②不全纵隔子宫，纵隔终止于子宫颈内口之上。纵隔子宫的主要临床表现为育龄妇女的妊娠结局受到影响，包括反复流产、早产、胎膜早破等，其中反复流产是纵隔子宫所致的最常见现象。

（六）弓形子宫

弓形子宫为子宫底部发育不良，中间凹陷，子宫壁略向子宫腔突出。一般无症状。检查可扪及子宫底部有凹陷；凹陷浅者可能为弓形子宫。T型子宫腔也可见于母亲服用己烯雌酚（DES）者，称DES样子宫。

三、子宫疾病

（一）子宫内膜炎

子宫内膜炎（endometritis）被分为急性和慢性炎症，前者以中性粒细胞浸润为主，后者以淋巴浆细胞反应为主。由于在正常子宫内膜中常可见淋巴细胞，因此慢性子宫内膜炎的病理学诊断主要依据明显的浆细胞浸润（图3-13，图3-14）。子宫内膜炎通常是盆腔炎的结果，由淋球菌或沙眼衣原体感染引起。突出的淋巴滤泡在衣原体感染中较常见。结核病引起肉芽肿性子宫内膜炎，经常伴有结核性输卵管炎和腹膜炎。子宫内膜炎也常与流产或分娩后妊娠物残留或子宫内避孕装置等有关。子宫内膜炎导致不孕和异位妊娠的风险增加。

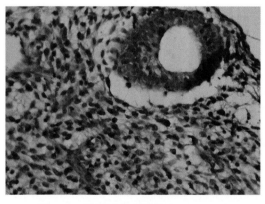 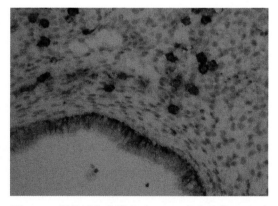

图3-13　慢性子宫内膜炎（HE 400×）　　图3-14　慢性子宫内膜炎（CD138免疫组化 400×）

（二）子宫腺肌病与子宫内膜异位症

子宫腺肌病（adenomyosis）是指子宫内膜基底层向下生长到子宫肌层。在子宫深处发现子宫内膜间质、腺体或两者均有。子宫内膜组织的异常存在会引起子宫肌层的反应性肥大，导致子宫球状增大，子宫壁常增厚。由于子宫腺肌病的腺体来自子宫内膜基底层，因此周期性出血的改变可不明显。

子宫内膜异位症的定义是子宫内膜、肌层以外的位置出现子宫内膜腺体和间质。在育龄妇女，子宫内膜异位症发生率高达10%，而在患有这种疾病的女性中，近一半有不孕症，因此子宫内膜异位症是不孕症的主要原因之一。关于子宫内膜异位症发生机制，目前存在三种假说：反流理论、化生学说和血管或淋巴扩散理论。

子宫内膜异位症常多灶性分布，累及盆腔，如卵巢、子宫浆膜、道格拉斯陷凹、子宫韧带、输卵管和直肠阴道隔等。与子宫腺肌病相比，子宫内膜异位症几乎总是含有功能正常的子宫内膜，可发生周期性出血。由于血液聚集，常常表现为暗红色或紫蓝色病变，直径从数毫米到1～2cm不等，位于脏器的浆膜面。在卵巢，病变会形成充满血液的大囊肿，最终形成巧克力囊肿。发现子宫内膜腺体、子宫内膜间质和含铁血黄素色素（陈旧性出血肉芽肿反应）等三个特征中的两个即支持子宫内膜异位症的诊断（图3-15）。

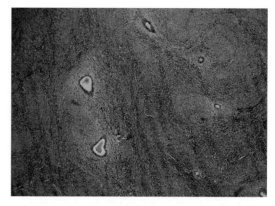

图3-15　子宫内膜异位症（HE 50×）

（三）子宫内膜息肉

子宫内膜息肉为无蒂、半球形肿物，常突向子宫腔，直径0.5cm至数厘米不等。巨大息肉可从子宫腔下垂至子宫颈。在组织学检查中，它们由类似于基底的子宫内膜组成，常有成簇分布的肌性小动脉。一些腺体可发生囊性扩张，也可继发黏液化生、嗜酸性变等化生性改变。

（四）功能失调性子宫出血

在卵巢雌激素和孕激素的作用下，子宫内膜发生周期性的增殖、分泌及脱落。卵巢功能的紊乱或子宫内膜对卵巢激素反应不良，将使子宫内膜发生异常增殖、分泌和剥离，临床表现为异常子宫出血。在排除子宫和卵巢的器质性病变或全身性疾病后，这种异常子宫出血被称为功能失调性子宫出血（dysfunctional uterine bleeding，DUB）。功能失调性子宫出血可以是生殖内分泌轴功能紊乱引起，也包括应用含雌、孕激素的药物所引起的异常子宫出血。功能失调性子宫出血的临床分类方法很多，常用的是根据卵巢和子宫内膜的功能变化分成无排卵型功能失调性子宫出血和排卵型功能失调性子宫出血。前者主要见于青春期女孩和围绝经期妇女，占功能失调性子宫出血的70%～80%，后者常见于育龄妇女，占20%～30%。

功能失调性子宫出血一般需要进行诊断性刮宫，主要目的是排除子宫内膜器质性病变，并对子宫内膜进行组织学评估。除出血性改变外，功能失调性子宫出血子宫内膜组织学改变包括以下几方面：①组织学"正常"的子宫内膜，包括子宫内膜呈增生期反应或分泌期反应，此时需结合月经史分析。在月经第五天诊刮，如子宫内膜为分泌期反应，则提示卵巢黄体萎缩不全。在月经第一天诊刮，如子宫内膜为增生期反应，则提示为无排卵月经（持续性滤泡期）；如此时子宫内膜为早中期分泌期改变，则提示卵巢黄体发育不良。②子宫内膜不规则增生，指子宫内膜增生超出增生期范畴，但仍不足以诊断子宫内膜单纯性增生，表现为增生期子宫内膜的背景上偶见扩张的子宫内膜腺体（图3-16，图3-17）。③子宫内膜增生（参见下文）。

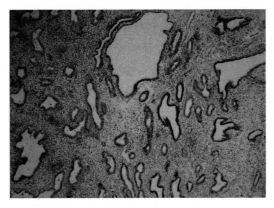

图3-16 子宫内膜不规则增生（HE 25×）

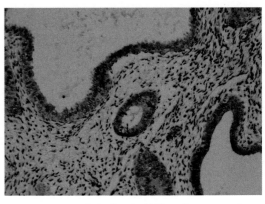

图3-17 子宫内膜不规则增生（HE 200×）

（五）子宫内膜增生

子宫内膜增生（endometrial hyperplasia）是子宫内膜病理学中最常见的病变之一，传统上分为四类，即单纯性增生、复杂性增生、单纯性不典型增生和复杂性不典型增生。传统四级分类法在病理医生之间的诊断重复性偏低，且仅不典型增生与子宫内膜癌发生关系密切。目前认为，只有伴不典型增生的子宫内膜增生才是子宫内膜样癌的真正癌前病变。因此，WHO妇科肿瘤分类（2014版）对子宫内膜增生采用两级分类法，即子宫内膜不伴不典型增生（endometrial hyperplasia without atypia）和子宫内膜不典型增生/子宫内膜上皮内瘤变（endometrial hyperplasia with atypia/endometrial intraepithelial neoplasia，EIN）。目前临床医生对两级分类法接受度不高，所以在实际工作中依然沿用四级分类法。

1. 子宫内膜单纯性增生　在无拮抗雌激素的持续刺激下，子宫内膜弥漫、一致性增生。镜下子宫内膜腺体拥挤，部分腺体扩张，腺体与间质比在1∶1和1∶3之间。腺体结构简单，不出现外突和分支。腺上皮呈假复层排列（图3-18，图3-19）。

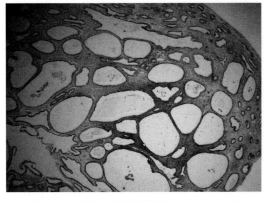

图3-18 子宫内膜单纯性增生（HE 25×）

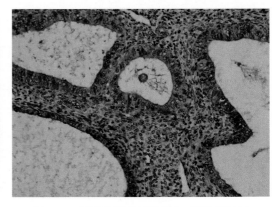

图3-19 子宫内膜单纯性增生（HE 200×）

2. 子宫内膜复杂性增生　子宫内膜腺体较单纯性增生更为拥挤，间质稀少，甚至可以出现"背靠背"腺体。腺体结构相对比较复杂，可有外突和简单分支。复杂性增生为局部或多灶性改变，常常发生于单纯性增生的基础上（图3-20，图3-21）。

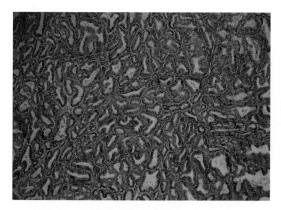
图3-20 子宫内膜复杂性增生（HE 50×）

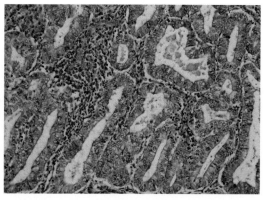
图3-21 子宫内膜复杂性增生（HE 200×）

3. 子宫内膜单纯性不典型增生 极罕见。在子宫内膜单纯性增生的基础上，局部子宫内膜出现细胞核不典型性。

4. 子宫内膜复杂性不典型增生 在子宫内膜复杂性增生的基础上，出现不同程度的细胞核异型性，包括细胞核增大、多形性、变圆、极向消失和核仁明显（图3-22，图3-23）。

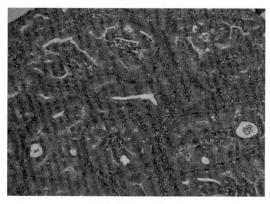
图3-22 子宫内膜复杂性不典型增生（HE 100×）

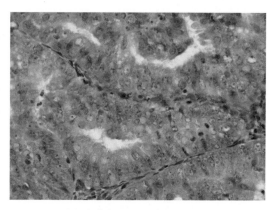
图3-23 子宫内膜复杂性不典型增生（HE 400×）

第四节 子宫颈疾病及病理

一、子宫颈的正常结构及功能

子宫颈与子宫峡部以内口相连。上部称为子宫颈管，为中间略膨大、两端较细小的梭形管腔。颈管的外口即子宫颈口，开口于阴道，简称宫口。未产妇宫口圆形，经分娩后宫口为横裂状。宫口前壁短而厚、后壁长而圆的隆起部分分别称为子宫颈前、后唇。

子宫颈主要由结缔组织构成，含少量平滑肌纤维、血管及弹性纤维。子宫颈管黏膜为单层高柱状上皮，黏膜内腺体分泌碱性黏液，形成黏液栓堵塞子宫颈管。黏液栓成分及性状受性激素影响，发生周期性变化。子宫颈阴道部由鳞状上皮覆盖，表面光滑。子宫颈外口鳞-柱交界处为宫颈癌好发部位。

二、子宫颈发育异常

子宫颈形成约在胚胎第14周，副中肾管尾端发育不全或发育停滞可引起子宫颈发育异常，主要包括子宫颈缺如、子宫颈闭锁、先天性子宫颈管狭窄、双子宫颈等。单纯子宫颈发育异常罕见。

三、子宫颈疾病

（一）子宫颈炎

子宫颈炎常见，可分为感染性或非感染性。沙眼衣原体、解脲支原体、阴道毛滴虫、淋球菌、单纯疱疹病毒（HSV）-2（生殖器疱疹的病原体）和人乳头状瘤病毒（human papillomavirus，HPV）常常通过性生活传播。其中，沙眼衣原体感染最常见，占性接触疾病所致子宫颈炎病例的40%。疱疹病毒感染尽管不常见，但需引起重视，因为它可发生母婴垂直传播，引起严重甚至致命性新生儿全身疱疹感染。

非特异性子宫颈炎可以是急性或慢性的，分别表现为大量的中性粒细胞或淋巴浆细胞浸润。发生于产后妇女的急性子宫颈炎相对罕见，常由葡萄球菌或链球菌引起。慢性子宫颈炎由炎症和上皮增生组成，在育龄妇女中普遍存在。子宫颈上皮在鳞状和柱状黏膜中均可能显示增生和反应性变化。柱状上皮可发生鳞状化生。

特异性子宫颈炎很少见。梅毒螺旋体感染以浆细胞浸润和血管内皮肿胀为特点，后期可出现树胶肿和纤维化。

（二）子宫颈息肉

子宫颈息肉为良性息肉样肿块，可见从宫颈黏膜突出（有时穿过子宫颈）。它们可以大到几厘米，柔软并且易于触诊，表面光滑，有时伴发溃疡或浅表糜烂。黏液腺可囊状扩张，充满黏液性分泌物（即宫颈腺囊肿），常混杂中性粒细胞。腺上皮常有鳞状化生，间质水肿，可有淋巴细胞、单核细胞等浸润（图3-24）。

（三）子宫颈微腺体增生

子宫颈微腺体增生为子宫颈腺体的良性增生性病变，最常见于育龄妇女，可能与孕激素暴露有关。多伴发子宫颈息肉，直径大多为1～2cm，常在子宫颈活检、锥形切除或子宫切除标本中偶然发现。微腺体增生可为单灶或多灶分布，镜下由紧密排列的腺体构成，被覆形态温和的扁平至立方形上皮细胞，细胞质常为嗜酸性颗粒状，黏液分泌不明显。常常伴有鳞状分化（图3-25）。

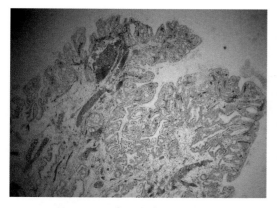

图3-24 子宫颈息肉（HE 25×）

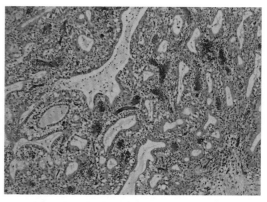

图3-25 子宫颈微腺体增生（HE 100×）

第五节 阴道疾病及病理

一、阴道的正常结构

阴道（vagina）为一前后略扁的肌性管道，表面衬以未角化的复层鳞状上皮，壁薄而有伸展性。阴道上端包围子宫颈阴道部，其间所形成的环形腔隙称为阴道穹（fornix of vagina）。阴道穹可分为前、后穹隆和两个侧穹隆。阴道前穹隆为一浅隐窝，后穹隆较深，为1～2cm。阴道下端以阴道口开口于阴道前庭。处女的阴道口有一环形的黏膜皱襞，名处女膜，位于阴道与阴道前庭的分界处。

二、阴道感染性疾病

阴道炎是一种比较常见的疾病，临床表现多为白带异常。引起阴道炎的病原微生物包括细菌、真菌和寄生虫。除一些类型的HPV外，其他病毒感染均罕见。阴道内存在许多正常菌群，在糖尿病、全身性抗生素治疗、免疫缺陷、妊娠或流产等诱因下才可能致病。成年女性原发性淋球菌性阴道感染不常见。白念珠菌和阴道毛滴虫感染比较常见。念珠菌性阴道炎的特征是有白色的凝乳状分泌物。滴虫性阴道炎为灰绿色、水样（泡沫状）分泌物。阴道分泌物显微镜观察可发现相关病原微生物。

（唐兰兰 吕炳建）

参 考 文 献

Kumar V，Abbas A K，Aster J C，2013. Robbins basic pathology. 9th ed. Philadelphia：Elsevier.

Kurman R J，Ellenson L H，Ronnett B M，2011. Blaustein's pathology of the female genital tract. 6th ed. New York：Springer.

第四章
常见女性不孕症及其发病机制

女性的生殖健康常常受到多种疾病的影响，理解和探索这些疾病的发病机制及影响生殖健康的机制，对于深入开展ART研究和提高助孕效果有重要意义。本章就多囊卵巢综合征、子宫内膜异位症、卵巢早衰、慢性盆腔炎及宫腔粘连等常见生殖相关疾病发生的最新分子病理研究进展进行阐述。

第一节　多囊卵巢综合征

多囊卵巢综合征（PCOS）是育龄妇女较常见的多系统综合征，累及代谢、内分泌、皮肤、心血管及生殖系统。胰岛素抵抗（insulin resistance，IR）是PCOS病理生理变化的关键环节。目前有关PCOS患者产生IR的分子机制研究主要集中在胰岛素信号转导途径。胰岛素是一种多功能蛋白多肽，与其特异性受体——胰岛素受体（insulin receptor）结合后引起一系列信号扩大级联反应。胰岛素受体信号转导通路主要有两条，一条为磷脂酰肌醇3-激酶/蛋白激酶B（PI3K/AKT）通路，另一条为丝裂原活化蛋白激酶/胞外信号调节激酶（MAPK/ERK）通路。PI3K/AKT通路激活以后作用于多种底物，主要调节细胞的物质代谢，此外还参与细胞的生存及抗凋亡过程。ERK1/2信号转导通路是MAPK信号转导通路家族的一个重要成员，其基本的信号转导步骤遵循MAPK的三级级联酶促反应：上游激活蛋白-MAP激酶的激酶（MAPKKK）-MAPK激酶（MAPKK）-MAPK，即RAS-RAF-MEK-ERK途径，整个信号通路在胚胎发育、细胞分化、增殖和凋亡中发挥重要的调节作用。

PI3K/AKT及MAPK-ERK1/2信号通路异常均与PCOS患者IR有关。国内外研究认为在PCOS患者体内IR具有选择性，即在胰岛素信号转导的两条经典途径中只存在PI3K/AKT途径作用的缺陷，而MAPK-ERK1/2途径不受影响甚至持续活化。Coould等通过体内外实验证明，在PCOS患者骨骼肌组织和体外培养的肌管细胞中均存在MAPK/ERK通路的持续活化增强，这种增强作用不仅体现在基础状态，而且在外来胰岛素刺激下同样存在，该通路的活化开始于RAF水平；同时指出，MAPK-ERK1/2途径的活化，一方面保持了介导促有丝分裂信号的功能，另一方面可以促进胰岛素受体底物（IRS）-1丝氨酸312位点磷酸化，抑制其与H3K的调节亚单位p85结合，从而诱导胰岛素代谢作用缺陷。该研究不仅证明了在PCOS患者的骨骼肌组织和肌管细胞中存在选择性IR，而且指出了选择性IR的形成原因——MAPK/ERK通路对胰岛素代谢作用存在负反馈调节，该通路的异常活化促进了PCOS患者代谢信号作用缺陷。另外，在PCOS患者的成纤维细胞中同样存在选择性IR。在PCOS患者离体培养的皮肤成纤维细胞中，胰岛素刺激的糖原合成能力明显下降，而嘧啶合成能力与正常对照妇女离体培养的成纤维细胞无明显差别。另外，对于选择性IR学说中两条通路的状态也存在不同的看法。近期研究提出，在PCOS离体骨骼肌细胞中未发现IRS1-AKT缺陷，却意外发现ERK相关的胰岛素作用缺陷。也有研究发现，高胰岛素血症（hyperinsulinemia）的围青春期PCOS大鼠卵巢的代谢途径即PI3K/AKT途径不仅未受到抑制，反而呈现上调趋势，在循环IR的情况下，卵巢仍然保持类固醇激素合成的敏感性和正常的胰岛素敏感性、反应性及信号途径的畅通性，这不仅为循环IR情况下高雄激素血症（hyperandrogenemia）的产生提供了理论依据，同时又从另一个侧面验证了胰岛素信号缺陷的组织特异性。

目前的研究表明，PCOS患者IR可能是获得性的，PCOS患者体内存在复杂的内分泌环境，可导致在体细胞的功能异常，但体外培养的细胞由于消除了内环境因素的影响，细胞功能基本可恢复正常。比如，PCOS患者在体骨骼肌细胞胰岛素刺激的糖摄取能力下降，且IRS-1介导的PI3K活性明显下降，但是体外培养的骨骼肌细胞胰岛素敏感性正常；体外培养的PCOS脂肪细胞也未发现IR及任何IRS和PI3K的p85亚单位及ERK活化异常，也未发现前脂肪细胞中糖原合成等代谢途径的缺陷。但是也有研究认为，PCOS患者IR是一种内在缺陷。实验发现体外培养的肌管细胞呈现胰岛素反应性受损。也有学者认为，PCOS可能同时存在内在性和获得性胰岛素信号缺陷，在肥胖PCOS患者体外培养的骨骼肌细胞中，IRS-1第312位丝氨酸磷酸化增强会导致内在性胰岛素代谢作用缺陷，该内在缺陷增加PCOS患者获得性胰岛素信号作用缺陷的易感性。

IR和高雄激素血症是PCOS的重要临床和生化特征，两者关系复杂而微妙。胰岛素可促进卵巢颗粒细胞芳香化酶（aromatase）活性，从而促进雄激素转化为雌激素，IR可增加雄激素的蓄积。近期研究指出，PCOS患者高胰岛素血症及高雄激素血症可能存在共同的丝氨酸磷酸化机制。该研究认为，可能存在某种或某些激酶，既能磷酸化P450c17，也能磷酸化胰岛素受体B（IR-B），这可能是激酶调节因子功能性变异的缘故，同时引起P450c17和IR-B的磷酸化，从而诱导PCOS高胰岛素血症及高雄激素血症。

有学者发现PCOS患者子宫内膜存在胰岛素受体的表达，PCOS动物模型实验也表明，子宫内膜普遍存在IRS-1及葡萄糖转运体（GLUT）4等胰岛素信号转导分子的表达。正常子宫内膜在类固醇激素的作用下存在固有的增殖和凋亡周期，但PCOS患者复杂的内分泌环境变化作用于子宫内膜，导致子宫内膜增生和凋亡的平衡机制发生紊乱，临床表现为不孕、流产、子宫内膜增生症甚至癌变。PI3K/AKT通路被认为可参与调节细胞增殖和子宫内膜细胞稳定性。胰岛素作为重要的生长因子，具有调节细胞生长和凋亡的作用。当PCOS患者因子宫内膜复杂性增生行高效孕激素治疗失败，继续给予胰岛素增敏剂治疗后，其子宫内膜恢复正常，提示IR可能参与PCOS患者子宫内膜病变的形成。Bcl-2/BAX比例增高、凋亡抑制和异常细胞增生是PCOS子宫内膜的特点，而PCOS患者偶发排卵并不足以稳定子宫内膜功能。

PCOS在病理生理和临床特征方面与代谢综合征（metabolic syndrome，MetS）具有许多相似之处，已被认为对妊娠产生负面影响，表现为胚胎发育受损、子宫内膜容受性

（endometrial receptivity）较差及妊娠结局不佳。在辅助生殖方面，PCOS对助孕结局也有重要影响。一项多中心研究表明，与鲜胚移植相比，选择FET的PCOS患者有较高的胚胎活产率和较低的卵巢过度刺激综合征（ovarian hyperstimulation syndrome，OHSS）风险。该研究还显示，在不孕不育PCOS女性中，代谢综合征的患病率为27.2%。合并代谢综合征的PCOS患者不孕时间延长，IVF周期卵巢刺激特征较差，包括Gn需求剂量的增加及取卵数量和可移植胚胎数量的减少。代谢综合征患者还表现出累积活产率的减低，表明代谢综合征会对PCOS女性的卵巢反应、卵子质量及IVF成功率产生不良影响。

另外，代谢综合征伴随的肥胖对辅助生殖也有不良影响，包括对卵巢刺激反应的降低和患者助孕结局的不良影响。不论妊娠方式如何，孕产妇的肥胖都与妊娠糖尿病、先兆子痫、早产、新生儿疾病等一系列妊娠合并症及不良妊娠结局有关。

与PCOS相似，胰岛素抵抗也是代谢综合征的典型特征。代谢综合征是一种慢性炎症状态，与血脂异常一起可能导致不利生殖结局。脂质代谢异常会引起内皮损伤，从而可能减少胎盘的灌注并导致先兆子痫或自然早产。与胰岛素抵抗相关的糖类代谢改变和更多的糖类摄入也可能干扰排卵，并对子宫内膜的发育和植入产生有害影响。有研究证明，PCOS和代谢综合征患者的卵泡液中脂解反应旺盛，总胆固醇和三酰甘油（TG）水平升高，高密度脂蛋白浓度降低，这种异常的代谢可能导致PCOS和代谢综合征患者的胚胎发育异常。母体代谢环境的改变可能会导致葡萄糖和脂质代谢改变，从而导致类固醇生成功能障碍、卵子发育障碍及潜在的子宫内膜容受性受损。随着代谢综合征和代谢指数的升高，类固醇生成功能障碍，导致E_2峰值水平降低及排卵障碍。另外，即使有正常的基础FSH（basal FSH，bFSH）和窦卵泡计数，卵子的质量和子宫内膜容受性也会受到不利影响，这可能是Gn剂量增加且刺激时间延长的结果。总之，PCOS和代谢综合征对女性生殖能力有显著的不利影响，且代谢综合征和患者IVF周期刺激反应性、助孕结局呈负相关。

第二节 子宫内膜异位症

子宫内膜异位症（简称内异症）是指以出现子宫体腔正常位置以外的异位内膜组织为特征的良性病变。在育龄妇女，内异症发生率高达10%，而在患有这种疾病的女性中，不孕症比例高达30%～50%，因此内异症是不孕症的主要原因之一。正常在位子宫内膜由副中肾管衍生而来，连接输卵管黏膜和宫颈管黏膜。在位子宫内膜由管状腺体和内膜间质细胞组成，对性激素有特殊的反应性。在位子宫内膜有很强的再生能力和分化潜能，可有各种副中肾管上皮的化生及相应形态变化。

异位子宫内膜和在位正常子宫内膜一样，也可存在较大的差异性，其表现形式多种多样，以致诊断困难。差异性的主要原因归结为局部血供不足、环境不良、激素受体分布减少、对性激素反应下降、细胞分化、功能改变及纤维化等。内异症几乎总是含有功能正常的子宫内膜，可发生周期性出血，其主要病理改变是反复出血，伴有腺上皮脱落、继发性改变、非特异性炎症反应、纤维化、囊肿及肉芽肿等改变。

内异症病灶的形态差异较大，可小至针尖或米粒大小，大至形如妊娠5～6个月子宫。内异症早期病变时，异位内膜病灶仅表现为灰红色、橙红色及紫蓝色小点，或灰红色、灰黄色局部表面隆起。随着病变进展，异位内膜可深入组织内部。内异症常呈多灶性分布，累及盆腔，如卵巢、子宫浆膜、道格拉斯陷凹、子宫韧带、输卵管和直肠阴道隔等。卵巢子宫内膜异位者，病灶反复出血，囊肿扩大，囊内为巧克力色的黏稠液体，破溃后与周围组织形成粘连，逐渐形成一个或多个大小不一、厚薄不均的囊腔。正常卵巢组织结构存在或者消失。位于其他部位的病灶，随着病变进展，反复出血及纤维化，与周围组织粘连，呈现单个或多个不规则的紫蓝色硬结，极易与恶性肿瘤混淆。

一、内异症的病理组织学

发现子宫内膜腺体、子宫内膜间质和含铁血黄素色素（陈旧性出血肉芽肿反应）等三个特征中的两个即支持内异症的病理诊断。

卵巢内异症：卵巢子宫内膜异位典型的组织形态包含以下三种特点。①囊壁内衬上皮形态类似子宫内膜腺上皮；②皮下有子宫内膜样间质；③伴有新鲜或陈旧性出血，可见到红细胞、含铁血黄素沉积或吞噬含铁血黄素的巨噬细胞。另外，可见到炎症细胞浸润及不同程度的纤维组织增生，内膜周围组织水肿、透明变性及纤维化等形态改变。病程越长，异位内膜组织形态变异越大。

卵巢内异症不典型的组织：为上述三种特点不完全性表现，内衬上皮脱落，或仅见到少数不完整疑似上皮；内膜间质未见或可见疑似的内膜间质；出血等继发改变不明显或仅见含铁血黄素沉积。此外，常伴有病变周围的非特异性炎症反应及纤维间质反应等。以上现象非子宫内膜异位所特有，遇到这种情况不能直接诊断为内异症，需要与其他疾病鉴别，可通过增加取材继续寻找病理依据。

子宫浆膜肌层内异症：与子宫腺肌病属两种不同的疾病。目前认为子宫腺肌病与炎症、感染或损伤有关，也可能属于遗传性疾病，使子宫内膜基底层组织向肌层浸润性生长。子宫浆膜肌层内异症则是盆腔腹膜内异症波及子宫表面，仅仅局限在子宫浆膜下浅肌层。如果病灶部分较深，呈子宫浆膜肌层子宫内膜异位，有平滑肌参与，且数量超过每低倍视野1～2个时，应诊断为合并子宫腺肌病。

其他部位内异症：镜下绝大部分具备诊断的三种特点，即少数不典型，或仅见单层或复层腺上皮，腺体由较多的纤维结缔组织分隔；仅见粘连、纤维化和陈旧性出血证据；表面上皮脱落形成糜烂面，继发感染。深部组织病灶子宫内膜样间质常不明显，层次薄或表现为纤维细胞的特点，但异位的岛状结构较为突出。

异位子宫内膜组织具有与在位子宫内膜一样的固有特性。腺上皮具有与米勒上皮来源相同的一般特性，其免疫组化标记与子宫内膜类似。研究表明，异位内膜与在位内膜在雌激素受体（estrogen receptor，ER）、孕激素受体（progesterone receptor，PR）、免疫细胞、细胞因子及其受体等表达方面存在着一些差异。

异位内膜上皮表达有细胞角蛋白（cytokeratin）、上皮细胞膜抗原（EMA），部分表达癌胚抗原（CEA）及不同的黏蛋白（如CA125），间质表达波形蛋白（vimentin，Vim）。

异位内膜含有孕激素依赖性的ACP、非特异性酯酶（NSE）及雌激素依赖性的碱性磷酸酶（AKP），但活性反应与宫腔内膜均不一致。异位内膜除表面上皮外，腺上皮与间质细胞中ACP、NSE、AKP活性均低于宫腔内膜，这与光镜所见异位内膜组织形态落后于宫腔内膜，呈不成熟状态相一致。雌激素受体、孕激素受体是一种正常的生理功能调控物和产物，异位内膜的生长和维持也依赖于周期性卵巢激素的刺激，且同样需通过雌激素受体、孕激素受体发挥作用。异位内膜的雌激素受体及孕激素受体浓度都明显低于在位内膜而且缺乏周期性变化。病情轻者孕激素受体阳性率高，这与临床上轻型异位症患者药物治疗效果优于中型者相符。异位子宫内膜与在位内膜一样，都存在表皮生长因子（epidermal growth factor，EGF）及其受体（EGFR）、成纤维细胞生长因子（fibroblast growth factor，FGF）和血管内皮生长因子（vascular endothelial growth factor，VEGF），但异位内膜的EGFR浓度比在位内膜低，对EGF的生长刺激作用反应比在位内膜弱。EGF往往在恶性肿瘤中过度表达，因而异位内膜中EGF的低表达与其良性性质相符。FGF、VEGF在月经周期中参与了子宫内膜的修复及新生血管形成过程，在异位内膜灶的纤维化及新生血管形成中发挥作用。

二、内异症相关信号通路

随着分子生物学和病理生理学的不断进展，人们发现内异症发病机制与异位内膜细胞抗凋亡能力增强，具有活性的脱落腺上皮-间质细胞异位种植于盆腔组织，引起ECM结构重建，并为其提供氧和营养物质，促进新血管形成等密切相关。目前认为与内异症发生发展相关的信号通路如下。

（一）MAPK信号通路

MAPK信号通路主要由ERK1/2、p38MAPK及JNK通路组成，各分支通路生物效应不同。相关研究指出，p38MAPK在内异症患者在位内膜和异位内膜中表达均升高，并且能刺激炎症细胞分泌过多的炎症介质，促进新生血管生成。p38MAPK抑制剂可使内异症大鼠模型异位病灶的生长受到抑制，同时IL-6、MCP-1等炎症因子分泌减少，提示p38MAPK与异位病灶的形成尤为密切，并且该通路受炎症因子调控。ERK1/2及Jun激酶（JNK）信号通路是与血管内皮细胞形成、ECM降解等生物学效应关系密切的信号通路，这可能是由于内异症患者体内高雌激素水平使ERK1/2通路异常激活，活化的ERK1/2入核启动相关转录因子，增加异位内膜细胞的增殖和侵袭能力。此外，ERK1/2及JNK信号通路在调控细胞凋亡方面有一定作用，可能与在位内膜间质细胞中高表达的趋化因子2（CCL2）通过ERK1/2通路促进凋亡抑制基因 *survivin* 的表达有关。

（二）Wnt/β-catenin信号通路

Wnt信号通路是调控细胞生长、发育、分化的关键途径，尤其在胚胎早期发育、成体组织的稳态维持、干细胞的增殖分化中作用显著。β-catenin蛋白作为该通路的正向调节效应物，当其水平低下时，Wnt通路关闭；当其水平较高时，Wnt通路开放。经典的Wnt/

β-catenin通路是细胞外Wnt蛋白与卷曲蛋白（Frizzled）、低密度脂蛋白受体相关蛋白5/6（LRP5/6）结合形成复合物，传递信号并活化胞质内蓬乱蛋白（Dsh或Dvl），通过抑制糖原合成酶激酶（GSK）-3β活性使"降解复合物"的稳定性减弱，促进胞质中游离β-catenin增多，转位至细胞核内与核内转录因子T细胞因子/淋巴样增强因子（TCF/LEF）结合，活化下游相关靶基因表达，最终导致细胞生长、分化，促进异位内膜细胞的黏附、侵袭和血管生成。研究发现Frizzled mRNA在异位内膜病灶中的表达明显高于在位内膜，这与β-catenin调控其上游Wnt-7a、Frizzled蛋白及下游靶基因 MMP9 有关，说明Wnt/β-catenin信号通路与内异症异位病灶的形成密切相关。

（三）TGF-β/Smad 信号通路

转化生长因子（TGF）-β是一种具有多功能多肽类生物活性的细胞因子，在细胞的增殖、分化、迁移、凋亡、黏附、血管生成及免疫监视等生物行为中发挥关键作用。TGF-β具有双向调节作用，在肿瘤早期TGF-β具有抑制上皮细胞增殖、诱导细胞凋亡的功能，但随着疾病的进展，TGF-β亦具有促进肿瘤细胞转移、维持和激发干细胞潜能的功能。TGF-β主要通过抑制调节因子c-myc、细胞周期蛋白（cyclin）、周期蛋白依赖性激酶（CDK）等生物活性，阻断细胞从 G_1 期向S期转变，从而抑制肿瘤细胞增殖；在促进肿瘤细胞转移方面，TGF-β主要与加速新生血管形成和炎症反应、增强上皮-间质转化（epithelial-mesenchymal transition，EMT）等有关。相关研究表明，在内异症异位病灶组织中TGF-β表达阳性率高达97.1%，显著高于在位内膜及正常内膜，推测这可能是由于TGF-β过表达激活了异位内膜细胞周围血管的形成，使盆腔微环境处于免疫耐受状态，最终导致异位内膜细胞的种植和转移。有研究发现，内异症患者腹水中TGF-β和乳酸（lactate）含量显著高于非内异症患者，提出TGF-β通过促进糖酵解参与内异症形成的假说。

（四）NF-κB 及 NF-κB 信号通路

核因子（NF）-κB信号通路在肿瘤疾病中研究较多，近年的研究发现其在内异症中发挥重要作用。NF-κB是基质金属蛋白酶（MMP）、尿激酶型纤溶酶原激活物（uPA）和组织型纤溶酶原激活物（tPA）的调节因子，直接影响异位内膜细胞的黏附、侵袭行为。研究表明，被白细胞介素（IL）-1或肿瘤坏死因子α（TNF-α）激活的NF-κB可促进uPA表达。相关研究指出，NF-κB的基因和蛋白在内异症患者在位内膜及异位内膜中均呈高表达；TNF-α可通过NF-κB信号通路提高细胞凋亡抑制蛋白（cIAP）在异位内膜细胞中的表达水平，从而抑制细胞凋亡，加速内异症的形成。亦有学者认为，NF-κB可结合 IL-6 基因启动子而促进IL-6合成，导致内异症患者腹水中IL-6呈高水平状态。

（五）Rho 蛋白及 Rho/ROCK 信号通路

Rho蛋白在细胞信号转导过程中起着信号转换器或分子开关的作用，与鸟苷三磷酸（GTP）结合时呈激活状态，与鸟苷二磷酸（GDP）结合时呈失活状态，二者可相互转换启动或终止细胞级联活化反应。此外，Rho蛋白有GTP酶的生物活性，可通过调控下游靶效应分子调节肌动蛋白骨架形成、基因表达、增殖、凋亡、细胞黏附和迁移等多种生物功能。Rho/Rho 相关蛋白激酶（ROCK）是一条诱导细胞骨架重组、促进细胞迁移的重要通路，可通过调节细胞骨架的聚合、解聚状态，参与细胞收缩、黏附、迁移、增殖和凋亡。目前 Rho/ROCK 通路在心血管系统、内分泌系统、呼吸系统、消化系统疾病中有较多研究。内异症相关研究发现，异位内膜间质细胞中的 NF-κB、MMP9 表达升高，组织金属蛋白酶抑制物（TIMP）-1 表达下降，使得下游相关细胞生长因子和抗凋亡蛋白表达增加，异位内膜细胞的生长和抗凋亡能力、黏附和侵袭能力均增强。还有研究指出，VEGF 可以促进 Rho 活化并聚集于细胞膜内表面，使得细胞骨架重组；ROCK 抑制剂则可减弱 VEGF 的促血管生成作用，暗示 Rho/ROCK 信号通路参与内异症异位病灶的形成过程。

（六）JAK2/STAT3 信号通路

机体受到外界刺激后，胞外信号蛋白（ESP）可与细胞膜上的受体结合，使得 JAK2 磷酸化成为活性形式（p-JAK2），p-JAK2 可使受体磷酸化产生 STAT3 对接位点，导致 STAT3 与受体结合并磷酸化为 p-STAT3，p-JAK2 可促进 p-STAT3 二聚体化或形成 JAK2/STAT3 异二聚体并进入细胞核内，与相应 DNA 反应元件结合，指导目的基因的转录。JAK2/STAT3 信号转导通路主要介导炎症介质在胞内的传递，目前在肿瘤细胞增殖、侵袭和血管生成方面研究较多。内异症相关研究表明，当外界细胞因子持续刺激时，p-STAT3 调控相关下游靶基因转录，可使异位内膜细胞发生异常增殖、侵袭和转移；p-STAT3 还可能参与炎性微环境的形成、上皮-间质转化、ECM 降解等多个过程。另有研究表明，p-STAT3 形成二聚体入核，可调控凋亡抑制基因 Bcl-xL 和凋亡抑制蛋白 LIVIN 的表达水平，增强异位内膜细胞的促凋亡能力；当应用 JAK2/STAT3 信号通路的抑制剂 SOCS3 时，细胞的异常侵袭和转移及诱导细胞凋亡的作用被抑制，并且随着 SOCS3 表达浓度的增加，STAT3 的活性逐渐降低，细胞侵袭等表型的抑制作用增强。

三、内异症对生殖健康的影响

（一）躯体症状

内异症可导致慢性盆腔疼痛、痛经、性交困难、肛门疼痛、肠道症状（如腹泻、排便困难）、膀胱疼痛、排尿困难、疲劳、腰痛、头痛和睡眠障碍等并发症，有时伴有恶心、呕吐和性交后的异常阴道出血，降低患者的生活质量。内异症严重影响女性的生殖健康，是女性不孕的重要原因，约 30% 的不孕女性患有此症。据估计，内异症女性的不孕率是其他女性的 6～7 倍。健康妇女每个月经周期的妊娠率为 15%～20%，而内异症患者则降至 2%～10%。最近研究表明，内异症女性患卵巢癌、黑色素瘤等恶性肿瘤的风险也增加。手术治疗可显著改善内异症患者的痛经、性交痛、排便困难、慢性盆腔疼痛和尿路刺激等躯体症状，腹腔镜手术治疗可提高内异症患者的生活质量；而包括 GnRH 激动剂、甲羟孕酮、左炔诺孕酮和人绒毛膜促性腺激素（hCG）在内的药物治疗也可改善患者的疼痛，提高患者的生活质量。

（二）心理影响

内异症导致的不孕症会影响女性的心理健康。研究表明，内异症不孕女性的焦虑症和抑郁症患病率高于不明原因不孕女性。根据研究，大约60%的内异症不孕患者受到抑郁、焦虑和情绪波动的影响。内异症的症状之一是盆腔疼痛，这会导致患者减少参与活动而自尊心受挫，内异症疼痛的严重程度与抑郁和焦虑密切相关。

（三）性生活影响

内异症引起的性交困难会对性满意度和性功能产生不利影响。根据研究，53.1%的患者出现性欲下降。内异症严重的性交痛和慢性盆腔疼痛会对女性的性功能产生负面影响，包括性欲、性高潮、性满足和性交次数等。与直肠阴道深部浸润相关的内异症可导致严重的性交困难，也会导致性功能严重下降。根据研究，约69%的内异症患者出现性交困难，有19%的患者甚至完全没有性行为，这导致与伴侣的关系紧张和性生活满意度下降。根据研究，内异症患者性生活满意度下降与性欲下降、性交疼痛及对配偶的内疚感也有显著相关性。随着内异症分期的增加，性生活满意度下降也更明显，几乎所有重度内异症的患者都会出现性功能障碍。

（四）产科影响

内异症会显著影响妊娠结局。研究结果表明，内异症患者妊娠期会增加流产、妊娠糖尿病和高血压疾病的风险。另外，患者重度先兆子痫、妊娠出血、胎盘早剥、前置胎盘、产前和产后出血、流产、异位妊娠、胎膜早破、早产和胎盘滞留的风险也会增加。对于胎儿来说，新生儿早产、足月小样儿、先天畸形和新生儿死亡的风险增加。

第三节　卵巢早衰

1967年，Moraes-Ruehsen和Jones将40岁前自然绝经这一临床现象定义为卵巢早衰。随着社会节奏的加快、女性心理压力的增大及手术、放化疗等因素的增加，卵巢早衰患者数量逐年增加，且呈年轻化趋势。30%卵巢早衰的发病与自身免疫异常有关，常合并其他自身免疫性疾病，其中以桥本甲状腺炎最常见。自身免疫性卵巢早衰可分为肾上腺自身免疫相关的特发性卵巢早衰和肾上腺自身免疫不相关的特发性卵巢早衰。肾上腺自身免疫相关的特发性卵巢早衰患者卵巢活检病理组织学表现为淋巴细胞和浆细胞浸润于生长卵泡及其周围组织，且淋巴细胞和浆细胞密度随着卵泡发育成熟而增加。淋巴细胞和浆细胞浸润不累及原始卵泡。在肾上腺自身免疫不相关的特发性卵巢早衰患者中，卵巢活检很少（小于3%）有卵巢炎的组织学证据。卵巢早衰的分型参见"女性生殖病理"相应章节。

一、卵巢早衰发生的分子机制

在卵巢中，细胞凋亡调控着卵泡的繁殖和分化。在胚胎形成期，细胞凋亡调控着大规模卵子自发或诱导的清除过程。细胞凋亡也参与了卵巢周期中的卵泡闭锁过程。细胞凋亡直接加快了卵泡闭锁，被认为是卵巢早衰的主要机制。细胞凋亡是生物固有的生理过程，又受外部因素的调节。卵泡的生成和凋亡的调控分为内分泌和旁分泌两种。旁分泌调控中的ECM是调节细胞分化、增殖与凋亡的重要因素，层粘连蛋白（LN）、纤连蛋白（FN）、胶原蛋白（CL）等都是ECM的成分，可通过促进细胞间的黏附与增殖，促使卵泡发育，参与子宫内膜的周期性变化和囊胚种植环节并维持妊娠。ECM的异常也被认为是卵巢早衰的重要发病机制。

目前对卵巢早衰免疫指标的研究较为热门，研究者从雌激素、Gn、FSH、LH等激素的生成、转化及与性腺发育有关的受体、抗原方面入手，发现与卵巢早衰相关性较大的免疫因素有抗卵巢抗体、抗核抗体（ANA）、抗甲状腺抗体、抗肾上腺抗体、3β-HSD、类固醇细胞抗体（SCA）。另外，在卵巢早衰患者血清中发现抑制素α（INHA）和INHB长期处于低水平，有研究显示二者可作为预测卵巢功能恢复情况的指标。

很多研究认为，氧化应激也是启动或促进卵巢早衰的关键因素，其可能的机制为氧化应激诱导卵泡细胞自噬、凋亡和坏死等多种途径的细胞死亡，导致卵巢退行性变化而引起卵巢早衰。

自噬是真核生物通过降解多余或受损的细胞内物质来维持细胞稳态的高度保守生物途径。自噬主要具有细胞保护功能，通过包裹一部分胞内物质形成自噬小体，在溶酶体的作用下进行降解并作为细胞内物质循环利用，能量或营养缺乏的情况下能防止细胞损伤，促进存活，适应环境的不断变化。但过度自噬将引起细胞死亡。研究表明，大鼠卵巢颗粒细胞中自噬体的积累可以降低Bcl-2的表达而诱导颗粒细胞的凋亡，导致卵泡闭锁而诱导卵巢早衰的发生。此外，细胞自噬可诱导Ⅱ型细胞程序性死亡（programmed death），与凋亡介导的Ⅰ型细胞程序性死亡不同。

氧化应激指机体内活性氧（ROS）与抗氧化成分失衡而引起的一系列适应性反应。ROS由正常的生理过程产生，在细胞信号转导和组织稳态中发挥重要作用。然而，过多的ROS会导致蛋白质、脂类、DNA等细胞成分的破坏和异常修饰，并激活异常信号通路，引起细胞凋亡。在生理状态下，ROS和氧化应激可以激活自噬，自噬通过负反馈作用保护颗粒细胞，有选择地消除ROS的来源，从而维持颗粒细胞的稳定。线粒体是机体内发生氧化反应的主要场所，这个过程伴随着ROS的产生，过量的ROS则会引起线粒体损伤，诱导内源性促凋亡相关分子（Bax、Bak）水平升高和抗凋亡分子（Bcl-2、Bcl-xL）水平降低，并通过ROS-JNK-p53途径调节卵巢颗粒细胞凋亡。选择性自噬通过去除受损的线粒体，使得颗粒细胞内ROS水平降低，有利于颗粒细胞的生存。但是，ROS引起的过度自噬也会导致自噬性细胞死亡。研究表明，脂质过氧化物可以调控特定的线粒体和自噬相关蛋白，诱导溶酶体功能障碍和脂褐素合成，触发自噬细胞死亡。因此，生理性自噬可以抑制细胞凋亡；而病理性自噬会促进细胞程序性死亡，这主要取决于机体内氧化应激的程度和抗氧化水平。

核因子E2相关因子（Nrf2）-抗氧化反应元件（ARE）信号通路是目前认为最为重要的内源性抗氧化通路，该通路可通过表达抗氧化相关产物如血红素加氧酶-1、谷氨酰半胱氨酸合成酶等，降低颗粒细胞内ROS水平，抑制细胞凋亡。Nrf2-ARE通路的激活还会诱导P62蛋白表达，促进Keap1蛋白的降解，减少Bcl-2/Keap1相互作用，增加Bcl-2/Bax异二聚体，抑制颗粒细胞凋亡。Keap1在ROS诱导的细胞凋亡中发挥着重要的作用，不仅可以通过线粒体丝氨酸/苏氨酸蛋白磷酸酶PGAM5与Bcl-xL结合形成Keapl-PGAM5-Bcl-xL的复合体，还可以与Bcl-2蛋白结合形成Keapl-Bcl-2复合体，导致Bax的积累，增加线粒体细胞色素c的释放，激活胱天蛋白酶（caspase）-3/7，促进DNA的碎片化和细胞凋亡。

P62是一种自噬衔接蛋白，可结合泛素化蛋白聚合体并将它们传递给自噬体。具体过程如下：P62可将Keap1固定于自噬体中，减弱由Keap1介导的Nrf2的泛素化降解作用，导致Nrf2增多，其信号通路激活，形成了一个由自噬和Keap1/Nrf2/ARE通路组合而成的抗氧化损伤的正反馈循环。此外，Nrf2-ARE信号通路可促进抗氧化蛋白的表达，抑制氧化应激导致的脂质过氧化而引起的病理性自噬，防止卵巢颗粒细胞自噬性死亡。Nrf2-ARE信号通路通过调节氧化还原水平达到自噬的稳态对卵巢早衰的治疗意义重大。

总之，氧化应激通路和自噬凋亡相关通路的相互交叉可能导致卵子的改变。有研究表明，通过口服富马酸二甲酯（DMF）可激活Nrf2-ARE通路，提高颗粒细胞的抗氧化能力，减少氧化应激和DNA损伤，从而改善卵巢的储备功能。

核蛋白CREBBP（CBP）和P300可与多种基因转录活化因子结合形成复合体，介导多种转录因子的基因转录。研究表明CBP/P300敲除雌性小鼠性腺中可以观察到细胞迁移活跃现象，同时雌性性腺发育出现一过性延迟损伤，从而造成卵巢早衰的发生。FOXO1在灵长类动物中作为促卵泡激素、胰岛素样生长因子和雌激素信号通路中卵巢颗粒细胞存活、增殖和功能的关键调节因子，可以通过磷酸化加速原始卵泡激活和卵巢颗粒细胞增殖，该基因在卵巢颗粒细胞和卵子中高表达，可能在调节卵巢颗粒细胞的凋亡和增殖中起重要作用，进而影响卵巢早衰的发生发展。有研究者在构建的小鼠卵巢早衰模型中检测到造血干细胞标志物CD34和CD45几乎不表达，暗示着该基因可能在卵巢早衰的发生发展过程中扮演着重要的角色。总之，卵巢早衰特异性的遗传学变化可能导致卵巢颗粒细胞、卵子等发育生物学过程改变，促进卵巢早衰的发生。卵巢早衰患者卵子的数量减少和质量降低的具体分子机制仍有很多不明确之处，有待深入探索。

二、卵巢早衰的遗传学因素

遗传因素是卵巢早衰的重要致病原因，但具有很强的异质性，单一的基因变异并不能很好地解释卵巢早衰患者的病因。卵巢早衰的病因研究需从多个基因，甚至外显子层面上做整体的分析。

目前研究发现，X染色体及常染色体上均有多种基因变异与卵巢早衰的发生有关。X染色体上的脆性X智力低下基因FMR1突变携带者的卵巢早衰发病率明显高于完全突变者和正常基因型人群。与卵巢发育过程相关的MFC、FOXO1、CREBBP、NOTCH2及HES

等基因的突变也可能通过影响卵巢颗粒细胞、卵子的生长发育及卵巢发育相关的信号通路，影响卵巢的功能，导致卵巢早衰的发生。

基于外显子组测序的生物信息学分析可以让我们从整体的基因水平探究卵巢早衰的基因组特异性。基因本体（GO）富集研究的结果显示，卵巢早衰差异表达或突变基因在细胞膜、中心体等多种细胞组分及细胞黏附、氧化应激、基因转录调控等多个生物学过程中发挥重要功能。其中，*Notch1* 基因突变在卵巢早衰中广泛存在。*Notch1* 信号转导途径被认为可以调节细胞增殖和肿瘤发生。近年的研究显示，生长激素（growth hormone，GH）可以通过激活卵巢组织中 *Notch1* 信号通路促进卵巢组织修复、雌激素释放和卵子成熟。KEGG结果还显示卵巢早衰特异性变异基因在甲状腺激素信号通路中显著富集。甲状腺激素信号通路是调控生长、发育和能量代谢必不可少的通路之一，进入细胞内的甲状腺激素及其受体介导该通路的分子级联反应。研究证实，人类卵巢颗粒细胞及卵子均有TSH及甲状腺激素受体的表达，TSH可直接作用于卵巢及卵子，对卵巢功能产生影响。也有文献报道，甲状腺激素和雌激素联合对卵巢早衰患者进行治疗，有利于患者内分泌调节功能的改善，促进卵巢功能的恢复。卵巢早衰遗传因素的研究刚起步，研究数据尚不多，但随着分子遗传检测技术的发展，大规模标本全基因组测序已成为可能，结合现代信息学和分子生物学技术的使用，将有望找到更多的卵巢早衰发生相关基因。

第四节　慢性盆腔炎

慢性输卵管炎大多由急性输卵管炎转化而来。常见类型及病理特点如下。①输卵管积脓：大部分为淋球菌或衣原体感染所致，表现为输卵管慢性非特异性炎、节段性积脓或输卵管脓肿形成。如脓肿较大，脓液吸收后，脓腔内积留清亮液体，则形成输卵管积水，输卵管末端常闭锁或与卵巢或盆腔粘连，管壁常残留慢性炎症。②输卵管 - 卵巢脓肿：常由厌氧菌感染所致，由输卵管炎症累及卵巢、发生粘连所形成的脓肿，脓液吸收后形成输卵管-卵巢囊肿。③慢性输卵管炎：有时继发黏膜皱襞粘连、增生、间质纤维化并有慢性炎症细胞浸润。皱襞粘连可形成多房性积脓或积水。④慢性间质性输卵管炎：输卵管各层均有慢性炎症细胞浸润，管壁增厚，常有不同程度增大，伞端可发生粘连、闭锁。输卵管间质及黏膜上皮增生、化生，陈旧性病灶间质常伴有明显的肌纤维增生，形成腺肌瘤样结构。增生腺体可突入肌层甚至浆膜层，病理学上易误诊为恶性。⑤肉芽肿性输卵管炎：以输卵管结核最为常见，病变常为双侧性。输卵管常有炎症性破坏、变形、粘连及闭塞等改变，基本病变包括慢性非特异性炎；干酪性坏死，或干酪性结核性肉芽肿形成，有时干酪性坏死不明显，但可见结核性肉芽肿；黏膜上皮常伴发腺瘤样增生，有时易误诊为腺癌。引起输卵管肉芽肿性炎的其他病因还包括血吸虫、霉菌感染及克罗恩病、结节病等，均不常见。⑥峡部结节性输卵管炎：一种特殊的慢性输卵管炎，临床可伴有不孕或异位妊娠。常为双侧性病变，在子宫输卵管峡部形成界限清楚的结节状瘤样病变。光镜下间质肌纤维增生，肌纤维之间为输卵管上皮增生，可呈小囊状扩张。炎症常不明显。

慢性盆腔炎的发生、发展与多个信号通路的激活和抑制有关。异常细胞因子的活化及反复发生的炎性组织损伤是慢性炎症中的研究热点。异常表达的细胞因子与炎症的发生、发展密切相关，对炎症性疾病既有促进作用，也有抑制作用。

哺乳动物体内TGF-β是一种多功能细胞因子，可调控细胞的增殖、分化和凋亡，与肿瘤发生、发展关系密切。TGF-β的表达有3种异构体，即TGF-β1、TGF-β2和TGF-β3，三者生物学功能相似，且有相互作用，其中活性最强的是TGF-β1。TGF-β1活性增强可直接或间接诱导多种胶原蛋白、纤连蛋白及蛋白酶抑制剂的合成和分泌，抑制蛋白酶的合成和分泌，从而促进ECM的合成，抑制其降解，导致组织重构和功能受损。TGF-β1同时是一种可以调节细胞分化生长、迁移及凋亡的多功能细胞因子，具有多种生物学效应，与细胞膜上的受体结合后，触发细胞内的信号转导通路，通过Smad2和Smad3调节细胞分化及组织增生。

目前发现的Smad蛋白有8种，其中Smad2和Smad3主要转导TGF-β的信号，并激活通路下游的信号分子。Smad蛋白是TGF-β1受体的唯一胞内激酶底物，将信号通过细胞质转导到细胞核，调节靶基因的转录。研究显示，慢性盆腔炎子宫组织中TGF-β1表达增强，且与Smad2/3蛋白的高表达趋势一致，暗示盆腔炎症的形成和发展可能与TGF-β1及Smad2/3的过表达有关。具体信号转导过程如下：TGF-β1首先通过与受体TβRⅡ结合并活化，活化后的TGF-β1和受体TβRⅠ相互作用形成受体异聚体，从而激活TβRⅡ的胞内段激酶并将Smad2和Smad3磷酸化，后二者通过和Smad4结合进入细胞核，与转录因子相互作用，影响相关基因转录，进而参与细胞周期调控。

SB431542是TGF-β信号转导通路的抑制剂，这种小分子化合物可有效抑制Smad的磷酸化，在慢性盆腔炎动物模型中加用SB431542后，动物子宫组织中TGF-β1 mRNA与磷酸化Smad2/3的表达显著降低，并趋于正常子宫组织中的表达水平，可见TGF-β1及Smad2/3的过表达可能与慢性盆腔炎的形成及发展有关。

第五节　宫腔粘连

宫腔粘连（intrauterine adhesion，IUA）是指子宫内膜受到损伤，导致宫腔、宫颈管出现完全或部分闭塞、粘连，继发月经量少、闭经、反复流产，甚至继发不孕。近几年IUA的发病率呈不断增高趋势。

一、IUA 发生的分子机制

研究表明，IUA系子宫内膜受损后发生纤维化所致，在纤维化过程中多种细胞因子参与其中并相互传导、相互作用，导致子宫内膜修复不良，纤维化形成。但目前IUA发病的分子机制仍不明确，目前其相关分子机制研究如下。

（一）ArhGAP29 与 IUA 的调节关系

ArhGAP29（即Rho GTP酶激活蛋白29）及RhoA/ROCK1信号通路与miR-1291 Rho相

互作用可激活激酶ROCK1和ROCK2，后者可介导肌动蛋白细胞骨架的重排，有助于上皮细胞、内皮细胞和成纤维细胞的促纤维化反应；ROCK1是一种上游调节因子，可调节细胞骨架的动态变化，具有GTP酶活性的RhoA属于小G蛋白超家族的亚组成员，是细胞表面受体和胞内多种信号蛋白的中介，在进行上皮-间质转化（EMT）的细胞中，TGF-β1通过TGF-β1信号和补体Smad作用的信号途径，与受体TβRⅡ结合，并磷酸化PAR6，后者招募SMURF1在细胞连接处结合RhoAGTP，从而导致细胞连接溶解和细胞迁移。ArhGAP29对RhoA具有关键的调节作用，可使RhoA失活，并进一步影响ROCK对EMT的抑制作用。因ArhGAP29含有GTP酶激活蛋白（GAP）结构域，与RhoA的亲和力很强，与RhoA强力结合后可使RhoA从GTP变成GDP而失活，继而影响下游介质ROCK，使肌动蛋白和细胞动力学蛋白的骨架改变，对细胞分裂和细胞周期造成影响，使上皮细胞极性的稳定性改变，从而调控EMT过程。研究显示，与正常子宫内膜相比，IUA患者子宫内膜中ArhGAP29的表达降低。miR-1291在IUA患者及IUA小鼠模型的子宫内膜中的表达水平显著高于正常子宫内膜组织，而miR-1291抑制剂可增加ArhGAP29在IUA患者子宫内膜中的表达，使RhoA和ROCK1的表达水平降低。因此认为，miR-1291可负向调节ArhGAP29调控的RhoA/ROCK1信号转导通路，促进子宫内膜纤维化和IUA发生。miR-1291抑制剂可阻断EMT过程，降低子宫内膜纤维化，使临床IUA病情减轻。

另外，研究发现，当上皮细胞中发生ECM堆积时内膜中上皮钙黏素（E-cadherin）表达水平会降低，且E-cadherin表达量降低与ArhGAP29的减少呈显著正相关，两者发挥协同作用使子宫内膜细胞的极性和完整性遭到破坏，导致细胞骨架结构改变。E-cadherin表达水平降低受TGF-β1表达介导，TGF-β1表达增高可通过Smad途径下调E-cadherin的表达，从而诱发子宫内膜IUA的形成。

（二）Smad 与 IUA 的调节关系

Smad3蛋白是一个负责TGF-β1生物效应的关键性下游介质，在子宫纤维组织中磷酸化Smad3会显著增加。TGF-β1与其受体结合后可激活下游介质Smad2和Smad3，以发挥相应生物学效应。有研究发现，IUA患者和IUA动物模型子宫内膜中Smad3蛋白及磷酸化Smad3蛋白水平均显著增加，这对诱导子宫内膜纤维化有重要意义。最近研究表明，TGF-β1是miR-326的直接靶点，IUA子宫内膜组织中miR-326表达明显降低，且与TGF-β1及α-SMA、Ⅰ型胶原α1链（COL1A1）、纤连蛋白（FN）等促纤维化因子的表达呈负相关。在子宫内膜组织中，miR-326的过表达可通过下调这些促纤维化因子、抑制TGF-β1的表达来阻断TGF-β1/Smad3信号通路的激活，抑制子宫内膜纤维化。miR-326可能是IUA预后的生物标志物和治疗靶点。

另外，Smad4在IUA患者子宫内膜中也呈现明显的高表达，且高表达的程度随粘连程度的增加而增加。重度IUA子宫内膜组织中TGF-β1和Smad4的表达与正常子宫内膜相比具有更为显著的差异，这提示Smad4可能是重度IUA的一种分子表现，Smad4可能在TGF-β1受诱导时增加，并促进重度IUA的发生。

（三）TGF-β1 与 IUA 的调节关系

TGF-β 家族除主要通过 Smad 信号通路对细胞生命活动产生影响，也可激活其他信号通路发挥作用，或作为 Smad 途径的补充途径，对细胞活动进行调节。TGF-β1 是 TGF-β 家族中研究最广泛的因子，在器官纤维化的发生发展中起重要作用。Fox 转录调节因子的重要成分 FoxF2 是 TGF-β1 激活 Smad 通路过程中的协同因子，IUA 患者子宫内膜中高表达的 FoxF2 可通过上调去整合素金属蛋白酶（ADAM）15、ADAM17 来增强 TGF-β1 通路功能，还可抑制 MMP9 的活性，这些作用均可促进 IUA 的发生。研究显示，IUA 患者子宫内膜中 FoxF2 的含量明显增高，且与 ADAM15、ADAM17 的高表达呈正相关。除增强 TGF-β1 通路之外，ADAM15 还可抑制细胞之间纤维蛋白的水解，加强细胞间的黏附作用，ADAM17 则能通过增加 IL-6、ICAM-1 等因子的释放促进细胞之间纤维蛋白的沉积，最终均可促进 IUA 的发生。MMP9 是 MMP 家族成员，能降解包括 LN、内脂素和 FN 在内的 ECM 成分，抑制 TGF-β1 的表达，进而抑制子宫内膜纤维化的过程。FoxF2 表达增强 TGF-β1 而抑制 MMP9 的表达，高水平的 TGF-β1 通过结合 *MMP* 基因的启动子区域来阻止多个 MMP 的表达，减弱 MMP9 对 EMT 的重塑功能，促进纤维化的进程。

另外，骨膜蛋白（Postn）也可能在 IUA 相关的 TGF-β 通路中发挥重要作用。Postn 通常在增加体内胶原生成方面起关键作用。除此之外，人体大多数纤维化相关疾病与成纤维细胞产生过量的 Postn 有关。作为促纤维化物质，Postn 是 TGF-β 超家族信号通路下游的重要介质，两者之间可呈双向调节。研究发现，IUA 患者子宫内膜组织中纤维标志物 Postn 水平明显升高，且 Postn 高表达的程度与 IUA 的严重程度呈正相关。当子宫内膜受到损伤后，子宫内膜环境改变可使得 TGF-β1 表达升高且活性增强，TGF-β1 信号通路可诱导 Postn 表达上调，而 Postn 的上调通过双向调节进一步增加 TGF-β1 的表达，从而促进子宫内膜纤维化进程。

二、IUA 的临床治疗

近年来，随着人工流产术的快速增加及宫腔镜检查的普及，宫腔粘连的发病率逐年增加，在不孕症及 IVF-ET 反复失败患者中 IUA 的诊断率也逐年升高。IUA 成为严重影响育龄女性生殖健康的主要疾病之一。IUA 患者可出现子宫内膜基底层损伤、功能层再生障碍或缺失、纤维组织过度增生、宫壁粘连纤维化、宫腔闭塞，患者因此出现反复流产及不孕。目前，宫腔镜下宫腔粘连分离术（TCRA）是 IUA 首选的手术方法，但由于术后再粘连发生率高，内膜修复及再生困难等特点，患者术后妊娠率及活产率明显低于正常女性。文献报道的 TCRA 术后的妇女总妊娠率为 60% 左右，活产率为 30%～40%，术后妊娠的平均时限为 18～21 个月，而没有其他不孕因素的患者术后妊娠的时限约为 12.2 个月。多个研究显示，宫腔粘连病程长短、粘连程度、是否有 TCRA 术后再粘连、术后月经模式、术后内膜厚度、活性内膜分布与 TCRA 术后的妊娠情况有显著相关性，其中病程长短、粘连程度及 TCRA 术后内膜厚度是影响妊娠的独立因素。

完整的子宫内膜及正常的宫腔形态是妊娠的关键，而宫腔粘连造成宫腔形态异常，内膜损伤使内膜变薄，有功能的宫腔面积减少，干扰胚胎种植，导致不孕。粘连的程度反映了内膜的损伤程度，与妊娠结局密切相关，是影响生殖结局的独立因素。也有学者提出粘连程度与术后妊娠率无关，可能与其粘连分类标准不同、部分粘连患者未合并不孕等因素有关。这也说明目前宫腔粘连的分类多以粘连形成的位置及范围作为评判粘连程度的标准，但并不能很好地评估患者的生殖预后。宫腔粘连是一种不威胁生命的疾病，临床主要治疗合并不孕的患者，治疗的主要目的是恢复其正常生殖功能，分类标准的不同使相关研究结果各异且给研究带来困难。因此制定统一的、能与生殖预后结合的分类标准非常重要。目前研究发现，部分患者宫腔无粘连带形成，仅表现为内膜的纤维化，根据现有的分类方法诊断为轻度粘连，但该类患者的生殖预后反而不佳。因为其宫腔镜下表现为宫腔形态正常，无明显粘连带，但内膜色泽苍白、薄厚不均、僵硬、无腺体开口或分布少，形成"假内膜层"，并不能形成内膜功能，胚胎无法植入。而有功能的内膜在宫腔镜下表现为色泽粉红，厚度正常，均匀，弹性好，腺体开口丰富，为胚胎植入提供了保障。研究显示，IUA患者TCRA术后连续3个月B超测量卵泡晚期内膜厚度的平均值，表明内膜厚度与妊娠率呈正相关，且是影响妊娠的独立因素。多数研究表明子宫内膜厚度与其容受性相关，但也有学者认为内膜厚度和妊娠率之间无相关性。因此内膜厚度与妊娠率是否相关存在争议。据文献报道，术后适宜妊娠的内膜厚度为9～11mm，在辅助生殖治疗中内膜厚度最小要达到5～8mm。有研究显示，TCRA术后内膜厚度＜6mm的妊娠率为31.2%，内膜≥6mm的妊娠率为72.5%，说明TCRA术后内膜厚度影响妊娠率，但术后内膜＜6mm的患者仍有31.2%的妊娠率，提示内膜厚度不是预测内膜与术后妊娠关系的唯一指标。相当一部分妊娠患者术后超声下内膜回声强度低，而部分内膜在8～10mm的未孕患者内膜回声偏强，且有文献提出子宫基底动脉血流阻力指数（RA-RI）可以反映子宫动脉血流状况，RA-RI越高，子宫血流灌注越差，内膜供血障碍，可能影响内膜修复。因此，将内膜厚度、回声强度及RA-RI三者结合来评估内膜的恢复情况及生殖预后更有意义。

很多研究认为IUA病程长短与TCRA术后妊娠情况密切相关。一般来说，患者病程越长，TCRA手术效果越差，术后宫腔粘连复发率越高。有研究认为IUA病程只与TCRA术后的月经恢复有关，与术后妊娠率相关性不显著，但多数研究支持IUA病程与TCRA术后妊娠结局的显著相关性。研究表明，IUA病程在12个月内的患者术后妊娠率为69.2%，明显高于病程超过12个月的患者（35.4%）。因此，患者在人工流产等宫腔操作术后出现明显月经减少或闭经等症状时应首先考虑宫腔粘连，及时诊断治疗，并且尽早妊娠，不宜等待。月经量为生殖预后良好的重要标志，反映了子宫内膜修复程度，有文献指出TCRA术后出现闭经的患者术后妊娠率低于月经恢复正常的患者，因此术后月经的恢复状况可用于预测其生殖或助孕结局。

TCRA术后宫腔再粘连会增加患者宫内操作的次数，进一步加重内膜损伤，延长IUA病程及治疗周期，影响患者术后的妊娠。研究表明，TCRA术后宫腔形成再粘连患者预后明显劣于宫腔恢复正常者，TCRA术后生育能力的恢复很大程度上取决于术前粘连的严重程度及宫腔情况，术后再粘连与妊娠结局明显相关，TCRA术后再粘连的患者妊娠率为22.2%，明显低于未再粘连患者（66.2%）。因此TCRA术后防治再粘连也是治疗的重点及难点。目前常用的防粘连方式包括药物治疗及屏障治疗，可起到一定的防止再粘连的作用，但尚无大样本的随机对照试验表明何种方式最为安全有效。

多数研究支持年龄是影响女性妊娠的直接因素。随着年龄增长，女性35岁后卵巢的储备功能开始下降，生育能力低下。因此，对TCRA术后的生殖高龄患者是否可以适当放宽辅助生殖的指征值得思考。

TCRA由于其微创性及可在直视下操作的优势而成为目前治疗IUA的主要手术方式，手术的目的是恢复宫腔正常的容积和形态。根据粘连的程度、位置、分离的难易程度选择不同的分离方式，常采用机械性分离方式，减少能量器械对残余内膜的损伤，但机械分离对于致密坚韧的粘连并不理想，这时就需要电切环、电切针等能量器械进行分离手术。必须在有经验的超声医师的超声引导下，由经验丰富的腔镜医师完成能源性分离手术，以完全分离粘连及恢复宫腔形态为手术目的，但应掌控电切的深度及面积，切不可盲目自信，造成医源性损伤。有研究指出人工流产术后宫腔粘连的程度与宫腔操作次数无关，而与术者的经验及操作方法相关。临床医师在行人工流产手术时不能一味追求清宫彻底、减少残留率而忽略内膜损伤的问题。

总之，TCRA是目前公认的IUA的主要治疗手段，术后再粘连仍是治疗的重点及难点。术后辅助治疗方式的不确切及粘连复发是IUA患者妊娠率低于正常的原因之一。病程的长短影响治疗的预后，早发现、早诊断、早治疗可以一定程度上改善患者的生殖预后。宫腔粘连的程度结合术后内膜厚度可以预测患者的生殖预后。宫腔粘连患者由于内膜因素而生育能力低下，加之年龄因素影响，是否可以适当放宽辅助生殖指征是值得思考的问题。

（高磊磊　寿华锋）

参 考 文 献

韩佳寅，易艳，梁爱华，等，2016. Rho/ROCK 信号通路研究进展. 药学学报，51（6）：853-859.

冀为，赵元元，张飞，等，2018. TGF-β 与细胞内信号通路的交互作用在肿瘤研究中的进展. 中国肿瘤临床，45（15）：800-803.

李博然，马璐璐，申乐，等，2018. NF-κB 信号通路在子宫内膜异位症疼痛中作用的研究进展. 基础医学与临床，38（10）：1466-1469.

李艳，闻姬，陈军，等，2016. 子宫内膜异位症有关信号通路的研究进展. 生殖与避孕，36（2）：128-134.

刘木彪，何援利，钟洁，2010. 靶向核因子 κB p65siRNA 促人血管内皮细胞 EAhy926 的凋亡. 中国组织工程研究与临床康复，14（33）：6155-6158.

吴松，郑桂霞，张艳辉，等，2016. JAK2/STAT3 信号通路与子宫内膜异位症发病机制相关性研究. 中国继续医学教育，8（30）：51-53.

詹宇，2016. PRL-3 及其参与的 SOCS3/JAK2/STAT3 通路在子宫内膜异位症中的作用和机制研究. 杭州：浙江大学.

张剑，刘凤，刘秀珍，等，2011. JAK/STAT 信号转导通路与 ALI/ARDS 关系研究. 滨州医学院学报，34（3）：219-221.

张玉虹，孙喜斌，刘晓娟，等，2015. Rho/ROCK 信号通路对在异位子宫内膜间质细胞 NF-κB、MMP-9 和 TIMP-1 表达的影响. 广东医学，36（5）：725-728.

Bañuls C，Rovira-Llopis S，Martinez de Marañon A，et al，2017. Metabolic syndrome enhances endoplasmic reticulum, oxidative stress and leukocyte-endothelium interactions in PCOS. Metabolism, 71: 153-162.

Catov J M, Bodnar L M, Ness R B, et al, 2007. Inflammation and dyslipidemia related to risk of spontaneous preterm birth. Am J Epidemiol, 166（11）: 1312-1319.

Chakrabarty S, Nagamani M, 2008. Peripubertla hyperinsulinemia upregulates phosphatidyli-nositol 3-kinase/akt pathway in rat ovaries. Reprod Sci, 15（3）: 274-284.

Chang H M, Qiao J, Leung P C, et al, 2015. Role cytokines of the TGF-β family in the process of folliculogenesis, oogenesis and oocyte maturation in mammals. Med Wete, 71: 412-417.

Cheng C W, Smith S K, Charnock-Jones D S, 2008. Transcript profile and localization of Wnt signaling-related molecules in human endometrium. Fertil Steril, 90（1）: 201-204.

Chi X X, Zhang T, Chu X, et al, 2018. The regulatory effect of Genistein on granulosa cell in ovary of rat with PCOS through Bcl-2 and Bax signaling pathways. J Vet Med Sci, 80（8）: 1348-1355.

Choi J, Jo M, Lee E, et al, 2011. Induction of apoptotic cell death via accumulation of autophagosomes in rat granulosa cells. Fertil Steril, 95（4）: 1482-1486.

Corbould A, Dunaif A, 2007. The adipose cell ineage is not intrinsically insulin resistant in polycystic ovary syndrome. Metabolism, 56（5）: 716-722.

Corbould A, Kim Y B, Youngren J F, et al, 2005. Insulin resistance in the skeletal muscle of women with PCOS involves intirnsic and acquired defects in insulin signaling. Am J Physiol Endocrinol Metab, 288（5）: E1047-E1054.

Cui N, Wang H, Wang W, et al, 2016. Impact of body mass index on outcomes of in vitro fertilization/intracytoplasmic sperm injection among polycystic ovarian syndrome patients. Cell Physiol Biochem, 39（5）: 1723-1734.

Denny E, Mann C H, 2007. Endometriosis-associated dyspareunia: the impact on women's lives. J Fam Plan Reprod H, 33（3）: 189-193.

Dunaif A, Wu X, Lee A, et al, 2001. Defects in insulin receptor singaling in vivo in the polycystic ovary syndrome（PCOS）. Am J Physiol Endoerinol Metab, 281（2）: E392-E399.

Farland L V, Prescott J, Sasamoto N, et al, 2019. Endometriosis and risk of adverse pregnancy outcomes. Obstet Gynecol, 134（3）: 527-536.

Fornes R, Ormazabal P, Rosas C, et al, 2010. Changes in the expression of insulin signaling pathway molecules in endometria from polycystic ovary syndrome women with or without hyperinsulinemia. Mol Med, 16（3-4）: 129-136.

Gao X, Yeh Y C, Outley J, et al, 2006. Health-related quality of life burden of women with endometriosis: a literature review. Curr Med Res Opin, 22（9）: 1787-1797.

Guo S, Quan S, Zou S, 2021. Roles of the notch signaling pathway in ovarian functioning. Reprod Sci, 28（10）: 2770-2778.

Harada T, Taniguchi F, Onishi K, et al, 2016. Obstetrical complications in women with endometriosis: a cohort study in Japan. PLoS One, 11（12）: e0168476.

He Y, Lu Y, Zhu Q, et al, 2019. Influence of metabolic syndrome on female fertility and in vitro fertilization outcomes in PCOS women. Am J Obstet Gynecol, 221（2）: 138. e1-138. e12.

Huang F, Cao J, Liu Q, et al, 2013. MAPK/ERK signal pathway involved expression of COX-2 and VEGF by IL-1β induced in human endometriosis stromal cells in vitro. Int J Clin Exp Pathol, 6（10）: 2129-2136.

Hum M, Dytoc M, 2017. A dermatologist's approach to genitourinary syndrome of menopause. J Cutan Med Surg, 21（5）: 418-424.

Jiang T, Harder B, Rojo M, et al, 2015. p62 links autophagy and Nrf2 signaling. Free Radical Bio Med, 88

（Pt B）：199-204.

KiykacAltinbas S，BayogluTekin Y，Dilbaz B，et al，2015. Evaluation of quality of life in fertile Turkish women with severe endometriosis. J Obstet Gynaecol，35（1）：49-52.

Klaus A，Birchmeier W，2008. Wnt signalling and its impact on development and cancer. Nat Rev Cancer，46（8）：3307-3315.

Kumariya S，Ubba V，Jha R K，et al，2021. Autophagy in ovary and polycystic ovary syndrome：role，dispute and future perspective. Autophagy，17（10）：2706-2733.

Kume T，Suenaga A，Izumi Y，et al，2016. Protective effect of dimethyl fumarate on an oxidative stress model induced by sodium nitroprusside in mice. Biol Pharm Bull，39（6）：1055-1059.

Kvaskoff M，Mu F，Terry K L，et al，2015. Endometriosis：a high-risk population for major chronic diseases? Hum Reprod Update，21（4）：500-516.

Lian L，Huang Q，Zhang L，et al，2018. Anti-fibrogenic potential of mesenchymal stromal cells in treating fibrosis in Crohn's disease. Dig Dis Sci，63（7）：1821-1834.

Liu Y，Perez J，Hammer L A，et al，2018. Intravaginal administration of interleukin 12 during genital gonococcal infection in mice induces immunity to heterologous strains of neisseria gonorrhoeae. mSphere，3（1）：e00421-e00417.

Logan P C，Yango P，Tran N D，2018. Endometrial stromal and epithelial cells exhibit unique aberrant molecular defects in patients with endometriosis. Reprod Sci，25（1）：140-159.

Lu J，Wang Z，Cao J，et al，2018. A novel and compact review on the role of oxidative stress in female reproduction. Reprod Biol Endocrinol，16（1）：80.

Marshburn P B，2012. Endometriosis：optimizing fertility. Postgraduate Obstetrics & Gynecology，32：1-6.

Miano M G，Laperuta C，Chiurazzi P，et al，2007. Ovarian dysfunction and FMR1 alleles in a large Italian family with POF and FRAXA disorders：case report. BMC Med Genet，8：18.

Mitamura Y，Murai M，Mitoma C，et al，2018. NRF2 activation inhibits both TGF-β1- and IL-13-mediated periostin expression in fibroblasts：benefit of cinnamaldehyde for antifibrotic treatment. Oxid Med Cell Longev，2018：2475047.

Miyamoto S，Nagamura Y，Nakabo A，et al，2017. Aberrant alternative splicing of RHOA is associated with loss of its expression and activity in diffuse-type gastric carcinoma cells. Biochem Bioph Res Co，495（2）：1942-1947.

Mu M，Zuo S，Wu RM，et al，2018. Ferulic acid attenuates liver fibrosis and hepatic stellate cell activation via inhibition of TGF-β/Smad signaling pathway. Drug Des Devel Ther，12：4107-4115.

Nair P A，2014. Dermatosis associated with menopause. J Midlife Health，5：168-175.

Nappi R E，Kokot-Kierepa M，2012. Vaginal Health：Insights，Views & Attitudes（VIVA）—results from an international survey. Climacteric，15（1）：36-44.

Noguchi M，Hirata N，Tanaka T，et al，2020. Autophagy as a modulator of cell death machinery. Cell Death Dis，11（7）：517.

Oehmke F，Weyand J，Hackethal A，et al，2009. Impact of endometriosis on quality of life：a pilot study. Gynecol Endocrinol，25（11）：722-725.

Practice Committee of the American Society for Reproductive Medicine，2012. Endometriosis and infertility：a committee opinion. Fertil Steril，98（3）：591-598.

Rajkhowa M，Brett S，Cuthbertson D J，et al，2009. Insulin resistance in polycystic ovary syndrome is associated with defective regulation of ERK1/2 by insulin in skeletal muscle *in vivo*. Biochem J，418（3）：665-671.

Riazi H，Tehranian N，Ziaei S，et al，2014. Patients' and physicians' descriptions of occurrence and diagnosis of endometriosis：a qualitative study from Iran. BMC Womens Health，14：1472-6874.

Rodriguez-Hernandez I，Cantelli G，Bruce F，et al，2016. Rho，ROCK and actomyosin contractility in metastasis as drug targets. F1000Res，5：783.

Rossi J，Swan M C，Isaacs E D，2010. AAGL practice report：practice guidelines for management of intrauterine synechiae. J Minim Invas Gyn，17（1）：1-7.

Salma U，Xue M，Ali Sheikh M S，et al，2016. Role of transforming growth factor-β1 and smads signaling pathway in intrauterine adhesion. Mediat Inflamm，2016：4158287.

Steokowski T M，Kruszewski M K，2011. Molecular cross-talk between the NRF2/KEAP1 signaling pathway，autophagy，and apoptosis. Free Radical Bio Med，50（9）：1186-1195.

Tagashira T，Fukuda T，Miyata M，et al，2018. Afadin facilitates vascular endothelial growth factor-induced network formation and migration of vascular endothelial cells by inactivating Rho-associated kinase through ArhGAP29. Arterioscl Throm Vas，38（5）：1159-1169.

Tan B K，Maillou K，Mathur R S，et al，2013. A retrospective review of patient-reported outcomes on the impact on quality of life in patients undergoing total abdominal hysterectomy and bilateral salpingo-oophorectomy for endometriosis. Eur J Obstet Gynecol Reprod Biol，170（2）：533-538.

Taniguchi F，Higaki H，Izawa M，et al，2014. The cellular inhibitor of apoptosis protein-2 is a possible target of novel treatment for endometriosis. Am J Reprod Immunol，71（3）：278-285.

Turini S，Bergandi L，Gazzano E，et al，2019. Epithelial to mesenchymal transition in human mesothelial cells exposed to asbestos fibers：role of TGF-β as mediator of malignant mesothelioma development or metastasis via EMT event. Int J Mol Sci，20（1）：150.

Vitale S G，Petrosino B，La Rosa V L，et al，2016. A systematic review of the association between psychiatric disturbances and endometriosis. J Obstet Gynaecol CA，38（12）：1079-1080.

Wei X，Shao X，2018. Nobiletin alleviates endometriosis via down-regulating NF-κB activity in endometriosis mouse model. Biosci Rep，38（3）：20180470.

Wickiewicz D，Chrobak A，Gmyrek G B，et al，2013. Diagnostic accuracy of interleukin-6 levels in peritoneal fluid for detection of endometriosis. Arch Gynecol Obstet，288（4）：805-814.

Yadav P，Kundu P，Pandey V K，et al，2022. Effects of prolonged treatment of TGF-βR inhibitor SB431542 on radiation-induced signaling in breast cancer cells. Int J Radiat Biol，1-15.

Yang H Y，Xie Y，Yang D Y，et al，2017. Oxidative stress-in-duced apoptosis in granulosa cells involves JNK，p53 and Puma. Oncotarget，8（15）：25310-25322.

Zalcman G，Closson V，Linareès-Cruz G，et al，1995. Regulation of Ras- related RhoB protein expression during the cell cycle. Oncogene，10（10）：1935-1945.

Zhang W W，Xue R，Mi T Y，et al，2022. Propofol ameliorates acute postoperative fatigue and promotes glucagon-regulated hepatic gluconeogenesis by activating CREB/PGC-1α and accelerating fatty acids beta-oxidation. Biochem Biophys Res Commun，586：121-128.

第五章
异常受精和胚胎发育不良

人类胚胎发育始于受精。受精触发卵子第二次减数分裂进程、合子形成及随之的单倍体雌、雄原核融合。伴随着胚胎染色体的多轮复制，在完成多次有丝分裂后，受精卵在第3天发育形成8细胞卵裂期胚胎（cleavage embryo），第4天胚胎开始致密化形成桑葚胚（morula），于第5或6天发育成囊胚（blastocyst）。在体内，这一系列事件均发生在输卵管和子宫内，难以观察。借助于ART，人们已能够在体外观察配子受精和胚胎发育的过程。

第一节 受精过程

受精是单倍体精子和单倍体卵子相互识别、结合和融合，形成二倍体受精卵（合子）的过程。受精过程涉及精卵之间多个环节的相互作用。生理状态下，人类卵子受精发生在输卵管壶腹部。卵泡发育成熟后排出的卵子被输卵管伞捕获后到达输卵管壶腹部，卵子及其外周的卵丘细胞向周围环境释放黄体酮（孕酮）及其他非肽类趋化因子，趋化获能（capacitation）的精子快速接近卵丘-卵母细胞复合体（cumulus-oocyte complex，COC），并在精子运动能力、透明质酸酶等的共同作用下穿透卵丘基质层，首先与卵子的透明带相遇。透明带是分布于卵子外周的一层物理屏障，是由卵子分泌的三种糖蛋白ZP1、ZP2和ZP3组成的网状交错结构。精子必须穿透透明带才能实现受精，而精子发生顶体反应（acrosome reaction）是精子穿透所必需的。顶体是高尔基体衍生的细胞器，位于细胞膜和核膜之间，富含多种溶解酶或酶原。顶体反应是指受精时顶体小泡与精子质膜融合分泌胞吐物质，释放出溶解酶类，包括顶体酶、顶体颗粒蛋白、透明质酸酶等，其中顶体酶是参与顶体反应的最主要蛋白酶。顶体酶以酶原形式存在于顶体内，在顶体反应中被释放到透明带上并转化成有活性的β-顶体酶，后者具有消化透明带最内层糖蛋白的作用。在受精过程中，精子头部的透明带受体可与卵子分泌的ZP3和ZP2结合诱发顶体反应，穿透透明带，精子进入卵周隙（perivitelline space，PVS）。顶体反应只发生于获能精子，主要受Ca^{2+}内流信号的调控。

进入卵周隙后，精子头部可与卵质膜融合，其中精子头部的去整合素肽是精子进入卵子的关键物质。进入卵子的精子可诱导皮质反应（cortical response），卵子释放皮质颗粒（cortical granule），颗粒所含的丝氨酸蛋白酶、过氧化物酶和糖胺聚糖会切断蛋白质间连接，去除卵子表面受体，使卵质膜和透明带硬化，这是卵子阻止多精受精（polyspermy）发生的主要机制。与此同时，卵子与精子完成相互激活，形成包含雌原核和雄原核的合子

（zygote），其染色体数量恢复到46条。

（习海涛）

第二节 受精异常

受精结果的判断通常以原核数作为标准，将特定时间内成熟卵胞质中出现2个原核视为正常受精，而单原核、3个及以上原核视为异常受精。此外，对于特定时间内未出现原核但后期发生卵裂者也定义为异常受精。随着Time-lapse的不断普及和应用，人们对受精过程有了全面、动态的了解，可以为原核评判提供更为客观的依据，从而对原核的判断更加准确，为后续胚胎的选择提供更多的参考。

一、正常受精

IVF治疗中一般于授精后16～18h观察卵子受精情况。正常受精卵包含2个原核

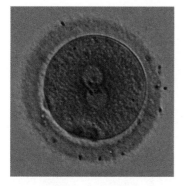

图5-1　正常受精卵

（2PN）和2个极体（polar body，PB），透明带完整、规则，胞质清晰、均匀（图5-1）。在理想状态下，2PN大小相近，雄原核要略大一些，紧密排列于受精卵中心。每个原核核仁数量相近，为5～7个，在两个原核交界处成行排列或对称分散分布，原核周围有清晰的细胞质晕（图5-1）。

两个原核的大小、发育速度及对称性与胚胎发育潜能相关，因此原核评分是IVF过程中重要的观察指标。核仁数目相等、分布对称及发育同步的受精卵发育潜能较高。核仁数目不对称可能是雌、雄原核发育不同步及染色体异常或减数分裂异常的重要标志。两个原核大小差异明显提示存在非整倍体可能性较大，原核过小的卵子形成低质量胚胎的概率增加。目前原核评分标准较多，但各种评分方法大同小异，观察的指标主要包括原核与核仁的数目、大小及相互位置等。

（一）受精阶段原核和胞质的变化

1. 原核的变化　IVF或ICSI后8h左右原核开始出现。早期原核形细小，核仁隐约可见并随机分布在原核内。随着培养时间的延长，原核进一步发育，开始向合子中心迁移并相互靠近，核仁逐渐变大。雌、雄原核形成的特点不同。精子进入卵子后，在卵子中心形成雄原核，而雌原核则在第二极体附近形成并逐渐向雄原核处迁移，直到两者相遇。正常情况下，IVF或ICSI后16～18h正常受精的卵子可见明显的原核和核仁。

2. 胞质的变化　在原核生长过程中，细胞器可从皮质区向合子中心区迁移，并在胞质内形成清晰的胞质晕（halo）。胞质晕的出现与细胞器在核周聚集有关，目前认为主要是

线粒体聚集，此区域也是细胞代谢最活跃的区域。胞质晕的形成是卵质旋转的结果，受精星体微管蛋白纤维的调控。有观点认为胞质晕与胚胎发育结局存在关联，但目前尚无定论。

（二）原核评分

常用的原核评分标准针对的是正常受精的合子，评判时间为授精后16～18h。Scott评分标准是目前常用的评分体系，主要判定指标包括原核（大小、位置和均匀性）和核仁（数量、大小和分布）。

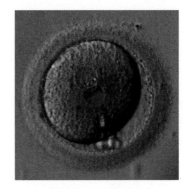

图5-2　Z1级原核

Z1：2PN并列相连，大小一致；每个原核的核仁数量为3～7个，大小相近，线性排列于原核连接处（图5-2）。

Z2：2PN并列相连，大小一致；每个原核的核仁数量为3～7个，大小相近，均匀分散排列于原核中（图5-3）。

Z3：2PN并列相连，大小一致；核仁数目相近或不同，大小均匀或不均匀；其中一个原核中核仁呈线性排列于原核连接处，而另一个原核的核仁不规则分散分布；核仁数量为3～7个（图5-4）。

Z4：2PN大小不等明显或分离；原核中的核仁有时消失（图5-5）。

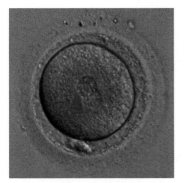

图5-3　Z2级原核

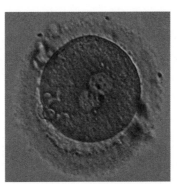

图5-4　Z3级原核

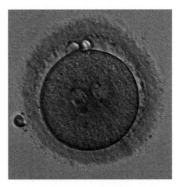

图5-5　Z4级原核

二、异常受精

（一）0PN

部分卵子授精后未能在规定时间内观察到原核，即0PN。0PN有2种情况，一是由于精子未进入卵子，属于真正的未受精；另一种是在规定的时间内未看到原核，但后期发生卵裂，归属于异常受精。

1. 受精失败　卵子不受精是IVF/ICSI周期常见的现象，占授精卵子总数的15%～40%。对于治疗周期，若总受精率低于30%，可以判定为受精率低下；若全部卵子均未受精，则属于受精失败，后者占IVF治疗周期的3%～10%。卵子因素和精子因素均可造成受精失败。

精子黏附和穿透机制存在缺陷是导致精子最终无法穿入卵子的最主要原因。在受精失败的女性患者中，筛选到较高比例ZP3基因不同位点的突变；在透明带异常或缺失的患者中，也筛选到ZP1和ZP2的突变。透明带糖蛋白是卵子表面的精子受体，卵子和精子的初级识别是由ZP3和精子质膜上的ZP3受体介导的，并诱发顶体反应；而ZP2介导精卵次级识别。透明带蛋白基因突变可导致精卵无法正常识别、结合及诱发顶体反应，从而导致受精失败。目前的研究发现除了卵子表面存在精子受体，精子表面也存在很多与卵子透明带相互作用的卵子结合蛋白，如半乳糖基转移酶（GalTase）、SED1、透明带结合蛋白（ZPBP）1、sFUT-5、sp56等。这些蛋白会迁移到细胞膜上脂筏区域，形成一个介导精卵相互作用的功能复合体。这些卵子结合蛋白基因的缺陷会导致精子与卵子的结合点数量下降，但精子仍然具有受精能力。这提示参与精卵识别和结合的这些蛋白质可能存在相互代偿作用，但具体哪一种蛋白是受精过程中所必需的目前还没有定论。

精子质量与受精失败有关，尤其容易发生在精子密度低下和形态异常增高时。精子数量和形态严重异常提示睾丸功能不良，形态异常的精子表面蛋白和染色体结构存在异常的概率增加；精子数量不足可致精子穿透卵丘复合物的能力减弱。

卵子质量也是导致受精失败的因素。卵子成熟是实现受精的前提条件，IVF技术中获得的卵子尽管多数发生了核成熟，但30%MⅡ卵子细胞质并未成熟，这种核质发育不平衡的卵子受精能力不足。此外，透明带硬化也是造成精子不能入卵的原因之一，这在冷冻卵子和IVM技术的受精方案选择时尤其受到关注。

2. 0PN卵发生卵裂 未观察到原核的卵子并不全是受精失败，无原核发生卵裂的这部分卵子可能是单性生殖或受精过程中某个环节出现提前或延后。有研究表明，受精后17～20h未观察到原核的卵子中有41%发生卵裂，其形成的胚胎形态和与正常受精胚胎并无显著性差异，但30%的0PN卵在卵裂期胚胎发育过程中会发生发育停滞，其比例显著高于正常受精卵。0PN卵裂期胚胎的种植率显著低于正常受精胚胎，细胞遗传学分析提示在0PN卵裂期胚胎中有55%出现染色体异常（20%单倍体，9%三倍体，26%嵌合体），远远高于正常受精胚胎的29%。受精延迟的胚胎其发育潜能差，据文献报道37%的受精延迟是卵子畸形或内分泌异常引起的，14.8%是精子缺陷，还有32%则与精子和卵子无明显相关性。

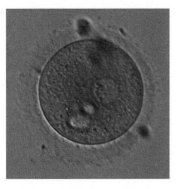

图5-6　单原核卵子（1PN）

（二）1PN

IVF中3%～6%的卵子仅观察到1个原核（图5-6），大部分单原核受精卵会发生卵裂。对IVF中1PN受精卵核型进行分析，发现其中38%的1PN受精卵为二倍体，提示1PN受精卵存在下列可能：①1个雌原核和1个雄原核提前融合形成二倍体的受精卵，这部分受精卵可观察到2个极体。研究数据表明在授精后16～18h，有8%的受精卵出现原核融合现象。②卵子发生孤雌激活（parthenogenetic activation），形成1PN的雌原核，这部分孤雌胚胎发育能力差。③1PN可能为雄原核，卵子激活失败，这部分受精卵往往只观察到1个极体。④为多原核融合形成，这种1PN来源的胚胎往往体现为染色体的倍性异常。因此，对于1PN发育的胚胎还需谨慎对待，一般不建议优先移植。

（三）多原核

多原核（polypronuclear）是在卵胞质中出现3个及以上原核（图5-7），是IVF最常见的异常受精现象，发生率为5%左右，以3PN多见。在IVF/ICSI中出现多原核的原因：①2条及以上精子进入卵子形成受精卵，是引起多原核的主要原因。②少数由卵子减数分裂异常或者进入卵子的精子本身是多倍体所致。③由第二极体排出失败所致，这种现象主要见于ICSI后，发生率低。④由于细胞核直接分裂并重新形成核。⑤常规观察时机为2PN，但在继续培养过程中成为多原核，也应该判断为多原核异常。

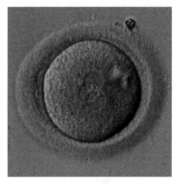

图5-7　三原核卵子（3PN）

多精受精导致的多原核与卵子皮质反应异常有关，而卵子成熟度是影响皮质反应、阻止多精受精的关键因素。卵子的皮质反应能力在卵子生发泡破裂（germinal vesicle breakdown，GVBD）后开始形成，但在卵子成熟前，由于皮质颗粒数量少并且未靠近卵质膜分布，卵子未建立起完善的皮质反应机制，缺乏发生皮质反应的能力。也有研究显示将肌醇1, 4, 5-三磷酸（IP_3）注射入小鼠和仓鼠的未成熟卵子中，胞质内Ca^{2+}的升高水平比成熟卵子低，也未观察到ZP2向ZP2f的转变，表明此时卵子未发生皮质反应。超促排卵技术获得的卵子存在核质成熟不平衡的比例较高，胞质不成熟导致皮质颗粒在卵膜下的分布不完善，皮质颗粒诱发皮质反应的能力不足。因此，这些完成核成熟的卵子可以发生受精，但发生多精入卵的可能性增加。

成熟的卵子由于皮质颗粒已发育成熟并完成在卵膜下的分布，已具有阻止多精受精的能力。当精子穿入卵子后，卵胞质内的Ca^{2+}浓度升高，触发细胞内包括皮质反应在内的一系列事件，使皮质颗粒的内容物很快释放到卵周隙中，透明带发生硬化，从而达到阻止多精受精的目的。

但过度成熟的卵子发生多原核受精的风险也增加。过度成熟的卵子尽管皮质颗粒分布完善，但在第一个精子入卵后只能释放部分皮质颗粒，且皮质颗粒中相关物质的活性降低，不能诱发正常的皮质反应，阻止多精入卵的能力减弱。

第三节　早期胚胎发育异常

一、早期胚胎的分级

卵子受精后经过有丝分裂形成卵裂期胚胎。选择高质量卵裂期胚胎移植可以获得满意的妊娠率，因此需要对获得的胚胎进行系统质量评级，其中形态学评估是最常用的胚胎评价方法。胚胎形态学评级体系较多，ASEBIR标准是常用的评级系统之一（表5-1）。采用该标准体系主要评估的指标包括胚胎卵裂球（blastomere）数目和均匀程度、胚胎内碎片数量和分布、胞质颜色与形态、透明带状态及细胞核数量等。质量好的胚胎分裂速度正常、卵裂球均匀，无碎片、没有空泡和多核（polynuclear）现象。通常第二天（D2）的1级卵裂期胚胎（受精后43～45h）可见4个大小相等的卵裂球，呈四面体排列，碎片少于10%（图5-8）；另一些胚胎依据表5-1中对卵裂球数目、均匀度和多核现象、碎片比、胞质空泡的观察及评价分为2级（图5-9）、3级（图5-10）和4级胚胎（图5-11）。第三天（D3）的1级卵裂期胚胎（受精后67～69h）应有7～9个大小相等的卵裂球，碎片少于10%（图5-12）；也存在一定比例的2级（图5-13）、3级（图5-14）和4级胚胎（图5-15）。尽管在ASEBIR标准中对D3胚胎评级仍然将多核作为重要指标，但由于D3胚胎卵裂球数量更多、体积更小，多核现象往往不易观察到。

表5-1　卵裂期胚胎评级标准（ASEBIR标准）

等级	天数	细胞数	碎片率（%）	匀称	多核	空泡	透明带
1级	2	4	＜10	是	无	无	正常
	3	4（D2）→7～9（D3）	＜10	是	无	无	正常
2级	2	2或5	＜26	是	无	无	正常
		4	11～25	是	无	无	正常
	3	4（D2）→7～8（D3）	11～25	是	无	无	正常
		4（D2）→≥9（D3）	＜26	是	无	无	正常
3级	2	2～6	26～35	否	无	少许	异常
		3（1大或2小）或6	＜35	否	无	少许	异常
	3	2、4、6（D2）→＞7（D3）	26～35	否	无	少许	异常
		6（D2）→＞8（D3）	＜35	否	无	少许	异常
		2或4（D2）→6（D3）	＜35	否	无	少许	异常
		3（1大或2小）→＞6（D3）	＜35	否	无	少许	异常
4级	2	1或6	＞35	/	有	多	异常
		3	＞35	是	有	多	异常
	3	1或6（D2）→任意数（D3）	＞35	/	有	多	异常
		任意数（D2）→＜6（D3）	＞35	/	有	多	异常
		D2→D3，仅增加1个细胞	＞35	/	有	多	异常

　　由于胚胎发育受到精子和卵子质量、体外操作、培养环境、遗传因素等的影响，体外培养容易获得发育迟缓、卵裂球不匀、存在高比例碎片及多核现象的胚胎，出现这些现象常与胚胎发育潜能下降密切相关。因此需要对胚胎发育过程中的这些不良现象加以重视。

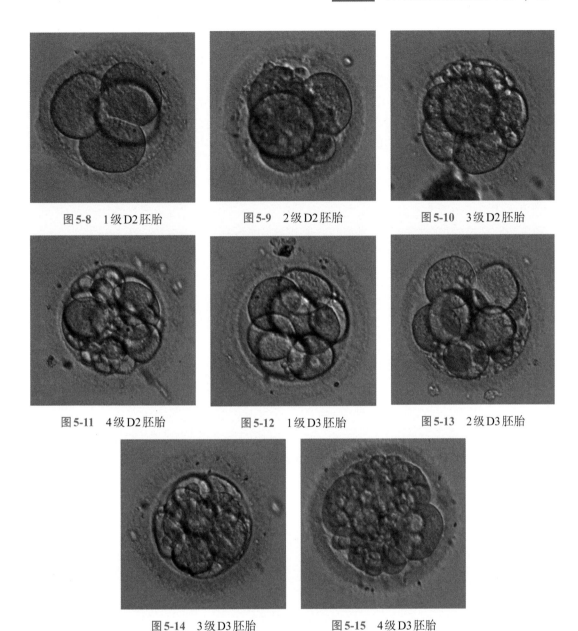

图5-8　1级D2胚胎　　　　图5-9　2级D2胚胎　　　　图5-10　3级D2胚胎

图5-11　4级D2胚胎　　　　图5-12　1级D3胚胎　　　　图5-13　2级D3胚胎

图5-14　3级D3胚胎　　　　图5-15　4级D3胚胎

二、胚胎发育迟缓

　　胚胎的分裂速率是胚胎活力的重要指标之一。正常发育的D3胚胎卵裂球数通常在7～9个。卵裂速率过快或过慢对胚胎发育都是不利的。发育过程中若连续24h内无进一步卵裂，则属于胚胎发育阻滞（arrest）。在过去24h有卵裂但D3卵裂球数目少于6个属于胚胎发育迟缓。多项研究证实，发育阻滞、发育缓慢及发育过快的胚胎染色体异常的发生率较正常胚胎显著升高。发育阻滞、发育缓慢的胚胎发生多核或嵌合体的比例也较高。体外培养的胚胎发育速度除受遗传因素的影响外，培养条件、环境因素和氧化应激产物ROS也会影响胚胎的发育速度。

三、卵裂球不匀

卵裂球大小相差1/3以上被认为是卵裂球不匀。细胞发生不均衡分裂使新形成的卵裂球中蛋白质、mRNA、线粒体等分配不匀，影响胚胎进一步发育的潜力。卵裂球不匀与染色体发生异常的风险相关。

一个胚胎中卵裂球的大小取决于卵裂阶段和每个卵裂球分裂的规律。发育良好的胚胎在第一、第二和第三个细胞分裂周期可形成卵裂球均匀的2细胞（图5-16）、4细胞（图5-17）和8细胞（图5-18）胚胎，但在培养过程中往往有较多胚胎存在卵裂球大小不匀现象（图5-19～图5-21）。此外，胚胎卵裂球数目为奇数时常可见卵裂球大小不匀，这种现象与卵裂过程中存在一个或多个卵裂球分裂不同步有关（图5-22～图5-24）。

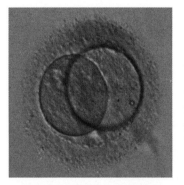
图5-16　均匀的2细胞胚胎

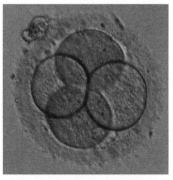
图5-17　均匀的4细胞胚胎

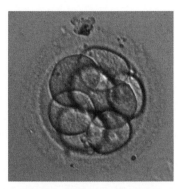
图5-18　均匀的8细胞胚胎

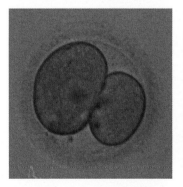
图5-19　不匀的2细胞胚胎

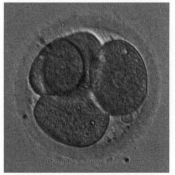
图5-20　不匀的4细胞胚胎

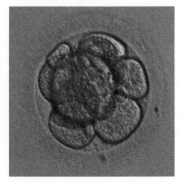
图5-21　不匀的8细胞胚胎

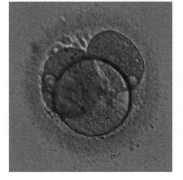
图5-22　3细胞胚胎

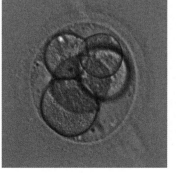
图5-23　5细胞胚胎

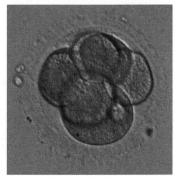
图5-24　7细胞胚胎

四、胚胎内碎片

（一）碎片的定义

胚胎碎片是胚胎发育过程中出现于透明带内的有质膜包裹、无定形的无核细胞质结构（图5-25）。由于碎片大小差异极大，有时与卵裂球大小接近，常导致两者较难区分。研究发现D2直径＜45μm的"碎片"含DNA的概率仅3%，而直径＞45μm时67%的"碎片"含有DNA；D3胚胎中直径＜40μm的"碎片"约有97%不含DNA。因此将培养至D2直径＜45μm、D3直径＜40μm的这些结构定义为碎片。碎片在第一次卵裂前出现较少，当胚胎达到2细胞阶段后，其内部碎片逐渐增多。

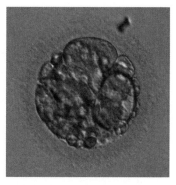

图5-25 D3卵裂期胚胎中的碎片

碎片内很少含DNA，但常含有一些细胞器，如大液泡、大线粒体复合物、初级溶酶体和线粒体等，其中大碎片（D2直径45μm，D3直径40μm）往往含有线粒体、mRNA和蛋白质等大量细胞生长发育所需物质，因此胚胎发育过程中形成碎片可能造成卵裂球上述成分丢失，也容易引起胚胎发育停滞。此外，在碎片中还观察到高尔基体膜，以及扩张的线粒体嵴和膜，这些结构都是早期细胞变性的结构标志。

（二）碎片的发生

碎片在体外胚胎培养中极为常见，可出现在减数分裂阶段，但主要出现在有丝分裂阶段，并且超过40%的碎片出现在第一次细胞分裂期，其数量随体外培养时间的延长逐渐增加。造成胚胎碎片的机制尚未阐明，其原因可能包括卵子生长发育环境不良、配子质量改变和体外培养条件影响等。

卵子和精子质量改变是碎片产生的基础，如精子DNA氧化损伤可引起胚胎碎片化。相较而言，卵子质量改变与胚胎碎片产生的研究更多。比如，卵子高密度脂蛋白（HDL）含量异常影响卵子和胚胎细胞膜胆固醇稳态，降低卵裂球结构的稳定性；不同阶段卵裂球内E-cadherin定位异常影响对卵裂球形态变化的调节，导致胚胎卵裂异常，造成碎片化增加。此外，细胞骨架、微管组织状态异常、卵子减数分裂和有丝分裂周期改变、端粒的缩短均可引起碎片增加。近年来发现卵周丝线（perivitelline thread，PVT）的存在增加胚胎碎片率，但机制未明。

（三）碎片对胚胎发育的影响

碎片对胚胎的影响与碎片的比例和性质有关，卵裂球解体增加可导致胚胎高度片段化。碎片造成卵裂球发育所必需的物质如线粒体、mRNA和蛋白质等丢失，可引起细胞发育停滞。碎片还可引起细胞间的物理性联系中断，干扰卵裂和致密化所需的细胞-细胞相互作用；过度的碎片化使卵裂球分裂平面偏离并阻止卵裂球之间的正确连接，减少桑葚胚和囊胚的形成。

碎片不仅降低卵裂期胚胎形成囊胚的概率，对已形成囊胚的内细胞团（inner cell mass，ICM）和滋养外胚层（trophectoderm，TE）细胞的空间排列也产生影响，最终降低囊胚植入率，增加流产率。

虽然胚胎碎片化与辅助生殖治疗结局关系密切，但对于碎片比例对辅助生殖治疗影响的预测阈值至今仍未达成共识。研究表明，胚胎中碎片比例＜10%对ART结果的影响似乎可以忽略不计，因此＜10%的碎片比例是判断胚胎发育潜力的重要指标；也有研究认为碎片比例可以为＜15%或＜20%。但所有观点都认为随着胚胎内碎片比例增加，胚胎发育潜力逐步下降。尤其当胚胎碎片比例＞50%时，影响胚胎的存活。

因此碎片常作为最主要的参数用于胚胎评级，并将胚胎的碎片化程度分为5级（D3胚胎）。

Ⅰ级：碎片比例＜5%，集中分布，通常仅与1个卵裂球相关（图5-26）。

Ⅱ级：碎片比例为6%～15%，大部分或全部集中，并且可见5个或以上的卵裂球（图5-27）。

Ⅲ级：碎片比例为16%～25%，碎片散在，大小相近（图5-28）。

Ⅳ级：碎片比例为26%～35%，碎片较大，与卵裂球体积相近，较难辨别，这些碎片通常是随机分布的，并与细胞大小不匀有关（图5-29）。

Ⅴ级：碎片比例＞35%，碎片散在，细胞界面不清，或出现胞质固缩和颗粒化等退化现象（图5-30）。

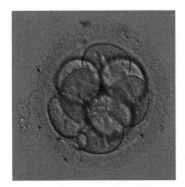 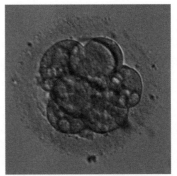 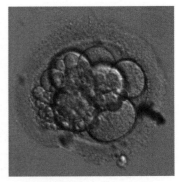

图5-26　Ⅰ级碎片　　　　　图5-27　Ⅱ级碎片　　　　　图5-28　Ⅲ级碎片

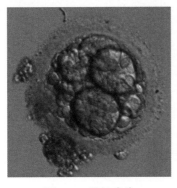 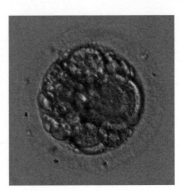

图5-29　Ⅳ级碎片　　　　　图5-30　Ⅴ级碎片

五、早期胚胎的其他异常结构

（一）空泡

空泡（vacuole）是由细胞膜包裹形成的充满液体的结构（图5-31），可动态出现在卵子和胚胎发育过程中，可能是卵子成熟过程中随着第一极体形成快速生成的，也可能是内质网或高尔基体形成的囊泡进一步融合演变而来。空泡对细胞发育造成的影响与空泡出现的时间和大小有关。在卵子阶段，大空泡（直径＞14μm）影响微管等细胞骨架的正常位置，引起纺锤体（spindle）偏离，导致受精失败。在早期胚胎中，目前认为直径5～10μm空泡对胚胎影响不大，但过大或过多的空泡存在会干扰细胞卵裂面，也降低囊胚形成率。空泡形成越迟，对囊胚形成影响越大。

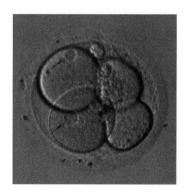

图5-31　卵裂球中的空泡

（二）多核

多核是指在胚胎的任一个卵裂球中出现多个细胞核（包括微核）的现象（图5-32）。卵裂球的多核化主要在D2和D3的胚胎中出现，其中在D2胚胎中更容易被观察到。多核化是胚胎的异常现象，无论体内或体外生长的胚胎均可能出现，目前多核产生的机制尚未明确，可能包括：①细胞有丝分裂后胞质未分裂；②纺锤体异常导致染色体的迁移错误；③核碎裂；④2个及以上细胞融合后形成。胚胎出现多核的因素可以来源于精子，也可以源自卵子和胚胎。在精子方面，精子中心粒结构功能异常会导致纺锤体无法正常组装，导致胚胎染色体分离障碍，出现多核或嵌合体的现象。在卵子和胚胎方面，有多种因素可引起多核发生，如卵巢的高反应导致卵子多核的发生，并影响随后的胚胎发育。IVM的卵子多核发生率增加，提

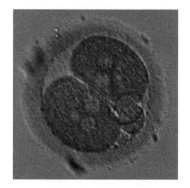

图5-32　卵裂球的多核现象，其中两个卵裂球中均可见多核

示多核与胞质和核成熟不同步有关。外界培养条件和温度等都可能导致卵子骨架损伤，引起多核发生。促排过程中Gn用量大、用药时间短等均可能导致胚胎出现多核。多核已被证实与染色体异常相关，与正常胚胎相比，多核胚胎种植率、出生率较低。胚胎碎片率高、卵裂球数目少及卵裂球大小不匀等均与多核相关。虽然多核胚胎移植后有可能顺利活产婴儿，但是在有其他优质胚胎的情况下，不建议优先移植多核胚胎，或者可采用囊胚培养后筛出具有发育潜力者再进行利用。

（三）滑面内质网聚集

滑面内质网聚集（smooth endoplasmic reticulum aggregate，SERa）是卵胞质内具有折

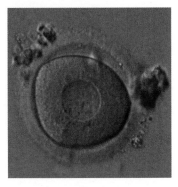

图5-33 卵胞质中的SERa

光性的圆盘状结构（图5-33），大小不一，可以是单发的，也可以是多发的，由滑面内质网聚集形成。

SERa对发育的影响主要与改变细胞内钙水平有关。存在SERa的卵子出现钙振荡（calcium oscillation）的强度更强，维持时间更长。来自SERa的钙振荡出现后不久，线粒体ATP的合成水平至少比正常水平高了2~3倍，延时成像显示异常活跃的细胞质活性可突然停止，并会造成基因印记的改变，使子代发育异常的风险增加。

目前认为SERa的存在并不影响移植周期的临床妊娠率，但可造成流产率显著增加，胎儿出生体重也降低。此外，SERa可能与胎儿早期死亡及新生儿的某些印记障碍有关，如出现贝-维（Beckwith-Wiedemann）综合征等，因此，对于存在SERa卵子来源的胚胎，一般不建议移植。

（习海涛 徐 阳）

第四节 桑葚胚的评分

检查胚胎致密化的意义在于对胚胎基因组激活状态的评估。尽管目前并不对D4胚胎致密化形成桑葚胚进行常规观察，但D4胚胎是否发生致密化对囊胚的形成具有预示作用，因此也可作为胚胎发育观察的一个重要节点。桑葚胚的评级标准见表5-2。

D4胚胎致密化过程中可见部分卵裂球未进入致密化，其机制和作用尚未明确，但可以确定的是，存在一半以上的卵裂球未进入致密化状态与后期的发育不良相关。

表5-2 桑葚胚的评级标准

等级	评分	描述
1级	优质	进入第4次卵裂阶段，所有的卵裂球均进入致密化
2级	中等	进入第4次卵裂阶段，大多数卵裂球均进入致密化
3级	差	不到一半卵裂球进入致密化，剩余2~3个卵裂球游离于致密化结构外

（李施施）

第五节 囊胚发育异常

一、囊胚的形成

卵裂期胚胎经过发育形成类似桑葚的实心细胞团称为桑葚胚。桑葚胚的形成一般发生在受精后4天，最初表现为16~32个细胞团，仍被透明带包裹，此时细胞发生高度致密化。致密化是由 Ca^{2+} 介导的信号途径和 E-cadherin 驱动的，表现为细胞边界逐渐消失的过程。致密化是人类胚胎生存能力的一个重要检查点，通过该检查点排除染色体异常的卵裂球。另外，丝状体形成和细胞骨架介导的细胞间相互作用是驱动细胞致密化发生的关键因素，并且这两者在囊胚腔形成过程中也起着非常重要的作用。囊胚的形成与 Na^+/K^+ 泵的离子转运作用和水通道蛋白介导的水分子转运有关。在致密化后期，外层细胞通过上调 Na^+ 转运蛋白，主动将 Na^+ 泵入桑葚胚，增加桑葚胚内部 Na^+ 浓度，形成渗透梯度。在水通道蛋白的作用下水分进入桑葚胚内部逐渐形成一个充满液体的腔，称为囊胚腔。在细胞边界重新出现的同时，在细胞极性和物理作用力等相互作用下，在卵裂面的不同方向分化出 ICM 和外层的 TE。随着囊胚发育，囊胚腔发生进一步扩张并使透明带变薄，最终导致透明带破裂，囊胚发生孵化（hatching）。

囊胚发育至3期肉眼已可辨认 TE 和 ICM，ICM 发育形成胎儿，而 TE 承担形成胎盘及附属物的功能。因此发育良好的 TE 和 ICM 对于妊娠和胎儿发育至关重要。TE 影响囊胚植入期间细胞黏附和侵入子宫内膜的作用，而 ICM 的形态外观与临床结局之间存在正相关，ICM 越大，成功植入的机会越大。

二、囊胚的评级

形态学的评估是囊胚质量的主要评价方法。常用的评价方法包括 Dokras 等 1993 年提出的简易分级标准，以及 Gardner 和 Schoolcraft 提出的人类囊胚分级方法。后者是目前常用的囊胚评价方法，其利用囊胚的扩张程度、内细胞状态和滋养层细胞状态，将囊胚依据扩张程度分为1～6期，将 ICM 和 TE 分为 A、B、C 三级。

（一）囊胚的等级

1期囊胚：囊胚腔大小不足整个胚胎的 1/2（图5-34）。

2期囊胚：囊胚腔大小超过整个胚胎的 1/2（图5-35）。

3期囊胚：囊胚腔完全占据整个胚胎（图5-36），但未发生扩张。

4期囊胚：囊胚腔发生扩张，透明带逐渐变薄，但未发生孵化现象（图5-37）。

5期囊胚：滋养层细胞开始通过透明带向外突出（图5-38）。

6期囊胚：囊胚脱离透明带完全孵出（图5-39）。

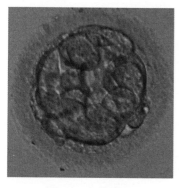 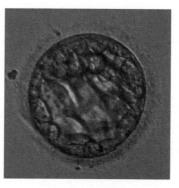 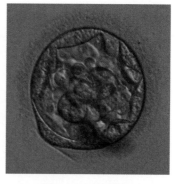

图5-34　1期囊胚　　　　图5-35　2期囊胚　　　　图5-36　3期囊胚

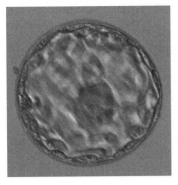 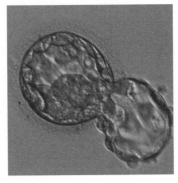 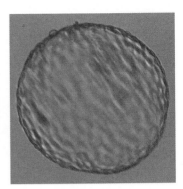

图5-37　4期囊胚　　　　　　图5-38　5期囊胚　　　　　　图5-39　6期囊胚

（二）ICM 评级

ICM 的分级以内细胞数量、致密程度作为综合评判指标。

A级：内细胞数量丰富，细胞团包裹紧密（图5-40）。

B级：内细胞数量较少，细胞团结构松散，（图5-41）。

C级：仅有极少量内细胞或缺如（图5-42）。

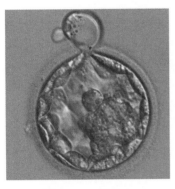 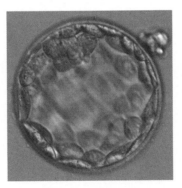 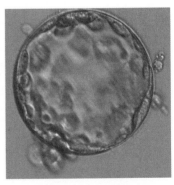

图5-40　A级ICM　　　　　　图5-41　B级ICM　　　　　　图5-42　C级ICM

（三）TE 评级

A级：许多TE细胞形成紧密结合的上皮（图5-43）。

B级：少量TE细胞形成结构松散的上皮（图5-44）。

C级：仅有极少量TE细胞或缺如（图5-45）。

优质囊胚的囊腔呈扩张状态，ICM清晰完整且致密，滋养层细胞数量多且结构致密。根据发育状况，将发育至3期及以上、ICM为A和B级、TE为A和B级的囊胚定义为优质囊胚，移植优质囊胚可以获得较高的妊娠率。

移植囊胚的大小也与获得临床妊娠相关。早期囊胚的妊娠率低下，3～5期囊胚可以获得满意的妊娠率，但6期囊胚的妊娠率反而降低。

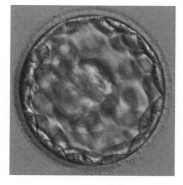

图5-43 A级TE

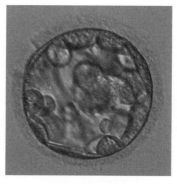

图5-44 B级TE

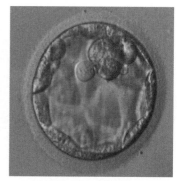

图5-45 C级TE

三、发育和异常结构

（一）细胞坏死或凋亡

随着囊胚发育天数的增加，细胞发生凋亡或坏死的比例增加（图5-46）。通过差异标
记显示ICM和TE细胞中细胞死亡的百分比相似，并且随着
培养囊胚时间的延长而增加。在D5或D6优质囊胚中凋亡
细胞的比例小于10%，但D6低等级囊胚则增加至27%。凋
亡细胞可以被囊胚腔边缘化压缩至囊胚腔外，但值得关注
的是凋亡细胞的存在可造成囊胚的进一步退化。在研究囊
胚形态和活产率的关系中发现，劣质囊胚移植后的活产率
随着细胞质碎片和坏死细胞数量的增加而降低，具有少量
细胞质碎片和坏死TE的囊胚活产率为32.8%，碎片或坏死
细胞少于20%的囊胚活产率为16.7%，当囊胚的碎片或坏
死细胞大于20%时活产率只有1.2%。

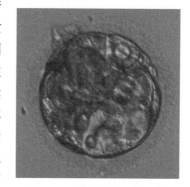

图5-46 发生细胞坏死的囊胚

（二）ICM 和 TE 之间的胞质桥

TE细胞在囊胚发育过程中以两种形式存在，一种是与ICM极区相连的极TE细胞，另
一种是构成囊腔壁的壁TE细胞。TE细胞在早期囊胚中增殖，随着囊胚发育成熟，壁TE
细胞的有丝分裂活性下降。胚胎植入后，只有极区的极TE细胞和ICM发生细胞分裂，
但细胞数量的增加只发生在ICM中，极TE细胞分裂后会迁移到壁TE细胞区域，因此数
量不会增加。对囊胚超微结构的研究表明，在极区和囊胚壁相交部的TE细胞会将细胞
突起延伸到ICM细胞表面。有多项研究在小鼠囊胚中证实了这些细胞质延伸或胞质桥
（cytoplasmic bridge/string）的存在。这些胞质桥由肌动蛋白构成，根据长度可分为短胞
质桥和长胞质桥。胞质桥可从ICM或壁TE延伸到囊胚腔（图5-47），数量较多。胞质
桥从壁TE细胞穿过囊胚腔到达ICM细胞表面，体内形成的小鼠囊胚中只有40%存在胞
质桥。然而，在体外培养的囊胚中几乎都观察到了细长的胞质桥，这提示体外培养与体

内环境的差异可能导致这种现象发生率增加。通常，这些细长的胞质桥在早期囊胚中出现，一旦极TE细胞增殖并迁移至壁TE区后，这种胞质桥就会消失。若扩张的囊胚仍然存在胞质桥，可能表明培养基条件不佳，进而会导致胚胎发育不良。有研究发现囊腔内存在囊泡状凸起沿着胞质桥移动，提示壁TE细胞和ICM细胞之间存在交流。成纤维细胞生长因子受体2（FGFR2）和人表皮生长因子受体3（ERBB3）的定位也表明这些胞质桥内存在信号转导活动，也进一步说明壁TE和ICM细胞之间存在直接通信。

（三）空泡

在人类胚胎体外培养过程中各阶段都可能出现空泡，早期卵裂期胚胎中的空泡随着胚胎发育会被排出，而发育至第4天的胚胎出现空泡对囊胚发育影响最为严重。囊胚的TE和ICM中均可能出现空泡，但TE中出现空泡的比例高于ICM（图5-48）。

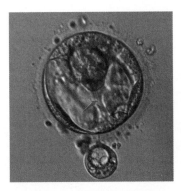 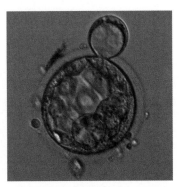

图5-47　ICM和TE之间的胞质
桥（箭头所示）　　　　图5-48　囊胚中的空泡

（李施施　徐　阳）

参 考 文 献

杨增明，孙青原，夏国良，2005.生殖生物学.北京：科学出版社.

Alikani M，2005. Epithelial cadherin distribution in abnormal human pre-implantation embryos. Hum Reprod，20（12）：3369-3375.

Alikani M，Cohen J，Tomkin G，et al，1999. Human embryo fragmentation *in vitro* and its implications for pregnancy and implantation. Fertil Steril，71（5）：836-842.

Alpha Scientists in Reproductive Medicine and ESHRE Special Interest Group of Embryology，2011. The Istanbul consensus workshop on embryo assessment: proceedings of an expert meeting. Hum Reprod，26（6）：1270-1283.

Copp A J，1978. Interaction between inner cell mass and trophectoderm of the mouse blastocyst. Ⅰ. A study of cellular proliferation. J Embryol Exp Morphol，48：109-125.

Copp A J，1979. Interaction between inner cell mass and trophectoderm of the mouse blastocyst. Ⅱ. The fate of the polar trophectoderm. J Embryol Exp Morphol，51：109-120.

Ducibella T，Albertini D F，Anderson E，et al，1975. The preimplantation mammalian embryo: characterization of intercellular junctions and their appearance during development. Dev Biol，45（2）：231-250.

Ebner T，Moser M，Sommergruber M，et al，2005. Occurrence and developmental consequences of vacuoles throughout preimplantation development. Fertil Steril，83（6）：1635-1640.

Gleicher N，Albertini D F，Patrizio P，et al，2022. The uncertain science of preimplantation and prenatal genetic testing. Nat Med，28（3）：442-444.

Gleicher N，Patrizio P，Brivanlou A，2021. Preimplantation genetic testing for aneuploidy—a castle built on sand. Trends Mol Med，27（8）：731-742.

Hardy K，1997. Cell death in the mammalian blastocyst. Mol Hum Reprod，3（10）：919-925.

Hardy K，1999. Apoptosis in the human embryo. Rev Reprod，4（3）：125-134.

Kubicek D，Hornak M，Horak J，et al，2019. Incidence and origin of meiotic whole and segmental chromosomal aneuploidies detected by karyomapping. Reprod Biomed Online，38（3）：330-339.

Leigh D，Cram D S，Rechitsky S，et al，2022. PGDIS position statement on the transfer of mosaic embryos 2021. Reprod Biomed Online，45（1）：19-25.

McCoy R C，2017. Mosaicism in preimplantation human embryos：when chromosomal abnormalities are the norm. Trends Genet，33（7）：448-463.

Regin M，Spits C，Sermon K，2022. On the origins and fate of chromosomal abnormalities in human preimplantation embryos：an unsolved riddle. Mol Hum Reprod，28（4）：gaac011.

Salas-Vidal E，Lomeli H，2004. Imaging filopodia dynamics in the mouse blastocyst. Dev Biol，265（1）：75-89.

Scott L，2000. Oocyte and embryo polarity. Semin Reprod Med，18（2）：171-183.

Tyc K M，McCoy R C，Schindler K，et al，2020. Mathematical modeling of human oocyte aneuploidy. Proc Natl Acad Sci U S A，117（19）：10455-10464.

Xu W，Zhang L，Zhang L，et al，2021. Laser-assisted hatching in lower grade cleavage stage embryos improves blastocyst formation：results from a retrospective study. J Ovarian Res，14（1）：94.

第六章
营养与生殖

营养（nutrition）是指机体从外界摄取食物，经过体内的消化、吸收和（或）代谢后，或参与构建组织器官，或满足生理功能和体力活动需要的必要的生物学过程。食物中可给人体提供能量、机体构成成分和具有组织修复及生理调节功能的化学成分称为营养素（nutrient）。人体需要的营养素主要包括糖类、蛋白质、脂类、矿物质、维生素和水。由于蛋白质、脂类和糖类的摄入量较大，称为宏量营养素（macronutrient），又因为这三种营养素经过氧化分解可为人体提供能量，故又称三大能量营养素。维生素和矿物质的需要量相对较小，称为微量营养素（micronutrient）。凡在人体内总重量大于体重0.01%的矿物质，称为常量元素（macroelement，major element），而总重量小于0.01%者，称为微量元素（microelement，trace element）。现代营养学中，往往还把食物中具有生理调节功能的物质也包括在营养素中，如植物化学物。

人体营养素摄入或营养状况与健康和疾病存在着密切关系。科学合理的膳食结构是维持机体正常生长发育和生理功能的基础，因此对人体正常生殖系统的建立及其功能维持有着重要的意义。本章将介绍各类营养素在生殖系统中的生理与病理学意义，为备孕和不育症治疗人群的合理膳食提供参考。

第一节　营　养　素

一、糖　类

糖类是由碳、氢、氧三种元素组成的一类化合物，营养学上一般将其分为四类：单糖（monosaccharide）、双糖（disaccharide）、寡糖（oligosaccharide）和多糖（polysaccharide）。食物中的单糖主要为葡萄糖（glucose）、果糖（fructose）和半乳糖（galactose）。其中，葡萄糖是构成食物中各种糖类的最基本单位。葡萄糖有D型和L型，人体只能代谢D型葡萄糖而不能利用L型。双糖由两分子单糖缩合而成。食物常见的天然双糖有蔗糖（sucrose）、乳糖（lactose）和麦芽糖（maltose）等。寡糖是指由3～10个单糖构成的一类小分子多糖，如豆类食品中的棉子糖（raffinose）和水苏糖（stachyose），这两种糖都不能被肠道消化酶分解和消化吸收。多糖是由10个以上单糖组成的大分子糖。营养学上具有重要作用的多糖有三种，即糖原（glycogen）、淀粉（starch）和纤维（fiber）。膳食中糖类的主要营养价值：①是机体能量的主要来源，其中供能糖类包括单糖、双糖和多糖中的淀粉；②是人体结构的主要组成部分，由糖类合成的糖蛋白和蛋白多糖是构成人体的基本物质；③纤维是指存在于植物体中不能被人体消化吸收的多糖。人体不能消化吸收纤维，但其具有调控肠道蠕动、脂质吸收和肠道微生态的生理作用。存在于食物中的各类纤维统称为膳食纤维（dietary fiber）。

二、蛋 白 质

蛋白质（protein）分子是生物大分子，是构成一切生命的物质基础，其基本组成单位是氨基酸。蛋白质分子上氨基酸的数量、排列顺序及其空间结构不同，构成了无数种功能各异的蛋白质。蛋白质被分解后的次级结构称为肽（peptide）。含10个以上氨基酸残基的肽称为多肽（polypeptide），含10个以下氨基酸残基的肽称为寡肽（oligopeptide），含3个或2个氨基酸残基的肽分别称为三肽（tripeptide）和二肽（dipeptide）。肽的最终分解产物是氨基酸。

构成人体蛋白质的氨基酸有20种，根据对人体生理的重要性可分为三类。

（一）必需氨基酸

必需氨基酸（essential amino acid）是指人体不能合成或合成速度不能满足机体需要，必须从食物中直接获得的氨基酸。构成人体蛋白质的氨基酸中有9种为必需氨基酸，分别是异亮氨酸、亮氨酸、赖氨酸、甲硫氨酸、苯丙氨酸、苏氨酸、色氨酸、缬氨酸和组氨酸，其中组氨酸是婴儿的必需氨基酸。

（二）条件必需氨基酸

半胱氨酸和酪氨酸在体内分别由甲硫氨酸和苯丙氨酸转变而成，如果膳食中能直接提供半胱氨酸和酪氨酸，则人体对甲硫氨酸和苯丙氨酸的需要量可分别减少30%和50%。所以半胱氨酸和酪氨酸这类可减少人体对某些必需氨基酸需要量的氨基酸，称为条件必需氨基酸（conditionally essential amino acid），或半必需氨基酸（semiessential amino acid）。

（三）非必需氨基酸

非必需氨基酸（nonessential amino acid）是指人体可以自身合成，不一定需要由食物中直接供给的氨基酸。

人体蛋白质及各种食物蛋白质在必需氨基酸的种类和含量上存在差异，在营养学上用氨基酸模式（amino acid pattern）来反映这种差异。所谓氨基酸模式，就是蛋白质中各种必需氨基酸的构成比例。其计算方法是将该种蛋白质中的色氨酸含量定为1，分别计算出其他必需氨基酸的相应比值，这一系列的比值就是该种蛋白质的氨基酸模式。食物蛋白质氨基酸模式与人体蛋白质氨基酸模式越接近，必需氨基酸被机体利用的程度就越高，食物蛋白质的营养价值也相对越高。这类含必需氨基酸种类齐全，氨基酸模式与人体蛋白质氨基酸模式接近，营养价值较高，不仅可维持成人的健康，也可促进儿童生长、发育的蛋白质被称为优质蛋白（或称完全蛋白），如蛋、奶、肉、鱼及大豆中的蛋白等。

三、脂 类

营养学上重要的脂类（lipid）主要有三酰甘油（triglyceride）、磷脂（phospholipid）和固醇类（sterol）。食物中的脂类95%是三酰甘油，5%是其他脂类；人体内储存的脂类中，三酰甘油高达99%。脂类具有脂溶性，不仅易溶解于有机溶剂，而且可溶解其他脂溶性物质，如脂溶性维生素等。

（一）三酰甘油

三酰甘油也称脂肪或中性脂肪，三酰甘油是三分子脂肪酸与一分子甘油（glycerol）所形成的酯。通常，我们把来自动物性食物的三酰甘油称脂，把来自植物性食物的三酰甘油称油。构成三酰甘油的脂肪酸结构决定了三酰甘油的特性和功能。根据碳链的长短，脂肪酸可分为含14～24个碳的长链脂肪酸（long-chain fatty acid，LCFA）、含8～12个碳的中链脂肪酸（medium-chain fatty acid，MCFA）和含6个以下碳的短链脂肪酸（short-chain fatty acid，SCFA）。食物中主要以18碳脂肪酸为主。根据饱和程度分为饱和脂肪酸（saturated fatty acid，SFA）和不饱和脂肪酸（unsaturated fatty acid，USFA）；USFA根据不饱和双键的数量又可分为有一个不饱和双键的单不饱和脂肪酸（monounsaturated fatty acid，MUFA）和有两个以上不饱和双键的多不饱和脂肪酸（polyunsaturated fatty acid，PUFA）。最多见的单不饱和脂肪酸是油酸（oleic acid），膳食中最主要的多不饱和脂肪酸为亚油酸（linoleic acid）和亚麻酸（linolenic acid；$C_{18:3}$，ω-3），属于必需脂肪酸，主要存在于植物油中。按脂肪酸的空间结构不同可将其分为顺式脂肪酸（*cis*-fatty acid）和反式脂肪酸（*trans*-fatty acid）。在自然状态下，大多数的不饱和脂肪酸为顺式脂肪酸，只有少数的是反式脂肪酸（主要存在于牛奶和奶油中）。需要关注的是，必需脂肪酸的缺乏可以引起生长迟缓、生殖障碍等多种疾病。过多的多不饱和脂肪酸的摄入也可使体内有害的氧化物、过氧化物及能量等增加，同样可对机体产生多种慢性危害。

（二）类脂及其功能

类脂（lipoid）包括磷脂和固醇类。

1. 磷脂（phospholipid） 是指三酰甘油中一个或两个脂肪酸被磷酸或含磷酸的其他基团所取代的一类脂类物质，在体内含量较高，尤以脑、神经和肝脏中含量最高。磷脂的主要功能如下。

（1）提供能量，磷脂还是细胞膜的重要构成成分。由于其具有极性和非极性双重特性，因此可以帮助脂类或脂溶性物质如脂溶性维生素、激素等顺利通过细胞膜，促进细胞内外的物质交流。

（2）作为乳化剂，磷脂可以使体液中的脂肪悬浮在体液中，有利于其吸收、转运和代谢。

（3）防止胆固醇在血管内沉积、降低血液的黏度、促进血液循环，同时改善脂肪的吸收和利用，因此可以预防心血管疾病。磷脂这方面的作用正受到越来越多的关注。

（4）食物中的磷脂被机体消化吸收后释放出胆碱，进而合成神经递质乙酰胆碱。因此，磷脂可促进和改善神经系统功能。

磷脂的缺乏会造成细胞膜结构受损，使毛细血管脆性和通透性增加，皮肤细胞对水的通透性增高引起水代谢紊乱。磷脂缺乏还可以造成脂肪代谢障碍，引起脂肪肝、动脉粥样硬化等。含磷脂较多的食物主要有鸡蛋、肝脏、大豆和花生等。人体除了可以从食物中获得磷脂酰胆碱外，肝脏还可以通过其他底物合成机体所需的磷脂酰胆碱。

2. 固醇类（sterol） 是一类含有同样多个环状结构的脂类化合物，因其环外基团不同而不同。固醇类广泛存在于动植物食品中，包括动物固醇和植物固醇。

（1）胆固醇（cholesterol）：是一种重要的动物固醇，具有重要的生理功能。它也是细胞膜的重要成分。胆固醇还是人体内许多重要的活性物质的合成材料，如性激素（如睾酮，testosterone）、肾上腺素（如皮质醇，cortisol）等，因此肾上腺皮质中作为激素合成原料的胆固醇含量很高。胆固醇也可在体内转变成7-脱氢胆固醇，后者在皮肤中经紫外线照射可转变成维生素 D_3。

（2）植物固醇（phytosterol，plant sterol）：是存在于植物性食品中分子结构与胆固醇相似的含有28或29个碳的化合物。与胆固醇不同的是，植物固醇在侧链上还有额外的甲基或乙基基团。植物固醇具有降低人和动物血清胆固醇含量的作用，可以干扰肠道对膳食中和胆汁中胆固醇的吸收。

四、矿 物 质

在组成人体的所有元素中，除了碳、氢、氧和氮组成糖类、脂类、蛋白质、维生素等有机化合物外，其余的元素均称为矿物质（mineral），亦称无机盐或灰分。按照化学元素在机体内的含量多少，又将矿物质分为常量元素和微量元素两类。目前认为，铁、铜、锌、硒、铬、碘、锰、氟、钴和钼10种微量元素，为维持正常人体生命活动不可缺少的必需微量元素；硅、镍、硼和钒为可能必需微量元素；铅、镉、汞、砷、铝、锡和锂为具有潜在毒性但低剂量可能具有生理作用的微量元素。

（一）矿物质过量

矿物质在体内不能合成，必须从食物和饮水中摄取。当摄入量不足，机体处于缺乏状态时，可造成生物学功能障碍，体内的生理、生化反应不能正常进行，机体出现代谢障碍、内分泌紊乱及生长发育受阻等各种缺乏症状。矿物质相互之间存在协同或拮抗作用，元素之间的相互作用是错综复杂的，一种元素可影响另一种元素的吸收或改变另一种元素在体内的分布，尤以彼此之间吸收的影响较为显著。例如，摄入过量的锌可以抑制铁的吸收和利用，而摄入过量铁也可以抑制锌的吸收和利用；锌与铜的化学性质有相似之处，在肠黏膜或金属硫蛋白中可相互竞争结合部位，互相抑制其吸收和利用。某些微量元素在体内虽需要量很少，但其生理剂量与中毒剂量范围较窄，摄入过多易产生毒性作用。例如，硒易因摄入过量而中毒，对硒的强化应注意不宜用量过大。

（二）矿物质缺乏

矿物质与机体的健康和疾病具有密切的关系，长期矿物质摄入不足，可引起亚临床缺乏症状甚至缺乏病。研究发现，碘、锌、锰、硒等摄入不足可影响胎儿的生长发育，严重者可造成胎儿畸形；锌、铜、硒、锰、镍等缺乏还可影响精子发生和精子活力等。由于各种矿物质在食物中的分布及人体对其的吸收、利用和需要不同，在我国人群中比较容易缺乏的矿物质主要是钙、锌、铁、碘、硒等。随着全国食盐加碘强化工程的实施，碘缺乏病的发生率明显降低，但人群中钙、铁、锌、硒等矿物质的摄入仍普遍不足。矿物质缺乏的主要因素有以下几方面：①环境中各种元素的分布不平衡；②食物中含有天然存在的矿物质拮抗物；③摄入量不足或不良的饮食习惯；④生理上需求不同。

五、维 生 素

维生素（vitamin）是维持机体生命活动过程所必需的一类微量的低分子有机化合物。维生素的种类很多，化学结构各不相同，在生理上既不是构成各种组织的主要原料，也不是体内的能量来源，但却在机体物质和能量代谢过程中起着重要作用。由于大多数的维生素在机体内不能合成，也不能大量储存于机体组织中，虽然需要量很小，但必须由食物提供。少部分的维生素，如烟酸（niacin）和维生素D可由机体合成，维生素K和生物素（biotin）可由肠道细菌合成，但合成的量并不能完全满足机体的需要，因而不能替代从食物中获得这些维生素。在营养学领域，习惯根据维生素的溶解性将其分为两大类，即脂溶性维生素和水溶性维生素。

（一）脂溶性维生素

脂溶性维生素是指不溶于水而溶于脂肪及有机溶剂中的维生素，包括维生素A、维生素D、维生素E、维生素K。其吸收与肠道中的脂类密切相关；易储存于体内（主要在肝脏），而不易排出体外（除维生素K外）；摄取过多，易在体内蓄积而导致毒性作用，如长期摄入大剂量维生素A和维生素D（超出人体需要量3倍），易出现中毒症状；若摄入过少，可缓慢出现缺乏症状。

（二）水溶性维生素

水溶性维生素是指可溶于水的维生素，包括B族维生素（维生素B_1、维生素B_2、烟酸、维生素B_6、叶酸、维生素B_{12}、泛酸、生物素等）和维生素C。水溶性维生素在体内仅有少量储存，较易自尿中排出，但维生素B_{12}例外，它甚至比维生素K更易在体内储存。大多数水溶性维生素以辅酶的形式参与机体的物质代谢；水溶性维生素在体内没有非功能性的单纯储存形式，当机体饱和后，摄入的维生素从尿中排出；反之，若组织中的维生素耗竭，则给予的维生素将大量被组织摄取利用，故从尿中排出量减少。水溶性维生素一般无毒性，但过量摄入时也可能出现毒性，如摄入维生素C、维生素B_6或烟酸达正常人体需要量的15～100倍时，可出现毒性作用；若摄入过少，可较快出现缺乏症状。

（三）维生素缺乏

在营养素缺乏中以维生素缺乏比较多见。维生素缺乏的常见原因如下。

1. 各种原因使食物供应严重不足 由于营养知识缺乏，选择食物不当；也可由于食物运输、加工、烹调、储藏不当，维生素遭受破坏和丢失。

2. 吸收利用减少 如老人胃肠道功能降低，对营养素（包括维生素）的吸收利用率降低，肝、胆疾病患者由于胆汁分泌减少，脂溶性维生素的吸收受到影响。

3. 维生素需要量相对增加 由于维生素的需要量增加或丢失增加，体内维生素需要量相对增加。例如，妊娠和哺乳期妇女、生长发育期儿童、特殊生活及工作环境的人群、疾病恢复期患者，对维生素的需要量都相对增加。长期用营养素补充剂者对维生素的需要量增加，一旦摄入量减少，也很容易出现维生素缺乏的症状。

人体维生素不足或缺乏是一个渐进的过程。当膳食中长期缺乏某种维生素时，最初表现为组织中维生素的储存减少，继而出现生化指标和生理功能异常，进一步发展则引起组织的病理改变，并出现临床体征。当维生素缺乏出现临床症状时，称为维生素的临床缺乏。维生素的轻度缺乏常不出现临床症状，但一般可降低劳动效率及对疾病的抵抗力，称为亚临床维生素缺乏或不足，也称维生素边缘缺乏（marginal deficiency）。维生素临床缺乏类疾病已不多见，而维生素的亚临床缺乏则是营养缺乏中的一个主要问题。维生素的亚临床缺乏引起的临床症状不明显、不特异，往往被人们忽略，故应对此高度警惕。

应当注意维生素与其他营养素之间的关系，如维生素B_1、维生素B_2和烟酸与能量代谢有密切关系，它们的需要量一般随着对能量的需要量增加而增加。此外，也要注意各维生素之间的关系。动物实验表明维生素E能促进维生素A在肝内的储存，这可能是由于维生素E可在肠道内保护维生素A免受氧化破坏。维生素E的抗氧化作用依赖谷胱甘肽过氧化物酶、维生素C等抗氧化物质的协同作用，而谷胱甘肽过氧化物酶功能又需要微量元素硒的存在。

各种维生素之间、维生素与其他营养素之间保持平衡非常重要，如果摄入某一种营养素不适当，可能会引起或加剧其他营养素的代谢紊乱。如摄入高剂量维生素E（1g/d以上）可干扰维生素K的吸收，拮抗维生素K的功能。

第二节 营养与人类生殖功能

营养是人体赖以生存和繁衍的物质基础，是维持机体各项生理功能所必需的。任何营养素和能量的缺乏或过剩均会影响机体各项功能，其中也包括生殖功能。生殖系统的形成、发育与功能完善涉及多个生理阶段，各阶段对营养素的需求也不尽相同。

一、维生素A与配子减数分裂调控

类视黄醇类（retinoid）是指视黄醇及其代谢产物与合成的类似物。动物体内具有视黄醇生物活性的类视黄醇类物质称为已形成的维生素A，包括视黄醇（retinol）、视黄醛（retinal）、视黄酸（retinoic acid，RA）和视黄基酯复合物。视黄基酯复合物并不具有维生素A的生物活性，但它能在肠道中水解产生视黄醇。植物中不含已形成的维生素A。某些有色（黄、橙和红色）植物中含有类胡萝卜素（carotenoid），其中一小部分可在小肠和肝细胞内转变成视黄醇和视黄醛的类胡萝卜素称为维生素A原，如α-胡萝卜素（alpha-carotene）、β-胡萝卜素（beta-carotene）、β-隐黄素（beta-cryptoxanthin）、γ-胡萝卜素（gamma-carotene）等。目前已经发现的类胡萝卜素约600种，仅有约1/10是维生素A原，其中最重要的为β-胡萝卜素。相当一部分的类胡萝卜素，如玉米黄素（zeaxanthin）、辣椒红素（capsanthin）、叶黄素（xanthophyll）和番茄红素（lycopene），不能分解形成维生素A，不具有维生素A的活性。食物中的视黄醇一般不以游离的形式存在，而是以与脂肪酸结合成的视黄基酯（retinyl easter）的形式存在。

减数分裂是配子生成的关键步骤，在维持生殖和遗传稳定性中发挥核心作用。通过减数分裂，二倍体的原始生殖细胞（primordial germ cell，PGC）可形成单倍体的配子，并在双亲来源遗传物质之间形成同源重组互换，实现子代的遗传多样性和稳定性。原始生殖细胞在形成之初仍处于有丝分裂细胞周期中，由有丝分裂向减数分裂转换需要有精密的细胞内机制加以调控。大量证据表明，哺乳动物配子的减数分裂需要维生素A的参与。

在哺乳动物中，STRA8基因扮演着减数分裂守门员角色，其蛋白表达可启动配子的减数分裂。STRA8基因调控区包括2个RA应答元件（RARE），可被RA直接识别。在RA暴露后2h即可上调STRA8的表达。在STRA8基因缺陷型生物体内，减数分裂无法启动。雌性生殖细胞的减数分裂前DNA复制、减数分裂染色体凝集、染色体粘连蛋白的蛋白环形成、染色体联会与重组等事件均不会发生。虽然，目前STRA8的具体功能仍不清楚，但敲除STRA8会导致REC8、SYCP3和H2AFX等减数分裂同源重组标志性蛋白缺失。STRA8敲除雌性动物的病理学表现为卵巢体积、卵泡数目和卵子数目均显著降低。同样，限制维生素A水平摄入或维生素A缺陷也可导致减数分裂无法启动，如维生素A缺陷的雌性动物胚胎中，STRA8表达缺失，卵原细胞无法启动减数分裂进程。RA可通过作用于RA受体（RAR）/维甲酸X受体（RXR）介导信号转导途径，调控下游基因表达。RA与异二聚体RAR/RXR结合，进而与基因调控区域的RA应答元件结合，再募集辅激活或抑制因子，控制靶基因活性。在RA缺乏时，RAR/RXR在结合RARE后，会募集组蛋白脱乙酰酶（HDAC），从而抑制基因表达。一旦RA结合，HDAC即被释放，RA/RAR/RXR结合复合体会募集组蛋白乙酰化酶或甲基化转移酶，以打开染色质，激活基因表达。RAR和RXR家族均含有3个不同亚型，分别是α、β和γ亚型。目前，睾丸支持细胞中RARα/RXRβ及生殖细胞中RARγ表达是正常生精过程所必需的，但是卵子中RAR/RXR介导信号转导的功能仍不明确。

在哺乳动物中，雌性生殖细胞一般在性别决定后即启动减数分裂；而雄性生殖细胞却进入静息期，进入青春期后才有序进入减数分裂。体细胞中RA的合成降解调控在这种性别差异中起关键作用。膳食摄入的维生素A以视黄醇的形式在循环系统中转运。视黄醇结合蛋白负责将视黄醇转运至靶器官系统，一旦进入细胞中，视黄醇将会以视黄醇酯的形式储存起来，或被代谢生成RA（维生素A活性代谢形式）。两步氧化过程参与催化视黄醇生成RA。第一步是可逆的，由视黄醇脱氢酶（RDH）或短链脱氢酶（DHRS）将视黄醇转换成视黄醛；第二步是不可逆反应，由醛脱氢酶将视黄醛催化生成RA。不同组织中这些氧化酶的亚型有所差异，且合成RA所需的氧化酶活性水平也有所波动。因此，在不同组织中，氧化酶亚型的表达模式存在明显差异，使得同一器官中的RA水平受到精细调控。RDH和乙醛脱氢酶（ALDH）在睾丸中的作用已得到充分研究，但对其在雌性生殖细胞发育中的作用了解仍很少。

在生殖系统中，RA的归宿有两种。一种是被细胞色素P450家族（CYP26）代谢为无活性的代谢产物。这些酶包括3个亚型：CYP26A1、CYP26B1和CYP26C1。细胞中RA降解的生理意义在于阻断或终止RA应答基因的表达，或者使邻近细胞不再接受RA信号。CYP26A1和CYP26B1同时表达于睾丸中，是维持精子正常生成所必需的。此外，在曲细精管的生精上皮（seminiferous epithelium）周围的管周肌样细胞中表达CYP26，可保护雄性生殖细胞和支持细胞免受RA信号暴露的刺激。RA的另一种归宿是与RAR/RXR结合，发挥生理作用，激活下游靶基因转录。因此，在胚胎期的雌性生殖细胞中，由于RA的存在，细胞会进入减数分裂；而胚胎期雄性配子外包裹的支持细胞可表达CYP26B1，阻断RA信号对雄性生殖细胞的激活。只有在出生后支持细胞中CYP26B1表达下调，RA才能与受体结合，诱导减数分裂启动。因此，CYP26B1是减数分裂抑制因子，在胚胎期睾丸，CYP26B1可降解RA，阻止精原细胞进入减数分裂。相反，胚胎期卵巢中CYP26B1表达缺失，RA信号可正常发挥作用，诱导雌性生殖细胞表达STRA8，并进入减数分裂，这是哺乳动物雄性配子与雌性配子发生差异的重要机制。

二、维生素C与配子基因印记擦除

维生素C又称抗坏血酸（ascorbic acid），是一种含有6个碳原子的酸性多羟基化合物，虽然不具有羧基，但具有有机酸的性质。自然界存在L型、D型两种，D型无生物活性。食物中抗坏血酸有还原型与氧化型之分，两者可通过氧化还原互变，均具生物活性。当氧化型抗坏血酸被氧化或加水分解变成二酮古洛糖酸或其他氧化产物时，则丧失其活性。血浆中抗坏血酸主要以还原形式存在，还原型和氧化型之比为15∶1。抗坏血酸是机体内一种很强的抗氧化剂，可直接与氧化剂作用，如在组织中可被氧化型谷胱甘肽氧化成脱氢型抗坏血酸，然后又被还原型谷胱甘肽还原，保持了二者之间的平衡，使体内氧化还原过程正常进行。抗坏血酸还具有调控羟脯氨酸和羟赖氨酸代谢及胶原合成，改善铁、钙和叶酸利用的生理功能。

胚胎期原始生殖细胞在进入生殖嵴后，会发生广泛的DNA去甲基化和亲代基因印记擦除。胚胎期原始生殖细胞印记擦除的一个重要生理意义是为建立正确的减数分裂同源染色体之间的联会、重组和交换做准备，此外，基因印记的擦除还是卵子获得多能性的必要前提。若胚胎期配子的基因印记未被有效擦除，残留的DNA甲基化（DNA methylation）修饰会干扰后续同源染色体之间的同源序列识别、配对和联会。在第一次减数分裂前期，未有效联会的配子，会被保守性检查点机制识别，并诱导凋亡，造成配子大量死亡。哺乳动物中DNA甲基化主要是由DNA甲基转移酶介导的在胞嘧啶的第5位碳原子上加入甲基基团生成5-甲基胞嘧啶（5-methylcytosine，5mC）的过程。甲基胞嘧啶双加氧酶1（TET1）是一种5-甲基胞嘧啶羟化酶，可催化5-甲基胞嘧啶发生羟化反应，生成5-羟甲基胞嘧啶（5-hydroxymethyl-cytosine，5hmC），从而启动DNA去甲基化过程。5-羟甲基胞嘧啶生成是调控5-甲基胞嘧啶去甲基化的一个限速过程。生成的5-羟甲基胞嘧啶可通过碱基切除修复（base excision repair，BER）途径最终被转化为胞嘧啶。在胚胎发育的关键期，维生素C可增强TET1的活性，促进DNA去甲基化过程，增加染色体开放性；而维生素C缺乏会导致卵子DNA去甲基化过程受损，无法实现基因印记的擦除，导致卵子减数分裂进程延迟，并降低雌性子代的生育力，表现为卵巢储备功能低下。此外，在减数分裂成熟过程中，维生素C也可通过一些未明机制影响卵子DNA和组蛋白甲基化状态，调控卵子成熟过程和发育潜能的建立。

除了参与调控配子甲基化状态，维生素C还是机体内一种很强的抗氧化剂。首先，作为一种重要的自由基清除剂，它通过逐级供给电子而变成半脱氢抗坏血酸和脱氢抗坏血酸，以清除$O_2 \cdot$和$OH \cdot$等自由基，阻断这些自由基对配子或胚胎造成的攻击；其次，维生素C可维持还原型谷胱甘肽的水平，而还原型谷胱甘肽是卵子内主要的抗氧化物质，是卵质成熟的一个重要指标。

三、能量摄入与生殖功能

在生命活动中，人体不断地从外界环境摄取食物，以获取所需要的能量和营养物质，其中糖类、脂肪和蛋白质经体内氧化可以释放能量，为"产能营养素"（calorigenic nutrient）。体内氧化过程中，产能营养素分子结构中的碳氢键断裂，在生成CO_2和H_2O的同时释放出化学能，机体将部分化学能转移到ATP内，为各种细胞合成生命所需的物质成分、生物活性物质和离子泵等所利用，以完成各种生理活动。能量需要量（energy requirement）是维持人体正常生理功能所需要的能量，长期低于或高于这个数量都将对机体产生不利的影响。

机体能量储存与代谢是青春期启动和生育力维持的重要影响因素，由能量摄入不足、过剩或肥胖导致的代谢应激常常伴有生殖功能紊乱。一方面，在营养不良和能量摄入不足状态下，个体性发育与性成熟会延迟；另一方面，由能量摄入过剩造成的肥胖会导致青春期提前和性早熟，尤其是在出生后快速赶上生长的低出生体重儿或单纯肥胖的儿童中；而性早熟可能也构成了成年营养相关性生育障碍的病理学基础。在成年男性中，能量过剩会干扰精子的生成和精子活力，导致精子氧化应激损伤和DNA碎片率升高。肥胖诱导精子损伤的原因可能与肥胖男性体内氧化应激和炎症水平升高有关，但到目前为止，肥胖引起精子参数异常的特异性机制尚不清楚。

在育龄妇女中，超重与肥胖同样会导致严重的生殖障碍。在超重与肥胖人群中，20%～25%会受不孕问题的困扰，其中以排卵障碍和PCOS最为突出。PCOS是导致女性不孕的重要因素之一，据估计PCOS累及20%的育龄女性。在排除其他引起高雄激素血症的疾病（如先天性肾上腺皮质增生症、分泌雄激素的肿瘤和库欣综合征等）后，符合以下

3项中任何2项，则可确诊为PCOS：①稀发排卵和（或）无排卵；②有高雄激素血症的临床表现和（或）生化改变；③超声检查时发现多囊卵巢。

虽然PCOS的发病机制仍未研究明确，但统一的认识是PCOS与机体能量代谢紊乱存在密切关系。肥胖和高胰岛素血症是肥胖代谢紊乱中的两个主要特征，也是损害女性生育力的重要因素。肥胖代谢紊乱主要从两个层面对女性生殖产生损害。

首先，作用于卵巢局部。循环胰岛素和胰岛素抵抗水平的升高会导致卵巢处于一个不利的生化环境，包括卵泡膜细胞中雄激素过度分泌和脂质代谢增加，反过来又诱导向心性肥胖和脂质代谢紊乱，形成了向心性肥胖、高胰岛素血症和代谢紊乱的恶性循环。此外，在卵巢生理活动中，细胞因子也是十分活跃的。在卵巢中，细胞因子参与调控细胞增殖分化、卵泡存活与闭锁、卵子发育等重要生理过程，从而影响卵泡选择、生长。例如，TGF-β亚家族可参与卵泡生成的所有环节；而其他细胞因子，如FGF2、VEGF、基质细胞衍生因子-1（SDF-1）和瘦素等可在黄体发育中发挥阶段特异性的生理作用。尤其是瘦素，在黄素化颗粒细胞中可刺激雌二醇（E_2）合成，在胰岛素刺激的卵泡膜细胞中可减少黄体酮的合成。高胰岛素血症、雄激素分泌过度、代谢紊乱、细胞因子异常等共同组成了PCOS的病理生理学基础。

其次，干扰下丘脑-垂体-性腺（HPG）轴。最先被发现的具有干扰中枢神经元作用的是脂肪肽类激素——瘦素。瘦素是由脂肪细胞分泌的，可将代谢信息传递至中枢神经系统，从而调控与青春期和生殖功能有关的关键信号。不过在很长一段时间内，瘦素在GnRH神经元中的作用模式一直未得到阐明。近年来，科学家发现由GnRH神经元中 *Kiss1* 基因表达的神经肽可参与生殖功能的代谢调控，且是瘦素信号的下游作用靶点。因此，瘦素-KISS肽被认为是连接代谢与生殖之间的桥梁。瘦素信号调节KISS肽表达的途径涉及哺乳动物雷帕霉素靶蛋白（mTOR）和CREB调控转录辅激活因子1（Crtc1）。除了KISS肽信号，参与生殖功能代谢调控的肽类信号还包括食欲刺激素（ghrelin）、神经肽Y（NPY）和黑色素聚集激素（MCH）。

肥胖诱导的胰岛素抵抗、高胰岛素血症和高雄状态除了可导致排卵障碍，还是反复种植失败（recurrent implantation failure，RIF）、自然流产等不良生育结局的危险因素。

四、维生素D

维生素D类是指含环戊氢烯菲环结构并具有钙化醇生物活性的一大类物质，以维生素D_2（ergocalciferol，麦角钙化醇）及维生素D_3（cholecalciferol，胆钙化醇）最为常见。进入人体的维生素D首先被肝脏内维生素D_3-25-羟化酶催化生成25-(OH)-D；25-(OH)-D由肝脏分泌入血，并被转运至肾脏，进一步被催化形成1, 25-$(OH)_2$-D后，由肾脏释放入血，并运输至各个靶器官，产生生物学效应。

维生素D是目前生殖领域研究最广泛的一种维生素，其可能影响包括干扰子宫内膜容受性、胚胎种植、配子质量、卵巢储备功能等。但遗憾的是现有研究结果显示出的效应均是微弱的、矛盾的，或不确定的。

维生素D可调控女性生殖过程。维生素D受体广泛分布于生殖系统的卵巢和子宫内膜上。维生素D缺陷饲养条件、维生素D受体或1α-羟化酶敲除均会导致雌性动物生育力低下；维生素D参与调控卵巢类固醇激素的分泌，促进卵泡成熟；维生素D缺陷还参与PCOS的发病机制。在精子中，维生素D受体和维生素D代谢酶定位于精子颈部。维生素D可调控精子钙稳态、精子活力和顶体反应。

维生素D缺陷可能与胚胎反复种植失败存在关联。维生素D可抑制Th1细胞增殖，并抑制其细胞因子分泌，如γ干扰素（IFN-γ）、IL-2和TNF-α。相反，维生素D可诱导Th2细胞因子分泌，如IL-4、IL-5、IL-6、IL-9、IL-10和IL-13。因此，维生素D是调控机体免疫稳态的重要因素。Th1介导了自身免疫性疾病的发生和发展，而Th2免疫应答是维持母胎界面、成功建立妊娠所必需的。在子宫局部，维生素D会影响抗炎症应答反应，诱导子宫内膜蜕膜化和成功妊娠建立，而自身免疫或异常的细胞免疫应答则会导致子宫局部免疫紊乱，引起胚胎反复种植失败。在维生素D缺陷机体中，存在自身免疫和细胞免疫功能紊乱，从而干扰胚胎种植。此外，在孕早期，胚胎滋养层细胞会对维生素D产生应答，提示维生素D可能也与胚胎滋养层侵入子宫内膜及胎盘形成有关。

五、维生素E

维生素E是指含苯并二氢吡喃结构、具有α-生育酚生物活性的一类物质，是迄今为止被证明与哺乳动物生殖能力关系最为紧密的一种维生素，是维持生殖系统正常结构和功能所必需的物质。将维生素E又称生育酚或抗不育因子正是由于它对生殖的特殊作用。维生素E影响繁殖功能的作用主要是通过抗氧化作用和间接参与前列腺素合成（控制由磷脂裂解生成二十碳四烯酸需要的磷脂酶A2的活性）实现的。

在雄性动物中，维生素E缺乏时可出现睾丸萎缩和上皮细胞变性、生育障碍。在雌性动物中，维生素E能通过腺垂体分泌Gn调节性功能，增加卵巢功能，使卵泡黄体细胞增加。维生素E缺陷可导致动物子宫重量减轻、雌激素水平显著降低，进而引起卵泡发育受阻。临床上常用维生素E治疗先兆流产和习惯性流产。但是维生素E缺乏干扰生殖功能的特异性机制尚不清楚。由于人类极少发生维生素E缺乏，尚未见到由维生素E缺乏而引起的不孕（育）症。

六、B族维生素

B族维生素是一类水溶性小分子化合物。该类化合物不具备相似的结构，普遍以辅酶的形式广泛参与各种生理过程。目前已知的B族维生素主要为维生素B_1（硫胺素）、维生素B_2（核黄素）、维生素B_3（烟酸）、维生素B_5（泛酸）、维生素B_6（吡哆醇）、维生素B_7（生物素）、维生素B_9（叶酸）和维生素B_{12}（钴胺素）。

人类卵子长期停滞于减数分裂前期，染色质呈松散分布，具有半开放特点。卵子DNA易受机体内外环境中有害因素的攻击。DNA损伤是造成卵子功能损伤与基因组不稳定的重要原因。卵子在对DNA损伤产生应答后，需要将染色体结构进一步打开，以便进行修复过程。染色体局部的开放过程受组蛋白去乙酰化调控。烟酸活性代谢产物烟酰胺腺嘌呤二核苷酸（NAD^+）是体内脱乙酰酶的重要辅因子。研究表明，随着机体衰老，烟酸代谢能力减弱，无法形成足量的 NAD^+ 以保证染色体构象的调控，造成 DNA 损伤修复障碍。因此，高龄女性的卵子承受着高水平的 DNA 损伤，导致卵子质量受损和生育力下降。此外，在精子、受精卵、早期胚胎的 DNA 损伤修复过程中，烟酸也发挥着类似的作用。

叶酸是一类相互转化的辅酶，在细胞 DNA 合成、甲基化和蛋白质合成过程中起着重要作用。叶酸营养缺陷会导致机体处于同型半胱氨酸累积状态、发生甲基化反应障碍等。配子发生、受精卵和早期胚胎发育须经历数次基因组印记改变过程，其中，甲基化起着至仍重要的作用。有关叶酸营养状况与配子发生及其功能之间的关系已有大量报道，但结论仍不一致。叶酸与生育结局之间的关联早期即已得到证实，但是叶酸是否影响人类生殖功能，证据尚不充分。有研究表明，叶酸补充（400μg/d）可改善卵泡液中叶酸营养水平，降低同型半胱氨酸水平；补充叶酸或含叶酸复合维生素可以改善胚胎质量，提高妊娠率和降低排卵障碍性不孕的风险。叶酸摄入与较低的稀发排卵障碍存在关联，与备孕人群较短的备孕时间也有关联。NHS-Ⅱ研究证据显示，复合维生素增补可降低 1/3 的排卵障碍性不孕的风险，其中叶酸可能是其中起主要作用者。

七、脂 肪 酸

脂肪酸（FA）可通过多种途径参与调控生殖功能。首先，脂肪酸代谢和 β- 氧化可为卵子成熟和早期胚胎发育提供能量底物；其次，脂肪酸还为前列腺素、类固醇激素的生物合成提供各种关键前体物质，对胚胎种植和妊娠维持起着极为重要的作用；最后，有害脂肪酸，如反式脂肪酸或过多的饱和脂肪酸摄入则会提高机体胰岛素抵抗水平，对排卵过程产生不良影响。

虽然高脂肪酸血症可诱导机体胰岛素抵抗、炎症反应等干扰生殖功能的病理生理学过程，但从细胞学水平来看，脂肪酸又是维持配子发生、受精和胚胎发育不可或缺的供能营养素之一。在生理状态下，脂肪酸的 β- 氧化是卵子和颗粒细胞的主要供能形式。在卵丘-卵子复合体环境中，卵丘细胞（cumulus cell，CC）会通过 β- 氧化过程，生成大量 ATP 或其他能量底物，为卵子供能。此外，卵子本身也会蓄积一定量的脂质，在早期胚胎发育过程中经过脂肪动员和 β- 氧化过程，为细胞供能。虽然，在辅助生殖治疗的体外培养过程中，卵子和胚胎的主要供能分子是丙酮酸、葡萄糖和乳酸；而脂肪酸添加会损伤卵子质量和胚胎发育潜力，但是这些结论来自于体外培养研究，不能说明体内情况。这可能是由于体外培养体系中缺乏脂肪酸代谢关键因子左旋肉碱，导致脂肪酸无法转运至线粒体参与氧化代谢；过量的脂肪酸在胞质中累积反而会造成细胞脂毒性损伤；而在体外培养环境中添加左旋肉碱，可明显提高卵子和早期胚胎的质量。

多个大规模队列研究，包括 NHS-Ⅱ研究和 PRESTO 研究均显示，反式脂肪酸摄入与女性生育力低下有关，会增加排卵障碍性不孕和子宫内膜异位症的风险。在男性，饱和脂肪酸和反式脂肪酸摄入会对精子生成造成不良影响。动物实验证明，反式脂肪酸可在睾丸中积聚，其摄入会导致精子质量下降、精液中精子浓度降低，还引起睾丸体积缩小、睾酮生成减少及睾丸病理改变。

在多不饱和脂肪酸（PUFA）中，ω-3 PUFA 与排卵障碍性不孕和子宫内膜异位症的发生风险呈负相关，但是该结论尚存在争议。ω-3 PUFA与女性生殖的关联可能受膳食模式的影响。在西方膳食模式（高热能、高脂肪膳食）下，两者之间的关联显著；而在北欧膳食（高PUFA）模式下，两者则无关联。此外，需要注意的是ω-6 PUFA、ω-3或ω-6/ω-3值升高可能会诱导机体炎症反应，从而影响生育力。

八、蛋　白　质

蛋白质是一切生命活动的基本表现形式，蛋白质营养状况影响到机体所有生理生化过程。虽然蛋白质营养与人类生殖功能之间的关系已获得广泛确认，但是蛋白质营养对生殖功能的影响缺乏特异性表现，这可能与蛋白质可广泛参与机体各项生理活动有关，也就是机体蛋白质营养缺陷会影响生殖生理过程的所有环节，如生殖内分泌、配子生成与发育、受精、植入前胚胎发育、子宫内膜功能与母胎界面的建立、胎盘功能等。此外，母体蛋白质营养状况还会影响子代成年后的生殖功能。动物实验显示，母体孕期限制蛋白质摄入，诱导蛋白质营养不足会诱导雌性子代卵巢储备功能降低，使卵巢中原始卵泡数显著减少。

现阶段，医学领域对蛋白质营养的生殖调控作用研究聚焦于不同类型蛋白质摄入对生殖功能的影响，以期探索实现优生、优育的最佳蛋白质摄入。研究表明，相对于动物蛋白摄入，植物蛋白摄入可能对女性生殖更有利，显著降低排卵障碍性不孕的风险。从营养学角度来看，乳类及其制品是人体优质蛋白质的重要来源；但其中伴随的高水平乳糖又会对生殖功能产生不利影响。动物实验证实，幼儿期高乳糖暴露会诱导青春期启动延迟、Gn分泌不足及卵泡储备降低，最终影响卵巢的各项生理功能。人群流行病学研究也表明，每日摄入乳类的女性随着年龄增长，生育力下降速度会更快；高乳类摄入会伴有较低的卵巢窦卵泡计数。但是，流行病学数据并未发现乳及乳制品摄入与总体生育力及排卵障碍性不孕存在关联。此外，目前尚缺乏基于科学证据、适用于备孕人群的蛋白质推荐摄入量；在不孕人群的营养咨询实践中，只能采用孕早期或轻体力劳动女性的蛋白质营养推荐量作为替代，即每日0.8g/kg体重。

九、糖　　类

糖类是膳食主要供能营养素之一。对于亚洲人群，糖类是主要膳食能量来源。糖类的质量与数量均可影响机体葡萄糖稳态和胰岛素敏感性，进而影响卵巢雄激素合成和卵巢功能。糖类的质量指标包括升糖指数（指示糖类对血糖影响的指数）、血糖负荷（升糖指数乘以糖类的含量）及糖类的精制程度和膳食纤维含量。

人群流行病学研究证明，总糖类摄入和升糖负荷与排卵障碍性不孕发病风险相关。有学者比较了不同糖类摄入水平下排卵障碍性不孕的风险，与下四分位水平相比，上四分位水平的发病风险显著升高，相对危险度（RR）值为1.91［95%置信区间（CI）：1.27～3.02］。在初产妇中，膳食升糖指数与排卵性不孕症呈正相关，相应膳食升糖负荷的RR值为1.92（95%CI：1.26～2.92）。NHS-Ⅱ队列研究发现，PCOS患者与正常女性相比，高升糖指数的膳食摄入比例更高。对于PCOS患者，给予糖类限制可有效改善胰岛素敏感性，降低循环睾酮水平，提高排卵功能。

十、矿　物　质

锌是维持男性生育力的必要微量元素。机体锌营养水平与精子浓度、活力和活率、抗氧化活性有着密切关联。在睾丸中，锌是精子生成所必需的，可维持精子基因组和结构完整性。精液和前列腺中也含有高水平的锌。精液中适当的锌水平是维持正常精子生成、精子形态、数目和功能所必需的，由此推测，锌对受精环节也有重要作用。此外，锌还有助于精子防御微生物侵害和DNA损伤。睾丸发育和类固醇激素的生物合成也依赖于锌的作用。在性腺功能减退、第二性征发育不良、少精子症、弱精子症和无精子症患者中，可见明显的锌营养缺陷。目前，锌在女性生殖中的作用尚不明确，有个例报道锌缺乏会导致女性性发育延迟。

微量元素硒是谷胱甘肽过氧化物酶的组分，因此可维持该酶的抗氧化能力。与健康人群相比，不育男性的硒营养水平显著较低。但需要注意的是，无论是硒营养缺陷还是营养过剩，均可导致精液参数异常。硒对男性生殖的保护作用可表现为对精子DNA氧化损伤的保护，从而提高精子活力和活率。睾丸中硒的主要存在形式是硒蛋白，硒蛋白是类固醇激素合成过程中的必要成分。此外，卵子发育需要储存大量还原型谷胱甘肽，在此过程中硒也可能发挥着重要作用。

（张　岭　周易尔）

参 考 文 献

Castellano J M，Bentsen A H，Mikkelsen J D，et al，2010. Kisspeptins：bridging energy homeostasis and reproduction. Brain Res，1364：129-138.

Chavarro J E，Rich-Edwards J W，Rosner B A，et al，2007. A prospective study of dietary carbohydrate quantity and quality in relation to risk of ovulatory infertility. Eur J Clin Nutr，63（1）：78-86.

Chavarro J E，Rich-Edwards J W，Rosner B A，et al，2008. Protein intake and ovulatory infertility. AM J Obstet Gynecol，198（2）：210. e1-7.

Chiu Y H，Chavarro J E，Souter I，2018. Diet and female fertility：doctor，what should I eat? Fertil Steril，110（4）：560-569.

DiTroia S P，Percharde M，Guerquin M J，et al，2019. Maternal vitamin C regulates reprogramming of DNA methylation and germline development. Nature，573（7773）：271-275.

Ebisch I M，Thomas C M，Peters W H，et al，2006. The importance of folate，zinc and antioxidants in the pathogenesis and prevention of subfertility. Hum Reprod Update，13（2）：163-174.

Santoro N，Thomas C M G，Peters W H M，et al，2014. Nutrition and reproduction//Strauss J F，Barbieri R L. Yen & Jaffe's Reproductive endocrinology. 7th ed. Philadelphia：W. B. Saunders：422-431. e6.

Skoracka K，Eder P，Łykowska-Szuber L，et al，2020. Diet and nutritional factors in male（in）fertility-underestimated factors. J Clin Med，9（5）：1400

Yu X X，Liu Y H，Liu X M，et al，2018. Ascorbic acid induces global epigenetic reprogramming to promote meiotic maturation and developmental competence of porcine oocytes. Sci Rep，8（1）：6132.

第七章
环境内分泌干扰物与生殖

环境污染物（environmental pollutant）无处不在，人们每天通过饮食、呼吸和皮肤接触暴露于环境污染物下，长期的环境污染物暴露可干扰生殖激素合成和功能发挥、卵泡生长发育及精子发生、形成和成熟，造成生育能力下降甚至不育，严重影响人类生殖健康。

第一节　环境污染物的种类

环境污染物是指进入环境后使原有环境正常组成成分和性质发生对人类有害变化的物质总称，包括人类生产、生活过程中产生的各种物质及从自然界释放的物质。环境污染物可来源于大气、水体、土壤等，根据性质分为物理性、化学性和生物性三类。物理性污染物包括振动、噪声、辐射等；化学污染物包括无机污染物和有机污染物，前者由重金属和无机非重金属化合物组成，而有机污染物是指天然存在和一些可生物降解的人工合成的有机物质组成的污染物，种类繁多；生物污染物又包括动物、植物和微生物污染物。

近年来，随着人们对化学物质环境和健康危害的认识不断深入、环境监测技术的进一步发展和提高，某些新污染物不断被发现，对其监管和治理力度也不断加大。与常规污染物不同，新污染物一般由人类活动造成，存在破坏生态环境或人体健康的风险，但因使用时间短或发现风险较晚，存在未被纳入管理和缺乏有效防控进行干预等特点。

目前国内外广泛关注的新污染物有四类：持久性有机污染物（persistent organic pollutant，POP）、内分泌干扰物（EDC）、抗生素和微塑料。新污染物具有较严重的危害，其风险较隐蔽并能在环境中持久存在、来源广泛且治理较复杂等。某些新污染物化学结构稳定，在环境中不易降解，并可通过食物链效应不断富集，具有迁移性，可对生态系统造成严重威胁。进入人体的新污染物会引起神经行为失常、内分泌紊乱、生殖系统和免疫系统破坏，以及发育异常和肿瘤发生增加。

EDC是一类目前已知的对人类生殖产生干扰的新污染物，其通过干扰机体稳态、影响繁殖和发育相关激素发挥作用。由于具有雌、雄激素样作用和（或）抗雌、雄激素样作用，其常以激素受体激动剂或拮抗剂的形式，改变受体的表达，影响信号转导过程，干扰激素合成、运输、分布或清除，引起表观遗传（epigenetic）变化或通过影响细胞凋亡、增殖或分化改变细胞的命运。虽然环境中EDC通常含量较少，一般不会对健康产生严重影响，但长期低浓度的暴露也可能造成机体毒性效应；另外，EDC作用机制复杂，机体暴露于多种EDC还可产生协同作用，加重影响。因此EDC对生殖活动的扰乱作用持续受到重视。

第二节 内分泌干扰物与男性生殖

EDC对男性生殖活动会造成多方面的影响，导致男性生殖能力下降，目前已经成为现代社会面临的一个棘手问题。

一、对男性生殖的干扰机制

EDC种类繁多，进入男性体内后，可通过HPG轴、引起氧化应激损伤等影响男性生殖活动。

（一）干扰 HPG 轴和激素合成

EDC具有雌激素或抗雄激素特性，可影响HPG轴，导致Gn水平发生变化，血清中LH、FSH和睾酮水平降低，引起下游信号通路改变，从而破坏男性生殖能力。

EDC通过降低机体LH水平或影响睾丸间质细胞上LH受体（LHR）的表达，使睾酮合成酶受到抑制，睾酮生成减少。此外，EDC还可减少类固醇生成急性调节蛋白（StAR）的表达，抑制P450scc（类固醇激素合成的限速酶）的活性，直接影响抗雄性类固醇的合成。除了干扰雄激素合成酶的产生，EDC还通过诱导氧化应激间接抑制这些酶的活性，使雄激素生成减少。

（二）氧化应激

EDC可通过产生ROS对生殖细胞造成氧化损伤。ROS水平升高导致脂质过氧化、抑制类固醇生成酶和激活睾丸中的细胞凋亡途径，使睾丸合成雄激素能力降低，精子生成减少。此外，这些污染物还引起附睾抗氧化能力降低，影响精子成熟。ROS水平升高还可直接损伤精子DNA，造成精子活力、形态和功能下降。尽管卵子具有修复精子损伤DNA的能力，但当DNA损伤程度超出卵子修复能力时，会导致生育能力降低，子代发育缺陷的风险增加。

（三）直接损伤

EDC可以通过直接改变精子质膜流动性、线粒体膜电位（mitochondrial membrane potential，MtMP）水平，激活凋亡级联反应途径而影响精子的活力和功能。此外，部分污染物还可直接影响精子功能。

二、对男性生殖的影响

男性暴露于EDC后，可发生生殖内分泌系统结构和功能的紊乱，造成生精功能和精子质量异常改变，生育能力受到影响。

（一）睾丸内分泌功能

睾丸是最易受到EDC攻击的器官之一。EDC诱导睾丸中雌激素受体表达的增加、类固醇生成异常及异源性雌激素干扰是影响睾丸内分泌功能的重要原因。

睾丸间质细胞在LH作用下调控睾丸合成睾酮，睾酮在精子发生、男性生殖器官分化及第二性征发育中起着关键作用。环境污染物可干扰睾酮生成，导致精子发生异常，损害生育能力。

（二）精子发生

精子发生是一个极其复杂的过程，受到各种因素的严格调控。一个完整的生精过程需要长达70天以上，所以极易受到环境污染物的损害。睾丸中的支持细胞在生精过程中充当滋养细胞，为生殖细胞提供营养支持。支持细胞与生殖细胞的比率在调控生精过程的能量代谢和维持精子的正常发生中起着至关重要的作用。环境污染物作用可造成生精上皮脱落和支持细胞空泡化，支持细胞与生殖细胞的比率失调，从而影响生殖细胞增殖和分化。此外，环境污染物也会干扰支持细胞和生殖细胞之间正常信号通路，并增加氧化应激和激活生精细胞的凋亡，影响精子发生。

（三）血睾屏障

血睾屏障由支持细胞通过紧密连接、缝隙连接（gap junction）和黏附连接组成。血睾屏障完整的结构和功能可使睾丸免受自身免疫系统的攻击，为生殖细胞发育创造理想的环境。血睾屏障中细胞的紧密连接和缝隙连接蛋白是环境污染物的主要损伤目标之一，其通过破坏血睾屏障的完整性，破坏生精环境，造成免疫损伤，影响精子生成。

（四）附睾

附睾为精子成熟、获得运动和受精能力提供微环境。附睾上皮通过独特的紧密连接，形成血-附睾屏障，减少精子免疫损伤；附睾液中蛋白质、酶等成分从附睾头到附睾尾存在差异，可促进精子完成形态成熟和表面修饰。任何破坏附睾结构和功能的因素都可能导致精子成熟受损，从而影响男性生育能力。环境污染物可通过破坏血-附睾屏障，增加精子免疫损伤可能；还可造成附睾上皮发生退行性变，减轻附睾重量，改变附睾液组成成分，造成精子成熟度降低、活动力减弱。

（五）精囊和前列腺

精囊和前列腺是人体的两个主要附属性腺，其所分泌液体构成精浆90%的体积。精囊和前列腺分泌的物质具有控制精液凝固和液化的作用，并提供精子生存所需的能量（如果糖等），起到保护和营养精子、调节精子功能等作用。环境污染物可通过精囊和前列腺的分泌作用进入精浆，其含量与男性附属性腺的特异性生化指标及精子质量呈负相关，如精浆中的果糖减少使精子获得能量减少，导致运动能力下降。环境污染物可以直接诱导前列腺发生退化病变，造成前列腺功能下降，还可通过抑制睾丸激素的产生间接影响精囊和前列腺的功能。

（六）精子结构和功能

环境污染物不仅影响精子的数量，也对精子的结构和功能产生破坏，其影响程度与污染物种类、作用剂量和暴露时间相关。

质膜：环境污染物可以破坏精子质膜的完整性，降低精子的存活能力，阻碍精子发生顶体反应。

顶体完整性：环境污染物破坏精子顶体完整性，导致精子顶体反应能力下降或丧失，干扰精子附着和穿透透明带，降低受精能力。

DNA碎片化：多种环境污染物可引起精子DNA碎片化。精子DNA碎片化与男性生育能力相关，也可影响胚胎发育潜力，造成不良妊娠结局。尽管精子DNA损伤在早期胚胎中能被修复，但严重的DNA损伤可造成胚胎的基因组稳定性降低，胚胎中凋亡细胞的数量增加，对胚胎发育产生负面影响。

线粒体功能：环境污染物可以诱导细胞发生应激反应，使线粒体膜电位瞬间增加、发生超极化，导致ROS的产生。ROS可以直接攻击精子膜上的不饱和脂肪酸，诱导脂质发生过氧化，破坏精子膜的完整性。人类精子膜富含不饱和脂肪酸，因此容易受到ROS攻击，发生精子存活率和活力下降、受精能力降低，甚至不育。

（七）表观遗传效应

表观遗传机制包括DNA甲基化（DNA methylation）、组蛋白修饰和微RNA（miRNA）基因表达。环境污染物诱导精子表观遗传修饰发生改变，影响早期发育胚胎的基因表达。

（李施施）

第三节　环境污染物与女性生殖

与男性生殖细胞数量可不断增加的特点不同，女性卵巢中的卵子在出生后不能进一步增殖，且卵泡从发育到成熟所经历的过程更为漫长，受环境污染物影响的机会更多，对女性生殖造成的干扰更广泛。

一、对女性生殖的干扰机制

环境污染物种类繁多，作用机制复杂，可以直接损伤细胞或通过氧化应激产生伤害作用，有的污染物通过干扰内源性激素作用，造成女性的生殖活动异常。

（一）氧化应激

EDC在体内代谢过程中可以产生过氧化氢、超氧化物和羟自由基等过氧化物质，也可抑制SOD、谷胱甘肽过氧化物酶（GPx）和过氧化氢酶等抗氧化酶，造成体内氧化水平升高，抗氧化能力不足，对卵巢产生毒性作用，抑制窦卵泡发育，诱导窦卵泡闭锁。此外，卵子发育从卵泡募集到成熟经历时间长，卵子自身缺乏主动防御氧化损伤的能力，长期暴露于过氧化环境容易造成卵子损伤，并影响胚胎发育和子代的健康。

（二）产生雌激素/抗雌激素样作用

雌二醇（estradiol，E_2）是刺激卵泡发育的重要激素。EDC具有雌激素（estrogen）/抗雌激素样作用，可以通过多种途径影响内源性雌激素的生理功能：第一，EDC可以直接干扰颗粒细胞中将雄激素转化为雌激素的关键酶即芳香化酶合成基因的表达，减少芳香化酶合成，进而降低颗粒细胞E_2合成量，影响卵泡发育。第二，通过干扰下丘脑-垂体-卵巢（HPO）轴影响Gn合成，减少FSH刺激颗粒细胞产生芳香化酶，使雌激素合成受到干扰。第三，EDC本身具有雌激素活性，通过拮抗内源性雌激素作用干扰女性生殖。

（三）受体信号转导

雌激素对靶组织的作用通常通过两种途径介导。在细胞核途径中，以E_2为主的雌激素与雌激素受体-α和（或）雌激素受体-β结合后，受体在细胞核内与特定的雌激素反应元件（ERE）作用，启动靶基因转录。在膜介导途径中，雌激素通过与细胞膜结合的雌激素受体或G蛋白偶联的E_2受体发挥作用。这种相互作用通过表皮生长因子受体（epidermal growth factor receptor，EGFR）、胰岛素样生长因子受体（IGFR）和G蛋白偶联受体（GPCR）激活的第二信使触发下游信号，并以多种方式干扰正常雌激素/雄激素的效应，影响女性生育能力。EDC暴露后的第一个也是最重要的事件是与雌/雄激素受体结合，并作为激动剂或拮抗剂干扰内源性激素而发挥作用。目前发现的主要EDC多数具有与雄激素受体（AR）和（或）雌激素受体结合的能力。

二、对女性生殖系统的干扰效应

环境污染物可通过染色体、DNA和表观遗传等多种环节影响女性生殖。由于作用机制复杂，环境污染物对女性生殖的干扰效应有的是单一的，有的是多重的。

（一）染色体畸变

卵子和胚胎染色体非整倍性（aneuploidy）是后代不孕不育和发育缺陷的主要原因之一。EDC可以通过雌激素途径影响减数分裂过程中的微管组装和染色体分离，导致卵子和胚胎非整倍体发生率增加。

（二）DNA 损伤

EDC暴露可诱导机体产生ROS，造成卵子DNA氧化应激损伤。内源性雌激素是有效的过氧化物抑制剂，通过抑制ROS保护细胞DNA免受损伤，但内源性雌激素的这种保护作用可以被具有雌激素活性的EDC破坏，使卵子和胚胎DNA受损，这也是造成卵巢功能丧失的重要因素。

（三）表观遗传修饰

表观遗传修饰是指在DNA核苷酸序列没有改变的前提下基因表达发生改变的现象。环境污染物可通过表观遗传修饰作用对女性生育能力和子代健康产生影响。

DNA甲基化：发生在胞嘧啶残基处，某些污染物会影响DNA甲基化，造成后代出现遗传缺陷。

组蛋白修饰：最常见的形式包括乙酰化、磷酸化和泛素化。组蛋白末端翻译后修饰的改变会导致基因表达异常。例如，多氯联苯（PCB）通过降低AR活性对组蛋白修饰作用进行调节，产生EDC的干扰效应。

miRNA：EDC影响miRNA的表达，miRNA谱改变可导致女性生殖道的发育缺陷。某些EDC如双酚A（BPA）等可破坏卵子/胚胎发育过程中不同的miRNA表达模式，改变生殖细胞的活性和潜力。

三、对女性生殖的影响

环境污染物对女性生殖系统影响范围广，不仅造成生殖细胞发育异常，还与卵巢早衰、排卵障碍等疾病发生有关，成为影响女性生殖的重要因素。

（一）卵泡发生和卵子质量

女性生殖细胞于妊娠早期开始分化形成，在妊娠中、晚期之间形成原始卵泡。在此后的数十年时间内，这些卵泡长期处于休眠状态，因此接触环境污染物的机会更多，也更有可能因此而影响卵泡发生。

EDC可以通过影响卵泡膜细胞和卵丘颗粒细胞，干扰卵泡发生和卵子质量，对卵泡的影响可以涉及卵泡发育初期至减数分裂期整个过程，最容易产生干扰的时机在性别决定、减数分裂、卵泡组装和卵泡募集阶段。

在卵泡发育过程中，EDC不仅直接改变卵泡募集、发育，还对卵子第一次减数分裂和第二次减数分裂进程产生干扰。EDC作用可导致卵子纺锤体组织异常，降低生发泡破裂（GVBD）率，影响卵子发育，造成卵子发育停滞和死亡。部分卵子在EDC作用下发生减数分裂异常，造成卵子和胚胎非整倍体、自然流产及发育缺陷等的风险增加。

（二）胚胎种植

胚胎种植取决于囊胚质量及囊胚与子宫内膜发育的同步性。雌激素和孕激素通过雌激素受体和黄体酮受体参与子宫内膜的发育。EDC的作用靶标是雌激素受体和孕激素受体，通过影响子宫内膜雌激素受体和孕激素受体的表达，干扰子宫内膜的蜕膜化和化学修饰，影响子宫内膜的发育和接受胚胎种植能力。

（三）卵巢早衰

卵巢早衰严重影响女性生活质量和生殖能力，在小于40岁的女性中发病率约1%，其主要特征是Gn水平高、性腺功能减退、闭经和卵泡储备功能减退，表现为基础卵泡数稀少、血清FSH水平升高和AMH水平降低。

引起卵巢早衰的病因多且复杂，包括遗传因素、医源性因素、感染因素和免疫因素等，但多数病例原因不明。越来越多的证据表明环境因素在卵巢早衰的发生中起到主导或辅助作用。环境污染物主要通过四种模式引起卵巢早衰：静止的原始卵泡池耗尽、卵泡闭锁增加、原始卵泡的激活增加及卵泡发育过程中出现于各个阶段的发育停滞。

环境污染物造成卵巢早衰涉及多种机制：①通过雌激素受体和芳烃受体（AhR）发挥内分泌干扰作用。②抗氧化体系失衡诱导细胞凋亡。③发生表观遗传改变。④对复杂的卵泡发育信号通路产生扰动。除了上述直接影响外，EDC诱导的HPO轴功能障碍也是引发卵巢早衰的间接机制。

雌激素受体和AhR在早期卵泡发生中起关键作用。卵泡膜细胞高度表达雌激素受体-α，介导FSH和LH参与卵泡生长；雌激素受体-β在卵丘颗粒细胞上高度表达，在下丘脑-垂体-肾上腺（HPA）轴反馈和类固醇合成中发挥作用；而AhR在卵泡发育所有阶段的卵泡膜细胞和卵丘颗粒细胞上均有表达，参与细胞的增殖。EDC通过AhR诱导促凋亡因子Bax生成，导致早期卵泡发生凋亡，通过干扰雌激素受体影响卵泡生长和卵子发育。在卵巢早衰患者中ROS和活性氮（reactive nitrogen species，RNS）水平显著升高，提示ROS/RNS可能造成卵巢储备损害，导致卵巢早衰的发生。

ROS/RNS通过三种途径造成卵泡损失：①过多的ROS/RNS可以诱导脂质过氧化反应，破坏生物膜，最终导致细胞结构和功能的改变。②ROS/RNS引起蛋白质损伤，包括结构蛋白和信号转导途径的相关蛋白，影响细胞正常结构和功能。③ROS/RNS影响DNA结构和改变基因表达。

（四）排卵障碍

卵子从发育、成熟到排卵需要在HPO轴的精密调控下，通过GnRH、FSH、LH和雌激素的调控作用完成。任何破坏HPO轴的因素均可能引起排卵障碍。

在女性不孕症中，排卵障碍约占30%，而环境污染是造成排卵障碍的主要原因之一。EDC可以引起下丘脑GnRH脉冲异常，通过自分泌和旁分泌作用干扰HPO轴，影响排卵；EDC具有雌激素和雄激素样作用，可以与相应的内源性激素受体竞争结合，促进/拮抗激素的正常生理作用；EDC的雄激素样作用是构成排卵障碍的重要原因，也是影响卵巢储备功能的因素。

（李施施　翁　清）

参 考 文 献

Adewoyin M，Ibrahim M，Roszaman R，et al，2017. Male infertility：the effect of natural antioxidants and phytocompounds on seminal oxidative stress. Diseases，5（1）：9.

Aitken R J，De Iuliis G N，2007. Origins and consequences of DNA damage in male germ cells. Reprod Biomed Online，14（6）：727-733.

Ali S，Steinmetz G，Montillet G，et al，2014. Exposure to low-dose bisphenol A impairs meiosis in the rat seminiferous tubule culture model：a physiotoxicogenomic approach. PLoS One，9（9）：e106245.

Anway M D，Cupp A S，Uzumcu M，et al，2005. Epigenetic transgenerational actions of endocrine disruptors and male fertility. Science，308（5727）：1466-1469.

Buck Louis G M，Smarr M M，Sun L，et al，2018. Endocrine disrupting chemicals in seminal plasma and couple fecundity. Environ Res，163：64-70.

Canipari R，De Santis L，Cecconi S，2020. Female fertility and enviroment pollution. Int J Environ Res Public Health，17：8802.

Carnevali O，Santangeli S，Forner-Piquer I，et al，2018. Endocrine-disrupting chemicals in aquatic environment：what are the risks for fish gametes? Fish Physiol Biochem，44（6）：1561-1576.

Cedar H，Bergman Y，2009. Linking DNA methylation and histone modification：patterns and paradigms. Nat Rev Genet，10（5）：295-304.

Chianese R，Viggiano A，Urbanek K，et al，2018. Chronic exposure to low dose of bisphenol A impacts on the first round of spermatogenesis via SIRT1 modulation. Sci Rep，8（1）：2961.

Craig Z R，Wang W，Flaws J A，2011. Endocrine-disrupting chemicals in ovarian function：effects on steroidogenesis，metabolism and nuclear receptor signaling. Reproduction，142（5）：633-646.

Darbandi M，Darbandi S，Agarwal A，et al，2018. Reactive oxygen species and male reproductive hormones. Reprod Biol Endocrinol，16（1）：87.

Diamanti-Kandarakis E，Bourguignon J P，Giudice L C，et al，2009. Endocrine-disrupting chemicals：an Endocrine Society scientific statement. Endocr Rev，30（4）：293-342.

Dominguez M A，Sadeu J C，Guerra M T，et al，2016. Ovarian toxicity of environmental contaminants：50 shades of grey//Hughes C，Waters M D. Translational toxicology：defining a new therapeutic discipline. Switzerland：Spring International Publishing：215-244.

Donkin I，Barrès R，2018. Sperm epigenetics and influence of environmental factors. Mol Metab，14：1-11.

Eshre Guideline Group on Premature ovarian insufficiency，Webber L，Davies M，et al，2016. ESHRE Guideline：management of women with premature ovarian insufficiency. Hum Reprod，31（5）：926-937.

Fucic A，Galea K S，Duca R C，et al，2018. Potential health risk of endocrine disruptors in construction sector and plastics industry：a new paradigm in occupational health. Int J Environ Res Public Health，15（6）：1229.

Gao Y，Mruk D D，Cheng C Y，2015. Sertoli cells are the target of environmental toxicants in the testis—a mechanistic and therapeutic insight. Expert Opin Ther Tar，19（8）：1073-1090.

Garcia-Rodriguez A，Gosalvez J，Agarwal A，et al，2018. DNA damage and repair in human reproductive cells. Int J Mol Sci，20（1）：31.

Hodes-Wertz B，Grifo J，Ghadir S，et al，2012. Idiopathic recurrent miscarriage is caused mostly by aneuploid embryos. Fertil Steril，98（3）：675-680.

Ioannou D，Miller D，Griffin D K，et al，2016. Impact of sperm DNA chromatin in the clinic. J Assist Reprod Genet，33（2）：157-166.

Islam R, Yoon H, Kim B S, et al, 2017. Blood-testis barrier integrity depends on Pin1 expression in Sertoli cells. Sci Rep, 7（1）: 6977.

Johansson H K L, Svingen T, Fowler P A, et al, 2017. Environmental influences on ovarian dysgenesis-developmental windows sensitive to chemical exposures. Nat Rev Endocrinol, 13（7）: 400-414.

Johnson K J, 2014. Testicular histopathology associated with disruption of the Sertoli cell cytoskeleton. Spermatogenesis, 4（2）: e979106.

Kalliora C, Mamoulakis C, Vasilopoulos E, et al, 2018. Association of pesticide exposure with human congenital abnormalities. Toxicol Appl Pharmacol, 346: 58-75.

Karwacka A, Zamkowska D, Radwan M, et al, 2019. Exposure to modern, widespread environmental endocrine disrupting chemicals and their effect on the reproductive potential of women: an overview of current epidemiological evidence. Hum Fertil（Camb）, 22（1）: 2-25.

Komsky-Elbaz A, Roth Z, 2017. Effect of the herbicide atrazine and its metabolite DACT on bovine sperm quality. Reprod Toxicol, 67: 15-25.

La Merrill M A, Vandenberg L N, Smith M T, et al, 2020. Consensus on the key characteristics of endocrine-disrupting chemicals as a basis for hazard identification. Nat Rev Endocrinol, 16（1）: 45-57.

Li R, Zhou S U, Zhu H, et al, 2019. Low dose of flurochloridone affected reproductive system of male rats but not fertility and early embryonic development. Reprod Biol Endocrinol, 17（1）: 64.

Likhite V S, Stossi F, Kim K, et al, 2006. Kinase-specific phosphorylation of the estrogen receptor changes receptor interactions with ligand, deoxyribonucleic acid, and coregulators associated with alterations in estrogen and tamoxifen activity. Mol Endocrinol, 20（12）: 3120-3132.

Maske P, Dighe V, Mote C, et al, 2020. n-Butylparaben exposure through gestation and lactation impairs spermatogenesis and steroidogenesis causing reduced fertility in the F1 generation male rats. Environ Pollut, 256: 112957.

McBirney M, King S E, Pappalardo M, et al, 2017. Atrazine induced epigenetic transgenerational inheritance of disease, lean phenotype and sperm epimutation pathology biomarkers. PLoS One, 12（9）: e0184306.

McLachlan J A, 2016. Environmental signaling: from environmental estrogens to endocrine-disrupting chemicals and beyond. Andrology, 4（4）: 684-694.

Muratori M, De Geyter C, 2019. Chromatin condensation, fragmentation of DNA and differences in the epigenetic signature of infertile men. Best Pract Res Clin Endocrinol Metab, 33（1）: 117-126.

Nassan F L, Mínguez-Alarcón L, Williams P L, et al, 2019. Urinary triclosan concentrations and semen quality among men from a fertility clinic. Environ Res, 177: 108633.

Nothnick W B, 2012. The role of micro-RNAs in the female reproductive tract. Reproduction, 143（5）: 559-576.

Pant N, Mathur N, Banerjee A K, et al, 2004. Correlation of chlorinated pesticides concentration in semen with seminal vesicle and prostatic markers. Reprod Toxicol, 19（2）: 209-214.

Quilaqueo N, Villegas J V, 2022. Endocrine disruptor chemicals. A review of their effects on male reproduction and antioxidants as a strategy to counter it. Andrologia, 54（2）: e14302.

Raghavan R, Romano M E, Karagas M R, et al, 2018. Pharmacologic and environmental endocrine disruptors in the pathogenesis of hypospadias: a review. Curr Environ Health Rep, 5（4）: 499-511.

Rehman S, Usman Z, Rehman S, et al, 2018. Endocrine disrupting chemicals and impact on male reproductive health. Transl Androl Urol, 7（3）: 490-503.

Ren J, Cui J, Chen Q, et al, 2019. Low-level lead exposure is associated with aberrant sperm quality and reproductive hormone levels in Chinese male individuals: results from the MARHCS study low-level lead exposure is associated with aberrant sperm quality. Chemosphere, 244: 125402.

Revankar C M, Cimino D F, Sklar L A, et al, 2005. A transmembrane intracellular estrogen receptor mediates rapid cell signaling. Science, 307 (5715): 1625-1630.

Rothstein M A, Harrell H L, Marchant G E, 2017. Transgenerational epigenetics and environmental justice. Environmental Epigenetics, 3 (3): dvx011.

Sifakis S, Androutsopoulos V P, Tsatsakis A M, et al, 2017. Human exposure to endocrine disrupting chemicals: effects on the male and female reproductive systems. Environ Toxicol Pharmacol, 51: 56-70.

Sikka S C, Wang R, 2008. Endocrine disruptors and estrogenic effects on male reproductive axis. Asian J Androl, 10 (1): 134-145.

Street M E, Angelini S, Bernasconi S, et al, 2018. Current knowledge on endocrine disrupting chemicals (EDCs) from animal biology to humans, from pregnancy to adulthood: highlights from a national Italian meeting. Int J Mol Sci, 19 (6): 1647.

Sullivan R, Mieusset R, 2016. The human epididymis: its function in sperm maturation. Hum Reprod Update, 22 (5): 574-587.

Tang S S, Gao H, Zhao Y, et al, 2010. Aneuploidy and DNA fragmentation in morphologically abnormal sperm. Int J Androl, 33 (1): e163-e179.

Tavares R S, Escada-Rebelo S, Correia M, et al, 2016. The non-genomic effects of endocrine-disrupting chemicals on mammalian sperm. Reproduction, 151 (1): R1-R13.

Tokmak A, Yildirim G, Sarikaya E, et al, 2015. Increased oxidative stress markers may be a promising indicator of risk for primary ovarian insufficiency: a cross-sectional case control study. Rev Bras Ginecol Obstet, 37 (9): 411-416.

Uppangala S, Pudakalakatti S, D'souza F, et al, 2016. Influence of sperm DNA damage on human preimplantation embryo metabolism. Reprod Biol, 16 (3): 234-241.

Vabre P, Gatimel N, Moreau J, et al, 2017. Environmental pollutants, a possible etiology for premature ovarian insufficiency: a narrative review of animal and human data. Environ Heal A Glob Access Sci Source, 16 (1): 37.

Vasilopoulos E, Fragkiadaki P, Kalliora C, et al, 2019. The association of female and male infertility with telomere length (Review). Int J Mol Med, 44 (2): 375-389.

Vrijens K, Bollati V, Nawrot T S, 2015. MicroRNAs as potential signatures of environmental exposure or effect: a systematic review. Environ. Health Perspect, 123 (5): 399-411.

Wang M, Su P, 2018. The role of the Fas/FasL signaling pathway in environmental toxicant-induced testicular cell apoptosis: An update. Syst Biol Reprod Med, 64 (2): 93-102.

Wang Y, Chen F, Ye L, et al, 2017. Steroidogenesis in Leydig cells: effects of aging and environmental factors. Reproduction, 154 (4): R111-R122.

Wei Y, Schatten H, Sun Q Y, 2015. Environmental epigenetic inheritance through gametes and implications for human reproduction. Hum Reprod Update, 21 (2): 194-208.

Xiong G, Lin T, Wei G, 2016. MP70-16 the mechanism of environmental endocrine disruptors (DEHP) induces epigenetic transgenerational inheritance of cryptorchidism. J Urol, 195: e912-e913.

第八章
卵子、胚胎的发育微环境和代谢

精子、卵子在体内从完成生长、发育，到实现受精和形成胚胎，都需在合适部位良好的环境、合理的影响下完成。该过程伴随着所处发育部位的改变，生殖细胞所处的环境和对营养的需求也各不相同。

第一节　生长环境要求

配子、合子和胚胎对生长环境有较高的要求，且对环境的改变极为敏感。在体内，机体通过精密调节为生殖细胞生长发育提供所需的环境。体外受精和胚胎培养技术通过人工控制pH、氧分压（PO_2）和温度等培养条件，降低环境中有害因素的影响，模拟体内生殖细胞生长发育所处的环境，促进细胞发育。

一、酸　碱　度

卵子从卵泡中排出、进入输卵管后完成受精、胚胎发育，最后运行至子宫形成囊胚，其生长过程中所处的细胞外pH（extracellular pH，pHe）不尽相同。在卵巢中，人类卵子发育所处的卵泡液pH为7.2～7.3，而输卵管液（tubal fluid）pH为7.1～8.4，并且输卵管不同部位的pH也存在较大差异。相比输卵管液，子宫液通常偏酸性，其pH为7.3～7.9。生理条件下，卵巢、输卵管和子宫等器官具有精密调节环境酸碱度的功能，为生殖细胞各阶段生长发育提供适宜的pH环境。

合适的pH环境是细胞发挥正常生理功能的重要前提，pHe稳定的主要目的之一是维持细胞内pH（intracellular pH，pHi）。pHi稳态有利于细胞执行各种正常生理活动，如发挥酶的正常生理活性，调控细胞分裂和分化，完成细胞膜对物质的转运，以及在调节蛋白质合成、维持细胞通信、调节线粒体活性、稳定细胞骨架和微管动力学等生理活动中均起重要作用。

生殖胚胎对pHi变化高度敏感，在体内，机体会根据生殖细胞发育所需，通过多种精密的生理调节机制，使不同发育阶段的胚胎处于合适的pHe环境。此外，胚胎也存在自我调节pHi的能力，可以更好地适应环境变化，减少外界因素影响，维持自身发育所需的pHi。比如，当胚胎发育至桑葚胚从输卵管进入子宫腔后，其所处的生长环境由偏碱性变为偏酸性，由于桑葚胚的质膜对H^+具有高度的渗透性，细胞可主动调节细胞内的H^+浓度，稳定胚胎的pHi，从而减轻子宫腔酸性环境对胚胎的影响。

人类不同发育阶段生殖细胞的pHi有所不同，GV期卵子的pHi为7.04，MⅡ期卵子为7.03，发育至卵裂期胚胎为7.1～7.2，而囊胚阶段的pHi较卵裂期胚胎阶段轻微升高。处于不同发育阶段的生殖细胞调节自身pHi的能力也不同。成熟前卵子缺乏自我调节pHi的机制，其pHi的调节和稳定依靠周围的卵丘颗粒细胞完成。进入成熟阶段的卵子已获得调节自身pHi的能力，处于不同发育阶段胚胎均可通过自我调节作用维持生理所需的pHi。此外，与早期卵裂期胚胎相比，囊胚调节pHi的能力更强。

生殖细胞主要通过三种膜转运机制调节pHi。当生殖细胞的pHi升高至7.3以上时，处于细胞膜上的HCO_3^-/Cl^-离子交换通道被激活，通过转出HCO_3^-和转入Cl^-，完成细胞内外的离子交换，降低细胞的pHi，缓解细胞的碱中毒压力；当pHi处于7.0以下时，Na^+、HCO_3^-/Cl^-离子交换通道被激活，通过将Na^+、HCO_3^-转入细胞交换细胞内的Cl^-，增加细胞的pHi，从而缓解酸性环境的不利影响；当pHi降至6.8时，Na^+/H^+逆向转运蛋白激活，通过将H^+转运出细胞对抗酸中毒的作用。

不合适的pHi会对胚胎造成严重的影响。在代谢水平上，pHi改变会影响酶活性。例如，高于7.2的pHi会刺激磷酸果糖激酶（PFK）活性，使糖酵解作用过早激活，可导致培养过程中生殖细胞发育停止。在亚细胞结构水平，卵子的减数分裂纺锤体（meiotic spindle）稳定性受到pH变化影响，减数分裂纺锤体的紊乱可能是非整倍体和成熟停滞的原因。将仓鼠卵裂期胚胎的pHi从7.21升高至7.4或降低至6.87，3小时后会造成胚胎线粒体和肌动蛋白细胞骨架发生重排，影响胚胎发育。小鼠胚胎的pHi从7.2略微提高0.10～0.15，细胞的糖酵解和氧化代谢活性即发生明显降低。pHi不仅影响早期胚胎发育，还可影响后续胎儿的发育结局。若将早期胚胎的pHi从7.25降至7.1，可导致出生胎鼠的体重降低和身长变短。

由此可见，在体外培养胚胎过程中控制培养液pH必然成为获得良好培养结果、改善妊娠结局的主要因素之一。尽管正常胚胎中的pHi不等同于pHe，但pHi会跟随pHe发生变化。如果pHe偏高或偏低，pHi的变化可能会更大。培养箱CO_2的波动会造成胚胎生长环境H^+浓度改变，从而导致pHe的波动，每当培养液pH改变0.2，溶液中H^+浓度则变化0.60%。因此，在体外培养时通过精细控制培养箱的CO_2浓度，可以稳定pHe，继而为生殖细胞生长发育提供符合生理的pHi。

在体外受精培养技术中，理想的状况应该是对不同发育阶段生殖细胞所处的pHe进行精确调控，为各阶段生殖细胞提供正常生理活动所需的pHi，从而获得高效的培养结果。比如，在受精阶段，若增加精子的pHi，可促进精子的顶体反应，有助于体外受精时获得更高的受精率；早期胚胎发育需要稳定的pHi，应避免培养阶段CO_2的波动；囊胚阶段的pHi比早期卵裂期胚胎偏高，所需培养环境的CO_2浓度需要较卵裂期胚胎阶段低。然而，目前IVF-ET技术在整个体外受精和胚胎发育过程中为生殖细胞提供的pH环境基本是一致的，这明显不符合生殖细胞正常发育所需的最佳pH要求，甚至存在损害其发育潜力的可能。针对生殖细胞发育过程中pHi的变化特点，一些商品化培养液在进行序贯培养（sequential culture）设计时，通过改变碳酸氢盐浓度，建立"高—低—高"的溶液pHe体系，即受精时pHe升高，进行卵裂期胚胎培养时降低pHe，进行囊胚培养时再次升高

pHe，以更符合生殖细胞体外发育要求，但仍然不能替代体内发育过程中机体精细的调节作用。

体外培养技术中培养箱环境CO_2浓度、培养箱内温度、培养基组成和培养持续时间均可影响培养液的pH，因此需要对培养环境的pH进行维护和校正。调整培养环境CO_2浓度是调节培养液pH最简单和有效的方法，并且溶液中的碳酸氢盐缓冲对可以缓冲由CO_2波动产生的溶液pH剧烈变化，使细胞处于相对稳定的pH环境中，但这种缓冲作用是有限的，若培养环境的CO_2浓度过高和过低，仍然可以造成溶液pH失控。培养液中的乳酸和某些氨基酸也对pH产生影响，如5mmol/L的乳酸可将受精卵的pHi降低0.1个单位，因此在培养液中也要控制乳酸的含量，或者使用乳酸盐替代乳酸减少对pHi的影响；牛磺酸（taurine）或甘氨酸等具有两性离子特征的氨基酸可吸附质子，具有缓冲溶液pH的作用，因此也是稳定培养液pH的有效成分。此外，培养箱的温度也可通过改变H^+浓度影响溶液的pH，温度升高，则溶液pH降低；培养时间的延长，可由氨基酸分解和代谢产物的堆积造成培养液pH的逐步增加。

生殖细胞对pH的变化非常敏感，尤其是处于早期阶段的卵子，更容易受到pH变化的损害。在进行体外受精技术操作过程中，需要在每个步骤中都注重对生殖细胞所处环境pH的保护。体外受精操作中有较多步骤使生殖细胞处于无CO_2保护的环境下，对于这些环节，可以将生殖细胞置于含有机缓冲液（如HEPES和MOPS）的培养液中进行，以维持溶液pH的稳定。另外，通过控制生殖细胞在培养箱外的暴露时间，也可减少对pH的影响。然而到目前为止，体外培养技术不仅对如何像体内一样精细控制生殖细胞生长环境的pH缺乏有效手段，甚至对生殖细胞生长发育所需的最合理pH也未明确，通常选择在商品化试剂所推荐的pH条件下进行操作。

二、渗 透 压

与体细胞不同，卵子和植入前胚胎的生长发育需要较低的渗透压（osmotic pressure）。相对低渗的培养环境有助于胚胎克服发育阻滞，而高渗透压对胚胎的发育有害。仅短暂暴露于高渗透压环境的植入前小鼠胚胎，其发育潜力即会受损，尤其当生长环境中NaCl浓度增加时，细胞内Na^+/K^+值急剧升高，对小鼠胚胎发育更为不利。细胞外渗透压的增加可以促使细胞内水分外流，引发细胞收缩和细胞脱水，干扰细胞DNA合成、修复和转录及蛋白质合成和降解，并扰乱线粒体功能，表现为细胞体积缩小、氧化应激增加、蛋白质羰基化、线粒体去极化、DNA损伤等，最终造成细胞周期停滞和细胞凋亡。

卵裂期胚胎可以感知渗透压变化并做出适应性反应。培养液中无机离子增加造成的高渗环境引起细胞内水分外流，导致细胞收缩至正常体积以下时，细胞通过调节离子转运蛋白的功能精确控制跨膜离子转运，使细胞内离子浓度升高，实现细胞内外离子平衡，以对抗不利渗透压的影响，但这种调节从长远来看是有害的。因为离子强度过高会严重破坏大分子生物活性物质的功能，如酶活性改变等。若培养液渗透压继续升高，还可造成胚胎体积进一步变小，使胚胎承受较大的有害渗透压力，严重时将阻止细胞膜的正常渗透，容易造成"细胞发育阻滞"。

　　与无机离子不同，培养环境或细胞中即使存在较高浓度的有机渗透物质，对胚胎发育的阻滞作用也不明显。生殖细胞的发育过程中通过多种生理机制，提前在细胞内主动贮存一定浓度的有机渗透物质，可以为细胞提供渗透调节支持，对抗外界不良渗透作用对细胞发育的干扰，因此细胞内高浓度有机渗透物质的存在是生殖细胞进行自我保护的一种主动防御机制。但胚胎内这种由有机渗透物质所形成的缓冲能力是有限度的，当渗透压进一步升高时，胚胎发育也将阻滞。多种氨基酸可作为有机渗透物质在培养过程中对生殖细胞起渗透保护作用，如谷氨酰胺（glutamine）可缓解渗透压升高对受精卵发育的影响，甘氨酸可以减轻NaCl引起的晶体渗透压对2细胞小鼠胚胎发育的不利影响。生殖细胞通过增加这类氨基酸含量建立的渗透调节机制的缓冲能力也是有限的，过高的渗透压会引起胚胎的发育阻滞。

　　甘氨酸是体内20种常见氨基酸中在卵子及卵裂期胚胎内积累浓度最高的氨基酸。卵子和早期胚胎的胞内游离甘氨酸浓度至少为20mmol/L，在体外操作过程中发生渗透压升高时，胚胎内的甘氨酸浓度可达50mmol/L，足以平衡50mOsm的外部渗透压升高造成的冲击，维持细胞的正常体积。

　　致密化之前的胚胎具有主动调节细胞质内甘氨酸浓度的功能，其主要是通过甘氨酸转运蛋白1（glycine transporter 1，GLYT1）的作用完成的。GLYT1使细胞内甘氨酸作为有机渗透物质完成蓄积，这是早期胚胎发育独有的机制。卵子甘氨酸转运机制的建立是从触发排卵后开始的。在此之前，各阶段卵子不能自主抵抗环境渗透压的变化，因而无法独立维持自身体积，只能通过紧密黏附在透明带上保持细胞体积的稳定。在胚胎发育阶段，GLYT1活性仅存在于卵裂期胚胎中，而在囊胚中完全不存在，因此有机渗透物质对卵裂球体积的调节主要发生在胚胎致密化之前。除了转运甘氨酸，GLYT1系统还可进行谷氨酰胺转运，而谷氨酰胺是2细胞小鼠胚胎中甘氨酸的低亲和力底物。

　　除GLYT1系统外，胚胎还可以通过甜菜碱或脯氨酸转运途径和内部释放机制提高细胞内的甘氨酸浓度，其中甜菜碱或脯氨酸转运途径是受精后卵子短时间内转运甘氨酸入胞的另一种方式，与GLYT1系统共同构成生殖细胞的有机渗透保护系统。

　　成熟卵子和卵裂期胚胎正常的甘氨酸调节机制是维持细胞的发育和生存的前提条件。若甘氨酸调控细胞体积的能力丧失，即使处于渗透压正常生长环境中，也会引起受精卵分裂停止、胚胎发育阻滞等结局。

　　丝裂原活化蛋白激酶（mitogen-activated protein kinase，MAPK）是卵裂期胚胎感应高渗状态并介导细胞做出适应性反应的主要参与者。渗透压升高激活的是MAPK类型的p38家族，p38MAPK及其上下游成分存在于从卵子到囊胚的各个阶段。与卵裂期胚胎不同，囊胚阶段渗透压升高激活p38MAPK后，主要通过上调水通道蛋白的表达及激活SAPK/JNK通路对抗外部渗透压增加和细胞体积减小。

　　体外受精技术中需要减少渗透压对生殖细胞的影响，由于植入前胚胎所处体内环境的渗透压低于血浆，且渗透压的升高可导致胚胎发育停滞，因此商品化胚胎培养液渗透压均较低，并且通过添加谷氨酰胺、甘氨酸、脯氨酸和β-丙氨酸等物质，提高培养时卵裂球内的有机渗透物浓度，减轻培养液中无机离子浓度升高造成的不利影响。

　　然而在目前的体外受精-胚胎培养技术中，尽管通过改良培养液渗透压可以有效地将部分受精卵培养至囊胚，并获得存活的后代，但仍有大量的胚胎不能获得有效发育，其中部分原因与体外操作时造成有害的渗透压变化有关。例如，操作过程将生殖细胞置于失去渗透压保护的环境，操作环境的气流和温度均增加水分丢失，培养液使用不当导致的渗透压改变、配制培养液时试剂的体积过小引起水分蒸发，均是造成生殖细胞技术性渗透损伤的潜在风险。此外，尽管采取了培养油覆盖等措施，培养过程依旧无法避免培养液水分丢失，尤其在新型干式培养箱条件下水分丢失机会更多，影响生殖细胞发育潜力的可能性更大，需要采取措施进行预防。

三、氧 浓 度

氧气是细胞进行呼吸代谢必不可少的物质，卵子生长、受精和胚胎发育过程中对氧的需求不同。卵子自从卵泡中排出进入输卵管开始，到在输卵管中完成受精、卵裂，直至进入子宫腔形成囊胚，各阶段所处环境的氧浓度差异很大，这与生殖细胞的生长代谢活动存在一定的关系。处于卵巢内的卵子主要进行厌氧代谢，排卵后卵子进入输卵管等待受精，其所处环境的氧浓度在5%～7%，这个较高的氧浓度有利于维持精子的活力，实现受精。受精后直到发育成桑葚胚进入子宫腔前，胚胎利用乳酸和丙酮酸进行氧化磷酸化获得能量，此阶段胚胎由于生长较为缓慢，代谢能力较低，对氧气的需求量也低。当胚胎发育成桑葚胚，尤其是进入宫腔内进一步形成囊胚后，代谢活动急剧加快，其能量物质部分由葡萄糖替代乳酸和丙酮酸，能量代谢模式从氧化磷酸化转变为有氧酵解，对氧气的需求明显增加。尽管囊胚发育的氧耗增加，但所处的宫腔环境的氧浓度仅为2%，远低于输卵管中的氧浓度，这种低氧环境有助于囊胚通过有氧酵解获得大量生长所需的能量，同时也产生大量的中间产物，为囊胚提供生长发育所需物质的合成原料，同时产生的乳酸也可以酸化囊胚生长环境，有助于囊胚种植。可见生殖道的氧浓度梯度式下降与胚胎不同阶段的代谢方式相匹配。

对于处于不同阶段的胚胎，摄入的氧用于能量代谢的比例也存在不同。2细胞至4细胞胚胎大约有30%的氧用于能量代谢，并且从合子阶段到桑葚胚阶段的耗氧量相对恒定；而在囊胚期由于胚胎快速生长，耗氧量明显增加，超过70%的吸收氧通过氧化磷酸化被代谢。对于同一个囊胚，ICM和TE的氧消耗比例也不同。由于TE细胞含更多的线粒体，其消耗的氧气更多，产生的ATP也更多。

低氧环境有助于种植前胚胎的发育。在体外培养中将氧浓度从21%的大气水平降低到5%～7%的生理水平，可以增加种植前胚胎对葡萄糖的分解代谢。此外，在低氧环境中小鼠胚胎的丙酮酸氧化能力得到提高。上述因素可能共同改善植入前胚胎获取能量的能力，支持细胞的生物合成活动。此外，低氧环境培养获得的囊胚细胞数量增加，并且凋亡的细胞也减少。

目前认为，生长发育过程中处于不合理的氧浓度环境可能对生殖细胞产生负面影响。较高的氧浓度可诱导胚胎产生更多的ROS，增加细胞的氧化应激损伤风险。ROS会破坏细胞的脂质代谢、DNA和蛋白质合成，造成细胞膜的稳定性降低、蛋白质合成异常，并且干扰蛋白质的功能和细胞的信号转导；ROS还可以扰乱糖类和氨基酸代谢及转录组、表观基因组和胚胎稳态，诱导X染色体过早失活，影响胚胎生长和出生子代健康。此外，高浓度的氧与培养系统中铵的协同作用可破坏谷氨酰胺和丙氨酸的转氨途径，导致胎儿发育异常。

处于不同氧浓度环境培养的胚胎其代谢模式存在不同。将致密化后的胚胎置于20%的氧浓度环境中进一步培养，其氨基酸利用率和葡萄糖摄取能力降低，胚胎发育潜力受损。此外，5%的低氧环境可促进铵盐产生谷氨酰胺，而在20%的氧浓度环境中，在铵盐的存在下，谷氨酰胺被消耗。由于谷氨酰胺是胚胎发育全过程必不可少的氨基酸，谷氨酰胺的消耗增加对胚胎发育的干扰。此外，氧气和铵盐都可能影响胚胎对氨基酸的利用，在20%的氧浓度时所产生的影响更大。

高浓度的氧还可以造成体外培养时胚胎线粒体功能障碍，导致线粒体总数减少、异常形状的线粒体增加，这种作用在20%的氧浓度环境中更为明显。胚胎中线粒体数量减少和膜电位异常会使ATP生成减少，胚胎碎片率增高，表明高浓度的氧气对胚胎代谢更为有害。

细胞处于不同发育阶段对高浓度氧的影响敏感性也不同。与致密化胚胎相比，发生致密前的胚胎更容易受到高浓度氧的伤害，即使是短暂暴露于大气环境氧浓度中也会对胚胎发育产生负面影响，并且这种影响不能通过将致密化后的胚胎置于低氧环境中培养所纠正。

因此，在体外受精技术中通常以较低的氧浓度环境进行胚胎培养。不同氧浓度条件下进行胚胎培养的结果显示，使用5%或20%的氧浓度进行体外培养获得的受精率、卵裂率和优质胚胎比例无显著性差异，但5%氧浓度的培养环境可形成更多的优质囊胚，获得更高妊娠和活产率，取卵周期也能获得更高的累积妊娠率。5%氧浓度可能是通过增加抗氧化酶的表达和葡萄糖转运蛋白的活性，上调白血病抑制因子受体（LIFR）/VEGF表达和增加线粒体膜电位来提高胚胎的生存能力，并减少细胞凋亡。

四、温　度

女性生殖道内的温度与正常的生理体温并不一致，人类输卵管温度比体温大约低1.5℃，而子宫的温度高于输卵管，并且输卵管不同部位的温度也不一致。生殖道的这种温度梯度差异具有重要的生理意义，如峡部是输卵管内贮存精子的部位，峡部的温度低于壶腹部，这有利于降低到达峡部等待受精精子的活力，更好地保护精子的受精能力；排卵前卵泡比邻近卵巢组织温度低1.3～1.7℃，该温度差异在排卵时可增大到2.3℃，卵泡液的较低温度更有利于卵子的细胞核、细胞质和细胞膜成熟，若这种温度差异逆转，可使卵子丧失发育能力。

目前认为体内的环境可能是生殖细胞生长发育的最佳条件，体外受精技术进行生殖细胞体外培养时基本模拟了其在体内发育的条件，如控制培养液处于较为酸性环境、降低培养环境氧浓度等均有利于胚胎发育，但如果模拟生殖道内较低的温度进行胚胎培养，会严重影响胚胎发育。在体外培养中，与36℃和36.5℃相比，37℃条件下培养能获得较好的受精率、更高的优质胚胎比例，并且D3胚胎平均卵裂球数目更多，获得可利用囊胚的比例也增加，从而可获得更理想的临床妊娠率，因此目前体外受精技术一般采用37℃作为培养温度。

温度对于维持细胞稳态、支持细胞发挥正常生理功能至关重要，也是体外受精和胚胎培养技术获得良好结果的关键因素，轻微的温度波动都可能对胚胎发育和妊娠结果产生影响，如与（37.03±0.13）℃的培养条件相比，温度为（36.96±0.13）℃可获得更高的妊娠率。目前对各阶段生殖细胞生长发育所需的最佳温度仍然不得而知，并且现有的培养条件也不能在培养过程中实现对温度的动态控制，但过高或过低的温度对体外培养的结果产生不利影响是不争的事实。

温度改变可影响生殖细胞的酶活性、能量代谢、细胞合成等诸多方面，其中最显著的影响是会降低减数分裂纺锤体的稳定性。生殖细胞各发育阶段对温度改变影响的敏感性不同，其中卵子对温度变化的敏感性最大，其次是卵裂期胚胎，而致密化后的胚胎敏感性最低。如果将M Ⅱ卵子在温度超过37℃的环境中培养20分钟，减数分裂纺锤体即开始分解，并且当温度回到37℃时也不能完全恢复。而胚胎在37℃以上环境中将表达与发育能力丧失相关的应激反应基因，引起胚胎发育能力降低。

低温环境对生殖细胞也存在明显影响，即使短期处于低温环境，也会对生殖细胞产生不利影响。人类卵子短暂降温至室温即可导致纺锤体结构紊乱，并且只有部分卵子在复温后减数分裂纺锤体能恢复完整性，而温度降低带来的影响随温度下降程度的增加和低温暴露时间的延长而加剧，严重者可造成减数分裂纺锤体不可逆性分解。减数分裂纺锤体改变使受精率降低、胚胎发育延迟、非整倍体率增加和临床妊娠率下降。将小鼠卵子降温至4℃时，可引起皮质颗粒发生胞吐，导致透明带硬化。此外，温度的丢失也与溶液pH的改变有关，进一步影响胚胎的发育。

体外受精操作有许多步骤可能影响生殖细胞所处环境的温度，如取卵过程、ICSI操作、受精、胚胎发育观察和胚胎移植等，层流环境的气流是增加培养皿温度丢失的另一个重要因素，并且体外操作温度丢失造成的影响会随着在体外暴露时间的延长而增加。因此，减少在不良温度中的暴露时间应该作为提高胚胎培养效率的一个措施。

第二节 营养物质的作用

与其他体细胞一样，生殖细胞生长发育过程也需要糖类、氨基酸等物质提供营养，以维持细胞的存活和生长发育。但是生殖细胞作为生命产生的最原始细胞，在发育的各阶段对营养物质的需求明显不同。

一、糖 类

糖类是生殖细胞生长发育中重要的能量物质，处于不同发育阶段的生殖细胞所需的糖类种类存在明显的差异，卵子和卵裂期胚胎主要消耗乳酸和丙酮酸，而桑葚胚和囊胚主要代谢葡萄糖，并且需要丙酮酸参与，这是不同发育阶段生殖细胞的能量代谢特征。

体内生殖细胞不同发育阶段所处部位的糖类成分和浓度差异巨大，这种差异可以促进细胞的生长发育。卵泡液中的葡萄糖含量约为血浆的60%，卵丘细胞很容易消耗葡萄糖，其代谢形成的产物丙酮酸通过缝隙连接进入卵子，为卵子生长提供基本能量物质。输卵管中的糖类浓度与女性的生理周期有关，而这种变化符合生殖细胞生长发育对糖类的要求。卵泡期输卵管中葡萄糖的含量为3.11mmol/L，而乳酸的含量为4.87mmol/L；排卵期葡萄糖浓度降至0.50mmol/L，而乳酸浓度增加至10.50mmol/L，这种浓度的糖类可以为早期胚胎发育提供合理的能量来源。随着胚胎发育至桑葚胚，其代谢活动增强，胚胎对葡萄糖的利用也明显增加，此时输卵管内的葡萄糖浓度又升至2.32mmol/L，而乳酸浓度降至6.19mmol/L。与输卵管中的情况不同，在整个周期中，子宫液中丙酮酸、乳酸和葡萄糖的浓度保持不变（分别为0.10mmol/L、5.87mmol/L和3.15mmol/L），葡萄糖的浓度处于较高的水平，这种高浓度的葡萄糖对于囊胚的生长发育至关重要。

在卵泡发育过程中，卵子和颗粒细胞相互作用。卵泡液中的葡萄糖含量约为血浆的60%，经卵丘细胞代谢生成丙酮酸为卵子提供能量底物。而卵丘颗粒细胞的糖酵解活动又受到卵子调节，骨形态发生蛋白（bone morphogenetic protein 15，BMP-15）和成纤维细胞生长因子8B（fibroblast growth factor 8，isoform b，FGF8B）作为调节卵丘细胞糖酵解的旁分泌因子，通过调节糖类代谢调控卵子发育。人卵子和卵丘细胞上存在胰岛素受体和负责胰岛素信号转导的分子，可接受胰岛素对其葡萄糖代谢活动的调节。

卵泡阶段葡萄糖通过卵丘细胞的代谢影响卵子发育，去除卵丘细胞后卵子不能利用葡萄糖。在以葡萄糖作为唯一糖类能量来源的培养基中，去除卵丘细胞的卵子不能成熟，相反，将卵丘-卵母细胞复合体（COC）置于葡萄糖作为唯一营养物的培养液中，卵子可以成熟。卵丘细胞通过糖酵解、磷酸戊糖、己氧胺和多元醇四种途径代谢葡萄糖，其中无氧糖酵解形成丙酮酸是卵泡中葡萄糖代谢的主要途径，该途径可避免未成熟的线粒体由三羧酸循环代谢异常造成的氧化应激，有利于保护线粒体功能。葡萄糖的磷酸戊糖途径（pentose phosphate pathway，PPP）在减数分裂成熟活动中起重要作用，因为通过PPP代谢葡萄糖可产生核酸合成所需的核糖成分和其他复杂分子生物合成所需的还原型烟酰胺腺嘌呤二核苷酸磷酸（NADPH）。

早期胚胎糖酵解的能力很低，不能通过利用葡萄糖为胚胎发育提供能量，因此对外源性糖类需求较低，丙酮酸是该阶段胚胎首选的能量代谢底物。丙酮酸通过易化载体进入胚胎，后者具有极强的丙酮酸吸收和消耗能力。

丙酮酸进入线粒体后，通过三羧酸循环和氧化磷酸化产生能量（ATP）。但进入胚胎的丙酮酸并非全部产能，对卵裂期胚胎的氧气消耗测定结果表明，56%以上的丙酮酸被用于氧化后获得ATP供细胞生命活动，另有34%的丙酮酸直接转化为乳酸。除了氧化产能，丙酮酸还可与谷氨酸发生转氨作用形成丙氨酸，这有助于减少氨基酸代谢产生的有毒铵离子积累对胚胎发育的影响。此外，丙酮酸还具有清除氧自由基和降解过氧化氢的能力，有助于保护胚胎免受体内氧化应激的影响。

乳酸也是早期胚胎生长所需的物质，但其不能在细胞内直接氧化获能，而是通过转化为丙酮酸后供细胞代谢使用。因此当以乳酸作为唯一的外源性能量底物时，可支持小鼠2细胞胚胎发育。在胚胎发育过程中，乳酸作为胚胎合成大分子物质的前体，以及通过维持氧化还原电位（NAD$^+$/NADH）和调节乳酸脱氢酶（lactate dehydrogenase，LDH）活性，对丙酮酸代谢进行调控。此外，乳酸还可作为重要的pH调节因子调节卵裂球的pHi，为胚胎正常发育提供稳定的内部环境。

在胚胎发育早期阶段，葡萄糖并不用于能量代谢。目前认为葡萄糖的存在不是早期胚胎发育所必需的，过高浓度的葡萄糖还会对胚胎发育造成损害。但目前的研究也显示，在体外培养过程中培养液含有微量葡萄糖有助于胚胎发育，与不含葡萄糖培养液生成的胚胎相比，移植含葡萄糖培养液来源的人类D3胚胎后临床妊娠率有所提高。

随着早期胚胎的发育，其卵裂球数目进一步增加，尤其是开始致密化形成桑葚胚后，葡萄糖的需要量逐步增加；当桑葚胚在子宫内形成囊胚后，囊胚的ICM和TE细胞的快速增殖需要大量的葡萄糖提供能量。在相对无氧的子宫环境，囊胚通过有氧酵解作用代谢葡萄糖，此过程不仅可以获得大量的ATP，也可产生乳酸等物质，为细胞生物合成提供基本原料。囊胚的这种葡萄糖代谢模式又称为瓦尔堡（Warburg）效应，产生的乳酸有利于调节囊胚周围的pH，为囊胚种植提供有利条件。由于在人类囊胚植入期间植入部位附近几小时内几乎没有血管提供外来能量，因此通过Warburg效应代谢葡萄糖成为其间囊胚唯一可能的获能途径。

囊胚并非一定在相对无氧的环境中才对葡萄糖进行有氧酵解，将囊胚置于较高（8%）和较低（1.5%）的氧气环境中，也表现出对葡萄糖的有氧酵解作用，并能产生大量的乳酸。但是，在无氧条件下囊胚不能通过有氧酵解的形式消耗葡萄糖。无氧环境下囊胚可通过无氧酵解的形式获得ATP，为细胞在应激条件下提供能量，但这种应激作用也损害囊胚的发育潜力。

在囊胚阶段，除了需要代谢葡萄糖外，丙酮酸的代谢也是必需的。外界丙酮酸进入细胞后可转化为乳酸，该过程的主要作用是促进NAD$^+$的再生。由于胞质中NAD$^+$是参与糖酵解作用的重要物质，因此丙酮酸的存在有助于囊胚的发育。体外培养实验也印证了丙酮酸缺失对囊胚形成的影响。若将胚胎置于含有足够浓度葡萄糖但没有丙酮酸的培养环境中培养至D5，84%的胚胎发生8细胞阶段前后的发育阻滞，所形成的囊胚质量也较差，因此在体外培养液中需要添加丙酮酸盐。

丙酮酸盐不仅可以在整个胚胎发育过程中作为能量来源，也是一种强大的抗氧化剂，能够降低胚胎中细胞内过氧化氢的水平，因此，在体外胚胎培养液中添加丙酮酸盐可在一定程度上对胚胎生长发育提供保护作用。此外，丙酮酸和乳酸都是弱酸，当它们在高浓度（大于1mmol/L）的培养基中存在时，都可以降低胚胎的pHi。乳酸有D-和L-异构体的形式，胚胎培养液使用的为L-乳酸。

胚胎发育各阶段代谢丙酮酸和乳酸的能力存在不同，这与细胞内NAD$^+$/NADH值的变化有关，而细胞内NAD$^+$/NADH值又会受到丙酮酸与乳酸比率的影响。此外，培养液乳酸和丙酮酸的含量也影响出生子代的体重，移植从较高乳酸水平培养液中形成的D3胚胎，出生子代小鼠的体重较重；而在囊胚移植出生的后代中，来自于乳酸含量较低的囊胚组的子代体重较重。

二、氨 基 酸

如同糖类一样，氨基酸也是人类卵子、胚胎生长发育不可或缺的物质。除了用于蛋白质、核苷酸等的生物合成外，氨基酸还可以作为能量底物为卵子和胚胎代谢供能。此外，氨基酸还是调节生殖细胞渗透压、细胞内酸碱度的重要物质，某些氨基酸还具有抗氧化作用，可保护生殖细胞减少氧化损伤。

女性生殖道富含氨基酸，包括与生殖细胞生长发育密切相关的谷氨酰胺、甘氨酸和丙氨酸等。卵子和胚胎具有从周围环境吸收氨基酸的转运系统，卵子还可通过与卵丘细胞之间的缝隙连接和旁分泌相互作用转入氨基酸，这些作用对维持细胞内源性氨基酸库非常重要。

胚胎对氨基酸的代谢随着胚胎的发育而增加。在小鼠卵裂期胚胎，谷氨酰胺中有71.2%被代谢供能，在囊胚阶段也有19.2%的氨基酸被氧化供能。氨基酸还具有维持胚胎内环境稳态的作用，尤其在稳定卵裂期胚胎的pHi中至关重要。此外，氨基酸作为一种有效的有机渗透物质，可以缓冲渗透压变化带来的影响，是卵子成熟和维持卵裂期胚胎发育潜力的一种重要氨基酸。对存在于生长环境的自由基，氨基酸也具有较强的清除能力，可维持胚胎生长环境的稳定。

不同发育阶段的生殖细胞对氨基酸的利用也存在不同。在卵泡发育阶段，随着卵泡从腔前阶段发展到有腔阶段，亮氨酸的摄取增加。而谷氨酰胺、异亮氨酸、甲硫氨酸和苯丙氨酸具有促进仓鼠卵子的核成熟的作用。因此在IVM培养基中添加氨基酸可以提高卵子的质量和发育潜力。

由此可见，氨基酸是卵子成熟和胚胎发育必不可少的成分，除用于氧化供能、生物合成和参与生理调节作用外，氨基酸的存在还有助于基因的正常表达，短暂暴露于缺乏氨基酸的培养液中可能会对培养中的胚胎发育和随后的生存能力产生重大影响，在无氨基酸的培养基中，卵子或胚胎会迅速失去大量内源性氨基酸，若将其重新置于含有氨基酸的培养基中培养，需要6个多小时才能恢复这一氨基酸库，并且发育能力受到损害。

不同种类的氨基酸在胚胎发育中具有不同的作用。非必需氨基酸可以加快卵裂期胚胎的分裂速率，促进滋养层细胞的增殖，增强囊胚形成、孵化和种植囊胚的生存能力；必需氨基酸对囊胚的ICM增殖具有积极作用，也促进囊胚孵化、TE细胞附着和生长及种植囊胚的存活，维持胎儿发育。

氨基酸对不同阶段胚胎发育的影响也存在不同。在卵裂期胚胎阶段，必需氨基酸的存在明显抑制胚胎的发育，而在囊胚培养时中若缺乏必需氨基酸的支持，囊胚的形成率会降低，所形成的囊胚发育潜力也受到影响。

三、其 他

尽管目前对胚胎生长的物质需求有了一定的认识，但总体来说从合子到囊胚期的人类胚胎营养需求信息仍然十分有限，并且主要依据动物实验获得，据此设计的许多培养液也不可能是用于人类胚胎生长的最佳选择，甚至在培养液中所添加的非生理性成分可能存在对胚胎的损害作用。此外，与体内生长环境不同，当前所使用的人类胚胎培养液的组成过于简单。比如，在体内，人类胚胎的生长环境含有多种生长因子和细胞因子，可对胚胎发育起多种生理作用，包括影响囊胚的形成和孵化、细胞增殖、调节细胞凋亡及能量代谢，但体外培养液往往不添加此类成分。在这种条件下，将人类胚胎培养至囊胚所受潜在影响还未可知。体外培养过程还可能导致胚胎发生应激，对非生理的新陈代谢适应过程通常也会损害胚胎的质量。虽然在人类体外培养的胚胎移植后出生的后代在体重等方面未见明显改变，但动物实验显示目前人工培养液获得的胚胎移植后出生的子代，发生超重和胎儿发育异常的风险有所增加，原因之一是不合适的培养条件，特别是血清的使用。因此需要进一步优化人类胚胎培养条件，并密切观察和跟踪子代的生长发育情况。

第三节　生殖细胞的发育代谢

生殖细胞能量代谢活动是推动生殖细胞发育的关键因素。就能量底物而言，不同发育阶段的生殖细胞对能量物质的需求不同，在早期发育阶段，人类胚胎利用易氧化的物质，如丙酮酸、非必需氨基酸和谷氨酰胺作为能量底物。但随着胚胎的致密化及囊胚的形成，胚胎基因组激活，胚胎的发育速度加快，代谢活动更为旺盛，对葡萄糖和必需氨基酸的需求量加大，大分子物质的合成和利用明显增加，胚胎的能量代谢也从卵裂球胚胎以有氧呼吸代谢为主转变为基于氧化代谢和需氧糖酵解的作用模式。

一、卵　　子

卵子是哺乳动物体内最大的细胞，卵泡发育前的卵子对能量的要求很低，主要靠颗粒细胞糖酵解作用产生的能量维持生存，其作用是维持线粒体的低活性，减少卵子自我氧化，从而保护线粒体的功能，降低卵子受氧化应激影响。

当卵泡进入发育阶段时，丙酮酸成为卵子氧化获能的主要能量底物，为其生长发育和减数分裂恢复提供能量来源。卵子不能直接利用葡萄糖，自身也缺乏丙酮酸的生成能力，其所需的丙酮酸需要由卵丘颗粒细胞代谢形成。

颗粒细胞（granulosa cell，GC）是包绕于卵子周围的一类体细胞，窦前卵泡中颗粒细胞分化为两个在空间和功能上完全不同的种群，即与卵子相连的卵丘颗粒细胞和在卵泡壁上排列的壁层颗粒细胞。这种细胞的分化和排列在卵子与壁层颗粒细胞之间的双向通信调节中起至关重要的作用，也决定着卵子的代谢稳态。

葡萄糖是卵丘颗粒细胞代谢合成丙酮酸和乳酸的主要底物，当环境中的葡萄糖进入卵丘颗粒细胞后，葡萄糖被糖酵解形成丙酮酸，然后通过缝隙连接传递到卵子中。丙酮酸的这种"合成-代谢"的特殊方式构成了"卵-卵丘颗粒细胞"在调节底物利用和运输中的复杂关系。卵丘颗粒细胞的存在对于卵子发育成熟不可或缺，在仅有葡萄糖但不含丙酮酸的环境中，失去卵丘颗粒细胞的卵子因无法利用葡萄糖而不会发育成熟。

除通过缝隙连接从卵丘颗粒细胞获得丙酮酸外，卵子还可通过直接吸收的方式获得部分丙酮酸。卵泡液中存在一定浓度的丙酮酸，容易通过单羧酸转运蛋白（monocarboxylate transporter，MCT）进入卵子，并由丙酮酸脱氢酶（pyruvate dehydrogenase，PDH）复合体加工产生乙酰COA。卵子通过三羧酸循环和氧化磷酸化作用代谢丙酮酸产生大部分ATP，用于生长发育和恢复减数分裂。不同阶段的卵子对丙酮酸利用率不同，与GV期、MⅡ期卵子相比，MⅠ期卵子的丙酮酸消耗量更高。

除通过葡萄糖酵解提供生长发育所需的能量外，在卵子中还发现利用其他物质提供能量。比如，卵丘颗粒细胞可以通过三羧酸循环将产生谷氨酸的氨基酸（如丙氨酸、丝氨酸、甘氨酸和半胱氨酸）代谢为丙酮酸，为卵子提供能量物质。氨基酸分解代谢产生的能量占总能量的10%～15%。

然而培养液中过量的丙酮酸会对卵子和胚胎发育产生不利影响。向体外培养的卵子的培养液加入过量的丙酮酸盐并不能增加产生的ATP量，反而降低囊胚的发育速度。因此在卵子生长发育中所提供的丙酮酸也要适量。

卵子和颗粒细胞之间的代谢调节作用是双向的，一方面卵子的发育成熟需要颗粒细胞提供能量，另一方面颗粒细胞的糖酵解能力和三羧酸循环活性也需要卵子产生的旁分泌因子维持。在窦卵泡中，未成熟的卵子通过旁分泌调节壁层颗粒细胞的糖酵解作用；而成熟卵子通过旁分泌调节卵丘颗粒细胞的糖酵解过程。目前已知卵子分泌的FGF8B和BMP-15是调节卵丘颗粒细胞合成丙酮酸的活性因子，生长分化因子9（growth differentiation factor 9，GDF-9）和BMP-15可刺激卵丘颗粒细胞进行胆固醇的生物合成。

卵丘颗粒细胞可以向卵子提供少量的氨基酸和胆固醇。卵子的生长发育及执行某些生物学功能需要胆固醇参与，但卵子不表达胆固醇合成的酶体系，不能直接合成胆固醇，也不具有高密度脂蛋白（HDL）胆固醇和低密度脂蛋白（LDL）胆固醇的受体，无法将细胞外的胆固醇通过胞膜转运入卵，因此通过卵丘颗粒细胞合成胆固醇就显得至关重要。卵丘颗粒细胞表达胆固醇合成酶，以葡萄糖作为原料合成胆固醇，并通过与卵子间的缝隙连接将胆固醇转入卵子，供后者利用。

总之，在卵泡发育过程中，卵子和颗粒细胞相互作用促进了卵子生长、获得受精能力和发育潜力。卵子在调节原始卵泡的形成和激活、卵泡发育、颗粒细胞分化和卵丘扩张等方面起主导作用，而颗粒细胞在为卵子提供营养支持、调节卵子生长、维持减数分裂停滞、抑制转录和诱导成熟中发挥作用。

二、卵裂期胚胎

如前所述，自然状态下从输卵管到子宫腔中乳酸、丙酮酸和葡萄糖浓度存在明显的差异，输卵管中丙酮酸和乳酸的浓度较高，葡萄糖浓度较低，这与早期胚胎发育的能量代谢特征吻合。

从卵子受精后至胚胎致密化前，丙酮酸是胚胎发育的主要能量底物，并伴随较低水平的乳酸和某些氨基酸的氧化获能。卵裂期胚胎糖酵解能力差，又缺乏卵丘颗粒细胞的存在，因此早期胚胎需要利用生长环境中的丙酮酸和乳酸进行代谢活动。早期胚胎卵裂期膜上存在MCT，可转运丙酮酸和乳酸进入卵裂球，用于胚胎生长发育。早期胚胎的能量代谢受ATP与ADP比例调控，高比例的ATP与ADP可变构抑制PFK，从而抑制早期胚胎的糖酵解途径，并调节膜转运功能，减少丙酮酸进入胚胎。

胚胎生长环境中丙酮酸与乳酸的比例直接影响胚胎中NADH与NAD^+的比例，进而控制细胞的氧化还原状态，调控营养物质进入能量代谢的量。LDH同工酶在调节乳酸代谢中起重要作用，其中卵子和卵裂期胚胎表达LDH同工型Ⅰ（LDH-Ⅰ），当胚胎发育至晚期囊胚后，起调节作用的主要是LDH同工型Ⅴ（LDH-Ⅴ）。细胞内这两种LDH同工酶的作用不同，LDH-Ⅰ有利于丙酮酸的形成，而LDH-Ⅴ有利于乳酸的形成，LDH同工型的这种变化与胚胎发育时能量代谢模式的变化是一致的。

氨基酸也在早期胚胎发育中起到供能和生理调节的作用。例如，谷氨酰胺和天冬氨酸为早期胚胎发育提供能量；精氨酸代谢产生的一氧化氮可调节胚胎发育，有利于囊胚形成和提高囊胚质量；甘氨酸和丙氨酸起到调节和稳定卵裂球pH及渗透压的作用。此外，体外受精技术也影响胚胎对氨基酸的代谢利用，对胚胎培养液中氨基酸摄取和分泌曲线显示，在新鲜胚胎与冷冻胚胎、体外形成胚胎与体内形成胚胎之间存在明显的氨基酸含量差异，这突显了ART对胚胎代谢的影响。

三、囊　胚

囊胚是种植前胚胎生长发育最快和形态变化最大的阶段，对代谢物质的需求也明显增强。葡萄糖是囊胚生长发育的主要营养物质之一，通过氧化和有氧糖酵解代谢为细胞提供能量及合成大分子物质原料。囊胚代谢葡萄糖产生大量乳酸，这是囊胚代谢的重要特点。构成囊胚的TE和ICM的能量代谢能力及代谢模式也有不同。在囊胚中TE与ICM的细胞比通常约为3∶1，囊胚发育过程中TE消耗的氧气要多得多。在能量代谢方面，TE消耗的一半葡萄糖经糖酵解转化为乳酸，但在ICM中几乎完全被糖酵解。由于两种细胞的代谢作用，囊胚腔内乳酸浓度较高。乳酸可以通过MCT进入ICM，促进细胞内的NAD^+还原为NADH并形成丙酮酸来改变细胞的氧化还原状态，从而调节ICM的细胞功能。乳酸极易释放到周围环境（和囊胚腔）中，在胚胎周围形成一个以高乳酸为特征的微环境。乳酸的产生在囊胚生长和植入过程中起到促进某些关键环节的作用，包括生物合成、对子宫内膜组织侵袭浸润、促进新生血管形成及诱导子宫环境的局部免疫调节。囊胚发育过程中的营养物质利用、氧浓度改变及囊胚的氧化还原状态受到严格调控，代谢活动的异常改变可降低囊胚的种植潜力。

囊胚代谢过程中需要消耗大量的氧和葡萄糖。耗氧量增加反映了形成囊胚腔和维持囊胚生理活动的能量需求增加，而葡萄糖利用量的增加反映了该阶段对生物合成原料的物质需求增加。卵裂期胚胎的氧利用率较低，囊胚的氧利用率增加，植入后恢复到囊胚前水平。囊胚腔是通过Na^+向细胞外转移形成渗透梯度，促使水分进入特化结构并聚集形成的。Na^+向细胞外移动是通过位于TE基底外侧膜上的Na^+/K^+泵的作用实现的，而水的移动是通过水通道蛋白实现的。蛋白质合成和囊胚腔形成过程中细胞膜上Na^+/K^+泵需要大量的ATP，是囊胚形成过程中耗氧量增加的主要原因。

囊胚对葡萄糖的消耗与其生存能力相关，因此葡萄糖消耗量可以作为囊胚生存能力的预测指标。事实上，囊胚不是通过直接氧化增加葡萄糖的消耗，而是通过高水平的有氧糖酵解作用，即 Warburg 效应，产生充足的能量，同时形成大量的乳酸，为生物合成过程提供足够原料。与大多数利用葡萄糖供能的细胞不同，即使存在足够的氧气支持其完全氧化，囊胚也会将消耗的葡萄糖中大约一半转化为乳酸。胚胎只有发育至囊胚后，糖酵解才成为利用能量的主要途径，囊胚消耗的葡萄糖增加，产生乳酸的能力也增加。囊胚这一代谢特点可能有助于囊胚在前植入期于不同程度的缺氧条件中存活下来。通过观察体内、外生长的囊胚糖酵解速率（葡萄糖转化为乳酸的百分比）发现，体内生长的小鼠囊胚的糖酵解速率低于40%，而将其转至体外培养3h后，为适应生存环境，其糖酵解速率提高至75%以上。

糖代谢途径中一些酶在调节囊胚能量代谢和合成代谢中发挥关键作用。囊胚代谢过程中细胞内ATP与ADP的比例降低，AMP水平升高，可诱导PFK变构，促进糖酵解作用。丙酮酸激酶（PK）的同工酶PKM2是糖酵解途径的关键调节酶，具有促进有氧糖酵解的作用。PDH复合物催化丙酮酸向乙酰辅酶A不可逆地转化，促进三羧酸循环作用产能。

高水平糖酵解活性的维持，需要细胞质有足够浓度的NAD^+参与。细胞可以通过两个途径获得NAD^+，一是通过从丙酮酸形成乳酸的途径实现，二是通过苹果酸-天冬氨酸穿梭（MAS）获得，MAS的活性可将线粒体内NADH转化为NAD^+，若抑制MAS活动，会对出生胎儿发育产生严重影响。

此外，囊胚在代谢过程中可通过PPP代谢葡萄糖产生足够谷胱甘肽，PPP是确保细胞内获得足够抗氧化能力的重要途径。PPP代谢的葡萄糖绝对量随胚胎发育而增加，但在囊胚阶段，通过这一途径代谢的总葡萄糖消耗百分比却是最低的。

尽管葡萄糖是囊胚代谢的主要营养成分，但事实上囊胚具有强大的丙酮酸利用能力。在无葡萄糖的情况下，囊胚可以通过增加丙酮酸的摄取弥补能量缺口，但这种方式会导致囊胚生存力的下降，属于一种消极的应激行为。在商品化的囊胚培养液中添加丙酮酸，通常是考虑其强大的抗氧化能力，能起到保护囊胚的作用。

除葡萄糖和丙酮酸等糖类外，囊胚还具有利用氨基酸的能力。与卵裂期胚胎的氨基酸代谢特征不同，囊胚阶段消耗精氨酸、丝氨酸、甲硫氨酸、缬氨酸和亮氨酸等多种氨基酸，其中丝氨酸、甲硫氨酸、精氨酸、亮氨酸和脯氨酸等关键氨基酸在囊胚代谢中具有重要作用。氨基酸本身不仅可用作能量物质，还能调节糖类的代谢，并且在囊胚发育过程中还具有一些其他关键的细胞功能，如作为pHi的缓冲液、抗氧化剂、抵抗重金属毒害的螯合剂、渗透压调节剂和信号分子，并可参与囊胚的分化。在缺乏氨基酸的培养液中培养，可发生MAS途径失效、葡萄糖代谢异常，导致乳酸产量异常增加，对囊胚的代谢产生持久的伤害，甚至导致囊胚失活。

（徐维海）

参 考 文 献

Baltz J M, Tartia A P, 2010. Cell volume regulation in oocytes and early embryos: connecting physiology to successful culture media. Hum Reprod Update, 16（2）: 166-176.

Baltz J M, Zhou C, 2012. Cell volume regulation in mammalian oocytes and preimplantation embryos. Mol Reprod Dev, 79（12）: 821-831.

Bedaiwy M A, Falcone T, Mohamed M S, et al, 2004. Differential growth of human embryos *in vitro*: role of reactive oxygen species. Fertil Steril, 82（3）: 593-600.

Bedaiwy M A, Mahfouz R Z, Goldberg J M, et al, 2010. Relationship of reactive oxygen species levels in day 3 culture media to the outcome of *in vitro* fertilization/intracytoplasmic sperm injection cycles. Fertil Steril, 94（6）: 2037-2042.

Bell C E, Larivière N M, Watson P H, et al, 2009. Mitogen-activated protein kinase（MAPK）pathways mediate embryonic responses to culture medium osmolarity by regulating Aquaporin 3 and 9 expression and localization, as well as embryonic apoptosis. Hum Reprod, 24（6）: 1373-1386.

Bermejo-Alvarez P, Lonergan P, Rizos D, et al, 2010. Low oxygen tension during IVM improves bovine oocyte competence and enhances anaerobic glycolysis. Reprod Biomed Online, 20（3）: 341-349.

Bilodeau-Goeseels S, 2006. Effects of culture media and energy sources on the inhibition of nuclear maturation in bovine oocytes. Theriogenology, 66（2）: 297-306.

Bontekoe S, Mantikou E, van Wely M, et al, 2012. Low oxygen concentrations for embryo culture in assisted reproductive technologies. Cochrane Database Syst Rev, （7）: CD008950.

Brocker C, Thompson D C, Vasiliou V, 2012. The role of hyperosmotic stress in inflammation and disease. Biomol Concepts, 3（4）: 345-364.

Butcher L, Coates A, Martin K L, et al, 1998. Metabolism of pyruvate by the early human embryo. Biol Reprod, 58（4）: 1054-1056.

Cetica P D, Pintos L N, Dalvit G C, et al, 1999. Effect of lactate dehydrogenase activity and isoenzyme localization in bovine oocytes and utilization of oxidative substrates on *in vitro* maturation. Theriogenology, 51（3）: 541-550.

Chand A L, Legge M, 2011. Amino acid transport system L activity in developing mouse ovarian follicles. Hum Reprod, 26（11）: 3102-3108.

Cheong Y, Boomsma C, Heijnen C, et al, 2013. Uterine secretomics: a window on the maternal-embryo interface. Fertil Steril, 99（4）: 1093-1099.

David A, Serr D M, Czernobilsky B, 1973. Chemical composition of human oviduct fluid. Fertil Steril, 24（6）: 435-439.

Doherty A S, Mann M R, Tremblay K D, et al, 2000. Differential effects of culture on imprinted H19 expression in the preimplantation mouse embryo. Biol Reprod, 62（6）: 1526-1535.

Downs S M, Humpherson P G, Leese H J, 1998. Meiotic induction in cumulus cell-enclosed mouse oocytes: involvement of the pentose phosphate pathway. Biol Reprod, 58（4）: 1084-1094.

Downs S M, Humpherson P G, Leese H J, 2002. Pyruvate utilization by mouse oocytes is influenced by meiotic status and the cumulus oophorus. Mol Reprod Dev, 62（1）: 113-123.

Downs S M, Humpherson P G, Martin K L, et al, 1996. Glucose utilization during gonadotropin-induced meiotic maturation in cumulus cell-enclosed mouse oocytes. Mol Reprod Dev, 44（1）: 121-131.

Dumollard R, Carroll J, Duchen M R, et al, 2009. Mitochondrial function and redox state in mammalian embryos. Semin Cell Dev Biol, 20（3）: 346-353.

Dumollard R，Duchen M，Carroll J，2007. The role of mitochondrial function in the oocyte and embryo. Curr Top Dev Biol，77：21-49.

Dumollard R，Ward Z，Carroll J，et al，2007. Regulation of redox metabolism in the mouse oocyte and embryo. Development，134（3）：455-465.

Edwards L J，Williams D A，Gardner D K，1998. Intracellular pH of the preimplantation mouse embryo：effects of extracellular pH and weak acids. Mol Reprod Dev，50（4）：434-442.

Fawzy M，Emad M，Gad M A，et al，2018. Comparing 36. 5℃ with 37℃ for human embryo culture：a prospective randomized controlled trial. Reprod Biomed Online，36（6）：620-626.

Fischer B，Bavister B D，1993. Oxygen tension in the oviduct and uterus of rhesus monkeys，hamsters and rabbits. J Reprod Fertil，99（2）：673-679.

Gardner D K，2016. The impact of physiological oxygen during culture，and vitrification for cryopreservation，on the outcome of extended culture in human IVF. Reprod Biomed Online，32（2）：137-141.

Gardner D K，Harvey A J，2015. Blastocyst metabolism. Reprod Fertil，27（4）：638-654.

Gardner D K，Lane M，Calderon I，et al，1996. Environment of the preimplantation human embryo *in vivo*：metabolite analysis of oviduct and uterine fluids and metabolism of cumulus cells. Fertil Steril，65（2）：349-353.

Gardner D K，Sakkas D，1993. Mouse embryo cleavage，metabolism and viability：role of medium composition. Hum Reprod，8（2）：288-295.

Gatimel N，Moreau J，Parinaud J，et al，2020. Need for choosing the ideal pH value for IVF culture media. J Assist Reprod Genet，37（5）：1019-1028.

Grinsted J，Kjer J J，Blendstrup K，et al，1985. Is low temperature of the follicular fluid prior to ovulation necessary for normal oocyte development? Fertil Steril，43（1）：34-39.

Gurner K H，Evans J，Hutchison J C，et al，2022. A microenvironment of high lactate and low pH created by the blastocyst promotes endometrial receptivity and implantation. Reprod Biomed Online，44（1）：14-26.

Hadi T，Hammer M A，Algire C，et al，2005. Similar effects of osmolarity，glucose，and phosphate on cleavage past the 2-cell stage in mouse embryos from outbred and F1 hybrid females. Biol Reprod，72（1）：179-187.

Hardy K，Hooper M A，Handyside A H，et al，1989. Non-invasive measurement of glucose and pyruvate uptake by individual human oocytes and preimplantation embryos. Hum Reprod，4（2）：188-191.

Higdon H L 3rd，Blackhurst D W，Boone W R，2008. Incubator management in an assisted reproductive technology laboratory. Fertil Steril，89（3）：703-710.

Hong K H，Lee H，Forman E J，et al，2014. Examining the temperature of embryo culture in *in vitro* fertilization：a randomized controlled trial comparing traditional core temperature（37℃）to a more physiologic，cooler temperature（36℃）. Fertil Steril，102（3）：767-773.

Hugentobler S A，Diskin M G，Leese H J，et al，2007. Amino acids in oviduct and uterine fluid and blood plasma during the estrous cycle in the bovine. Mol Reprod Dev，74（4）：445-454.

Imoedemhe D A，Chan R C，Ramadan I A，et al，1993. Changes in follicular fluid gas and pH during carbon dioxide pneumoperitoneum for laparoscopic aspiration and their effect on human oocyte fertilizability. Fertil Steril，59（1）：177-182.

Jungheim E S，Moley K H，2008. The impact of type 1 and type 2 diabetes mellitus on the oocyte and the preimplantation embryo. Semin Reprod Med，26（2）：186-195.

Kidder G M，Vanderhyden B C，2010. Bidirectional communication between oocytes and follicle cells：ensuring oocyte developmental competence. Can J Physiol Pharmacol，88（4）：399-413.

Lane M，Gardner D K，1998. Amino acids and vitamins prevent culture-induced metabolic perturbations and associated loss of viability of mouse blastocysts. Hum Reprod，13（4）：991-997.

Lane M，Gardner D K，2000. Lactate regulates pyruvate uptake and metabolism in the preimplantation mouse embryo. Biol Reprod，62（1）：16-22.

Leese H J，2012. Metabolism of the preimplantation embryo：40 years on. Reproduction，143（4）：417-427.

Li Q，Miao D Q，Zhou P，et al，2011. Glucose metabolism in mouse cumulus cells prevents oocyte aging by maintaining both energy supply and the intracellular redox potential. Biol Reprod，84（6）：1111-1118.

Marcho C，Cui W，Mager J，2015. Epigenetic dynamics during preimplantation development. Reproduction，150（3）：R109-R120.

Miyoshi K，Abeydeera L R，Okuda K，et al，1995. Effects of osmolarity and amino acids in a chemically defined medium on development of rat one-cell embryos. J Reprod Fertil，103（1）：27-32.

Morin S J，2017. Oxygen tension in embryo culture：does a shift to 2% O_2 in extended culture represent the most physiologic system? J Assist Reprod Genet，34（3）：309-314.

O'Fallon J V，Wright R W，1995. Pyruvate revisited：a non-metabolic role for pyruvate in preimplantation embryo development. Theriogenology，43（1）：288-288.

Pickering S J，Braude P R，Johnson M H，et al，1990. Transient cooling to room temperature can cause irreversible disruption of the meiotic spindle in the human oocyte. Fertil Steril，54（1）：102-108.

Purcell S H，Chi M M，Lanzendorf S，et al，2012. Insulin-stimulated glucose uptake occurs in specialized cells within the cumulus oocyte complex. Endocrinology，153（5）：2444-2454.

Purcell S H，Moley K H，2009. Glucose transporters in gametes and preimplantation embryos. Trends Endocrinol Metab，20（10）：483-489.

Rieger D，Loskutoff N M，1994. Changes in the metabolism of glucose，pyruvate，glutamine and glycine during maturation of cattle oocytes in vitro. J Reprod Fertil，100（1）：257-262.

Riley J K，Moley K H，2006. Glucose utilization and the PI3-K pathway：mechanisms for cell survival in preimplantation embryos. Reproduction，131（5）：823-835.

Santana P D，Silva T V，da Costa N N，et al，2014. Supplementation of bovine embryo culture medium with L-arginine improves embryo quality via nitric oxide production. Mol Reprod Dev，81（10）：918-927.

Scott R 3rd，Zhang M，Seli E，2018. Metabolism of the oocyte and the preimplantation embryo：implications for assisted reproduction. Curr Opin Obstet Gynecol，30（3）：163-170.

Sturmey R G，Brison D R，Leese H J，2008. Symposium：innovative techniques in human embryo viability assessment. Assessing embryo viability by measurement of amino acid turnover. Reprod Biomed Online，17（4）：486-496.

Sturmey R G，Leese H J，2003. Energy metabolism in pig oocytes and early embryos. Reproduction，126（2）：197-204.

Su Y Q，Sugiura K，Eppig J J，2009. Mouse oocyte control of granulosa cell development and function：paracrine regulation of cumulus cell metabolism. Semin Reprod Med，27（1）：32-42.

Sugiura K，Pendola F L，Eppig J J，2005. Oocyte control of metabolic cooperativity between oocytes and companion granulosa cells：energy metabolism. Dev Biol，279（1）：20-30.

Sugiura K，Su Y Q，Diaz F J，et al，2007. Oocyte-derived BMP15 and FGFs cooperate to promote glycolysis in cumulus cells. Development，134（14）：2593-2603.

Sutton M L，Cetica P D，Beconi M T，et al，2003. Influence of oocyte-secreted factors and culture duration on the metabolic activity of bovine cumulus cell complexes. Reproduction，126（1）：27-34.

Sutton-McDowall M L，Gilchrist R B，Thompson J G，2010. The pivotal role of glucose metabolism in determining oocyte developmental competence. Reproduction，139（4）：685-695.

Swearman H，Koustas G，Knight E，et al，2018. pH：the silent variable significantly impacting meiotic spindle assembly in mouse oocytes. Reprod Biomed Online，37（3）：279-290.

Tscherner A K，Macaulay A D，Ortman C S，et al，2021. Initiation of cell volume regulation and unique cell volume regulatory mechanisms in mammalian oocytes and embryos. J Cell Physiol，236（10）：7117-7133.

Van Winkle L J，1988. Amino acid transport in developing animal oocytes and early conceptuses. BiochimBiopHys Acta，947（1）：173-208.

Van Winkle L J，2021. Amino acid transport and metabolism regulate early embryo development：species differences，clinical significance，and evolutionary implications. Cells，10（11）：3154.

Wale P L，Gardner D K，2013. Oxygen affects the ability of mouse blastocysts to regulate ammonium. Biol Reprod，89（3）：75.

Wang W H，Meng L，Hackett R J，et al，2002. Rigorous thermal control during intracytoplasmic sperm injection stabilizes the meiotic spindle and improves fertilization and pregnancy rates. Fertil Steril，77（6）：1274-1277.

第九章
男性不育

男性生殖系统的病理改变可以通过下丘脑-垂体-睾丸轴导致生殖内分泌激素的分泌、比例及平衡发生改变和（或）睾丸及输精管道、附属性腺的结构与功能受损，最终影响男性的生育能力。因此，男性生殖病理的临床处理可以改善及提高男性生殖系统的精子生成能力，保障精子输送管道通畅，提高精子在体外和女性体内的运动能力，增加精子的受精功能，从而达到顺利孕育新生命的目标。

引起不育夫妇生育障碍的诸多因素中单纯为女方原因的达到39%，单纯为男方原因的约占20%，男女双方因素的占26%，而不明原因的占15%，因而，不育夫妇中与男性相关的因素约占46%。假设不明原因不育的夫妇中有一半是由男性因素所致，可以认为引起生育障碍的原因中男性因素达到了50%。虽然这一数据较女性因素低，但随着基础研究的深入（如精子在女性生殖系统内获能、受精的生理基础）和精子形态与功能观测技术（精子顶体反应、线粒体功能等检测及IVF/ICSI受精过程中精子情况的观察）的发展，未来将可以发现更多既往检测手段无法了解的生殖相关问题，由男性因素引起的不育比例可能会有所增加。因此，男性生殖病理的临床处理在治疗男性不育、评估男性生育能力方面意义非凡。

第一节　男性不育的定义

男性不育通常的定义是结婚后有正常、规律的性生活，无任何避孕措施一年后仍未使得女方受孕。

临床上一般将男性不育分为原发性和继发性二类。原发性男性不育是指男性从未使女性受孕；若男性曾经使女性受孕，不论该女性是否是其现在的配偶，以及妊娠结局如何，均称为继发性男性不育。

继发性男性不育常常表明男性具有致孕能力，可认为其具备一定的生育能力，这与继发性女性不孕不同，后者可能因流产等原因对女性生育能力造成负面影响。原发性男性不育则恰恰相反，由于男性从未有致孕史，表明其生育能力可能存在一定的缺陷。

第二节　男性不育的临床分类

国内外对男性不育有较多不同的临床分类方法。目前我国主要依据引起男性不育的病因进行分类，方便临床诊断和治疗，分为睾丸前因素、睾丸因素、睾丸后因素及特发性男性不育共四类。

精子发生受到下丘脑-垂体-睾丸轴的调控。下丘脑分泌的GnRH促使垂体分泌LH和FSH。LH作用于睾丸间质细胞，促使睾酮（T）分泌，FSH和T共同作用于睾丸支持细胞，启动并维持精子发生。所以下丘脑、垂体是启动精子发生的关键因素，如果受到干扰和损害，影响其分泌Gn的功能，则会导致睾丸无法启动精子发生。

睾丸曲细精管中的精原细胞经过有丝分裂、减数分裂分化成为精子细胞的过程即精子发生，而后通过细胞结构的重构由精子细胞变形成为精子，为精子形成。精子发生、形成的场所在睾丸，因此需要结构、功能正常的精原细胞、间质细胞、支持细胞、曲细精管等，才能生成形态、结构与功能正常的精子。一旦睾丸的结构与功能受到干扰或破坏，就会影响精子的发生和形成，严重影响男性的生殖能力。

精子在睾丸内生成后需要在附睾内成熟并获得运动能力，然后在性活动时排出体外，进入女性生殖系统内与卵子结合，产生新的生命。在此过程中，如果输精管道发生梗阻或者因各种原因无法将精液射入女性体内，将引起男性不育。

因此，临床上基于精子发生启动、发生的场所、环境及精子输送的通道等，将男性不育根据病因发生的具体环节分为睾丸前、睾丸、睾丸后三类，使得治疗方案的选择具有较强的针对性，也易于临床医师掌握。

但是精子与卵子不同，它虽然在男性睾丸内产生，但是其功能的获得和实现需要在女性生殖系统（子宫与输卵管）内完成，如精子的获能、精子顶体反应、精卵融合和胚胎形成等。因此精子功能，特别是受精能力的检测是目前的一个难题，无法利用现有的检测手段来评估男性近期或者远期的生育能力。由于这些患者通过现有的检测手段难以发现明确的病因，其影响环节可能涉及睾丸前、睾丸、睾丸后的某个或多个环节，也可能与遗传或环境等因素有关，因此临床上将其归类为"特发性不育"。这类患者在男性不育专科门诊中占了最大部分。由于对特发性不育的发病、病理生理机制缺乏清晰的了解和阐述，目前临床上也缺乏针对性的治疗方法，多为专科医师的"经验性治疗"或者利用ART进行治疗。

第三节　男性不育的临床处理

一、睾丸前因素导致男性不育的临床处理

睾丸前因素导致的男性不育，主要由下丘脑疾病和垂体疾病所致。下丘脑、垂体、睾丸三者组成了性腺轴，对男性精子发生进行调控。下丘脑分泌GnRH进入垂体，促使垂体分泌LH和FSH。LH作用于睾丸间质细胞上的相关受体，促使睾酮（T）分泌，然后T和FSH共同作用于睾丸支持细胞的受体，启动并维持精子生成，如果下丘脑、垂体功能受到干扰或者损害，或者GnRH、LH和FSH的分泌受到影响，则精子发生难以启动，在临床上可以表现为精液质量异常或者无精子症，严重影响男性的生育能力。

（一）下丘脑疾病

下丘脑疾病常见的如卡尔曼综合征（Kallmann syndrome）、特发性低促性腺激素性腺功能减退（IHH）、先天性低促性腺激素综合征等，较为罕见还有选择性LH/FSH缺乏症等。

1. 卡尔曼综合征、IHH 二者是密切相关的疾病。其病理生理学特征均为下丘脑GnRH分泌缺乏或作用紊乱。患者临床表现为严重的性腺功能减退所导致的青春期发育缺乏或不完全，体检可发现患者阴毛、腋毛缺如或稀疏，阴囊发育不全，阴茎发育幼稚、短小，睾丸体积较小（平均大约为3mL）。卡尔曼综合征患者往往还伴有嗅觉缺失，少部分可能伴有听觉或口腔异常。这类患者实验室检查可以发现血清LH、FSH、T水平明显低于正常，精液检查显示精液量少、无精子或仅有极少的精子。对于诊断为卡尔曼综合征和IHH的患者，可以使用T、GnRH和Gn等进行治疗，较为经济、便宜的方法是使用hCG（相当于LH）和人绝经期促性腺激素（human menopausal gonadotropin，hMG；相当于FSH）来启动、刺激精子生成，一般需要治疗3～6个月。一旦精液检查发现精子，对于已婚或者有生育需求患者，可行试孕或采用ART治疗；对于未婚或试孕后未孕者，可建议提前进行精液冷冻保存生育力，便于将来ART治疗。

2. 先天性低促性腺激素综合征 多为遗传性综合征的一个表型，最常见的有普拉德-威利（Prader-Willi）综合征（PWS）。PWS是一种累及多个系统的综合征，大部分患者可检测到15号染色体q11—q13区的缺失。生殖系统的临床表现为小阴茎、阴囊发育不全、单侧或双侧睾丸下降不全等，睾丸活检显示曲细精管萎缩，缺乏精原细胞。因此一般该疾病是完全不育的，尚无PWS患者生育子代的报道。

3. 选择性LH/FSH缺乏症 选择性LH缺乏症较罕见，是由LH-β亚单位基因罕见突变引起的。临床表现为性腺功能减退症状，睾丸可以正常或略大；根据病情的不同，内分泌检查血清LH可以缺乏或者减少，血清T水平降低，血清FSH水平正常或者升高，睾丸组织学显示睾丸间质细胞萎缩或者缺如，生精阻滞；精液检查精液量少，精子偶见。一般给予hCG治疗后，血清T水平逐渐正常，精子发生数量恢复，精液中精子浓度增加。停止hCG治疗后，部分患者逆转的性腺功能及T水平仍然能够维持。

选择性FSH缺乏症更为罕见，可表现为血清FSH分泌不足，LH水平正常；由于T水平尚可，因此有正常的男性性征和睾丸体积；精液检查表现为无精子症或者重度少精子症。

（二）垂体疾病

1. 垂体功能减退症 最常见的原因为垂体肿瘤，其他原因还包括感染、梗死、手术、创伤、放疗等。一般情况下若超过70%的垂体组织遭到破坏，就会使得垂体Gn分泌减少，从而导致血清T水平下降，引起相应临床表现。若疾病发生于青春期前，可表现为青春期不启动、发育延迟和不完全等；若发生于青春期后则可引起甲状腺、肾上腺皮质功能不全等，表现为性欲和性功能下降、精液质量大幅降低等。实验室检查表现为T水平低下，FSH、LH水平低下或偏低。如果由肿瘤所致，依靠蝶鞍区MRI可以诊断。

垂体功能减退的治疗以原发疾病病因治疗为主，如肿瘤通常行手术进行切除等。对于有生育需求的患者，进行hCG/FSH注射治疗，可以取得较好的效果，与IHH相比更易获得成功生育。

2. 高催乳素血症（hyperprolactinemia） 分泌PRL的垂体腺瘤是引起高催乳素血症的最常见原因；其他原因还包括下丘脑或垂体柄的病变，不分泌PRL的垂体肿瘤、颅咽管瘤、蝶鞍区病变及药物因素等；部分高催乳素血症由心理或生理的应激引起。高催乳素血症可通过多个途径引起男性生殖功能紊乱，PRL水平升高会损害脉冲性GnRH的释放，引起FSH、LH水平的紊乱，导致T水平降低，使得精子发生受到抑制。

临床表现以雄激素缺乏和不育为主，如性欲下降、勃起功能障碍（erectile dysfunction，ED）等。许多高催乳素血症患者最先以性功能障碍的主诉前来就诊，实验室检查可以发现PRL水平升高，精液常规检查可以发现精子质量的轻微异常。对于单次检查PRL水平升高的患者，建议于清晨空腹状态，平静休息20～30min后再次复查，以排除心理或生理应激引起升高的可能。如果多次测定PRL水平均明显升高，则应行下丘脑/垂体MRI检查，以排除可能引起高催乳素血症的垂体催乳素瘤或其他肿瘤。

治疗以口服甲磺酸溴隐亭片为主。由于该药有较大的胃肠道及低血压不良反应，用药应遵循先小剂量，再缓慢增加的原则。甲磺酸溴隐亭片每片含量为2.5mg，首剂治疗应放在晚上就寝前，采用小剂量（1.25mg/d）；待患者能耐受后再以每5～7天增加1.25mg的剂量缓慢增加，并将剂量在一天中进行分配（即早、中、晚各一次），直至血清PRL水平正常，最后再改为维持剂量。为了减少胃肠道不良反应，应以餐中服用为宜。由于药物治疗效果确切，现很少需要行经蝶鞍泌乳素瘤切除；仅在药物治疗无效时才考虑对较大垂体肿瘤行手术摘除。通过药物治疗，一般可将血清PRL控制在正常范围，之后性欲、性功能和精液质量也会逐步恢复正常，从而恢复生育能力。

（三）内源性或外源性激素异常

1. 甲状腺功能亢进或减退 甲状腺功能的异常主要通过垂体影响精子的发生与成熟。以针对甲状腺功能亢进或减退的治疗为主，一般情况下疾病症状控制后，患者生育能力会逐步恢复。

2. 雄激素和（或）雌激素过多 雄激素过多见于口服类固醇激素、先天性肾上腺增生、有内分泌功能的肾上腺、睾丸间质细胞肿瘤等。雌激素过多常见于肥胖、肝功能不全等。通过病因治疗可以得到纠正，如雌激素过多可以通过使用芳香化酶抑制剂（aromatase inhibitor）抑制雄激素转化为雌激素。

二、睾丸因素导致男性不育的临床处理

精子发生受到下丘脑-垂体-睾丸轴的调控。睾丸是精子发生、形成的场所。各种原因引起睾丸结构、功能异常会引起严重的生精功能障碍，甚至生育能力丧失。

（一）先天性异常

遗传学异常是临床上导致男性不育的重要因素，常见下列疾病。

1. 克兰费尔特综合征 是男性性腺功能减退症的最常见形式，在男性不育人群中的发病率为1/500。约80%的患者染色体核型为47，XXY；剩余20%的患者染色体核型为嵌合体。克兰费尔特综合征患者幼年时睾丸内可以存在原始生殖细胞，但到青春期时往往已经退化，到成年时睾丸内已没有或仅有少数生殖细胞。

患者通常身材高大，第二性征发育异常，睾丸体积较小但质地坚硬，血清FSH、LH水平明显升高，T水平稍低或正常，精液检查一般为无精子症。但在少数病例，其部分曲细精管中仍可见完整的生精过程及精子，但是克兰费尔特综合征患者能自然生育的极其少见。

以往克兰费尔特综合征的治疗以AID为主。近年来随着ART的发展，部分患者通过睾丸穿刺或显微外科手术获得精子，而后行ICSI受精和胚胎移植，可获得妊娠。有研究表明，在睾丸穿刺/显微切开取精术前给予患者Gn、抗雌激素药物治疗会获得较好的结局。

2. Y染色体微缺失 Y染色体长臂上存在控制精子发生的AZF，分为AZFa、AZFb和AZFc，其完整性是正常精子发生的基础，如果缺失其中之一，将引起严重的生精障碍。由于缺失区域常为亚显微大小，因而称为Y染色体微缺失。

在非梗阻性无精子症患者中Y染色体微缺失的检出率达到20%，严重少精子症患者中（精子浓度$< 5 \times 10^6$/mL）也达到10%。临床上Y染色体微缺失患者表现为精子发生障碍，而睾丸的内分泌功能可以是正常的。AZFa缺失表现为无精子症，且组织学表现可为SCOS，因此睾丸穿刺或显微切开往往很难找到精子；AZFb缺失临床表现也为无精子症，组织学表现通常也为SCOS，但部分表现为减数分裂阻滞，因此在极少数情况下可通过睾丸取精术发现精子；而AZFc缺失的临床表现比较复杂，精液质量和组织学呈现从SCOS或精子减数分裂阻滞导致的无精子症，到局灶性的SCOS或精子发生障碍引起的严重少精子症，AZFc缺失的患者行睾丸取精术有50%的概率发现精子。

因此，如果无精子症患者AZFa或AZFb缺失，则意味着即使采用显微外科技术也难以取到精子；但如果AZFc缺失，则有较大可能通过显微外科技术获得精子。

（二）隐睾

胎儿在母体内的发育过程中大约在胚胎发育的最初3个月末睾丸从肾区下降至腹股沟管内环，妊娠8个月后下降至阴囊中，正常情况下出生时睾丸下降完成。有研究表明，足月（或体重≥2.5kg）男性新生儿中隐睾发生率为1%～4.6%；1岁时发病率下降至1.1%～2.1%，15岁时发病率为1.6%～2.2%；成年后仍然有0.5%的发病率。

隐睾是小儿常见的泌尿生殖系统先天畸形，分为隐睾症、腹股沟睾丸、睾丸异位等。腹腔和腹股沟内的高温环境会使睾丸的生精上皮受到损害而造成生精障碍，从而影响患者的生育能力。此外，隐睾患者罹患睾丸肿瘤的风险也显著增加。研究显示2.8%的患者有睾丸肿瘤或原位癌。

1. 隐睾症 指睾丸位于腹股沟管内环以上的腹腔内或腹膜后。在腹腔内或者腹膜后的长期高温作用下，不仅睾丸的生精功能发生障碍，导致几乎丧失生育能力，而且还有引起睾丸恶变的可能。因此一旦确诊后应尽快手术，将睾丸牵引至阴囊固定，如果无法牵引，则应行睾丸自体移植或切除。

2. 腹股沟睾丸 指睾丸稳定固定于腹股沟管内。由于睾丸位于腹股沟管内，其温度较腹腔内稍低，因此对睾丸生精功能的损害程度相对较低。这一类患者确诊后也应尽快手术，将睾丸牵引至阴囊固定。一般情况下手术越早，预后越好。

早期的隐睾手术将睾丸牵引至阴囊固定，可以降低恶变的风险，但是隐睾患者的生育力减退可能在很早时就已经出现，因此对生育力的恢复帮助甚少。研究发现隐睾患者出生后精子发生的第一分化，即生殖母细胞向 A 型精原细胞分化成熟发生障碍，因此建议在GnRH 类似物治疗后再行睾丸固定术，可能会改善成年后的精液质量。

（三）睾丸炎

病毒性睾丸炎（orchitis）最为常见，如流行性腮腺炎病毒、柯萨奇病毒、登革病毒等均可引起。另外，如淋球菌、衣原体等病原体感染引起尿道炎、前列腺炎、附睾炎等也可以累及睾丸，导致睾丸炎症。睾丸炎症往往会引起睾丸功能损害，特别是导致生精功能障碍，临床上许多无精子症患者既往有流行性腮腺炎病史。

由睾丸炎导致的睾丸生精功能障碍，目前尚无有效的治疗方案，需要通过 ART 来获得生育。部分患者可以通过睾丸取精术获得精子，得到自己的后代。

（四）精索静脉曲张

精索静脉曲张是指精索内蔓状静脉丛的异常伸长、扩张和迁曲。总人群中精索静脉曲张的发病率为10%～15%，大部分为单侧发病，左侧多见，也有双侧发病。在原发性男性不育患者中，精索静脉曲张的发生率达到35%～40%，在继发性男性不育患者中其发病率更高。目前精索静脉曲张的病因学仍不十分清楚，一般认为其多发于左侧是因为左侧精索内静脉较右侧长，导致左侧静脉压高；左侧精索内静脉以锐角汇入左肾静脉，而右侧精索内静脉以钝角汇入下腔静脉等。

精索静脉曲张引起男性不育的机制涉及多种因素的综合作用，目前较为公认的是与睾丸体积的进行性缩小、精液质量下降和间质细胞功能减退有关。有研究表明，正常精索静脉逆流机制丧失导致睾丸局部温度升高、组织缺氧及肾或肾上腺激素代谢产物的反流，可能是引起精液质量下降的原因。

但是临床上仍然有一部分精索静脉曲张患者具有正常的生育能力，这也表明了夫妇间生育的复杂性。当一方生育能力下降时，如果其配偶的生育能力较强，则往往可以代偿。只有当双方的生育能力均下降时，对生育的影响才可能显现。也有研究表明，虽然精索静脉曲张与精液和生殖激素异常有一定的关联，但这种关联并非静态，即患者初始精液质量往往正常，但随着时间延长质量会逐步下降。

临床表现：精索静脉曲张轻症患者一般多无表现，容易被忽视，仅仅在体检时被发现。较重者主诉患侧睾丸或阴囊有坠胀感，尤以长时间站立或步行后为甚，平卧休息后症状可缓解或消失。精液检查可以表现为少精子症、弱精子症、畸形精子症或者不同组合表现等，部分患者精液质量也可以为正常。

诊断：严重者患者站立位时就可以发现患侧阴囊松弛下垂，触诊可触及曲张的精索内蔓状静脉丛似蚯蚓团状，平卧位时曲张的静脉缩小或者消失。轻症者局部特征不明显，需要利用瓦尔萨尔瓦（Valsalva）试验对其蔓状静脉丛进行仔细的触诊，判断是否有精索静脉曲张的存在。

检查时，患侧睾丸的触诊非常重要。如果患侧睾丸质地变软或者体积明显变小，往往提示睾丸功能已经受到损害。精索静脉曲张患者需要进行生殖激素检查，如果发现FSH水平升高，则往往预示着患者生精功能下降。

临床上根据触诊的结果，将精索静脉曲张按严重程度分为三度，详见"男性生殖病理"章节。

Ⅱ、Ⅲ度精索静脉曲张临床上比较容易发现，因此能够引起患者、医师的重视，从而较早进行相关治疗及处理。而Ⅰ度精索静脉曲张患者往往无任何不适，不易察觉，就诊检查时通常需要凭借检查者的临床经验才能发现，因此相对来说Ⅰ度精索静脉曲张对生育的影响可能更大。

治疗：一般采用外科手术治疗，首选高位结扎术。对于手术治疗是否增加患者配偶的妊娠率一直有所争议。2015年发表的一项Meta分析系统回顾了从1966年到2013年的35项随机对照试验和观察性研究，发现对于生育能力低下或精液参数异常的精索静脉曲张患者，各种手术方法均可以提高精子浓度和精子活力，并提高配偶的妊娠率，尤以腹股沟或腹股沟下微创手术治疗为佳，因此认为对于患有精索静脉曲张和精子参数异常的男性，外科手术治疗是必要的。

美国泌尿外科学会（AUA）/美国生殖医学会（ASRM）发布的2020年男性不育诊断与治疗指南中建议：对于可触及的精索静脉曲张，如伴不育和精液质量异常，且有生育需求的，建议手术治疗；而对于仅仅通过影像学检查发现而不能触及的精索静脉曲张，不建议手术治疗。

三、睾丸后因素导致男性不育的临床处理

精子由睾丸生成后，需要在附睾进一步成熟并获得运动能力，然后通过输精管到达射精管；在性活动达到高潮时发生射精，并通过尿道排出体外，此时精子如果进入女性阴道，就有与卵子结合产生新生命的可能。如果精子成熟发生障碍、输精管道发生梗阻或因性功能障碍无法将精子送入女性体内，会引起男性不育。男性不育的睾丸后因素分为梗阻因素、性功能相关因素及精子成熟相关因素三个方面。

（一）梗阻因素

梗阻性无精子症在男性不育中占7%～10%。梗阻病因有先天性发育异常，如囊性纤维化跨膜转导调节因子（CFTR）基因突变导致的输精管缺如和先天性输精管发育不全等。部分梗阻性无精子症可由附睾、精囊、前列腺的急、慢性炎症继发而来，如射精管梗阻则可能由先天性囊肿、感染引起的前列腺或精囊囊肿压迫所致；其他病因还包括医源性因素，如幼年或儿童期的疝修补术等。根据梗阻部位分为附睾梗阻、输精管梗阻（或缺如）及射精管梗阻等。

诊断：触诊睾丸体积正常，生殖激素检查FSH、LH、T均正常。精液检查：pH下降。

完全梗阻一般表现为无精子症；部分梗阻依据梗阻严重程度可表现为精液检查正常至严重少弱畸精子症。

附睾梗阻：精液量正常范围，精浆生化检测中性α-葡糖苷酶偏低，精浆果糖、精浆锌正常。

输精管梗阻（或缺如）：触诊可发现附睾增大；如为输精管梗阻，可触及增粗的输精管；如为输精管缺如，则在阴囊内未触及输精管。精液检查：精液量在正常范围；精浆生化检查：中性α-葡糖苷酶偏低，精浆果糖、精浆锌正常。阴囊B超检查可发现附睾增大或囊性改变。

射精管梗阻：精液检查示精液量减少；经直肠前列腺、精囊B超检查可发现前列腺或精囊存在囊肿、炎症、畸形等。

治疗：输精管道梗阻可以通过外科手术治疗获得生育能力。附睾梗阻可以行输精管-附睾吻合术；输精管梗阻可以通过输精管-输精管吻合术恢复输精通道；射精管梗阻则可以通过经尿道囊肿切开进行治疗。但是长期梗阻会破坏血睾屏障，患者体内往往存在抗精子抗体（antisperm antibody，ASA），因此即使通过显微外科手术接通了输精管道，其生育概率仍旧偏低，另外还存在继发性梗阻的可能。

ART的发展与提高为梗阻性无精子症患者提供了较好的治疗方案。根据梗阻部位的不同，可行附睾或睾丸穿刺取精，取得精子后再行IVF/ICSI治疗；也可以先将精子冷冻保存，待后期进行体外受精治疗。

（二）性功能障碍

性功能障碍主要有勃起功能障碍、射精功能障碍和性欲障碍等。勃起功能障碍是由于阴茎不能正常勃起而无法插入阴道，导致精液无法进入女性生殖系统；射精功能障碍由于不射精或者逆行射精，精子无法进入女性子宫，引起男性生育功能障碍。

1. 勃起功能障碍 是指持续或者反复不能达到或维持足够阴茎勃起以完成满意性生活。一般情况下，即使阴茎不能充分勃起，但只要能够插入阴道并发生阴道内射精，则仍然能够维持男性的生育能力。如果勃起功能障碍严重到即使通过帮助也不能插入女性阴道并发生阴道内射精，则无法将精液送入女性生殖系统，从而丧失生育能力。

阴茎勃起生理过程非常复杂，与多种因素有关，包括心理、血管、神经、内分泌、药物所致因素等，因此了解患者的病史非常重要。需要注意的是，任何原因引起的勃起功能障碍均伴有心理问题。同时勃起功能障碍患者往往合并有性欲、射精障碍（多为早泄）等，因此询问病史时需要了解整个性生活过程和性活动情况。

虽然勃起功能障碍与多种因素有关，但是与年龄具有高度的相关性，发病率随着年龄增长而升高，因此，勃起功能障碍一般对男性生育能力的影响并不显著。不过，由于生活节奏的加快、饮食结构的变化，特别是心血管疾病、糖尿病呈年轻化趋势，年轻、育龄男性人群中的勃起功能障碍发病率逐步提升。

糖尿病可并发勃起功能障碍和射精障碍。最近研究显示糖尿病在引起勃起功能障碍的同时，还会造成男性生育能力的下降，如引起精子浓度、活力及精子正常形态率的下降，导致精子DNA碎片率增加、精子线粒体功能改变等，对男性生育力造成负面影响。因此对于具有生育需求的勃起功能障碍患者，需要对既往和目前的疾病史中的糖尿病加以重点关注。

高血压、脂代谢异常患者，由于须长期服用降压药、利尿剂及降脂药，也可能发生勃起功能障碍。另外，抗抑郁药和镇静剂可对大脑产生抑制作用，长期服用也可以造成勃起和射精障碍。

诊断及治疗：在全面了解患者的性生活、性活动情况、既往病史、用药情况等基础上，结合国际勃起功能评分表（IIEF-5）可以诊断。夜间阴茎勃起（NPT）试验对于区分心理性和器质性勃起功能障碍具有较好的临床指导作用。还可以通过生殖激素、甲状腺功能检查来鉴别诊断是否为内分泌性勃起功能障碍；通过多普勒超声检查、阴茎海绵体注射试验和阴茎动脉造影鉴别诊断血管性勃起功能障碍等。

治疗通常分为保守治疗（如心理治疗、口服药物治疗、经皮肤局部药物治疗、真空负压吸引治疗等）和微创或外科手术治疗（如静脉手术、血管重建手术、假体手术等）。1998年第一个口服5型磷酸二酯酶抑制剂（PDE5抑制剂）的问世为勃起功能障碍的治疗带来了革命性的进展。近年来PDE5抑制剂显示出了可靠的疗效和良好的安全性，作为勃起功能障碍治疗的首选药物已被国际广泛接受。现有PDE5抑制剂包括西地那非（万艾可）、伐地那非（艾力达）和他达拉非（希爱力），对于器质性病变造成的勃起功能障碍和心理性勃起功能障碍，均可达到80%以上的有效性。只要有成功的阴茎勃起和阴道内射精，大部分患者的生育能力能够得到恢复。

对于经PDE5抑制剂治疗后仍无法完成性交者，则需要借助ART治疗获得妊娠。如果患者可通过自慰取出精液，则可通过AIH获得妊娠；如果患者无法通过自慰取出精液，则需要行附睾或睾丸穿刺取精，并通过ICSI受精获得胚胎进行移植，实现生育。

2. 射精障碍　射精是一个复杂的过程。当性行为达到高潮时，膀胱内颈口关闭并激发射精，将已经通过输精管到达的精子与精液通过射精管射入尿道并排出体外。如果射精发生时，膀胱内颈口没有关闭或关闭不全，则精液就不能排出体外，而是逆行进入膀胱，即逆行射精；如果性行为时一直不能达到高潮，则无法发生射精，即不射精症，由患者性活动时精液无法排到体外造成生育障碍。

不射精症是指性生活时阴茎能勃起并插入，但无高潮、无射精。部分患者自慰时可以有高潮及射精，但与性伴侣发生性行为时不射精。不射精症可以分为原发性和继发性两类，继发性不射精症与糖尿病引起的多神经病变累及前列腺、盆腔等部位有关。不射精症通过性生活时是否有高潮及射精动作可与逆行射精进行鉴别，一般来说逆行射精患者性生活时有高潮、有射精动作，但是不射精；而性生活时无高潮、无射精动作的，则为不射精症。射精障碍一般药物治疗效果欠佳。部分不射精症患者可以通过自慰或电按摩发生射精。取出精液，可进行体外处理后通过AIH的方法获得妊娠。对于无法通过自慰或电按摩取出精液的患者，则需要通过附睾/睾丸穿刺取精、体外受精后进行胚胎移植，获得妊娠的机会。

逆行射精是指性生活时可以达到性高潮并发生射精，但精液逆行进入膀胱而不是排出体外。在正常射精过程中，尿道括约肌关闭以防止精液逆向进入膀胱，如果尿道括约肌的功能不全或丧失，则射精时精液将会首先进入膀胱而非尿道。由于膀胱中的尿液是酸性的，对精子具有毒性作用，因而进入膀胱的精子会很快死亡或者失活。逆行射精患者如果有生育需求，一般需要射精后立即从尿液中分离精子，而后行人工授精来获得妊娠。但需要注意的是，这一类患者需要在取精前碱化尿液，以尽量减轻尿液酸性环境对精子的毒性作用。

四、特发性病因导致男性不育的临床处理

特发性病因导致的男性不育是指临床上找不到明确、具体的不育病因，需要通过排除其他病因确立诊断，即特发性不育（idiopathic infertility）。特发性不育影响生殖的环节可能涉及睾丸前、睾丸、睾丸后的某个或多个环节，目前多认为与遗传或环境等因素有关。这类患者的精液主要参数（精子浓度、精子活力、精子正常形态率三项）既可以部分或全部低于《世界卫生组织人类精液检查与处理实验室手册》（第5版）制定的精液参考值下限，也可以高于精液参考值下限。由于对特发性不育的病理生理机制缺乏清晰的了解，临床治疗尚缺乏足够的合理性解释和循证医学证据，许多治疗多为"经验性"的，特别是在药物治疗周期、联合用药、治疗顺序等方面。特发性不育在男性不育门诊中占最大比重，大量治疗方案缺乏循证医学证据，治疗效果亦无法评估，这严重阻碍了男性生殖医学的发展。

特发性不育的病因及机制不明确也给实验室检查的选择及其结果解读带来了一定的困难，目前临床上一般根据精液常规检查结果，选择进一步的检查方法，以提供治疗方案选择依据。

需要指出的是，人类精液分析结果受到多种外界及环境因素的影响，如禁欲时间、温度、射精是否完全、采集标本是否完整等，因此不能依据一次的精液检查结果来进行判定。如果精液主要参数（精子浓度、精子活力和精子正常形态率）均高于WHO精液参考值下限，就可以判定该份精液为"正常精子状态"，不需要再次复查；如果精液主要参数（精子浓度、精子活力、精子正常形态率三项）中一项或多项低于WHO精液参考值下限，则需要进行复查，如果复查后主要参数高于参考值下限，可以判定该份精液为"正常精子状态"，如果复查后仍低于参考值下限则可以根据精液术语做出相应诊断。

（一）诊断

一般依据精液常规检查中的三个主要参数（精子浓度、精子活力、精子正常形态率）进行诊断，诊断描述应根据《世界卫生组织人类精液检查与处理实验室手册》（第5版）提供的精液术语。

无精子症：精液常规检查无精子，且经过离心沉淀后涂片镜检仍然未见精子，排除其他各项导致无精子症的原因。

隐匿精子症：精液常规检查无精子，但经过离心沉淀后涂片镜检可观察到精子。

少精子症（oligozoospermia）：精子总数或浓度低于参考值下限。临床上一般将精子浓度低于 $5 \times 10^6/mL$ 称为重度少精子症。

弱精子症（asthenozoospermia）：前向运动精子百分率低于参考值下限。

畸形精子症（teratozoospermia）：正常形态精子百分率低于参考值下限。

少弱精子症（oligoasthenozoospermia）：精子总数或浓度和前向运动精子百分率均低于参考值下限。

少畸精子症（oligoteratozoospermia）：精子总数或浓度和正常形态精子百分率均低于参考值下限。

弱畸精子症（asthenoteratozoospermia）：前向运动精子百分率和正常形态精子百分率均低于参考值下限。

少弱畸精子症（oligoasthenoteratozoospermia）：精子总数或浓度、前向运动精子百分率和正常形态精子百分率均低于参考值下限。

正常精子：精子总数或浓度、前向运动精子百分率和正常形态精子百分率均等于或高于参考值下限。

精液检查结果正常，排除其他各项导致男性不育的原因仍然不能使配偶妊娠，即可诊断特发性男性不育。

（二）特发性病因导致男性不育的治疗

由于特发性男性不育的病理生理机制仍不明确，许多治疗只能是"经验性"的，缺乏循证医学证据或随访、随机对照研究证据。同时，精子是人类唯一一种在男性体内产生，而在女性体内发挥生理功能的细胞。精子进入女性体内后，需要通过阴道、子宫颈、子宫、输卵管才能获得与卵子结合的机会，在女性体内这一段漫长的路程中，精子是否能与卵子结合受到许多女方因素的影响。因此，如果以女性妊娠率作为男性不育治疗的评估终点，则须在随机对照研究中纳入女性配偶可能带来的诸多引起生育障碍的混杂因素，以筛查出影响生育的男性因素。近年来ART的快速发展，推动了对男性不育治疗疗效的验证，为特发性男性不育治疗药物的选择提供了选择的依据。

1. hCG/hMG/FSH治疗　hCG/hMG用于低促性腺激素性腺功能减退症治疗已经获得了较好的效果，许多患者夫妇已成功获得妊娠。但是其对特发性男性不育患者行hCG/hMG治疗是否一样有效一直缺乏直接的循证医学证据支持。

外源性hCG/hMG肌内注射进入人体后其作用相当于LH/FSH，可以启动、促使、维持精子发生与形成。研究证实，对于血清LH或T水平低的男性不育患者，通过肌内注射hCG/hMG可以改善精液质量，提高妊娠率。为了获得较好的治疗效果，在hCG/hMG治疗前也可考虑对患者睾丸间质细胞产生T的能力进行评估，一般采用hCG试验。评估方法：先检测基础血清T，而后每日肌内注射hCG 4000～5000IU连续2～3天，结束后24h内复查T，若T水平较基础值升高1.5～2.5倍或以上，表明患者睾丸间质细胞分泌T的储备功能较好，hCG/hMG治疗可能会获得较为理想的治疗效果；反之，则提示治疗预后不佳。在行hCG/hMG治疗时，hCG常用剂量为2000IU，每周2次；hMG常用剂量为150IU，每周2～3次。需要注意的是，根据精子生成的启动机制，在hCG/hMG治疗时，先使用hCG治疗1～2周后再加入hMG治疗，或许效果会更佳。

重组FSH作为外源性FSH用于特发性男性不育的治疗有较久的历史。1992年就有文献报道在接受IVF前用FSH治疗严重男性不育，体外受精率和妊娠率均有明显提高。有多项Meta分析表明，FSH治疗可一定程度上改善男性不育患者的精子浓度和配偶妊娠率，但也有文献报道FSH治疗对于ART妊娠率并没有决定性影响。美国AUA/ASRM发布的2020年男性不育诊断与治疗指南中也推荐，对于特发性男性不育可考虑使用FSH治疗，以改善精子质量和配偶妊娠率。FSH常用治疗剂量为75～150IU，每3天1次，治疗周期12周或以上。

2. 抗雌激素药物和芳香化酶抑制剂治疗 抗雌激素药物（如氯米芬、他莫昔芬）是通过与雌激素目标受体竞争性结合阻断雌激素的负反馈抑制效应，促进垂体Gn的分泌，提高血清中LH和FSH水平，增加睾丸间质细胞T的分泌，以促进精子生成。芳香化酶抑制剂（如来曲唑、阿那曲唑等）则是通过抑制T转化为雌激素，降低雌激素水平，提高血清LH、FSH和T水平，达到改善生精、增加精子浓度的目的。

虽然抗雌激素药物和芳香化酶抑制剂很早就用于治疗特发性男性不育，对于血清T水平低的男性不育患者，可提高其精子浓度和精子活力，但尚缺乏具有说服力的随机对照循证医学证据，对于治疗后精子质量的改善是否能够提高配偶的妊娠率有所争论。一项Meta分析回顾了11项氯米芬或他莫昔芬治疗少精子症/弱畸精子症的随机对照研究，发现抗雌激素药物能够提高精子浓度和活力，并伴有自然妊娠率的提高。2019年发表的一项包括16项研究的Meta分析，将氯米芬、他莫昔芬与安慰剂、不治疗或其他治疗方法（如补充剂、其他药物）治疗少精子症的效果进行比较，发现抗雌激素药物可改善精子形态和女性配偶妊娠率，但对其他精液参数没有确切的影响。

芳香化酶抑制剂能够抑制T在外周被芳香化酶（aromatase）转化为雌激素，导致血清E_2水平相对降低，相应提高血清T浓度，由此临床上较多用于特发性不育伴肥胖的男性。也有研究发现对于睾雌比（T/E_2）高的男性不育患者，给予芳香化酶抑制剂治疗后可以提高精子浓度和精子活力等。但是此类研究例数均较少且很少观察治疗后是否提高女性配偶的妊娠率，因此芳香化酶抑制剂的疗效还需要进一步的大样本、随机对照研究。

抗雌激素药物和芳香化酶抑制剂价格较低，对于需要3～6个月或以上治疗周期的特发性男性不育患者来说不失为一个好的治疗选择。

临床上氯米芬片治疗的常用剂量为50mg/d，他莫昔芬片的常用剂量为20～30mg/d，连续服用3～6个月或者更长时间。服用抗雌激素药物时，需要定期复查肝功能，一旦出现异常需要立即停药。来曲唑片常用剂量为2.5mg/d，阿那曲唑片常用剂量为1mg/d。治疗期间需要监测患者的肝功能情况。

3. 雄激素治疗 T在精子发生中扮演着重要的角色，精子发生的启动及维持均需要T的参与。而外源性T会对下丘脑和垂体提供负反馈，由此抑制Gn的分泌，可能使精子发生减少或完全停止，严重时导致无精子症。正因为如此，外源性T在治疗男性不育中的使用受到影响。不过，停止外源性T治疗后大多数男性的精子发生可以恢复，恢复过程可以是几个月，个别也可能是几年。笔者曾经参加一项利用大剂量T肌内注射来达到避孕目的的国内外多中心研究，注射大剂量T后虽然大部分志愿者精液中精子消失，但是一旦停止注射后，绝大部分精液中又很快出现精子。

有研究者发现对于特发性少精子症患者每日给予十一酸睾酮（120mg）+他莫昔芬（20mg）治疗对精子浓度和精子活力的改善比单纯十一酸睾酮或单纯他莫昔芬治疗更为显

著。该研究者又采用随机对照设计研究了十一酸睾酮120mg+他莫昔芬20mg/d治疗对特发性少精子症患者配偶妊娠结局的改善作用，结果发现治疗组不仅精子浓度、活力、正常形态得到明显改善，自然妊娠率也达到了33.9%，高于安慰剂组的10.3%，妊娠优势比（OR）达到了3.195。据此研究者认为枸橼酸他莫昔芬片联合十一酸睾酮是治疗特发性少精子症导致生育能力低下的有效方法，推荐枸橼酸他莫昔芬片联合十一酸睾酮作为一线治疗方法。

但是在使用外源性T进行治疗时仍然要注意T治疗对精子发生的影响及恢复精子发生所需的时间，并向患者进行告知。此外，需注意口服十一酸睾酮的每日剂量不应超过120mg，用药时间不应超过3个月，且在3个月治疗期内应采用较为安全的逐月递减（如第2个月每日80mg，第3个月每日40mg）的用药方式。

4. 抗氧化剂治疗 可以改善全身或局部的微环境，有益于精子生成和精子结构功能的保护。一般采用的药物有维生素E、维生素C、辅酶Q10、肉毒碱等。目前没有关于抗氧化剂治疗特发性男性不育明确的、可靠的治疗效果数据。2020年发表的一项随机对照试验给予精液质量异常或精子DNA碎片率高于25%的不育男性含有一定剂量维生素E、维生素C、左旋肉毒碱、硒、锌、叶酸、番茄红素、维生素D等抗氧化剂的复合制剂持续治疗3~6个月，结果显示，抗氧化剂治疗不能改善男性不育患者的精液参数或DNA完整性，也不能改善其配偶促排卵治疗（氯米芬）和IUI助孕的结局，并没有提高妊娠或活产率。因此，抗氧化剂在治疗特发性男性不育中的作用还需要进行深入研究和探索。

5. 其他药物治疗 临床上还有其他许多用于特发性男性不育经验性治疗的药物，如激肽释放酶、己酮可可碱、α受体阻滞剂、血管紧张素转化酶抑制剂等。目前国内已有部分医院开始将干细胞技术用于男性不育的治疗。此外，许多中成药在经验性治疗特发性男性不育中具有悠久的历史，具有一定的疗效。

6. 利用ART治疗 对于特发性男性不育患者经药物治疗后效果不佳或女方年龄较大者，可以考虑采用ART治疗。一般根据精液质量及女方情况选择IUI、IVF或ICSI治疗。

7. 特发性男性不育的治疗原则 研究显示10%~15%的不育夫妇找不到明确的病因，这些夫妇每月受孕概率仅为1.5%~3%，相对于正常夫妇每月受孕概率25%来说低了近10倍。尽管如此，如果有耐心和时间进行反复试孕，这些夫妇仍然有60%可获得自然妊娠。因此，对于特发性男性不育来说，仍然有一定的自然妊娠机会。由此，在对这些患者进行治疗时，需要把握以下原则：

（1）针对生殖功能良好的女性进行治疗是对特发性男性不育治疗的最好方法。由于目前针对男方尚缺乏较合理有效的治疗方法，而通过提高其配偶的生殖能力，增加每月受孕概率不失为较好的治疗选择。

（2）选择针对男方的药物或者药物组合方案时，应选择已有来自随机对照研究的循证医学证据支持的药物或方案。

（3）适时选择ART治疗。一般经过3个月女方促排卵治疗或IUI治疗后仍然未孕时，应尽快接受IVF/ICSI治疗。对于少弱畸精子症、严重少精子症（精子浓度＜5×10⁶/mL）的患者应尽快ART治疗。

（徐惠明）

参 考 文 献

世界卫生组织, 2011. 世界卫生组织人类精液检查与处理实验室手册. 第 5 版. 谷翊群, 陈振文, 卢文红, 等, 译. 北京: 人民卫生出版社.

Acosta A, Khalifa E, Oehninger S, 1992. Pure human follicle stimulating hormone has a role in the treatment of severe male infertility by assisted reproduction: Norfolk's total experience. Hum Reprod, 7 (8): 1067-1072.

Adamopoulos D A, Nicopoulou S, Kapolla N, et al, 1997. The combination of testosterone undecanoate with tamoxifen citrate enhances the effects of each agent given independently on seminal parameters in men with idiopathic oligozoospermia. Fertil Steril, 67 (4): 756-762.

Agbaje I M, Rogers D A, McVicar C M, et al, 2007. Insulin dependant diabetes mellitus: implications for male reproductive function. Hum Roprod, 22: 1871-1877.

Aksglaede L, Wikström A M, Rajpert-De Meyts E, et al, 2006. Natural history of seminiferous tubule degeneration in Klinefelter syndrome. Hum Reprod Update, 12 (1): 39-48.

Alberto F, Arredi B, Speltra E, et al, 2007. Molecular and clinical characterization of Y chromosome microdeletions in infertile men: a 10-year experience in Italy. J Clin Endocrinol Metab, 92 (3): 762-770.

Alksere B, Berzina D, Dudorova A, et al, 2019. Case of inherited partial azfa deletion without impact on male fertility. Case Rep Genet, 2019: 3802613.

Attia A M, Al-Inany H G, Farquhar C, et al, 2007. Gonadotrophins for idiopathic male factor subfertility. Cochrane Database Syst Rev, 17: CD005071.

Baccetti B, La Marca A, Piomboni P, et al, 2002. Insulin-dependent diabetes in men is associated with hypothalamo-pituitary derangement and with impairment in semen quality. Hum Roprod, 17: 2673-2677.

Braun M, Wassmer G, Klotz T, et al, 2000. Epidemiology of erectile dysfunction: results of the 'Cologne Male Survey'. Int J Impot Res, 12 (16): 305-311.

Büchter D, Behre H, Kliesch S, et al, 1998. Pulsatile GnRH or humam chorionic gonadotropin/human menopausal gonadotropin as effective treatment for men with hypogonadotropic hyponadism: a review of 42 cases. Eur J Endocrinol, 139 (3): 298-303.

Cannarella R, Condorelli R A, Mongioì L M, et al, 2019. Effects of the selective estrogen receptor modulators for thetreatment of male infertility: a systematic review and meta-analysis. Expert Opin Pharmacother, 20 (12): 1517-1525.

Chua M E, Escusa K G, Luna S, et al, 2013. Revisiting oestrogen antagonists (clomiphene or tamoxifen) as medicalempiric therapy for idiopathic male infertility: a meta-analysis. Andrology, 1 (5): 749-757.

Crinò A, Schiaffini R, Ciampalini P, et al, 2003. Hypogonadism and pubertal development in Prader-Willi syndrome. Eur J Pediatr, 162 (5): 327-333.

Ding Y M, Zhang X J, Li J P, et al, 2015. Treatment of idiopathic oligozoospermia with recombinant human follicle-stimulating hormone: a prospective, randomized, double-blind, placebo-controlled clinical study in Chinese population. Clin Endocrinol, 83 (6): 866-871.

Feldman H A, Goldstein I, Hatzichristou D G, et al, 1994. Impotence and its medical and psychosocial correlates: results of the Massachusetts Male Aging Study. J Urol, 151 (1): 54-61.

Finkelstein J S, Whitcomb R W, O' Dea Louis S T L, et al, 1991. Sex steroid control of gonadotropin secretion in the humanmale. I. Effects of testosterone administration in normal and gonadotropin-releasing hormone-deficient men. J Clin Endocrinol Metab, 73 (3): 609-620.

Giwercman A, von der Maase H, Skakkebaek N, 1993. Epidemiological and clinical aspects of carcinoma *in situ* of the testis. Eur Urol，23（1）：104-114.

Gorelick J I，Goldstein M，1993. Loss of fertility in men with varicocele. Fertil Steril，59（3）：613-616.

Gül Ü，2016. The effect of human chorionic gonadotropin treatment before testicular sperm extraction in non-obstructive azoospermia. J Clin Anal Med，7：55-59.

Huff DS，Hadziselimović F，Snyder HM，et al，1991. Early postnatal testicular maldevelopment in cryptorchidism. J Urol，146：624-626.

Hussein A，Ozgok Y，Ross L，et al，2013. Optimization of spermatogenesis-regulating hormones in patients with non-obstructive azoospermia and its impact on sperm retrieval：a multicentre study. BJU Int，111（3）：E110-E114.

Lanfranco F，Kamischke A，Zitzmann M，et al，2004. Klinefelter's syndrome. Lancet，364（9430）：273-283.

Liu P Y，Baker H W，Jayadev V，et al，2009. Induction of spermatogenesis and fertility during gonadotropin treatment of gonadotropin-deficient infertile men：predictors of fertility outcome. J Clin Endocrinol Metab，94（3）：801-808.

Lofrano-Porto A，Casulari L A，Nascimento P P，et al，2008. Effects of follicle-stimulating hormone and human chorionic gonadotropin on gonadol steroidogenesis in two siblings with a follicle-stimulating hormoneβsubunit mutation. Fertil Steril，90（4）：1169-1174.

Mancini T，Casanueva F F，Giustina A，et al，2008. Hyperprolactinemia and prolactinomas. Endocrinol Metab Clin North Am，37：67-99.

Miyagawa Y，Tsujimura A，Matsumiya K，et al，2005. Outcome of gonadotropin therapy for male hypogonadotropichypogonadism at university affiliated male infertility centers：a 30-year retrospective study. J Urol，173（6）：2072-2075.

Morison I M，Reeve A E，1998. A catalogue of imprinted genes and parent-of-origin effects in humans and animals. Hum Mol Genet，7（10）：1599-1609.

Nagao R R，Plymate S R，Berger R E，et al，1986. Comparison of gonadal function between fertile and infertile men with varicoceles. Fertil Steril，46（5）：930-933.

Nieschlag E，Behre H M，Nieschlag S，2013. 男科学：男性生殖健康与功能障碍. 第3版. 李宏军，李汉忠，译. 北京：北京大学医学出版社：1-8.

Ohta T，Gray T A，Rogan P K，et al，1999. Imprinting-mutation mechanisms in Prader-Willi syndrome. Am J Hum Genet，64（2）：397-413.

Ozbek E，Yurekli M，Soylu A，et al，2000. The role of adrenomedullin in varicocele and impotence. BJU Int，86（6）：694-698.

Pasqualotto F F，2005. Semen profile，tsticular volume，and hormonal levels in infertile patients with varicoceles compared with fertile men with and without varicoceles. Fertil Steril，83（1）：74-77.

Raman J D，Schlegel P N，2002. Aromatase inhibitors for male infertility. J Urol，167（2 Pt 1）：624-629.

Santi D，Granata A R，Simoni M，2015. FSH treatment of male idiopathic infertility improves pregnancy rate：ameta-analysis. Endocr Connect，4（3）：R46-R58.

Saylam B，Efesoy O，Cayan S，2011. The effect of aromatase inhibitor letrozole on body mass index，serum hormones，and sperm parameters in infertile men. Fertil Steril，95（2）：809-811.

Schlegel P N，Sigman M，Collura B，et al，2021. Diagnosis and treatment of infertility in men：AUA/ASRM guideline part Ⅱ. Fertil Steril，115（1）：62-69.

Sijstermans K，2008. The frequency of undescended testis form birth to adulthood：a review. Int J Androl，31：1-11.

Simoni M, Tüttelmann F, Gromoll J, et al, 2008. Clinical consequences of microdeletions of the Y chromosome: the extended Münster experience. Reprod Biomed Online, 16（2）: 289-303.

Steiner A Z, Hansen K R, Barnhart K T, et al, 2020. The effect of antioxidants on male factor infertility: the males, antioxidants, and infertility（moxi）randomized clinical trial. Fertil Steril, 113（3）: 552-560.

Tang D, Liu W, Li G, et al, 2020. Normal fertility with deletion of sY84 and sY86 in AZFa region. Andrology, 8（2）: 332-336.

Tanji N, Tanji K, Hiruma S, et al, 2000. Histochemical study of human cremaster in varicocele patients. ArchAndrol, 45（3）: 197-202.

Taran I, Elder J S, 2006. Results of orchiopexy for the undescended testis. World J Urol, 24（3）: 231-239.

Verkauf B S, 1983. The incidence and outcome of single-factor, multifactorial, and unexplained infertility. Am J Obstet Gynecol, 147（2）: 175-181.

Vogels A, Moerman P, Frijns J P, et al, 2008. Testicular histology in boys with Prader-Willi syndrome: fertile or infertile? J Urol, 180（4）: 1800-1804.

Wang J, Xia S J, Liu Z H, et al, 2015. Inguinal and subinguinal micro-varicocelectomy, the optimal surgical management of varicocele: a meta-analysis. Asian J Androl, 17（1）: 74-80.

Witt M A, Lipshultz L I, 1993. Varicocele: a progressive or static lesion? Urology, 42（5）: 541-543.

Zorgniotti A W, Macleod J, 1973. Studies in temperature, human semen quality, and varicocele. Fertil Steril, 24（11）: 854-863.

第十章
人工授精技术

人工授精是指将精液或精子通过非性交的方式由人工注入女性生殖道内，使精子和卵子在体内自然受精而达到妊娠目的操作技术。

人工授精技术根据精子来源分为 AIH 和 AID，根据注入部位分为 IVI、ICI、IUI、直接腹腔内人工授精（direct intraperitoneal insemination，DIPI）、直接卵泡内人工授精（direct intrafollicular insemination，DIFI）和经阴道输卵管内人工授精（transvaginal intratubal insemination，ITI），其中后 3 种技术目前临床已较少采用。

第一节　适应证与禁忌证

一、适　应　证

（一）精液异常

参照《世界卫生组织人类精液检查与处理实验室手册》（第 5 版），经过两次精液化验证实的任何少精子症、弱精子症、畸形精子症、精液液化异常等均可考虑行人工授精治疗。精液检查指标越趋正常，人工授精成功率越高。目前临床上对于用于人工授精的最低精子数量限度没有统一标准。Merviel 等的研究表明，经密度梯度离心后活动精子总数低于 $50×10^6$ 时的临床妊娠率为 28.5%，而高于 $50×10^6$ 时临床妊娠率显著升高（44.3%），可致孕的最低活动精子总数为 $0.45×10^6$。Tomlinson 等认为，精液处理后即使活动精子低至 $3×10^6/mL$，IUI 后仍可获得成功，但若低于该值则无成功妊娠案例。也有观察认为制备后前向运动精子总数不宜少于 $5×10^6$。

（二）精神、心理因素导致的夫妻双方或一方性功能障碍

精神、心理因素导致的夫妻双方或一方性功能障碍主要包括男性阳痿、早泄、射精障碍等。这类患者的处理较为简单，只需收集丈夫的精液，在女方排卵期注入生殖道内即可。若精液无异常可考虑行 IVI 或 ICI。

（三）由解剖因素导致的精子输送障碍

由解剖因素导致的精子输送障碍如严重的男性尿道下裂、逆行射精、阴道与宫颈极度狭窄、子宫高度屈曲、性交时阴道痉挛、阴道过于松弛不能储存精液等。

（四）宫颈因素

宫颈黏液异常和炎症是造成精子穿透失败的重要因素。慢性宫颈炎导致宫颈黏液中白细胞异常增多，后者吞噬精子增加；宫颈物理治疗后导致黏液少或不充分，均不利于精子通过宫颈；特发性宫颈黏液持续性黏稠，细胞成分多，不利于精子运行。宫颈黏液 pH 也是影响精子穿透和存活的因素之一，当 pH ＜ 7.0 时精子无法长时间生存。IUI 操作能越过宫颈屏障，有效治疗宫颈因素导致的不孕症。

（五）免疫性不孕

免疫性不孕通常是机体内存在抗精子抗体，后者能与精子表面结合，干扰精子在生殖道内的运行及降低精子与卵子透明带结合的能力。在排除其他不孕致病因素后，当男性精浆中或女性宫颈黏液中存在精子抗体时，可尝试行 IUI 治疗。

（六）原因不明性不孕

对于原因不明性不孕，IUI 较指导同房可显著增加受孕率；而与单纯促排卵相比，IUI 操作亦能显著增加活产率。严格意义上，诊断原因不明性不孕需经腹腔镜探查排除盆腔病变，如早期子宫内膜异位症和输卵管粘连等。但因腹腔镜检查有创且价格高昂，在临床实际应用中，对未经腹腔镜探查的原因不明性不孕也可直接进行试验性人工授精治疗。

（七）其他

对于长期两地分居的患者，可采用预先冷冻保存的丈夫精液行人工授精；在无明确不孕因素的生殖高龄或卵巢低储备者中，行人工授精可提高受孕概率；顽固性排卵障碍者、经多次（≥ 3 次）促排卵有良好卵泡发育和排卵但仍未孕者，或考虑氯米芬等促排卵药物可能对宫颈黏液产生不利影响时，可在促排卵基础上加行人工授精以提高疗效；轻、中度子宫内膜异位症患者，在综合生育力指数评分为中等的情况下，也可选择行人工授精。

二、禁　忌　证

（1）女方不宜妊娠或妊娠后导致原有疾病加重，严重者威胁生命安全，如严重的心脏病、肾炎、肝炎等。

（2）女方生殖器官严重发育不全或畸形，不能耐受妊娠者。

（3）女方双侧输卵管不通，精卵无法自然结合获得妊娠者。

（4）一方患有急性传染病、生殖泌尿系统急性感染或性传播疾病。

（5）一方患有严重的遗传、躯体疾病或精神心理疾病。

（6）一方接触致畸量的射线、毒物、药品并处于作用期。

（7）一方有吸毒等严重不良嗜好。

（8）夫妇双方对人工授精尚有顾虑者。

第二节 卵泡准备

一、自然周期

自然周期适用于月经周期规则且排卵正常的患者，尤其是单纯男方因素不孕的患者。在自然周期中，首先根据平素月经周期推测优势卵泡出现时间（一般为月经周期第8～10天），经确定有优势卵泡发育后开始有规律的超声监测，监测卵泡发育及子宫内膜生长情况（图10-1）。当优势卵泡直径达16～20mm，血 E_2 达到270～300pg/mL，宫颈外口呈瞳孔样改变，且血或尿LH水平开始上升并大于基础值2倍以上时，安排于12～36h后行人工授精。

二、排卵刺激周期

为提高治疗效果，人工授精可以与诱导排卵联合应用。该方法尤其适用于存在排卵障碍（如PCOS）的患者，也适用于子宫内膜异位症、轻度男性不育和原因不明性不孕的患者。常用促排卵药物包括口服药物（氯米芬、来曲唑、他莫昔芬）及注射药物Gn。与Gn相比，口服药物可以降低卵巢过度刺激及多胎妊娠（multiple pregnancy）的发生率，并且价格低廉、应用方便。常用刺激方案有氯米芬方案、来曲唑方案、他昔莫芬方案Gn方案、氯米芬/来曲唑联合Gn方案等。需要注意的是在人工授精中禁止以多胎为目的应用超促排卵药物。

（一）氯米芬方案

氯米芬的化学结构与雌激素近似，兼有抗雌激素及微弱雌激素的双重活性。它用于促排卵的原理是通过竞争性结合下丘脑细胞内的雌激素受体，使之无法与内源性雌激素结合而发生负反馈反应，导致生成更多的GnRH；后者刺激垂体FSH和LH分泌，并协同增强FSH诱导的芳香化酶活性，促进卵巢内卵泡生长、发育、成熟和排卵。另外，氯米芬也可直接作用于垂体和卵巢。但氯米芬在子宫内膜和宫颈组织上可与雌激素受体结合，发挥抗雌激素作用，影响子宫内膜的发育。用法：在自然周期月经来潮后或孕激素撤退出血后的第2～5天开始口服氯米芬，持续5天，起始剂量通常是50mg/d，根据患者体重和既往治疗反应在之后的刺激周期中酌情增加用药剂量至100～150mg/d。一般于停药后2天开始行超声卵泡监测，当主导卵泡平均直径达18～20mm时，可用hCG扳机诱发排卵，24～36h行人工授精术。如有排卵但未孕，可继续尝试3～6个周期。氯米芬促排已有60多年的历史，是PCOS患者促排卵治疗的首选药物。

（二）来曲唑方案

来曲唑属芳香化酶抑制剂，它用于促排卵治疗的原理是通过阻断雄激素向雌激素的转化，抑制雌激素的生物合成，一方面反馈性地引起垂体内源性Gn分泌增多，刺激卵泡发育；另一方面，导致雄激素在卵泡内过多蓄积，促进FSH受体和其他卵泡自分泌和旁分泌因子的表达，进一步扩大FSH效应和卵泡刺激。因来曲唑不抑制下丘脑-垂体-卵巢轴的负反馈机制，其诱导的多为单卵泡发育，有利于降低多胎和卵巢过度刺激发生风险。与氯米芬相比，来曲唑半衰期短，且不影响雌激素受体的反应性，晚卵泡期雌激素可与雌激素受体结合，促进子宫内膜上皮和间质的增生，改善子宫内膜的血流，使子宫内膜在胚胎种植时能达到足够厚度。因此，来曲唑的作用更接近生理状态，对子宫内膜容受性影响小，更有利于胚胎种植，降低流产率。用法：在自然周期月经来潮后或孕激素撤退出血后的第2～5天开始口服，剂量通常为2.5～5.0mg/d，用药5天，监测方法同氯米芬方案。最新的一项随机对照试验（RCT）研究显示，对氯米芬抵抗的PCOS患者，在月经周期第3天或者第5天开始应用来曲唑，两种刺激方案人工授精周期的排卵率和妊娠率无明显差异。

（三）他莫昔芬方案

他莫昔芬（tamoxifen，TMX）又名三苯氧胺，是一种选择性雌激素受体调节剂，因可与雌激素竞争结合乳腺细胞的雌激素受体，最早用于乳腺癌的药物治疗。TMX用于促排卵的原理是与雌激素受体以高亲和力方式结合，影响多种雌激素调节基因的表达，干扰内源性雌激素的负反馈调节，促进LH与FSH的分泌，刺激卵泡的发育与成熟。由于TMX对宫颈黏液和内膜具有微弱的雌激素效应，因此与氯米芬相比，可有效改善子宫内膜厚度、形态与宫颈黏液评分，提高妊娠率。用法：在自然周期月经来潮后或孕激素撤退出血后的第2～5天开始服药，剂量通常是20mg/d，连续服用，在诱导排卵前一般不停药。

（四）Gn方案

对于排卵功能障碍且单纯使用氯米芬/来曲唑促排卵数个周期仍未妊娠者，可应用Gn，或采用氯米芬/来曲唑联合Gn方案。用法：在月经或者撤退性出血第3天，根据患者年龄、基础AFC、基础血性激素水平及既往促排卵治疗史，给予每日肌内注射一定剂量的Gn，5天后开始卵泡监测，同时评估宫颈黏液并测定E_2、黄体酮和LH水平，相应调整Gn的用量以控制优势卵泡个数（<3个），并选择扳机时机。当最大卵泡直径达到18～20mm时，注射hCG 10 000IU诱发排卵，24～36h后行人工授精。从现有研究看，Gn较单独口服促排药物可显著提高临床妊娠率，但因启动剂量把握较困难，易发生多卵泡发育，从而造成卵巢过度刺激和多胎妊娠，因此对于Gn的使用，需严格把握指征。

（五）氯米芬/来曲唑联合Gn方案

低剂量Gn联合氯米芬或来曲唑可以减少前者的用量，从而降低多卵泡发育及多胎妊娠的发生率。临床研究显示联合用药并不影响妊娠结局。氯米芬联合Gn与来曲唑联合Gn相比，前者多卵泡发育比例较高，而后者临床妊娠率更高，多胎率更低，是较为理想的IUI诱导排卵方案。

用法：在自然周期月经来潮后或孕激素撤退出血后的第4天开始口服氯米芬/来曲唑，连续5天，同时隔日肌内注射75IU的Gn，一般于第12天开始超声卵泡监测（图10-1），根据优势卵泡大小及出现时间确定监测频率并调整药物剂量。扳机时间及人工授精时机选择同Gn方案。

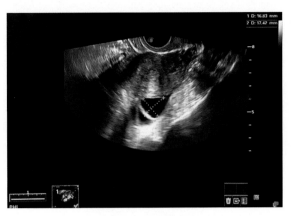

图10-1 卵泡监测

第三节 精子准备

不同的助孕方式，精液处理的方法不尽相同。IVI只需将精液置于体外液化即可用于治疗，但IUI需要先将精子处理后再直接送达宫腔，精子所处环境及其跨越的生理通道均与IVI有所不同，因此，需要采用恰当的技术将精子从精浆中分离出来。

IUI前精液处理目的：①富集有活力精子，增加卵子受精的概率，提高妊娠率；②减少精浆因素对精子功能的不良影响及对受精过程的干扰；③防止精浆中致病微生物对女性产生的潜在危害。现有多种技术可用于IUI治疗中的精液处理，如标准洗涤法、精子上游法（swim-up，SWU）、精子下游法（swim-down，SWD）、密度梯度离心法（density gradient centrifugation，DGC）、玻璃纤维滤过法等。不同方法各有优缺点，实验室技术人员应根据精液的性状、精子浓度、活力等参数，选择适当的精液处理方法。

在目前常用的精液处理方法中，标准洗涤法（standard sperm wash，SSW）的回收率较高，可达90%～95%，适用于严重少弱精子症的精液标本，但该方法未对活力精子进行筛选。其他处理方法如精子上游法、精子下游法、密度梯度离心法等的前向活动精子回收率相对较低，为10%～50%，但其优势是可不同程度地富集有活力精子，适用于多种精液标本。其中，密度梯度离心法通过精子质量轻重来实现精子分离，有利于分离出形态较为正常的精子，更适用于畸形精子症标本。在进行IUI时，若精子上游法、精子下游法或密度梯度离心法处理后的总活动精子数 $< 5 \times 10^6$，则建议采用SSW。此外，在采用精子上游法、精子下游法或密度梯度离心法处理后，若精子活力仍小于50%，则妊娠率将会大幅度降低。

一、精液采集

在体外射精取精前须清洁双手，并将精液收集在无菌、无毒性的一次性取精杯中，取精杯上必须注明患者夫妇姓名及病历号等信息。除特殊情况外，患者应在术前第2～7天排精一次。取精后应尽快将取精杯送入精液处理室，建议在取精后1h内进行处理。

解冻（thaw）精液主要来源有两种：①精子库的供精精液；②由于取精困难或其他因素不能于手术日在医院通过射精获得精液的，可以提前进行精子冷冻，并于手术日进行精液解冻后行精液处理。

二、精液处理技术

人类精子获能后获得了使卵子受精的能力，生理情况下精子在女性生殖道中经过宫颈黏液迁移与精浆分离并获能。精浆中存在多种去获能因子，长时间暴露于精浆会抑制精子在体外进行顶体反应的能力，也可因能量的消耗降低精子的活动甚至存活能力，降低受精能力。在人工授精技术中，精液处理的目的是分离精浆中的前列腺素、异常精子、炎症细胞和杂质，去除去获能因子，降低精液的黏稠度，改善精子的受精能力。

此外，在精液的处理过程中也要注意对精子的保护，因为精子优化过程本身也是一个精子损伤过程。体外精液操作可造成精子生存环境ROS的增加，过高的离心力也可直接损伤精子。目前对于何种方法更有利于保护精子尚没有定论，但控制适当的离心力和离心时间是减少精子损伤的有效措施。

（一）精液处理前的准备

精液处理前首先需要完成精液液化。对于1h内不能完成液化的精液，可通过添加菠萝蛋白酶等措施促进液化。对于高黏度的精液，可用10mL的注射器反复抽吸使其黏度降低后再处理。精液处理前需要完成精液量、精子浓度、精子活动率等核心指标的检测，并根据各指标选择合适的处理方法。

对于冷冻精液，在处理前应先完成解冻。精液解冻基本都采用快速复融法，即将装载精液的冷冻管直接投入37℃环境，使之快速复温，完成解冻。由于重结晶效应的存在，精液复温速率过慢，可造成精子复苏存活率降低，因此解冻温度不宜过低，同时通过水循环等手段可以加速解冻过程，提高解冻效果。

对于逆行射精者，在收集精液的前一天由男科医生指导进行尿液碱化。次日取精前，先让患者排出大部分尿液，然后通过自慰法完成排精，并迅速收集尿液，立即离心收集沉淀。用培养液将离心沉淀充分洗涤后，再根据精子的情况选择合适的处理方法。

（二）IVI精液的处理

IVI是通过将精液直接注入阴道完成授精操作。由于阴道容量有限，一般需要将精液进行适当的浓缩。可将完成液化的全部精液置于离心管中，经$500g$离心5min后，去除上层液体，留下包括沉淀在内的0.5mL精液用于IVI。

（三）密度梯度离心法

密度梯度离心法能较好地除去精液中无效成分，回收效率较高，获得的精子活动力更好、成熟度更高。与精子上游法相比，该方法更易标准化，结果较稳定。该方法的具体操作如下。

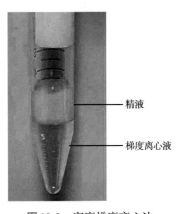

制作梯度离心管：吸取1mL上层分离液加入15mL尖底离心管底部；然后吸取1mL下层分离液，穿过上层分离液层，小心置于试管底部，使上、下两层液清晰分层（图10-2）。然后在梯度离心液顶部小心加入1～1.5mL液化的精液。将梯度离心管在300～500g的离心力下离心15～20min后，小心吸取底部沉淀转入另一支加了1mL培养液的离心管中，混匀后300g×5min离心2次，两次间更换培养液，充分洗涤精子。最后用培养液将沉淀重悬至0.5mL，用于IUI。

图10-2 密度梯度离心法

（四）精子上游法

精子上游法是利用精子的运动能力，使之通过自然游动从精浆游入培养液中，以实现精子优化。其操作步骤如下。

在15mL的无菌锥底离心管中加入2mL培养液，吸取已液化的精液小心穿过培养液，缓慢加入试管底部，注意保持精液与培养液清晰分层。将离心管倾斜45°置于37℃培养箱中孵育1h后，小心吸取上层雾状液体，300g×5min离心收集精子，最后将获得的精子重悬至0.5mL后用于人工授精。

精子上游法的优点是获得的精子前向活动力更好，基本不含死精子、不活动精子、非生殖细胞，因此受有害因素的影响较小；其另一个优点是离心步骤少，可减少操作对精子的损伤。但精子上游法运动精子的回收率较低，适用范围也相对局限。对于黏度较高的精子，由于精液的黏性限制了精子的运动，精子上游法不适用。对于前向活动力较弱的精子，使用精子上游法往往也不能获得满意的精子回收率。这些精液采用密度梯度离心法一般可获得更满意的精子回收率。

（五）离心洗涤法

离心洗涤法是将精液与培养液混匀后，在一定的离心力下，去除精浆成分，保留沉淀用于人工授精。其处理过程是将精液与培养液以1∶2的比例加入离心管中，300g×5min离心2次，中间更换培养液。最后弃去全部上清液，将剩下的沉淀用培养液重悬至0.5mL，用于人工授精。

离心洗涤法的优势是可以最大限度地收集精液中的有形成分，因此回收率很高。但该方法获得的沉淀中也包含大量的非目标精子成分，如死精子、不动精子甚至一些致病性微生物，因此使用较少。在人工授精技术中，该方法往往适用于精子数量较少或精液黏度较大难以用密度梯度离心法或精子上游法分离的精液。

在人工授精技术中，适当的精子处理方法的选择和应用可能是影响患者最终能否妊娠的因素之一。不育男性的精液通常含有或具有生成ROS的潜力，而ROS会损害精子功能并破坏DNA。因此，实验室技术人员必须选择一种能够直接将前向活动精子分离出来的技术。此外，由于精液中可能含有潜在的具有传染性的微生物，应视为生物危险品，处理时要注意防护，小心操作。

（金　珍）

第四节　人工授精手术操作及注意事项

一、操作过程

人工授精的操作应符合无菌、轻柔的原则。术中一般让患者取膀胱截石位，无须进行麻醉，患者意识清醒。术前需要进行消毒外阴和常规铺巾。IVI只需将液化浓缩后的精液注入阴道后穹。IUI则需要使用窥阴器暴露宫颈，使用生理盐水棉球清洁阴道，清除宫颈外口分泌物，最后用干棉球吸干多余液体。操作时，将人工授精管接1mL注射器针筒，抽吸0.4～0.5mL处理好的精子悬液（图10-3）。授精管顶端不用吸入空气，也不用排气。

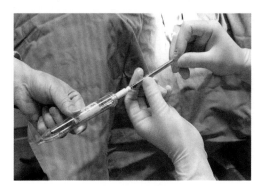

图10-3　抽吸重悬精液

随后轻柔地将人工授精管沿宫颈及宫体曲度顺势进入，突破宫颈内口后再进入1～2cm即可，缓慢推注精子悬液至全部注入（图10-4）。若授精管遇到阻力，应适当变换角度。对于曲度较大的子宫，可能出现插管困难，不可强行进入，以免刺激子宫内膜，引起出血。处理办法包括调节窥阴器位置、抬高或者压低宫颈、让患者做瓦尔萨尔瓦动作（憋气）；必要时用宫颈钳钳夹牵拉宫颈或换用可弯曲硬芯等。术后嘱患者高臀位平卧30min，即可离院。整个操作时间一般在数分钟。

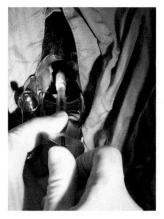

图10-4　推注精液

人工授精导管的选择以操作方便、损伤小为宜，常用Wallace和Cook授精管，也有一些国产品牌的授精管。此外，人工授精导管有硬管和软管之分。从妊娠结局和操作时出血情况来看，各种授精管并无显著差异，但软管的患者舒适度更好。在操作困难的情况下，可换用硬管进行操作以减少反复操作引起的出血及患者不适感。

二、操作时机和次数

合适的人工授精时机对于治疗结局至关重要。精子在女性生殖道内可存活并保持受精能力达3～5天，但卵子仅在透明带硬化前24h内具有受精能力。此外，卵子若在排出后

12h内未完成受精，染色体异常的发生率将增加。因此原则上在排卵时进行人工授精操作最为合适；临床数据也显示，在排卵前48h至排卵后12h内进行人工授精妊娠率最高。在实际操作时，可根据平素月经周期、血性激素测定、超声卵泡监测的相关信息来预测排卵时间。当LH值上升至基础值的2倍时，预示LH峰即将出现。一般认为，出现血LH峰后34～35h或尿LH峰后12～24h发生排卵。此外，也可注射hCG来控制排卵。在自发LH上升前（LH值未翻倍）注射hCG 10 000IU诱发排卵，则一般选择在注射后24～36h行人工授精。在自然周期或促排卵周期中，hCG诱导排卵与通过监测LH预测排卵相比妊娠率相似。

在人工授精临床实践中，单个周期可行1～2次人工授精。尽管有研究支持同一个周期行2次人工授精可使更多的精子进入宫腔，尤其适合于男性因素不孕不育症患者，但有Meta分析显示，与单次授精相比2次操作并没有显著增加临床妊娠率，且在一定程度上增加了患者的费用。因此，目前国际共识认为选择合适的时机进行单次授精具有更高的成本效益。

三、术后注意事项

人工授精后患者可进行正常工作和生活。术后出现少量阴道出血和（或）轻微下腹痛无须特殊干预。一般于人工授精后次日超声监测以确认排卵情况。若明确发生排卵，可于当日开始服用适量孕激素给予黄体支持；若未发生排卵，可酌情再进行一次人工授精。

第五节　影响人工授精妊娠结局的因素

女方年龄是行人工授精后妊娠结局的最重要预测因子。年龄不仅与卵巢储备及卵子质量密切相关，甚至可能影响子宫内膜的容受性。女方35岁以后人工授精妊娠率逐渐下降，40岁以后则呈现折线下降。男方年龄增长会造成精子质量、精子活力逐渐下降，也会导致人工授精妊娠率降低。总体来说，年龄是影响妊娠率的最重要因素，对于女方年龄＞39岁、不孕年限较长的不孕夫妇，应首选体外受精进行助孕。

不孕时限是影响人工授精妊娠结局的另一个重要因素。研究显示不孕年限越长，人工授精妊娠率越低，尤其是不孕年限＞3年的患者。这可能与患者潜在的不孕病因、卵巢储备功能的降低及精子质量下降有关，且随着不孕年限增长，不孕夫妇心理压力也会增加，使得生育概率进一步下降。因此，对于不孕年限超过3年的不孕夫妇，尤其是原因不明性不孕患者，更倾向采用体外受精的助孕方式。

人工授精的成功率与导致不孕的病因也密切相关。宫颈因素与性功能障碍所致不孕者行人工授精妊娠成功率较高。排卵障碍者人工授精妊娠成功率显著高于输卵管因素所致不孕者。而对于轻度子宫内膜异位症患者，术后行诱导排卵结合人工授精的临床结局与原因不明性不孕者相当。

多项研究证实诱导排卵结合人工授精技术可显著提高原因不明性不孕的活产率。因此，对于原因不明性不孕夫妇，推荐诱导排卵联合人工授精作为首选治疗方案。

人工授精对精子数目的最低要求目前尚无定论，但一般以精液处理后前向运动精子数

10×10^6（一次射精）作为下限。目前研究也提示，精子畸形率和DNA碎片率偏高较精子数目更能影响人工授精技术的妊娠率。精液处理方式的选择也在一定程度上影响妊娠率，主要与不同处理方式活动精子的回收率、造成精子损伤程度不同有关。

有关子宫内膜厚度、形态及动脉血流指标对人工授精妊娠率影响的研究结论并不一致。有研究发现采用氯米芬诱导排卵的患者其子宫内膜厚度明显低于Gn诱导排卵者，但两组在妊娠结局上并无显著性差异。另有研究发现在非妊娠组三维超声未探测到内膜下血流，提示可以通过内膜下血流来评估人工授精治疗的预后。

体重指数（BMI）对人工授精结局的影响尚不明确，有研究显示BMI低于正常者妊娠率较低，而BMI高者虽需要更大的诱导排卵药物剂量，但纠正药物偏倚后，其妊娠率和正常体重者无显著性差异。因此，BMI对人工授精妊娠率及围生期结局的影响需要进一步的研究来证实。

第六节　人工授精并发症

一、出血、损伤

出血和损伤往往和操作不当有关，一般在轻柔操作下不会发生损伤和出血。适当的膀胱充盈可以矫正一部分宫颈、宫体的过度倾屈，通常不需要强调术前排空膀胱。由于人工授精导管多为软管，操作中易发生置管不顺。若遇到置管不顺，切忌反复插管，应通过重置窥阴器、更换人工授精硬管、牵拉宫颈甚至可以采用腹部超声引导等方法提高置管成功率，减少出血和损伤。若出血量少且仅来自宫颈管，则对妊娠结局影响不大。若出血来自宫腔，则可能干扰精子受精能力和胚胎种植，影响妊娠结局。

二、感　　染

IUI系宫腔操作，术后宫内感染也是人工授精的并发症之一。因此，操作前需排除女方生殖道炎症，同时也要注意精液处理及授精操作的无菌原则，降低感染率。

三、腹　　痛

人工授精极少发生剧烈腹痛。可能由于授精时精子注入过快或过量发生子宫痉挛而导致腹痛，未能完全清除的前列腺素也可能刺激子宫剧烈收缩而引起腹痛。因此提醒在技术实施中须强调精液处理和授精操作轻柔的重要性。

四、OHSS和多胎妊娠

诱导排卵周期有发生OHSS的风险，需要充分评估患者卵巢反应性，制订个体化方案，严格控制发育卵泡数。若周期中出现＞3个优势卵泡，建议放弃本治疗周期。若患者促排极为困难，可在告知费用及知情同意的情况下，考虑转体外受精治疗。多胎妊娠主要与诱导排卵周期中多卵泡发育有关，属于辅助生殖并发症。若出现多胎妊娠，应及时减胎以改善围生期结局。

五、不良妊娠结局

人工授精患者发生自然流产概率较正常人群高，为20%～25%，原因尚不清楚。与自然妊娠相比，人工授精助孕可增加单胎和双胎早产儿及低体重儿风险。人工授精后双胎自然减胎为单胎的发生率高于体外受精治疗周期，留存胎儿的早产风险及低体重风险高于单胎妊娠及非促排卵的双胎妊娠。目前原因不清楚，可能与不孕病因及促排后影响子宫内膜容受性有关。此外，人工授精技术也存在发生异位妊娠的风险，其发生率与患者自身输卵管条件相关。

第七节　人工授精技术的展望

人工授精技术可以用于治疗包括排卵障碍、宫颈性不孕、原因不明性不孕及男性因素等引起的不孕不育症。相比近些年体外受精技术的迅猛发展及种植率节节攀升，人工授精技术领域并没有取得同样的发展。因此，人工授精技术的治疗价值遭到了质疑，2013年英国国家卫生与临床优化研究所（NICE）指南建议原因不明性不孕、轻度子宫内膜异位症及轻度男性因素不孕不育症试孕满2年后直接行体外受精助孕。但2018年 *Lancet* 发表的一项研究显示对原因不明性患者进行3个周期的人工授精其累积活产率（31%）显著高于期待治疗组（9%）。另有一项大型的回顾性对照队列研究也表明对于原因不明性不孕、轻度子宫内膜异位症、排卵障碍及男性因素不孕不育症患者，3个周期的人工授精累积活产率可达34.9%。由于人工授精技术具有创伤小、费用低、并发症罕见的优点，国际上仍推荐有适应证的患者以人工授精作为一线助孕治疗。

（黄琼晓）

参 考 文 献

Aitken R J，Clarkson J S，1988. Significance of reactive oxygen species and antioxidants in defining the efficacy of sperm preparation techniques. J Androl，9（6）：367-376.

Erel C E，Senturk L M，Irez T，et al，2000. Sperm-preparation techniques for men with normal and abnormal semen analysis. J Reprod Med，45（11）：917-922.

Hammadeh M E，Kuhnen A，Amer A S，et al，2001. Comparison of sperm preparation methods：effect on chromatin and morphology recovery rates and their consequences on the clinical outcome after *in vitro* fertilization-embryo transfer. Int J Androl，24（6）：360-368.

Henkel R R，Schill W B. 2003. Sperm preparation for ART. Reprod Biol Endocrinol，1：108.

Jeulin C，Serres C，Jouannet P，1982. The effects of centrifugation，various synthetic media and temperature on the motility and vitality of human spermatozoa. Reprod Nutr Dev，22（1A）：81-91.

Kanwar K C，Yanagimachi R，Lopata A，1979. Effects of human seminal plasma onfertilizing capacity of human spermatozoa. Fertil Steril，31（3）：321-327.

Morrell J M，Moffatt O，Sakkas D，et al，2004. Reduced senescence and retained nuclear DNA integrity in human spermatozoa prepared by density gradient centrifugation. J Assist Reprod Genet，21（6）：217-222.

Mortimer D，Mortimer S T，1992. Methods of sperm preparation for assisted reproduction. Ann Acad Med，21（4）：517-524.

Nicholson C M，Abramsson L A，Holm S E，et al，2000. Bacterial contamination and sperm recovery after semen preparation by density gradient centrifugation using silane-coated silica particles at different g forces. Hum Reprod，15（3）：662-666.

Oehninger S，Acosta R，Morshedi M，et al，1990. Relationship between morphology and motion characteristics of human spermatozoa in semen and in the swim-up sperm fractions. J Androl，11（5）：446-452.

Politch J A，Xu C，Tucker L，et al，2004. Separation of human immunodeficiency virus type 1 from motile sperm by the double tube gradient method versus other methods. Fertil Steril，81（2）：440-447.

Ren S S，Sun G H，Ku C H，et al，2004. Comparison of four methods for sperm preparation for IUI. Arch Androl，50（3）：139-143.

Rogers，B J，Perreault，S D，Bentwood，B J，et al，1983. Variability in the human-hamster *in vitro* assay for fertility evaluation. Fertil Steril，39（2）：204-211.

Tomlinson M J，Moffatt O，Manicardi G C，et al，2001. Interrelationships between seminal parameters and sperm nuclear DNA damage before and after density gradient centrifugation：implications for assisted conception. Hum Reprod，16（10）：2160-2165.

第十一章
控制性卵巢刺激及取卵术

第一节 控制性卵巢刺激概论

控制性卵巢刺激是ART的重要环节之一，能为体外受精（IVF）-胚胎培养提供优质且合适数量的卵子，直接决定了胚胎质量和妊娠结局。其核心是通过有效抑制女性内源性下丘脑-垂体-卵巢生殖内分泌轴自身调节节律，采用外源性药物刺激卵巢，使得单一月经周期中有超过生理数量的卵泡同步发育，并最终获得多枚成熟卵子，从而提高助孕效率。在实施卵巢刺激过程中，临床医师须注意预防这一医源性手段引起卵巢过度刺激综合征（OHSS）、多胎和潜在肿瘤风险，也应特别关注女性体内超生理的高雌激素水平导致子代安全性相关负面效应。

女性进入生育期，卵巢内包含原始卵泡、初级卵泡、次级卵泡、窦卵泡和排卵前卵泡等各种生长阶段的卵泡。各级卵泡处于动态发育过程，根据是否受促性腺激素（gonadotrophin，Gn）的调控，可分为Gn非敏感期和Gn敏感期。原始卵泡是卵巢储备的基本单元，在此阶段卵泡的招募和发育不受Gn调节，其激活受到FOXO3（forkhead box O3）的调控，FOXO3的磷酸化失活可抑制原始卵泡的激活。同时卵泡颗粒细胞分泌的抗米勒管激素（AMH）也参与抑制原始卵泡激活生长。初级卵泡（直径＞60μm）和次级卵泡（直径＜120μm）是窦卵泡的前期阶段，次级卵泡的颗粒细胞开始表达卵泡刺激素（follicle stimulating hormone，FSH）、雌激素（estrogen）、孕激素（progesterone）和雄激素（androgen）受体，同时卵泡内膜细胞开始出现黄体生成素（luteinizing hormone，LH）受体。次级卵泡是窦前卵泡池的主要组成，生理情况下FSH和雌激素共同作用于颗粒细胞，促使其增殖并分泌卵泡液，融合形成卵泡腔，进入窦卵泡阶段，窦卵泡的进一步发育受到FSH调控。排卵前卵泡又称为赫拉夫卵泡（Graafian follicle），这一阶段是卵泡发育的最后阶段，最终在LH作用下成熟卵子排出。

卵泡周期性募集指早期窦卵泡池内一部分窦卵泡开始进入生长周期，这也是临床卵巢刺激干预的窗口期。月经卵泡期FSH水平逐渐升高，FSH敏感卵泡群在其刺激下开始发育，但内源性FSH水平不足以维持所有窦卵泡发育至成熟，一般只有FSH阈值最低的卵泡可以被选择出来持续发育至优势卵泡并最终成熟，而其余卵泡在发育的不同阶段闭锁。控制性卵巢刺激是通过药物抑制垂体内源性FSH和LH的分泌，采用外源性药物提高血清FSH水平，达到更多枚窦卵泡FSH阈值，可募集并支持更多窦卵泡持续生长发育至成熟，当卵泡发育至排卵前卵泡时，经LH类似结构的人绒毛膜促性腺激素（hCG）药物促卵泡成熟，可使临床和实验室医师按照计划进行卵子采集和后续培养等操作，整个卵巢刺激和取卵过程都具有很强的可控性和计划性。

随着辅助生殖技术的发展，出现了各种卵巢刺激的药物和使用方案，需要根据女性的年龄、身高、体重、卵巢反应性和所处月经周期时期等多种因素进行个体化又灵活的方案选择和处理。对于临床储备低或高龄女性，有必要进行预处理，调整基础FSH和雌二醇（E_2）水平及窦卵泡的质量和反应性，以期改善后续卵巢刺激周期卵泡发育的同步性和获得较满意的卵子数。单个卵巢刺激周期的理想获卵数一般建议在8～10枚，在临床促排卵过程中可通过观察卵泡发育速度及同期血清FSH、LH、雌二醇和黄体酮等指标的变化进行药物的加减或剂量的调整，把握好卵巢刺激效率和相关不良反应之间的平衡，提高安全性和费效比。

（金　敏　陈　剑）

第二节　控制性卵巢刺激方案

一、卵巢反应性评估

卵巢反应性指的是在控制性卵巢刺激过程中，卵泡对外源性Gn的反应性主要由卵巢储备能力，也就是卵母细胞数量和质量所决定，分为卵巢高反应、卵巢低反应（poor ovarian response，POR）及卵巢正常反应。

目前关于卵巢高反应的定义还没有全球共识，不同文献中采纳的诊断标准不同，通常指正常的控制性超促排卵（controlled ovarian hyperstimulation，COH）治疗周期，依据获卵数和（或）hCG日E_2水平来界定。根据文献报道，卵巢高反应判定最常用的标准为COH后获卵数＞15个或20个和（或）E_2浓度＞11 010pmol/L（3000pg/L）。

而卵巢低反应作为一直困扰临床医生的常见难题，一般是指卵巢对Gn刺激反应不良的病理状态，主要表现为卵巢刺激周期发育的卵泡少、血雌激素峰值低、Gn使用时间长、Gn用量多、周期取消率高、获卵少和临床妊娠率较低。

2011年在欧洲人类生殖与胚胎学会（European Society of Human Reproduction and Embryology，ESHRE）年会上制定的博洛尼亚标准提出以下3点中至少符合2点可定义为卵巢低反应：①年龄≥40岁或存在其他卵巢反应不良的危险因素；②前次IVF周期卵巢低反应（在常规促排卵方案中获卵数≤3个卵母细胞）；③卵巢储备功能下降［卵巢基础窦卵泡计数（AFC）＜5～7个或AMH＜0.5～1.1μg/L］。如果年龄或卵巢储备功能检测正常，患者连续两个周期应用最大化的卵巢刺激方案仍出现卵巢低反应也可诊断。而2016年波塞冬研究小组结合年龄、既往COH史及卵巢储备功能检测，将卵巢低反应的概念过渡到了卵巢刺激低预后，并将这类人群分为四类管理，见表11-1。

卵巢正常反应目前没有明确的定义，一般是基于排除对卵巢反应低下或过度的患者，通常考虑COH后获卵数4～15个的人群，但亦有研究认为正常卵巢反应定义为在常规刺激后提取10～15个卵母细胞似乎更合理。2006年一项研究表明最佳卵母细胞数量是13个，而2009年一项Meta分析表明，常规刺激后的最佳卵母细胞数量应为10个，因为较低的卵母细胞数量会对持续妊娠率产生不利影响，而较高的卵母细胞产量也不会增加妊娠率。2011年英国一项超过40万个IVF周期的数据表明，理想的15个卵母细胞数量可以使所有年龄组的活产率最大化，因此2015年亦有研究提出将获取4～9个卵母细胞定义为欠佳的卵巢反应。

研究报道，辅助生殖助孕COH过程中，对常规Gn剂量正常反应者占绝大多数，低反应人群占9%～24%，高反应人群占15%～30%。2010年一项调查数据显示，在意大利全国共实施的52 676个COH周期中，有5215个（占9.9%）在取卵前被取消周期，原因包括卵巢低反应（占6.7%）、OHSS（占1.5%）及其他原因（占1.7%），换言之，大概有4500个控制性卵巢刺激周期因卵巢对Gn的异常反应而被取消取卵。因此，在临床上若能够准确地评估卵巢反应性，选择适合的预处理手段或促排卵方案，可以帮助患者获取理想的获卵数，减轻患者生理及心理负担，从而有助于IVF-ET的治疗结局。目前临床上已有许多评估卵巢反应性的指标，较常用的有年龄、血清基础卵泡刺激素（basal follicle stimulating hormone，bFSH）、bFSH/基础黄体生成素（basal luteinizing hormone，bLH）、抑制素β（inhibin beta，INHB）、AFC和AMH。

表 11-1　卵巢低反应的波塞冬标准

波塞冬1组：年龄＜35岁，AMH≥1.2µg/L，AFC≥5，出现非预期的卵巢反应差或欠佳
亚组1a：经标准卵巢刺激方案获卵＜4个
亚组1b：经标准卵巢刺激方案获卵4～9个，活产率低于相应年龄的正常反应者
波塞冬2组：年龄≥35岁，AMH≥1.2µg/L，AFC≥5，出现非预期的卵巢反应差或欠佳
亚组2a：经标准卵巢刺激方案获卵＜4个
亚组2b：经标准卵巢刺激方案获卵4～9个，活产率低于相应年龄的正常反应者
波塞冬3组：年龄＜35岁，AMH＜1.2µg/L，AFC＜5
波塞冬4组：年龄≥35岁，AMH＜1.2µg/L，AFC＜5

（一）窦卵泡计数

AFC是最早用于预测卵巢对Gn药物反应性的指标之一，指在阴道超声下可见的早期卵泡数，其测定的最好时机为月经周期的第2～5天，以第3天最佳，主要是指直径在2～9mm的卵泡数量，能反映卵泡池中剩余的原始卵泡数，较直观地反映卵巢储备功能，其中直径2～6mm为小窦卵泡，6～9mm为大窦卵泡。有研究表明，2～6mm为小窦卵泡，更能直接预测卵巢储备功能。虽然AFC能够准确地预测获卵数，但不能够预测卵子质量。

对于AFC评估卵巢反应性的界定值尚不统一，2013年一项研究表明，AFC减少尤其在AFC≤9时，对预测卵巢低反应具有较高的敏感度（84%）和特异度（79%）。而根据卵巢低反应博洛尼亚标准，建议双侧卵巢内AFC＜5～7个可以作为预测卵巢低反应的截点值。AFC诊断卵巢反应性的准确性高并优于bFSH，与人类AMH相当，建议作为卵巢储备和反应性评价的首选指标。

虽然AFC的测定简单、无创，易被患者接受，并且周期间差异小，但AFC的测定具有较强的主观性，医师的业务水平、超声设备的条件等对AFC的判定有非常大的影响。由此可见，对AFC准确的测定是其临床应用的一个关键。

（二）AMH

AMH是由2个相同的70kb亚基组成的二聚体糖蛋白，属转化生长因子β（transforming growth factor-beta，TGF-β）超家族成员，可调节生长和分化。一般于胎儿期，女性胎儿的卵巢颗粒细胞开始分泌，主要由卵巢中的初级卵泡、窦前卵泡及窦卵泡等生长卵泡产生，绝经后可能检测不出，其浓度受原始卵泡的募集速度及卵泡储备的影响，因此AMH能反映原始卵泡及窦前卵泡的数量。在卵泡发育过程中，AMH对卵泡的生长和发育有抑制作用，并降低生长卵泡对FSH的反应性，可能是卵巢对卵泡过度凋亡的自我调控开关。

卵巢低反应博洛尼亚标准提出，AMH水平 $< 0.5 \sim 1.1 \mu g/L$，预示卵巢储备下降和卵巢低反应，但目前对AMH预测卵巢高反应标准无明显统一，个别研究认为AMH $> 3.36 \mu g/L$预测卵巢高反应的价值较大。AMH水平在自然周期各阶段均无明显波动，因此其检测不受月经周期的限制，而且在不同的月经周期中也相对稳定，相应预测价值优于bFSH和抑制素β。

（三）bFSH 和 bFSH/LH

bFSH是指月经第 $2 \sim 3$ 天（即卵泡早期）血清FSH的水平，一般随年龄增长而升高。

FSH是垂体受下丘脑促性腺激素释放激素（GnRH）刺激而释放的性激素，同时受雌激素和抑制素β的负反馈，正常的卵巢功能可分泌充足的 E_2 和抑制素β对垂体进行负反馈调节，使FSH水平维持在正常范围内。当卵泡数减少时，E_2 和抑制素β水平降低，负反馈调节减弱，FSH的分泌量增加，也就导致了早卵泡期的FSH水平增高，使卵泡快速生长，进而雌激素水平升高、卵泡期缩短，因此bFSH反映了抑制素β和 E_2 的负反馈强度，从而反映了卵巢储备功能，是目前临床常用的评估指标。

但是bFSH预测卵巢功能可能存在以下问题：各实验室的检测方法和诊断标准不同；同一患者bFSH水平存在周期的差异。一般认为FSH水平 $> 16.7 IU/L$、$> 11.4 IU/L$ 和 $< 10 IU/L$ 分别反映了低、中等偏低和正常卵巢反应性。bFSH预测卵巢功能减退目前没有统一的临界值标准，国内外文献标准为 $10 \sim 15 IU/L$，临床中常以bFSH $> 10 IU/L$ 为诊断卵巢储备功能减退的临界值，但亦有文献表明bFSH可能只有在高阈值水平状态才能较正确地预测卵巢功能减退，具有一定的预测延迟性。

bFSH/bLH值也是评估卵巢反应性的一项重要指标。尽管卵巢功能减退早期FSH水平升高不明显，但因FSH水平升高较LH水平升高早，导致bFSH/bLH值增大，因此bFSH/bLH值能够更早地评估卵巢功能减退。临床上bFSH/bLH值诊断卵巢储备功能减退的临界值还无明确定义，临床中常以bFSH/LH > 3.6 为临界值，亦有研究表明在bFSH正常（bFSH $< 10 IU/L$）患者中，bFSH/bLH ≥ 2 的获卵数、成熟卵泡数、临床妊娠率及持续

妊娠率显著低于bFSH/bLH＜2者，因此FSH水平正常的女性中，bFSH/bLH值可能提示亚临床卵巢储备功能低下。

（四）抑制素β

抑制素β是一种糖蛋白激素，与AMH同属TGF-β超家族，它能反映生长卵泡的数量及质量，可作为评估卵泡发育情况及卵子数量的标志物，由窦前卵泡和窦卵泡分泌，在卵泡早期开始上升，卵泡中期达到最大值，排卵后在FSH及LH峰出现后1～2天开始下降，整个黄体期均处于低水平。

抑制素β的主要功能是抑制垂体FSH分泌，抑制素β水平也是随着年龄的增大而减少，其水平的下降提示卵巢卵泡数量减少及卵巢储备下降。抑制素β一般在月经周期第2～4天测定，以40～45μg/L为预测卵巢低反应的界值。临床研究表明，抑制素β水平的下降早于FSH水平的升高，能更早期地反映卵巢储备功能，但因其受GnRH和FSH的影响，波动也较大，目前不作为检测卵巢储备功能的常规项目。

（五）基础E₂

基础E_2指月经周期第2～3天血清E_2的水平。卵巢雌激素的合成是由颗粒细胞和卵泡内膜细胞在FSH、LH的共同作用下完成的，其水平随卵泡的生长而逐渐升高，雌激素在正常月经周期中动态变化，通过对下丘脑和垂体的正负反馈调节，控制Gn的分泌，可作为监测卵泡生长发育及卵巢储备的一个指标。当卵巢内卵泡储备减少早期时，由于E_2的负反馈作用，基础E_2升高早于FSH水平升高。然而，基础E_2容易受到卵巢囊肿、激素药物等因素的影响，单独用基础E_2评估卵巢储备功能的临床价值有限，需结合其他因素综合考虑。

（六）基础睾酮

雄激素在卵泡的发育过程中发挥着重要的双向调节作用，正常卵泡发育需要体内雄激素水平在一定的阈值范围内，过低或过高都会对卵泡发育、排卵和生育产生不利影响。人体内雄激素由五类物质构成，包括硫酸脱氢表雄酮、脱氢表雄酮、雄烯二酮、睾酮和双氢睾酮，睾酮和双氢睾酮在体内具有活性，可以直接激活雄激素受体而发挥作用，而前三种则需要通过靶器官转化成睾酮和双氢睾酮后，才能与雄激素受体结合发挥作用。

雄激素一方面通过雄激素受体直接对卵泡发育发挥作用；另一方面作为底物通过芳香化酶的转化作用形成雌激素，从而促进卵泡发育。临床上，雄激素的基础含量也成为评估卵巢储备功能的指标之一，而适量增加卵巢雄激素浓度，可增加卵泡募集数量，改善卵巢反应性，低睾酮水平可能是发生卵巢低反应的一个潜在因素。

（七）年龄

年龄是卵巢反应性最重要的影响因素。一方面，随着年龄的增长，卵巢反应性逐渐下降，＞35岁下降速度更明显，卵巢低反应发生率在＞40岁的女性中＞50%。另一方面，卵泡的数量和卵子的质量也随年龄增长而下降，对IVF/ICSI中未受精卵子做染色体分析，结果显示染色体降解发生率及卵泡闭锁率随年龄增长而升高，其会使生育能力下降的同时增加卵母细胞核异常和非整倍体发生率。另外，同一年龄段女性卵巢功能存在较大差异，故年龄作为评估卵巢反应性的独立影响因素的应用价值不高，需结合其他生物学指标进行综合评估。

（八）BMI

女性BMI与生育能力呈依赖性正相关，超重女性生育能力下降8%，肥胖者下降达18%。BMI＞27kg/m² 或＜17kg/m² 与排卵功能障碍和随之导致的生育力低下有关。较多研究报道，BMI与卵巢反应呈负相关，BMI升高可能会影响卵巢促排卵反应，导致Gn剂量增加，Gn诱导天数延长，高BMI被认为是卵巢低反应的常见人群，而且超重或肥胖患者在后续妊娠期间发生不良围生期结局的风险增加，因此对于接受控制性卵巢刺激治疗的患者，BMI的控制仍需引起一定的注意。

二、促排前药物预处理

（一）雌激素预处理

卵巢储备功能低下患者的前一月经周期黄体末期FSH水平上升过早，促使卵泡募集提前，月经第3天主导卵泡过早出现，卵泡发育不均衡，获得成熟卵子数目减少。在前一周期黄体期应用雌激素可以抑制FSH水平过早升高，抑制黄体期过早募集卵泡，促使卵泡同步生长；同时，外源性雌激素治疗可以抑制循环FSH，上调颗粒细胞FSH受体表达，增加颗粒细胞对FSH的敏感性。常见使用方法：前一周期LH峰后第7天或者周期第21天开始口服雌二醇2mg，每天2次，直至月经第3天或者HCG注射日。

2020年ESHRE指南提出采用拮抗剂方案促排患者不推荐使用雌激素预处理来改善卵巢反应，但可作为合理安排临床工作时间之用。而针对卵巢低反应（POR）患者，雌激素预处理的价值存在争议。早期研究报道，雌激素预处理能降低POR患者拮抗剂方案的周期取消率，并能增加获卵和正常2PN率，而高质量胚胎数及妊娠率也有升高趋势，虽然数据无显著性差异，但仍可提示黄体期雌激素预处理能提高POR患者卵巢对Gn的反应性。然而，2022年一项RCT研究报道提示POR患者使用拮抗剂方案促进排卵时，黄体期给予雌激素预处理似乎并非必要，获卵和妊娠率没有获得改善，反而增加促排时长和Gn用量，目前仍需更多研究数据验证。

（二）孕激素预处理

促排前一周期黄体期口服类固醇激素作为POR的一种辅助治疗策略，目的在于抑制POR患者黄体期过早的卵泡募集，而口服避孕药及雌激素是最常见的预处理药物，单独应用孕激素进行预处理相对较少。但利用黄体-卵泡转换期孕激素对FSH的负反馈作用，在前一周期黄体期应用孕激素亦可以抑制FSH过早升高，从而促进卵泡发育同步性，且有利于抑制卵巢生理性囊肿形成。但孕激素预处理是否改善患者妊娠结局存在争议。2020年ESHRE指南提出采用拮抗剂方案促排患者不推荐使用孕激素预处理来改善卵巢反应，因其对持续妊娠率和活产率的影响证据不足，但可作为合理安排临床工作时间之用。

（三）口服避孕药预处理

口服避孕药（oral contraceptive，OC）自1980年开始用于ART，主要利用雌、孕激素对内源性FSH及LH的负反馈抑制作用，改善卵泡发育的同步性，之后这一应用被更为有效的促性腺激素释放激素类似物（gonadotropin-releasing hormone analogue，GnRH-a）降调节作用所取代，常推荐用于月经不规律、卵巢功能性囊肿、卵巢高反应及GnRH-a长方案前的预处理，目前临床常见的用法是促排卵前1个月经周期的第3～5天开始口服避孕药，每天1片，用药21天，若是长方案，则后5天叠加应用GnRH-a降调节。目前也被应用于POR患者，因为该类患者黄体末期FSH过早升高，促使卵泡提早发育，在早卵泡期卵泡大小差异很大，避孕药预处理能改善早卵泡期卵泡发育的同步性，改善短方案的卵巢反应性。

研究报道，在拮抗剂方案中使用避孕药预处理的POR患者，卵巢反应性优于未使用避孕药者，但避孕药预处理在是否改善妊娠率方面存在较多争议。另有研究显示，POR患者口服避孕药预处理拮抗剂方案与低剂量GnRH-a长方案妊娠结局相当，且可以减少Gn刺激天数和FSH使用总量。但2020年ESHRE指南并不推荐拮抗剂方案患者进行避孕药预处理，因其可能会降低患者持续妊娠率或活产率。临床上可利用口服避孕药调整月经周期的作用，选择促排卵开始的时间，便于合理安排取卵时间及平均分配工作量。

（四）GnRH-a预处理

GnRH-a是人工合成的十肽类化合物，其作用与人体内的GnRH相同，它对GnRH受体的亲和力比天然GnRH高50～100倍，并且半衰期长、稳定性好。GnRH-a可以竞争性占据垂体的GnRH受体。当一定量的外源性GnRH-a抢占了所有的受体时，垂体对GnRH的反应被阻断，卵巢的激素分泌也随之减少。在给药初期，FSH、LH水平和卵巢激素分泌水平会有短暂的升高，这是由于GnRH-a与GnRH受体结合早期刺激垂体释放FSH、LH，这种短暂的升高可持续7天左右。随着受体被GnRH-a持续占据，GnRH无法与受体结合刺激垂体释放FSH、LH，因此FSH、LH又随之降低并达到绝经期水平。GnRH-a对卵巢的这种调节作用是可逆的，在停药后6周左右，多数患者的卵巢功能指标即恢复正常。

GnRH-a是现阶段治疗子宫内膜异位症最有效的药物，对于子宫腺肌病也具有显著的疗效，既可以预防子宫腺肌病术后复发，又可以缩小腺肌瘤体积。在辅助生殖技术领域，GnRH-a主要应用于促排卵周期，其目的在于改善卵泡发育的同步性和防止卵泡成熟前出现LH峰，目前在控制性超排卵长方案国内外缺乏统一标准。而对于合并子宫内膜异位症或子宫腺肌病的辅助生殖助孕患者，GnRH-a预处理同时还可以改善患者子宫腔微环境，提高子宫内膜容受性，显著提高妊娠率或活产率。常见IVF前2～3个月使用GnRH-a预处理。GnRH-a的使用应遵循个体化的治疗原则，并对其副作用进行有效的预防。

（金 敏 陈 剑）

三、COH 方 案

卵巢刺激方案的选择应该根据患者的年龄、AMH、bFSH、LH、E_2水平、基础状态下阴道超声检查双侧卵巢大小、窦卵泡计数、既往促排卵周期的卵巢反应等进行综合判断，以期达到个体化促排卵用药。目前IVF-ET常用的卵巢刺激方案主要有激动剂方案（主要包含长方案、短方案、超长方案）、拮抗剂方案、高孕激素状态下促排卵和微刺激方案等。

（一）激动剂方案

1. GnRH-a长方案 是常用的经典促排卵方案，按照使用降调节药的不同时机又分为卵泡期长方案和黄体期长方案。

（1）卵泡期长方案：在月经期第1～3天，应用长效GnRH激动剂（GnRH-a，3.75mg），第30～45天通过测定LH、FSH、E_2、孕激素等激素水平评价降调节效果，同时行阴道超声检查了解窦卵泡数并排除卵巢囊肿，当垂体达到降调节时（降调节标准为血LH及FSH均＜5IU/L，E_2＜50pmol/L，内膜＜4～5mm，无功能性囊肿），再开始用外源性Gn促排卵，监测血清激素水平和卵泡大小，当卵泡有2个以上直径大于18mm，且大小较均匀时停用Gn，当晚注射hCG，36～38h后取卵。

（2）黄体期长方案：于黄体期中期（排卵后5～7天）开始使用GnRH-a直至hCG注射日，在用药12～14天查血清LH、FSH、睾酮、孕激素、E_2水平，同时行阴道超声检查了解窦卵泡数并排除卵巢囊肿，当垂体达到降调节时，开始用外源性Gn促排卵，监测血清激素水平和卵泡大小，当卵泡有2个以上直径大于18mm，且大小较均匀时停用Gn，当晚注射hCG，36～38h后取卵。

长方案中GnRH-a可根据患者情况选用短效制剂的全量、半量或1/3量或长效制剂的全量、半量、1/3及1/4量，目的在于避免内源性LH峰过早出现，使卵泡发育同步化的同时减少GnRH-a对垂体的过度抑制，增加卵巢反应性和获卵数，减少Gn用药量及费用。在垂体达到降调节标准后，Gn的启动时机还要综合考虑已募集的窦卵泡大小及其同步性。如果窦卵泡径线过小，还不能对FSH发生反应，可适当推迟启动时机。当窦卵泡径线相差过大时，外源性Gn的启动可能加大卵泡间的区别，出现卵泡发育不同步。长方案中Gn的启动剂量需要根据患者的年龄、基础窦卵泡计数、bFSH和体表面积等情况综合决定。对于卵巢储备功能良好者，Gn启动剂量可采用75～150IU；对于卵巢储备功能不良，或既往促排卵周期反应不良者，Gn启动剂量可以适当增加或改用其他方案。临床促排卵过程中Gn的使用剂量还可以根据患者情况递增或递减，以适应临床不同的需要。

长方案的特点是卵泡发育的同步性较好，治疗效果较稳定。优点是抑制早发LH峰的发生，减少取消周期数，获卵数目多，临床妊娠率稳定，并可通过调整启动时间避免周末休息日取卵。其缺点是垂体降调节后的低雌激素水平导致发生围绝经期样改变，以及黄体功能不足，OHSS的发生率升高，Gn用量、时间和费用均增加，治疗时间延长。激动剂的激发作用还可能会产生黄体囊肿。

2. GnRH-a短方案 利用GnRH-a的激发（flare-up）作用，通常月经第2天开始使用短效激动剂0.05～0.1mg/d，第3天开始用Gn，此时利用GnRH-a的正调节作用，促使体内FSH、LH的分泌，从而加强促排卵作用，在使用后期（卵泡逐渐长大成熟时）逐渐转变为降调节作用；Gn启动剂量及扳机时机同长方案。该方案主要适用于年龄大或卵巢储备功能较差者，也可以用于部分卵巢功能正常患者。

短方案的特点是激发作用引起的内源性Gn峰处于卵泡早期，血浆Gn水平更高，有加强卵泡募集、节省Gn使用量的作用；缺点是卵母细胞过早暴露在高水平的LH下，卵泡发育的同步性欠佳。

3. GnRH-a超长方案 是在促排卵治疗之前先用长效GnRH-a一至数月进行垂体降调节，待各项指标达到促排卵标准后再开始促排卵，由于其整个周期时间相对较长，所以取名为超长方案。一般月经第1～3天注射长效GnRH-a全量或半量，4周后注射第2次，如果需要继续降调节，可以每4周再注射一次，当达到降调节目标的时候，根据FSH、LH和E_2水平及卵泡直径/数量和子宫内膜厚度/形态，启动Gn进行促排卵治疗。由于超长方案可能对LH抑制作用较强，其所需的Gn用量和时间会适当增多。该方案主要适用于子宫内膜异位症、子宫腺肌病、子宫肌瘤或部分PCOS患者，也可用于反复着床失败患者。对于卵巢储备功能低下患者，此方案可能会导致周期取消的增加，因此需权衡后谨慎应用。

优点：能够抑制子宫内膜异位病灶；可以完全抑制LH的水平，避免提前排卵；卵泡发育更均匀；激素水平和子宫内膜同步性较好，对鲜胚移植妊娠率有益。

缺点：治疗周期长；降调节药物的使用会增加费用。

（二）拮抗剂方案

拮抗剂方案是一种通过使用GnRH-a来抑制LH峰的排卵方案，即在卵泡中晚期采用GnRH-a抑制提前出现的内源性LH峰。在月经来潮的第2～3天检测血清激素水平，阴道超声评估卵巢基础状态。按照GnRH-a的用药时机分为固定给药方案和灵活用药方案两种。

1. 固定给药方案 在月经周期第2或3天开始使用Gn，Gn用药第5天给予GnRH-a 0.125～0.25mg/d直至hCG注射日（包括当日）。

2. 灵活给药方案 根据卵泡的大小和LH水平加用拮抗剂，一般选择当主导卵泡直径达2mm或者LH≥10IU/L时加用。剂量同固定方案，扳机时机与普通长、短方案相同。扳机药物根据OHSS发生风险选择：OHSS发生风险不大的患者首选药物为hCG；如果出现多个卵泡发育，有OHSS发生高风险，可以使用GnRH-a 0.2mg（或再加少量hCG）诱导卵泡成熟，其通常适用于PCOS或卵巢高反应、卵巢功能正常或卵巢功能减退及高龄患者。

优点：显著减少OHSS的发生，提高PCOS患者促排卵安全性；使用方便，促排卵时间短，促排卵用药量少，费用低；无激发效应，不会产生囊肿；保留垂体反应性等。

缺点：促排过程中需严密监测激素变化及卵泡发育情况，及时添加拮抗剂。

（三）高孕激素状态下促排卵方案

高孕激素状态下促排卵方案（progestin-primed ovarian stimulation，PPOS）的核心原理是在雌激素水平上升前使用孕激素，高孕激素可以有效阻断雌激素诱导的正反馈作用，从而抑制早发LH峰的发生。其分为内源性天然高孕激素的黄体期促排卵方案和应用外源性孕激素类药的卵泡期高孕激素状态下促排卵方案。

1. 内源性高孕激素下促排卵方案 又称黄体期促排卵方案。排卵后1～3天卵巢内有＜8mm的卵泡者，可尝试黄体期促排卵。可用Gn和来曲唑2.5mg/d，当主导卵泡达12mm时停用来曲唑（如果排卵后12天卵泡直径未达14mm，需用孕激素来预防出血），GnRH-a或hCG扳机，32～36h后取卵，冷冻胚胎，后续行冻融胚胎移植。

2. 卵泡期高孕激素状态下促排卵方案 月经第2～3天用口服地屈孕酮片10mg，一天2次（bid）或一天3次（tid），或醋酸甲羟孕酮片（MPA）6～10mg/d，同时用Gn（多数用hMG）75～225IU/d促排卵。

此方案适用于卵巢功能正常、PCOS、POR及子宫内膜异位症患者，可以有效抑制促排卵过程中LH峰的发生，且其妊娠结局与常规促排卵方案相当。优点是花费少，降低OHSS发生率；其缺点是必须全胚冷冻，在一定程度上延长了患者的"妊娠等待时间"。

（四）微刺激/温和刺激、双刺激方案

微刺激方案又称温和刺激方案，通过应用小剂量促排卵药物，包括单用口服促排卵药物或小剂量Gn，或者两者联合使用，来促使卵泡发育。该方案适用于因疾病不能进行卵巢刺激者，或患者要求采用温和刺激，或常规超促排卵方案卵巢低反应，反复胚胎质量差，以及卵巢储备低下的患者（如bFSH 15～25U/L甚至更高，窦卵泡较少）。

自月经来潮第2～4天开始用氯米芬50～100mg（或来曲唑2.5～5mg），可加用Gn（一般不超过150U）、GnRH-a或hCG扳机，酌情可用COX-2抑制剂［非甾体抗炎药（NSAID）］预防卵泡提前破裂。其特点为治疗时间短，应用促排卵药物总剂量小，治疗花费少，对卵巢的刺激小，不易发生卵巢过度刺激等并发症，危险性小；但是，同样存在一定的缺点：获卵数目较少、可移植胚胎数较少等。

（五）自然周期/改良自然周期

自然周期是不用任何药物刺激卵巢，利用女性每个月自然状态下发育的卵泡，通过监测卵泡大小和激素水平来判断取卵时间，待成熟时将其取出，在体外与精子结合。根据月经周期的长短可选择在早卵泡期（周期第6～8天）开始监测，同时监测性激素LH、E_2、孕激素的变化（特别是E_2），以决定是否注射GnRH-a扳机及取卵时机。自然周期从卵子质量、安全性、时间成本和周期费用等方面均有一定的优势，但由于自然周期存在不可控的自发排卵，因此取消率也比较高。改良自然周期是在自然周期卵泡发育至14mm左右添加GnRH-a以预防自发LH峰，同时给予小剂量Gn促进卵泡发育。

自然周期和改良自然周期多适用于高龄、卵巢功能低下、有激素依赖性疾病或肿瘤的患者，也可用于反复IVF治疗失败者。

（六）双刺激方案

在卵泡期采用微刺激促排卵或温和拮抗剂方案促排，当主导卵泡达到扳机标准时，用GnRH-a进行扳机；在取卵后黄体期存在2个以上的10mm以下的窦卵泡时，再采用黄体期促排行第二次取卵，该方案可以在一个月经周期进行2次以上的取卵，缩短获得可利用胚胎的时间，增加可利用胚胎的数量。

上述方案适用于卵巢功能较差、既往控制性卵巢刺激反应不良、恶性肿瘤需要紧急生育力保存者或卵巢肿瘤高风险患者。先用氯米芬50～100mg/d或来曲唑2.5～5mg/d，共5天，再加用Gn 75～225IU/d。

总之，在卵巢刺激过程中，可依据患者对促排卵的反应性、患者的卵巢储备功能、既往卵巢刺激治疗时的卵泡发育模式、患者的年龄、患者是否存在其他病理情况等各种因素进行调整。因此，促排卵方案并非一成不变，实际操作中应根据患者的具体情况对各种药物的使用及其剂量加以调整以实现治疗方案的个体化。

（楼航英）

四、卵巢刺激药物

促性腺激素（gonadotropin，Gn）药物可分为两大类：一类是天然Gn，包括从绝经妇女尿液中提取的Gn，如人绝经期促性腺激素（hMG）、尿源性人卵泡刺激素（uFSH），以及从孕妇尿液中提取的人绒毛膜促性腺激素（uhCG）。另一类是基因重组Gn，包括重组卵泡刺激素FSH（rFSH）、重组黄体生成素（rLH）和重组人绒毛膜促性腺激素（rhCG）。FSH在增加卵泡数量、促进卵泡发育上发挥作用；LH有补充LH不足或刺激排卵的作用，适用于低促性腺激素、低储备/卵巢低反应、慢反应及高龄患者等；而hCG除可诱发排卵，还具有黄体支持的作用。

（一）rFSH

rFSH是通过基因工程技术，将编码FSH的基因导入中国仓鼠卵巢细胞，通过制备得到生化纯度超过99%的FSH制剂，与天然FSH具有完全相同的亚基氨基酸序列和单糖位置。相比uFSH，rFSH的比活性大大提高，可达到13 000IU/mg，且不同批次的生物学活性差异极小。

rFSH分为α和β两种亚型，两者的糖基化图谱仅存在细微差别。rFSH有粉针剂和水针剂两种剂型，水针剂的不良反应轻微，可以在更短时间内有更高效的刺激排卵效能，促使多个卵泡发育。rFSHα皮下给药后，绝对生物利用度约为70%，在多次给药后，可在3～4天蓄积3倍，达到药物稳态。rFSHβ注射后，绝对生物利用度约为77%，达峰时间约为12h，消除半衰期约40h，由于消除半衰期长，重复给药后的血药浓度为相同剂量单次用药的 1.5～2.5 倍。

（二）高纯化 uhMG（hp-uhMG）和 hMG

hMG 含有等量的 FSH 和 LH，均从绝经妇女尿中提取，为白色或类白色冻干块状物或白色粉末注射剂，有国产 hMG 和进口高纯度 hMG 两种。国产 hMG 在国内临床应用多年，可独立作为促排卵治疗用药。进口 hp-uhMG，纯度＞95%，每支含人源性 FSH 75IU 和主要由约 10IU hCG 驱动的 75IU LH，其 LH 活性较非 hCG 驱动的 LH 活性更高，半衰期更长，肌内注射后血药浓度达峰时间为 4～6h，主要经肾脏排出。

（三）hMG vs rFSH+rLH

rLH 目前国内仅 rLHα 一种，同样是通过基因工程技术由中国仓鼠卵巢细胞生产的，为白色冻干粉或无色澄清的注射用溶剂，每支含 LH 75IU。其主要作用于卵泡膜细胞膜上的 LH/hCG 受体，刺激其分泌雄激素，为颗粒细胞合成雌激素提供底物，以支持 FSH 诱导的卵泡发育；在卵泡发育末期，高水平的 LH 启动黄体形成及排卵。内源性 LH 过低时，单独使用 FSH 不能促使卵泡发育，应同时应用 rFSH+rLH 协同促进卵泡发育。hp-hMG 中的 LH 作用主要由 hCG 驱动，在排卵后黄体支持上存在优势，但纯度较 rLH 低，如血清中 hCG 浓度超过 LH 阈值窗上限，还会抑制颗粒细胞增殖，造成非主导卵泡闭锁。Meta 分析发现，rFSH+rLH 与 hMG 相比，rFSH+rLH 组获卵数及临床妊娠率均显著提高。

（四）芳香化酶抑制剂

来曲唑（LE）是新一代高特异性的非类固醇类芳香化酶抑制剂，为人工合成的苄三唑类衍生物。口服后可经肠道完全吸收，平均终末半衰期大约为 45h，主要在肝脏代谢，经肾脏排出。在临床应用中，LE 的耐受性好，主要的副作用为胃肠道反应，其促排卵机制目前尚不十分明确，推测可能发挥中枢性和外周性两方面的作用。①中枢作用：通过阻断雌激素的产生，降低机体雌激素水平，可解除雌激素对下丘脑-垂体-性腺轴的负反馈抑制作用，导致 Gn 分泌增加而促进卵泡发育；②外周作用：在卵巢水平，通过阻断雄激素转化为雌激素，导致雄激素在卵泡内积聚，从而增强 FSH 受体的表达并促使卵泡发育。同时，卵泡内雄激素的蓄积可刺激胰岛素样生长因子-1（IGF-1）及其他自分泌和旁分泌因子的表达增多，从而提高卵巢对激素的反应性。

（五）氯米芬

氯米芬与 LE 促排卵的中枢机制类似；两者的区别在于氯米芬通过与内源性雌激素竞争下丘脑部位的雌激素受体，阻断了雌激素对下丘脑部位的负反馈作用，从而使垂体分泌 Gn，促进卵泡发育。然而由于氯米芬半衰期长，在卵泡发育中、晚期持续占据雌激素受体，导致促排卵过程中出现子宫内膜变薄、宫颈黏液黏稠度增加等抗雌激素作用。此外，氯米芬还存在外周的抗雌激素效应，可增强颗粒细胞对垂体 Gn 的敏感性和芳香化酶的活性。氯米芬与雌激素同用时，可减弱其对子宫内膜厚度的影响。

（六）长效 rFSH vs 短效 rFSH

短效 rFSH 的特点为人体代谢清除速度快、半衰期短，与尿液衍生产品没有显著差异，因此需每日注射才能引起卵巢刺激。长效 rFSH 为近年来研制的新型 rFSH 药物。hCG-β 亚基的羧基端肽（CTP）扩展已被证明是降低清除率并导致体内生物活性显著增强的原因。长效 rFSH 在传统 rFSH 分子中的 β 亚基尾端连接上 hCGβ 亚基的 CTP 氨基酸，既延长了 rFSH 在体内的活性时间，又具有与普通 FSH 相似的生物学活性。与常规 rFSH 相比，rFSH-CTP 拥有较慢的吸收率和较长的半衰期，因此具有长效作用，其药效动力学与 rFSH 制剂作用类似，只作用于 FSH 受体，无 LH 活性，在临床上，注射 1 剂后可维持 7 天药效，7 天后药效不足可继续追加短效 rFSH 至卵泡成熟，可提高患者依从性及药物使用便利性。

（七）卵泡生长指标

在促排卵卵巢刺激前，患者必须进行一次超声检查了解卵巢基本情况，明确有无促排卵禁忌证。主要观察双侧卵巢大小、位置，有无病理性卵巢囊肿征象及窦卵泡计数等。进入促排卵周期后，一般在卵巢刺激第 4～6 天开始，按照卵泡生长规律进行连续超声监测。当评估为 OHSS 高风险时，应及时沟通，征求患者意见，选择放弃本周期或改变药物的使用（如缓刺激方案、非降调周期以 GnRH-a 代替 hCG 扳机，或低剂量 hCG 扳机等）或进行全胚冷冻等。

（八）内膜观察指标

在促排卵卵巢刺激前，同样须了解子宫的超声基本情况。主要注意观察子宫形态、大小、内膜厚度、肌层回声情况，有无子宫肌瘤（类型、大小）、腺肌瘤、腺肌病、子宫内膜息肉及子宫内膜过厚、过薄或者异常回声等病理性子宫现象。在监测卵泡过程中，注意监测子宫原有病理改变在促排卵过程中有无变化，如子宫肌瘤、腺肌病（瘤）等有无增大，有无影响子宫内膜；有无出现宫腔积液等不良情况。中、重度输卵管积液对 IVF-ET 成功率有明显影响，因此在促排卵前后发现有明显的输卵管积液时，应积极治疗，效果不佳时应取消新鲜胚胎移植，若有持续性宫腔积液，也应建议放弃新鲜胚胎移植。

（九）扳机时机及扳机药物

1. 时机

（1）卵泡大小：当 2 个主导卵泡直径 ≥18mm 或者 3 个主导卵泡直径 ≥17mm 时进行扳机，不同方案参考的目标卵泡直径大小、卵泡数量相似。

（2）E_2 水平：当平均每个成熟卵泡 E_2 水平为 200～300ng/L 时进行扳机，不同方案参考的目标卵泡直径大小、卵泡数量相似。

（3）E_2/卵泡：目前更主流的扳机时机是结合目标卵泡直径、数量及血清雌激素水平来确定的，当 3 个主导卵泡直径 ≥17mm 或 2 个主导卵泡径线 ≥18mm 时扳机，同时综合考虑 E_2 和黄体酮水平。也有学者认为，在选择扳机时机时，还需基于不同卵巢反应、不同促排卵方案、OHSS风险、既往促排卵情况、患者经济条件等进行考量，并根据具体情况做个体化调整。

2. 药物

（1）uhCG vs 重组人绒毛膜促性腺激素rhCG：hCG主要药理作用是恢复卵母细胞的减数分裂，促使卵泡破裂（排卵），促进黄体形成并产生黄体酮及E_2，可代偿LH诱发排卵。hCG分为uhCG和rhCG两类。uhCG为白色或类白色冻干块状物或粉末注射剂，剂型为每支5000IU、2000IU、1000IU和500IU。rhCG为第二代hCG，通过基因重组技术，在中国仓鼠卵巢细胞中表达而获取。相比于uhCG来源不受控制、纯度不足及批次间活性差异大等缺点，rhCG具有纯度高、不良反应少、患者耐受性良好、来源不受限等优势。rhCG为水针剂，每支250μg，注射rhCG 250μg相当于hCG 6500IU与注射uhCG 10 000IU，对诱导卵泡成熟和早期黄体化具有等效的作用。

（2）rLH vs uhCG：在促排卵周期中，LH激增在卵泡成熟的最后阶段对于触发卵泡破裂、将卵母细胞从卵泡中排出至关重要。此外，LH激增促进黄素化，形成活性黄体，这对于妊娠建立至关重要。由于uhCG与LH之间在结构上具有高度相似性，uhCG最常用来模拟内源性LH激增效果，刺激相同的受体。相比LH，hCG的半衰期更长，更容易促进OHSS的发生。单剂量的rLH在诱导IVF的最终卵泡成熟和早期黄素化方面与uhCG一样有效，但OHSS发生率显著降低。具有最高疗效与安全比的rLH剂量在15 000～30 000IU。因此，rLH为一种极具潜力的hCG替代品，具有相同的疗效，同时降低了OHSS的风险并改善了局部耐受性，但在费效比上显著增加了患者经济负担，因此临床上应用并不广泛。

（3）GnRH-a vs hCG：在非垂体降调节促排卵周期中，有过多卵泡发育时可选用GnRH激动剂GnRH-a扳机激发内源性LH峰，并选择全胚冷冻移植，这是目前GnRH-a扳机的主要使用形式，能够避免卵巢过度刺激风险，保证患者的安全。多项指南和共识建议OHSS高风险患者拮抗剂方案选择GnRH-a扳机。但同时需要注意的是，如果在促排卵过程中发现患者LH活性不足，即使可能存在发生OHSS的风险，扳机时也应该适当添加低剂量的hCG（1000～2000IU）联合扳机，以提高获卵数和成熟卵数。

虽然hCG扳机已有丰富的使用经验，但hCG扳机在高反应人群中诱发OHSS的风险大，因此正确掌握hCG使用时机是获得理想的控制性卵巢刺激治疗结局的重要环节。一般情况下，决定hCG的使用时机和剂量主要参考卵泡直径大小和数目及外周血中雌激素水平，通常hCG剂量为2000～10 000IU。当主导卵泡中有2个直径≥18mm或者3个直径≥17mm时，结合雌激素水平，适时给予HCG扳机。

（4）双扳机：联合GnRH-a和hCG扳机，基本能够用于所有类型的患者，但仅可用在非垂体降调节促排卵周期中，双扳机具有提高患者胚胎质量和卵子成熟度的优势。针对GnRH-a扳机后LH峰持续时间短、黄体功能受影响的问题，可在使用GnRH-a扳机的同时使用hCG进行双扳机，这是促使最终卵泡成熟的新策略，弥补了GnRH-a扳机带来的黄体功能受影响的问题。在拮抗剂方案中，多项研究表明各人群中双扳机有与hCG扳机相当或更优的临床结局，特别对于希望进行鲜胚移植的患者，更推荐使用双扳机。

（占琪涛）

五、促排卵治疗的辅助用药

（一）二甲双胍

胰岛素抵抗是多囊卵巢综合征（polycystic ovary syndrome，PCOS）的重要特征之一，高胰岛素血症一方面通过增加卵巢雄激素的产生，减少肝脏性激素结合球蛋白的合成，导致高雄激素血症；另一方面是导致PCOS代谢异常改变的中心环节。二甲双胍是一种双胍类胰岛素增敏剂，通过抑制肝糖输出，增加外周组织（如肌肉）对糖的摄取，发挥降血糖、降胰岛素作用；同时可通过抑制体内17α-羟化酶的活性而降低体内雄激素水平。二甲双胍是研究最为广泛和深入的胰岛素增敏剂，其安全性相对较高。

二甲双胍对PCOS患者辅助生殖技术（ART）助孕结局的作用已有较多的证据，在PCOS患者中，与安慰剂或不用药组比较，辅助生殖前或进行辅助生殖时给予二甲双胍不能提高活产率，其是否提高临床妊娠率证据不足；但可使OHSS的风险降低，其可能是通过影响颗粒细胞上FSH受体的表达及活性实现的。

推荐二甲双胍用于助孕前糖耐量异常和胰岛素抵抗（IR）患者。目前国内较为常用的剂量是1500mg/d（500mg tid），待糖耐量异常和IR改善后再进行助孕治疗。尚无证据表明早孕期服用二甲双胍增加子代畸形的发生率，但仍建议确定妊娠后停用二甲双胍。

（二）生长激素

早在1972年生长激素（growth hormone，GH）即已开始应用于人类生殖领域，GH作为旁分泌激素在卵巢类固醇激素合成和卵泡发育中起重要作用。

GH调节生殖过程的作用机制：①促进类固醇激素和配子的生成；②促进雄激素向雌激素转化；③增加颗粒细胞对Gn的敏感性而促进卵泡发育；④增加LH的作用，促进小卵泡发育，抑制卵泡闭锁。GH主要用于GH缺乏、卵巢反应不良、反复着床失败及高龄患者。虽然有研究认为GH可增加获卵数和2PN数，提高卵巢反应性，但是否改善妊娠结局仍存在争议。总体来说，POR患者在GH治疗的促排卵中是获益的。对无卵巢反应不良史的患者，应用GH无明显优势。

目前关于在窦前卵泡阶段使用GH的具体用法用量均无统一标准。报道有从前一月经周期第21天开始应用GH 4～24IU/d直至hCG注射日；或Gn启动前的1～2个月隔天应用4～24IU/d，启动后改为1～5IU/d，应用5～7天；或Gn第6天开始使用GH至hCG注射日。目前GH在全世界范围内未广泛应用，因此仍需大样本RCT研究。

（三）睾酮

雄激素在卵泡微环境的适量积聚可促进颗粒细胞的增殖，增加窦前和窦卵泡的数量，刺激早期卵泡的生长。在POR患者中增加卵泡微环境雄激素浓度的治疗可能增加IVF患者卵巢刺激的卵泡数和成熟度。

根据Meta分析和RCT研究，在长方案、MDF（micro-dose flare up）方案及拮抗剂方案中促排卵治疗前应用睾酮，能显著增加POR患者的获卵数、活产率、起始周期临床妊娠率和移植周期临床妊娠率。应用方法为促排卵前每日涂敷经皮睾酮凝胶（1%TTG 12.5mg）12.5mg，持续应用21天，在应用Gn日停药。

（四）脱氢表雄酮

脱氢表雄酮（DHEA）是机体内合成人类性激素的前体，可在外周靶组织包括卵泡中类固醇合成酶的作用下转化成雄激素或雌激素，DHEA是卵巢和肾上腺中女性雄激素合成的主要来源，其通过雄烯二酮转化为睾酮。

研究表明，DHEA预处理可改善卵巢储备、提高自然及ART妊娠率、降低流产率，但有待更多的研究数据证实。与睾酮预处理产生的超生理剂量的雄激素水平相比，DHEA是卵巢储备功能低下女性干预治疗更好的选择，但其成本效益、不良反应及安全性还应进一步考证。DHEA主要用于卵巢反应不良、卵巢早老化、卵巢储备低下及卵巢早衰等患者。

建议至少在IVF之前6周补充DHEA，国外通常的推荐用量为25mg tid，1～2个月后复查睾酮水平，根据用药期间激素检测结果及患者的耐受情况进行调整。

（五）阿司匹林

阿司匹林为乙酰水杨酸类药，通过使脂肪酸环氧化酶不可逆的乙酰化而失活，从而抑制前列环素（PGI_2）和血栓烷A_2（TXA_2）的合成。TXA_2可以使血管收缩，加重血小板聚集，导致血栓的形成，造成子宫内膜、胎盘及脐带血供的不足；前列腺素（PG）能刺激肥大细胞、淋巴细胞、白细胞等炎症细胞释放白细胞介素，产生炎症反应，影响患者全身和子宫局部的环境，亦可诱导子宫收缩。这些因素均不利于胚胎的着床。

研究显示低剂量阿司匹林可预防微血栓形成，促进子宫内膜血管的再生，提高卵巢和子宫内膜局部的血流灌注，因此，低剂量阿司匹林可能有利于改善患者的子宫内膜厚度及妊娠结局，但对于ART患者常规补充低剂量阿司匹林是否有利于改善妊娠率、流产率和活产率等方面仍存在较大争议。

（六）吲哚美辛

吲哚美辛为非甾体抗炎药，具有抗炎、解热及镇痛作用，其作用机制为通过抑制环氧合酶减少前列腺素的合成。既往研究报道，晚卵泡期使用吲哚美辛可抑制卵泡破裂、延缓排卵，可以降低POR患者由卵泡早排导致的周期取消率，但不影响着床率和妊娠率。在预防OHSS方面吲哚美辛也可能发挥一定的作用。但2019年一项Meta分析显示，常规使用非甾体抗炎药如吲哚美辛作为辅助生殖不孕女性的联合治疗是否可以改善持续妊娠率和流产率尚不确定。吲哚美辛在ART中的临床应用及确切机制还需要进一步的大样本研究。

（七）西地那非

西地那非是PDE5抑制剂，选择性抑制细胞通路中分解环磷酸鸟苷（cGMP）的PDE5，从而诱导cGMP水平升高，引起血管舒张和血流增加。PDE5不仅分布于男性海绵体平滑肌，女性子宫动脉平滑肌等多种组织中亦大量存在。

目前女性使用西地那非主要用于提高子宫内膜血供，改善子宫内膜发育，从而提高胚胎着床率及妊娠率，常见用于薄型子宫内膜或子宫内膜发育不良患者，虽然女性使用西地那非为超药物说明书用药，但目前尚无西地那非造成胎儿畸形等不良反应的报道，并且其不影响体内原有 LH、FSH 等的水平及周期性变化，因而不会对卵泡发育及质量产生影响，目前美国食品药品监督管理局（FDA）认定该药物的妊娠安全级别为 B 级。

另外，西地那非的常见不良反应有心悸、头痛、头晕、头胀、面部潮红、胃部不适、全身发热等自主症状，口服给药症状较明显，阴道给药以上症状均不明显。高剂量的西地那非可能导致一些患者出现轻微和短暂的视觉症状，其原因是对 PDE6 产生了轻微的抑制作用，PDE6 只存在于杆状和锥状光感受器中。

（陈　剑）

六、卵巢刺激并发症

控制性卵巢刺激（COS）技术的引入对于提高 IVF 的妊娠率发挥了重要的作用，但是随着辅助生殖技术的广泛应用，COS 相关医源性副作用及其安全性也越来越受到人们的关注。COS 相关并发症包括卵巢过度刺激综合征、恶性肿瘤和多胎妊娠等，虽然这些并发症并不多见，但有时会非常严重，甚至威胁生命。因此，了解 COS 相关医源性并发症的发病机制，加强 COS 过程中的监测和预防，有助于进一步提高辅助生殖技术的安全性。

（一）卵巢过度刺激综合征

卵巢过度刺激综合征（ovarian hyperstimulation syndrome，OHSS）是促排卵过程中较常见的并发症，严重时有潜在生命威胁，主要表现为卵巢囊性增大，毛细血管通透性增加，体液向第三腔隙转移，从而导致血液浓缩、胸腔积液、腹水、肝肾功能损害、血栓形成、急性呼吸窘迫综合征乃至死亡。

随着超促排卵药物的使用越来越普遍，OHSS 的发病也越来越受到重视。其主要与患者使用的促排卵药物类型、用量、治疗方案，内分泌状况和是否妊娠等因素有关。据文献报道，在 IVF 促排卵周期中，轻度 OHSS 发病率为 20%～33%，中度 OHSS 发病率为 2%～6%，重度 OHSS 发病率为 0.1%～2%，死亡率为 0.1%～0.3‰。

1. 发病机制　OHSS 最主要的病理生理特点为卵巢体积增大和毛细血管通透性增加，体液从血管内向第三腔隙转移，但 hCG 和雌激素并没有直接的血管活性作用，因此推测存在其他的血管活性因子影响血管通透性。OHSS 的发生机制尚未完全阐明，目前认为与下列因素密切相关。

（1）血管内皮生长因子（VEGF）：近年来，国内外研究表明血管内皮生长因子与 OHSS 发生密切相关。目前研究发现 VEGF 在窦卵泡和排卵前卵泡的颗粒细胞及透明带、黄体颗粒细胞和血管内皮细胞中均有表达。在促排卵周期中，OHSS 患者的卵泡液、血浆和腹水中 VEGF 含量均明显升高。VEGF 通过与其受体（VEGFR）结合，激活 VEGF 信号通路，促进新生血管形成，增加血管通透性。文献表明，人卵巢刺激后 VEGF 和 VEGFR-2

表达上调，在注射hCG约48h后达到高峰。在OHSS患者中，VEGF和VEGFR-2表达均明显增加。动物实验发现，运用多巴胺受体激动剂阻断VEGF/VEGFR-2信号通路可减轻小鼠的OHSS症状，提示VEGF/VEGFR-2是OHSS发生的关键信号通路。另有研究发现，VEGF可使细胞间黏附蛋白和细胞骨架发生改变，导致血管通透性增加。

（2）卵巢肾素-血管紧张素-醛固酮系统（renin-angiotensin-aldosterone system，RAAS）：卵巢中存在与肾脏无关的RAAS，现已在卵巢中发现RAAS中各因子及其受体，包括肾素原、活性肾素、血管紧张素转化酶、血管紧张素Ⅰ、血管紧张素Ⅱ及血管紧张素原。其中血管紧张素Ⅱ是RAAS最重要的效应物，不仅与卵泡的发育和排卵、黄体形成有关，还能增加VEGF和前列腺素的释放，促进血管生成，增加血管通透性。研究表明，OHSS早期血管紧张素Ⅱ浓度明显升高，且RAAS与OHSS严重程度成正比。运用肾素-血管紧张素酶抑制剂和血管紧张素Ⅱ抑制剂，可明显减少小鼠腹水的产生，提示血管紧张素Ⅱ与OHSS的发生密切相关。

（3）其他细胞因子和炎症介质：内皮素-1（ET-1）是卵巢局部的重要调节因子，广泛存在于卵泡液中，其受体主要分布在卵巢颗粒细胞和黄体血管中，与卵泡发育、排卵及黄体的形成和退化密切相关。研究发现在超促排卵过程中，OHSS患者的卵泡液中ET-1含量明显升高，与FSH水平呈正相关，提示ET-1不仅与卵巢的功能有关，还与OHSS发生相关。OHSS的中心环节是毛细血管通透性增高，而各种炎症介质可以调节血管的通透性。研究发现，IL-1、IL-2、IL-6、IL-8等炎症因子在OHSS患者的腹水和血清中含量明显升高。另外，囊性纤维化跨膜转导调节因子（CFTR）、肿瘤坏死因子（TNF）、细胞间黏附分子-1（ICAM-1）、血小板活化因子等均有研究表明与OHSS发生有密切关系。

2. 临床表现及诊断　OHSS的主要临床表现为卵巢囊性增大，毛细血管通透性增加，体液积聚于第三间隙，典型症状包括不同程度的腹胀、恶心、呕吐、腹泻，以及体重快速增加、少尿或无尿、血液浓缩、血容量不足、电解质紊乱、胸腔积液、腹水、心包积液、血栓形成、急性呼吸窘迫综合征及多脏器功能衰竭。

OHSS的诊断主要依据促排卵病史，结合腹痛、腹胀、体重增加和少尿等症状，以及相应的B超、血常规、凝血功能、肝肾功能、血清电解质等实验室检查，但应与盆腔感染、盆腹腔出血、异位妊娠、阑尾炎、卵巢蒂扭转及卵巢黄体破裂等疾病相鉴别，同时要警惕OHSS有发生卵巢蒂扭转或破裂的风险。

3. 分类　OHSS根据发病时间分为早发型和晚发型。早发型OHSS（early OHSS）多发生在注射hCG后9天内，主要由卵巢对外源性hCG高反应所致。晚发型OHSS（late OHSS）多发生在注射hCG 9天后，主要与早期妊娠后内源性分泌的hCG及应用外源性hCG黄体支持有关，晚发型OHSS临床症状往往更加严重。

OHSS根据临床表现和超声检查，按Golan标准分为3度5级，见表11-2。

实际在超促排卵过程中，大部分患者都有不同程度的OHSS发生，真正有生命威胁需要重视的是重度OHSS患者。因此，Navot等在此基础上将严重OHSS进一步分为重度与极重度，见表11-3。

表 11-2　Golan 分类法

分类	分级	卵巢直径	临床症状
轻度	1级	≤5cm	腹胀和（或）腹部不适
	2级	5～12cm	1级症状加恶心、呕吐和（或）腹泻
中度	3级		轻度症状加超声确定腹水
重度	4级		中度症状加临床腹水表现证据和（或）胸腔积液、呼吸困难
	5级		所有上述症状加血容量减少、血液浓缩、血黏度增加、凝血异常、肾灌注减少、肾功能减退

表 11-3　Navot 重度与极重度分类法

重度	极重度
不同程度卵巢增大	不同程度卵巢增大
大量腹水和（或）胸腔积液	张力性腹水和（或）胸腔积液
血细胞比容＞45%或较基础值增加30%以上	血细胞比容＞55%
白细胞计数＞15×10⁹/L	白细胞计数＞25×10⁹/L
少尿	少尿
肌酐1.0～1.5mg/dL	肌酐≥1.6mg/dL
肌酐清除率＞50mL/min	肌酐清除率＜50mL/min
肝功能异常	肾功能异常
全身水肿	血管栓塞、成人呼吸窘迫综合征

4. 高危因素和预测指标　OHSS可以发生在任何促排卵的女性中，但是高危因素人群的发病率较正常人增加20%，因此，在促排卵前如何评估高危因素、预测OHSS发生非常重要。

（1）原发性高危因素：主要是指患者本身因素导致卵巢对常规Gn剂量高反应。其包括以下几方面：①高抗米勒管激素（AMH）水平，一般认为＞3.36ng/mL可独立预测OHSS；②多囊样（PCO）卵巢（双侧卵巢窦卵泡计数＞24枚）；③低龄（＜33岁可预测OHSS，2013年ESHRE建议＜30岁）；④基础窦卵泡计数（AFC＞14枚）；⑤既往OHSS病史；⑥过敏体质（自身免疫性疾病）；⑦低体重指数；⑧甲状腺功能低下（促甲状腺激素使卵巢增大）；⑨基因突变。

（2）继发性高危因素：主要是指辅助生殖治疗过程中出现的导致卵巢过度刺激倾向的相关因素。其包括以下几方面：①高的或增长迅速的E_2水平及大量卵泡（E_2≥5000pg/mL和≥18个卵泡可预测重度OHSS）；②获卵数（2013年ESHRE建议＞20个获卵数）；③应用hCG触发排卵或黄体支持；④早期妊娠（早期妊娠内源性hCG水平升高与晚发型OHSS相关）。

5. 预防　OHSS是自限性疾病，轻度OHSS病程持续2周后可自行缓解，中重度OHSS可危及生命。因此，OHSS的预防远较治疗更为重要。

（1）早发型OHSS的预防：个体化促排卵方案为通过充分评估患者卵巢功能、年龄等情况，设计个体化的促排卵方案，降低周期取消率、预防OHSS，获得更好的临床结局。其包括以下几方面：①减少Gn使用剂量。对于疑似卵巢高反应患者，尤其是PCOS患者，可采取低剂量递增方案，起始Gn剂量不超过150IU，以减少卵泡发育，降低OHSS发生率。②采用拮抗剂（GnRH-a）方案。与常规长方案相比，拮抗剂方案的获卵数、成熟卵数、受精率、卵裂率、种植率、妊娠率无显著差异，但可明显减少外源性Gn使用剂量，降低周期取消率，有效预防OHSS发生，重度OHSS的发生率可降低约50%。③微刺激方案。可采用氯米芬或来曲唑联合尿源性或重组Gn作为卵巢高反应患者的促排卵方案，以降低OHSS发生率。

1）缓刺激（coasting）疗法：指超促排卵过程中出现了多卵泡发育，血清E_2水平＞3000pg/mL，继续使用GnRH-a，停用Gn 1天或数天，直至血清E_2水平降至≤3000pg/mL，再给予hCG扳机，以减少对卵巢的刺激，降低重度OHSS发生。缓刺激疗法持续时间一般不超过4天，不影响卵母细胞质量、受精率及胚胎质量。可能的机制为通过减少颗粒细胞分泌血管活性物质，如血管内皮生长因子发挥作用。但目前针对缓刺激疗法的研究大部分是回顾性研究，其预防OHSS的有效性有待进一步研究。

2）减少hCG的扳机剂量：高剂量hCG是诱发OHSS最重要的因素之一。研究显示，使用3300IU的hCG扳机即可有效促使卵母细胞成熟。因此，可根据hCG日血清E_2水平来决定hCG扳机剂量，即当血清E_2水平在2000～3000pg/mL时，可给予3300～5000IU的hCG扳机；当血清E_2＞3000pg/mL时，则先行缓刺激疗法。与10 000IU的hCG扳机剂量相比，可在不影响妊娠率同时，明显降低OHSS发生率。

GnRH-a代替hCG扳机：由于hCG半衰期较长，且对OHSS具有诱发作用，因此对于OHSS高危患者，利用GnRH-a代替hCG诱导卵泡成熟和触发排卵，能显著降低早发型OHSS风险。与hCG扳机相比，GnRH-a扳机方案的新鲜周期妊娠结局较差，流产率较高，但并不影响全部胚胎冷冻及随后冻胚移植（FET）周期的妊娠结局，这可能与GnRH-a对卵巢黄体及子宫内膜存在不良影响有关。

3）未成熟卵母细胞体外成熟（IVM）：针对PCOS患者及其他OHSS高风险患者，IVM是另一种可选择的方案，可明显降低OHSS发生率。然而与常规IVF相比，IVM技术存在一定难度，活产率较低，目前尚未广泛应用于临床。

4）取消周期：由于OHSS与hCG有关，因此，取消促排卵周期，避免外源性hCG扳机及内源性hCG升高是阻止OHSS发生发展最为有效的方法。然而，取消周期会增加患者的经济及心理负担，不推荐常规使用。对于hCG日E_2水平较高、获卵数多或移植前已出现OHSS症状者，可予以全胚冷冻，择期再行FET，既可降低OHSS的发生率，又可减轻患者症状及其他并发症，但不能完全避免OHSS的发生。

5）其他药物：①多巴胺受体激动剂，能够抑制VEGF的生成，减少VEGFR磷酸化，从而抑制血管通透性的增加，预防OHSS的发生。主要的药物有卡麦角林、溴隐亭、喹高莱等。其中关于卡麦角林预防OHSS的有效性已被大量实验证明。卡麦角林可显著降低IVF/ICSI周期早发型OHSS的发生率，而对临床妊娠率、继续妊娠率、流产率及活产率并无显著影响。用法一般是从hCG注射日开始服用，理想的使用时间是hCG注射前数小时，最佳使用剂量为0.5mg/d，持续使用8天。也可选择溴隐亭2.5mg/d塞肛，自取卵日起持续使用16天，可显著降低早发型OHSS的发生率，不影响妊娠率及妊娠结局。有随机对照研究报道，对比单用卡麦角林，卡麦角林联合GnRH拮抗剂能更好地预防重度OHSS发生，且获卵数、受精率、优质胚胎率、移植率、妊娠率均无明显差异。②胰岛素增敏剂，具有稳定血管的作用，PCOS患者在IVF前应用二甲双胍可有效预防OHSS的发生。③取卵时的静脉用药。白蛋白有增加血液渗透性及转移液体的作用，因此可用于预防OHSS的发生，然而需注意过敏反应、潜在病毒传染风险等毒副作用。羟乙基淀粉是胶体血浆扩容剂，具有价格低廉、使用安全等特性，或可替代白蛋白作为预防OHSS的一线用药。④阿司匹林。在促排卵周期中，卵巢刺激开始时使用小剂量的阿司匹林（100mg/d），可抑制血小板活性，调节毛细血管通透性，显著降低OHSS发生率，对临床结局无影响。⑤来曲唑。有研究发现取卵后口服来曲唑可明显降低全胚冷冻OHSS患者黄体期血清雌激素水平，但并不能明显降低重度OHSS发生率。

（2）晚发型OHSS的预防

1）全部卵子或选择性胚胎冷冻：是预防晚发型OHSS的常规方法，可避免黄体期继续暴露于hCG，避免周期取消及保证累积妊娠率。目前FET周期的临床妊娠率与新鲜胚胎移植周期相当。全部卵子或选择性胚胎冷冻可降低但无法完全避免早发型OHSS的发生；与缓刺激方法相比有更高的累积妊娠率。然而，2014年ESHRE提出胚胎冷冻可能增加胚胎表观遗传改变的风险，建议与患者充分权衡利弊风险后，选择胚胎移植策略。

2）黄体支持方案的选择：与黄体酮相比，使用hCG黄体支持增加了发生OHSS的风险。因此，有OHSS风险的患者应避免使用hCG作为黄体支持。研究表明，对比hCG黄体支持，利用孕激素进行黄体支持具有相似的临床妊娠率和流产率，但可获得更高的活产率和更低的OHSS发病率。

6. 治疗 OHSS治疗的主要原则是早期识别、及时评估和对中重度患者进行合理治疗。

（1）门诊患者管理：轻中度OHSS具有自限性，一般不会发生并发症，可在门诊严密随访，根据病情适当对症治疗。门诊处理OHSS患者需要医生和患者共同努力，为预防血液浓缩，建议每天液体入量为2～3L。注意休息，但应避免绝对卧床以免增加血栓风险，进易消化饮食，避免剧烈活动或性生活以预防黄体破裂或卵巢蒂扭转。如有任何病情恶化的表现，应及时就诊。建议患者记录每天体重和尿量，避免使用hCG进行黄体支持。所有门诊患者应由专业医生进行常规检查，包括血压、脉搏、体重、腹围及必要的胸部和腹部检查。

（2）住院治疗：对于门诊无法处理的中、重度OHSS患者，应住院积极治疗。

1）一般治疗：高蛋白饮食，补充多种维生素，每天记录体重、腹围及24h出入水量，监测电解质平衡、血细胞比容、肝肾功能及凝血状态，超声检查卵巢大小，是否合并腹水或胸腔积液，怀疑有心包积液者建议行超声心动图和心电图检查。避免妇科检查及增加腹压，防止增大的卵巢发生扭转或破裂。

2）补液治疗：重度OHSS入院时处于低血容量状态，首要治疗措施是纠正低血容量状态和电解质、酸碱平衡紊乱，确保组织和器官的灌注，预防低血容量性休克，防止血液浓缩及血栓形成。补液方式：首先给予生理盐水1000mL静脉滴注，如肾脏反应良好，尿量在50mL以上，继续给予低分子右旋糖酐125～150mL/h。如肾脏反应不良，改用胶体扩容，25%白蛋白100～200mL/d静脉滴注，密切监测血细胞比容和尿量变化。在低血容量状态未纠正时，不应使用利尿剂。

3）预防血栓：伴随高凝状态或长期卧床的OHSS患者有发生血栓的风险，建议患者穿戴静脉弹力袜，以及应用肝素（5000U，皮下注射）。一旦出现血栓形成征象，及时进行动脉血气分析和肺通气灌注确定诊断，及时抗凝治疗。

4）穿刺抽液：腹水严重者，可经腹或经后穹隆穿刺行腹水引流减压，以缓解腹胀及呼吸困难等症状，同时因腹压降低，肾脏血液灌注增加，可改善患者尿量。可在超声引导下避开重要器官进行穿刺，并留置腹腔引流导管引流腹水，同时预防感染的发生。也可根据病情每3～5天反复穿刺引流，单次腹腔穿刺放液一般不超过3000mL。可将引流的腹水经超过滤处理，再回输给患者，以其自身蛋白质及电解质来补充血液内丢失的部分，治疗效果较好，但应注意严格的无菌条件。当发生严重胸腔积液、呼吸困难时，可在超声引导下行胸腔积液穿刺缓解症状。

5）卵巢囊肿处理：超声引导下抽吸卵巢囊肿可减少卵巢内血管活性因子的生成，但可能引起囊肿破裂、囊内出血，应慎重处理。若怀疑卵巢黄体血肿破裂或蒂扭转，应适时行手术探查。

6）辅以抗组胺类药物、吲哚美辛及糖皮质激素等治疗有助于改善血管通透性，维持膜稳定性，减少血浆外漏。

7）注意监测肝功能，纠正低蛋白血症，必要时护肝治疗，防止肝衰竭。

8）补充血容量，改善肾灌注，维持尿量在800～1000mL/d，发现肾衰竭少尿者，给予多巴胺0.18mg/（kg·h）扩张肾血管，增加肾血流。

9）适时终止妊娠：由于妊娠可加重OHSS症状，延长病程，在发生极重度OHSS症状，如肾衰竭、急性呼吸窘迫综合征、多脏器功能衰竭时必须终止妊娠，这是最有效的治疗方法。同时应严密监测中心静脉压、肺楔压、尿量、血肌酐、肌酐清除率，并进行血气分析。

总之，OHSS是一种复杂的医源性疾病，严重时可危及患者生命。接受辅助生殖技术促排卵治疗的患者均有发生OHSS的风险，临床医生应认真评估患者的高危因素，制订个性化促排卵方案，最大限度地预防OHSS发生。一旦OHSS发生，应详细评估患者病情，给予适当治疗并防止严重并发症的发生。

（二）促排卵药物与肿瘤发生

1. 促排卵药物与卵巢癌 近年来随着辅助生殖技术的应用和发展，促排卵药物的使用与一些肿瘤的发生受到广泛关注。促排卵药物主要通过影响内源性雌激素、黄体酮和促性腺激素水平影响卵巢、子宫和乳腺，尽管有文献报道使用促排卵药物治疗可能导致这些部位的肿瘤发病风险增加，但目前尚无统一结论。随着促排卵药物的应用越来越普遍，明确促排卵药物的远期影响及与肿瘤发生之间的关系变得至关重要。

虽然目前仍无法明确促排卵药物和卵巢癌之间可能存在的因果关系，但促排卵药物诱发卵巢癌的可能机制主要有以下几种假说。

（1）持续排卵假说：卵巢上皮癌可能由反复排卵引起，排卵时卵泡破裂可破坏卵巢表面上皮，卵巢上皮反复损伤和修复会导致基因突变或已经发生的突变细胞数量变多，最终导致上皮细胞的恶性转化。持续排卵假说最早于1971年由Fathalla提出，认为不孕女性卵巢癌的发生风险增加可能与不断排卵导致卵巢皮质受损，未因妊娠或哺乳而得到休息有关。Clow等研究发现，随着排卵次数的增加，小鼠卵巢表面上皮的内陷和分层明显增多，并且随着年龄增长，表现为良性浆液性囊腺瘤的卵巢囊肿发生率也增加，当黄体形成时，卵巢上皮内陷至卵巢间质，形成包涵囊肿，在激素等因素影响下，可能演变为卵巢新生物。有研究认为，卵巢表面上皮细胞DNA的完整性受到排卵过程产生的反应性氧化剂和炎症介质的损害，且损伤识别和修复机制故障是卵巢化生和癌发生的病因学决定因素。此外，排卵导致卵巢表面上皮细胞不断损伤和修复，发生等位基因丢失的概率增加，有研究发现卵巢癌患者抑癌基因p53的丢失频率增高。

（2）促性腺激素假说：认为持续促性腺激素的暴露增加了卵巢表面上皮的雌激素刺激，可能导致上皮细胞恶性转化。促性腺激素可直接作用于卵巢表面上皮增强转化，或通过刺激雌激素的产生间接使其发生转化。黄体生成素通过结合颗粒细胞或肿瘤细胞的相应受体，激活腺苷酸环化酶，使细胞内环磷酸腺苷增加，促进黏附分子合成增多，后被细胞膜上属于细胞表面黏附分子家族的金属蛋白酶裂解，激活并结合EGFR和人表皮生长因子受体4（ERBB4），进而引起细胞有丝分裂。Freimann等研究发现饱和浓度的促性腺激素刺激可以极大程度地增加编码表调节蛋白和双调蛋白的基因表达，后两者可以连接并激活EGFR和ERBB4，这与多种肿瘤如卵巢癌、乳腺癌、内膜癌及其他非生殖系统恶性肿瘤的发生密切相关。

（3）激素假说：卵巢肿瘤组织存在雌激素受体（ER），且雌激素能够刺激含有ER的细胞增生，故雌激素替代治疗可能增加卵巢癌的发生率。以雄激素水平升高为显著特征的PCOS患者，可能由于过度的雄激素刺激卵巢表面上皮，发生卵巢上皮癌的风险增加。相反，孕激素通过调节转化生长因子（TGF）来增强卵巢上皮细胞TGF-β的表达和Fas/FasL信号通路的激活，从而诱导卵巢表面上皮细胞凋亡，对卵巢癌的发生起到保护作用。研究表明，在进行激素替代治疗的患者中，与同时接受雌孕激素治疗的患者相比，仅接受雌激素治疗的患者发生卵巢癌的风险相对较高。

（4）炎症假说：认为排卵过程类似于炎症反应的过程，有白细胞渗透、细胞因子等炎症介质的产生，并伴随广泛组织学改变。排卵时细胞外基质的降解又是肿瘤生长和转移的重要环节。因此，由炎症因子引起的持续性遗传学损伤可能是卵巢表面上皮细胞转化成卵巢上皮癌细胞的重要因素。

（5）子宫内膜异位症假说：子宫内膜异位病灶可能通过改变盆腔内环境、引起炎症反应而导致卵巢肿瘤的发生。子宫内膜异位症可与子宫内膜样卵巢癌、透明细胞癌和混杂型卵巢癌同时存在，提示子宫内膜异位症可能转化为肿瘤细胞，而这种转化可能与细胞杂合性的丢失、抑癌基因的突变有关，尤其是*PTEN*、*MMAC*、*TEP1*、*Bcl-2*、*p53*基因突变。

大量学者对促排卵治疗与卵巢恶性肿瘤之间的关系进行了一系列的流行病学调查、病例对照和队列研究，但结果并不一致。多项研究显示，与未使用促排卵药物的普通人群相比，应用促排卵药物不增加女性患卵巢癌和卵巢交界性肿瘤的风险。例如，Barbara等纳入了113 266例2004～2009年接受和未接受辅助生殖治疗的女性，研究结果表明，辅助生殖治疗并不增加女性卵巢癌的患病风险。Brinton等回顾1965～1988年9825例接受促排卵治疗的女性长达30年的随访结果发现，使用氯米芬或促性腺激素并不增加女性患卵巢癌的风险，然而，使用氯米芬仍未受孕的女性相比成功受孕的女性表现出更高的卵巢癌患病风险。一项来自丹麦的回顾性队列研究结果表明，卵巢交界性肿瘤的患病风险与促性腺激素、氯米芬、hCG或GnRH-a的使用均无显著相关性。此外，有研究发现辅助生殖周期数的增加、促排卵药物的种类或使用周期、随访时间或产次等均与卵巢癌患病风险无显著相关性。

与此相反，另有多项研究表明，促排卵药物的使用会增加患卵巢癌或卵巢交界性肿瘤的风险。Shushan等对1990～1993年200例在世的卵巢肿瘤患者进行研究发现，单独使用hMG或者联合使用hMG和氯米芬可增加卵巢癌的发病风险。Sanner等的研究发现，接受促性腺激素治疗的女性卵巢癌发病风险增加了5.89倍，卵巢交界性肿瘤的发病风险增加了3倍。Leeuwen等的队列研究纳入了19 146例在1983～1995年接受辅助生殖治疗的女性，在长达近15年的随访后发现，患卵巢交界性肿瘤的风险相比对照组女性显著增加，特别是在接受辅助生殖治疗的第1年，可能是由于卵巢刺激诱导了已有的高度分化的肿瘤生长，若未及早发现，可能会发展为卵巢癌。

有关不孕症的促排卵治疗和卵巢癌之间的关系一直存在争议，目前尚无足够证据表明促排卵药物会增加卵巢癌或卵巢交界性肿瘤的风险，包括 *BRCA* 基因突变的女性。但是为这类患者及时制订早期发现妇科恶性肿瘤的促排卵后续方案、提供详细的病史询问和体检十分重要。

2. 促排卵药物与子宫内膜癌　子宫内膜癌是一种雌激素依赖性肿瘤，在有雌激素长期、持久刺激而无孕激素对抗的情况下，其发病风险更大。不孕是子宫内膜癌的高危因素。有研究对不孕症女性的患癌风险随访了超过30年，发现不孕症女性患子宫内膜癌的风险显著增加。促排卵药物的使用，既可能通过高雌激素暴露导致子宫内膜癌的发生，也可以通过促进排卵产生孕激素保护效应而降低子宫内膜癌的发生风险。促排卵药物的使用和子宫内膜癌的发生风险之间的关系目前尚不明确。一项纳入了8431名美国不孕症女性的研究显示，仅39例发生了子宫内膜癌，发病率和使用促排卵药物无关。而一项随访长达20年的大型研究表明，使用累积≥2250mg氯米芬发生子宫内膜癌的风险是对照组的2.62倍，且氯米芬和促性腺激素联合使用发生子宫内膜癌的风险进一步增加。然而，另一项纳入了12 193例女性且平均随访26年的大型回顾性研究结果显示，氯米芬、促性腺激素和二者联合使用均不会增加子宫内膜癌的发生率。

由于暴露于卵巢刺激药物后子宫内膜癌风险增加的结果尚无定论，仍需要更长时间的随访、更好的避免混杂因素的方法和更大的人群研究。

3. 促排卵药物与乳腺癌　雌激素的活性对乳腺癌的发生起重要作用。通常认为，生育和哺乳可减少乳腺癌的发生。雌激素和高频率的诱导排卵可能增加未生育和不孕女性乳腺癌的发病风险，促进乳腺癌的发生。许多学者对促排卵治疗与乳腺癌发病风险的关系进行了大样本的病例对照研究及前瞻性研究，这些研究结果均表明，促排卵药物治疗与乳腺癌之间缺乏直接的联系。一项纳入了1965～1988年12 193例不孕症女性的多中心回顾性研究，随访至1999年，其中202例妇女在随访期间发生了乳腺原位癌或浸润癌，结果显示不孕症患者与一般人群相比发生乳腺癌的风险轻微增加，但氯米芬和促性腺素并不升高乳腺癌的发生率。另一项来自丹麦的病例对照研究也得到类似结果，该研究对1963～1998年丹麦全部生育诊所54 362例不孕症女性的治疗情况随访至1998年，有331例妇女在随访期间发生了乳腺浸润癌，结果显示促性腺激素、氯米芬、绒促性素、GnRH均不增加发生乳腺癌的风险，且与使用促排卵药物的时间长短及周期数无关，但促性腺激素的使用可增加治疗后仍未孕女性发生乳腺癌的风险，孕激素的使用增加发生乳腺癌的风险。此外，也有研究报道长时间应用hMG有可能增加乳腺癌的发生。

由于大多数的研究可能存在选择性偏倚，在产次、不孕原因等方面存在混杂因素，因此对是药物的作用还是由潜在疾病的作用而导致乳腺癌，以及是否存在一些其他的乳腺癌危险因素，如乳腺癌家族史、乳腺癌基因突变等难以确定，仍有待今后多中心大样本长期的随访观察研究。

总之，当前的临床研究受限于样本量小、随访时间短和混杂因素偏倚等，且使用促排卵药物的人大多年轻，观察中的许多女性尚未达到卵巢癌、子宫内膜癌甚至乳腺癌的发病高峰年龄，因此需要通过长期随访和高质量的临床研究，更好地监测不孕女性促排卵治疗后恶性肿瘤的发病风险。此外，从恶性肿瘤的早发现、早诊断、早治疗的目的出发，有必要为这类人群建立详细的病史（如家族史、用药史等）、开展体格检查和完善的辅助检查，加强对促排卵治疗患者的随访与监测，尤其是有高危因素者，包括癌症家族史、肥胖、难治性不孕症等，应制订合适的促排卵方案，采取个体化治疗，避免大剂量长期使用。例如，开始治疗前，所有患者均应排除性质不明的卵巢囊肿；WHO II型排卵障碍以外的不孕症不推荐长期使用氯米芬，氯米芬治疗时间最长不超过6个月；PCOS患者使用药物治疗久而未孕者，应尽早行IVF；对于难治性不孕症，包括治疗1年以上未孕，合并肥胖等高危因素者，尤其要控制促排卵药物的用量，警惕子宫内膜癌的发生；在促排卵过程中如发现卵巢持续增大或出现囊肿，则应加强监测，明确病因，避免漏诊。

（三）多胎妊娠

1. 卵巢刺激与多胎妊娠 近年来，由于辅助生殖技术的广泛开展，促排卵药物的应用增加，多胎妊娠发生率明显增加。促排卵药物应用于女方不排卵的不孕症有很好的效果，但同时药物可引起多个卵泡成熟及排卵，增加受精的机会，从而增加多胎妊娠的发生。有文献报道使用氯米芬治疗后多胎妊娠占5%～10%，其中双胎占95%，三胎和四胎分别占3.5%和1.5%；使用促性腺激素（hMG、FSH）治疗后多胎妊娠发生率明显升高，为16%～40%，其中75%为双胎妊娠。

2. 多胎妊娠并发症 多胎妊娠的增加使得不良妊娠结局亦增加，危害母儿健康。多胎妊娠孕妇并发症发生率较单胎妊娠高3～7倍，胎儿及新生儿发病率及死亡率增加4～10倍。妊娠高血压、妊娠期糖耐量异常、低体重儿、胎儿宫内发育迟缓、胎儿畸形、早产、胎膜早破、胎盘早剥、羊水栓塞、宫缩乏力、产后大出血等并发症会随着胎儿数目的增加而增加。研究发现，和普通单胎相比，每增加一个胎次，出生时孕龄平均减少3周，三胎分娩的新生儿出生体重平均仅为普通单胎的一半。新生儿围生期死亡率双胎妊娠比单胎高

4倍，三胎妊娠比单胎高6倍。

3. 多胎妊娠的预防

（1）严格掌握超排卵治疗的指征：在预防多胎妊娠中，首先应采取积极主动的措施，严格掌握促排卵药物应用的指征，熟悉并谨慎使用超排卵技术。对于单纯促排卵周期，促性腺激素的应用宜低剂量起步，在同一周期中一般应控制1~2个主导卵泡发育、排卵，当卵泡数＞3个时，如条件允许即转为IVF周期或取消。促性腺激素因多胎风险较高，应严格控制用于氯米芬抵抗的患者。医务人员应杜绝使用非医疗指征特别是以多胎妊娠为目的的超排卵技术。

（2）控制胚胎移植数目：在胚胎移植中，影响妊娠成功的因素有年龄、移植胚胎数、胚胎质量等。研究表明，胚胎植入率增加可使妊娠率增加，同时多胎率也随之增加，但三个或多个胚胎的植入，妊娠率不再提高而呈平稳状态，而多胎妊娠率却继续增加，通常会出现多胎高峰。为最大限度优化胚胎移植，减少多胎发生风险，2013年2月美国国立卫生研究所发表了权威的胚胎移植临床指南（表11-4）。

表11-4　美国国立卫生研究所IVF胚胎移植指南（2013年）

年龄＜37岁妇女
首次完整IVF周期：单胚胎移植
第二次完整IVF周期：若有一个或多个高质量胚胎，则行单胚胎移植。如果无高质量胚胎，则行双胚胎移植
第三次完整IVF周期：至多两个胚胎移植
年龄37~39岁妇女
第一次和第二次完整IVF周期：若有高质量胚胎，则行单胚胎移植，否则行双胚胎移植
第三次完整IVF周期：至多两个胚胎移植
年龄40~42岁妇女
首先考虑双胚胎移植
若可获高质量囊胚，单个胚胎移植
任何一个IVF治疗周期，至多两个胚胎移植

双胎妊娠的母儿并发症和死亡率仍较高，因此仍被认为是辅助生殖技术的并发症。选择性单胚胎移植是减少辅助生殖相关性双胎妊娠发生率的解决方法之一。研究表明，选择性单胚胎移植的累积胎儿出生率与移植两个胚胎无明显差异，却可以明显降低早产和多胎妊娠的风险，其成本效益也远优于双胚胎移植。

4. 多胎妊娠的处理　选择性减胎术是改善多胎妊娠结局的安全有效的补救措施。世界首例减胎术是1978年瑞典报道的，为一位双胎妊娠其中一胎患有亨特（Hunt）综合征的孕妇行经腹选择性减胎术获得成功。国内自1992年广州中山医科大学附属第一医院生殖医学中心庄广伦教授首次在B超引导下经腹穿刺减胎成功后，不断发展各种新式式，如经腹穿刺注射高渗盐水或氯化钾，经阴道穿刺抽吸胚胎、钢丝绞杀胚体、机械破坏胚胎等。

（1）减胎的时机：随着阴道超声的发展，超声图像更清晰，可及早发现多胎妊娠。孕7周在阴道B超下可见胚芽和原始心管搏动，且由于孕周小，胚芽小，抽吸容易，胚胎坏死组织少，无菌性炎症小，吸收快，结局好，故孕7~8周为实施经阴道减胎术的最佳时机。

（2）减胎的方法

1）经阴道穿刺减胎术：术前排空膀胱，阴道探头外套无菌橡胶套，配专用穿刺架及穿刺针，先以阴道超声确认妊娠囊、胚胎数及胎心搏动，选择拟减灭胎儿，调节超声探头，使拟减灭胎儿的胎心位于超声引导线上，沿引导线进针，经过阴道穹、子宫壁刺入胎心。对于孕7～8周的多胎妊娠，可用胚胎组织抽吸法：穿刺针进入胚胎后，先加负压至40kPa，如穿刺针导管内无任何吸出物，进一步证实针尖位于胚芽内，可短时进一步加负压至70～80kPa，可见胚芽突然消失，妊娠囊略缩小，此时立即撤除负压，避免吸出囊液，检查穿刺导管内的吸出物，如有白色组织样物，提示胚芽已被吸出，吸出物送病理。孕8周以上者可采用药物注射法：穿刺针刺入胎心搏动处，注入10%氯化钾1～2mL，至胎心停搏，观察5min出针。术后适当卧床休息，酌情观察有无腹痛及阴道出血情况，给予抗生素预防感染，黄体酮保胎，于术后1天、1周、1个月分别复查B超，确认减灭成功。

2）经腹穿刺减胎术：适用于孕11～12周的早期妊娠，术前充盈膀胱，患者取平卧位，消毒下腹，将带有穿刺架的超声探头外套无菌橡胶套，置于下腹，超声探查所有妊娠囊，确认胎儿及胎心搏动，选择拟减灭胚胎，持续超声引导，将带针芯的穿刺针经腹壁、膀胱、子宫壁进入距腹壁最近的胎囊，刺入胎心，取出针芯，缓缓注入10%或15%的氯化钾溶液1～2mL，以胎心停搏60s为穿刺成功，抽出穿刺针。

（周　寅）

第三节　取卵术及其并发症

卵母细胞收集（取卵，OPU）在IVF程序中起着承前启后的作用，是胚胎培养和移植的前提，常规取卵在注射扳机药物34～38h后进行，通过取卵手术收集卵母细胞。目前除特殊情况下（如外生殖器畸形或盆腔解剖结构严重改变）需要经腹取卵外，经阴道超声显像引导下的卵泡穿刺术最为常用。

适应证：同IVF-EF。

禁忌证：①阴道有急性炎症；②突发严重躯体疾病不能耐受手术者。

一、OPU前准备

（1）于扳机药物注射日开始用0.1%聚维酮碘（碘伏）擦洗阴道，后避免性生活。

（2）术前清晨给予开塞露排空直肠，洗净外阴。

（3）根据卵泡情况准备并预热试管及培养皿。

（4）配套的设备检查及准备：超声显像仪、阴道探头及穿刺适配器、穿刺取卵针、无菌探头套、无菌试管、负压吸引器及恒温试管架等。

二、OPU操作步骤

（1）术前核对患者及丈夫姓名、指纹。同时与患者沟通，缓解恐惧心理，取得患者配合。

（2）依据患者术前选择，如采用静脉麻醉，要求有麻醉医师的监测。

（3）术前排空膀胱，取膀胱截石位，开放静脉通路。常规消毒外阴及阴道，阴道用无菌生理盐水冲净，再铺消毒巾。

（4）超声阴道探头涂抹耦合剂后套上无菌一次性保护套，装上穿刺架，将装有穿刺套管的B超探头置入阴道，检查卵泡及盆腔情况，了解卵巢位置和有无提前排卵等。依据卵泡情况，选择单/双穿刺针。连接穿刺针与负压吸引器，压力调整为15kPa，调试负压系统的封闭性，将试管置入恒温试管架内。

（5）调出B超屏幕上的穿刺引导线，将穿刺线对准最大平面的目标卵泡进针。避开膀胱、子宫颈、子宫体、宫旁血管及肠管等，进针后启动负压，针尖平面可以各个角度旋转，以彻底抽吸每个卵泡，至卵泡完全塌陷。位于同一穿刺导线上的卵泡可自浅而深一次进针完成，对于不同穿刺平面上的卵泡，退针至卵巢表面，调整穿刺方向再穿刺，穿刺直径12~14mm以上的所有卵泡。穿刺针进出阴道壁时必须停止负压吸引。一侧卵巢穿刺结束后再同法穿刺另一侧卵巢。抽吸出的卵泡液要迅速送入实验室，送检人员拿试管下部分，避免污染。

（6）取卵结束后，退出穿刺针，检查盆腔和阴道壁有无活动性出血，测量内膜。术毕用0.1%碘伏消毒阴道及外阴。

三、术后护理

（1）病情观察：术毕平卧休息3~6h。术后及时详细记录手术过程，耐心倾听患者的主诉，观察患者生命体征。同时观察有无腹痛、阴道出血及尿液颜色等。如阴道活动性出血、尿液持续鲜红色出血、剧烈腹痛呈进行性加重、血压下降、面色苍白等，应立即通知医生，做好取卵术后大出血的抢救准备。

（2）活动：取卵术后根据麻醉方式和手术过程及患者一般情况，适当卧床休息，禁止剧烈运动，活动时动作缓慢轻柔。

（3）术后指导：指导患者进食高热量、高蛋白、易消化饮食，保持大便通畅。及时告知取卵情况、后续拟胚胎移植时间及相关注意事项，术后遵医嘱准确使用黄体支持药物。

（4）取卵失败的护理：对未获卵的患者给予安慰，鼓励患者树立再次治疗的信心，告知取卵后注意事项。

（5）全胚冷冻患者指导：对于卵巢过度刺激综合征高风险、宫腔积液、子宫内膜薄、特殊促排方案等其他原因不宜进行鲜胚移植、全胚胎冷冻的患者，耐心解释取消移植的原因，并给予鼓励和安慰，做好患者的饮食和生活指导，使患者积极配合各项治疗。对卵巢过度刺激高危者，嘱术后高蛋白饮食，并注意腹痛及尿量情况，告知必要时住院。

四、OPU期间需关注的病理情况和注意事项

（1）术前应彻底冲洗阴道穹，避免感染。

（2）穿刺时必须辨认卵巢的界限，避开肠管和血管。对卵巢位置深的患者，可以按压腹部或调整体位。术中发现盆腔内出血或损伤脏器，应立即停止操作，注意患者生命体征，必要时给予止血药物。

（3）穿刺时尽量避开膀胱，如卵巢位置特殊必须经过膀胱，尽量不要反复穿刺，避开膀胱颈，术后导尿，必要时留置导尿，嘱患者术后多饮水，勤解小便。

（4）如穿刺卵巢位于子宫后面或其他不能避开子宫体的位置，应尽量避开内膜；如穿过子宫，可给予缩宫素预防出血。

（5）卵巢位置深或穿过子宫内膜异位囊肿/积水，术前予以抗生素预防感染。取卵中避免穿刺输卵管积液或卵巢子宫内膜异位囊肿，若需穿刺，建议在卵泡穿刺完毕后予以穿刺抽吸，穿刺液必要时送细胞学检查。

（6）在手术过程中应于实验室核查所取卵泡数和捡到的卵子数是否一致，若差异较大，要寻找原因，检查抽吸过程是否顺利及负压情况。

（7）取卵手术结束前，检查阴道穿刺点有否出血，可置无菌纱布压迫止血数小时后取出。

（8）术中患者若出现迷走神经兴奋，如表现为晕厥、冷汗、恶心、呕吐、血压下降及脉搏缓慢，应立即停止手术，必要时肌内注射阿托品0.5mg，进行心电监护或对症治疗。

五、并发症和风险

取卵后并发症发生率低，为0.76%～1.5%，主要包括出血、感染和器官损伤。但这些并发症可能造成严重后果，手术中应注意解剖学结构和无菌原则。

（一）出血

取卵时穿刺针需经过阴道壁及卵巢，还有可能经过了宫颈、盆腔静脉丛、膀胱及其他盆腔脏器，故可能发生出血。常见的出血主要包括两种：阴道出血及腹腔内出血。

造成出血的主要原因：①取卵操作者经验缺乏；②患者既往盆腔手术史致盆腔内脏器解剖位置变异、粘连程度严重等；③年轻且低BMI的多囊卵巢综合征患者；④凝血功能障碍（如原发性血小板增多症、凝血因子缺乏症和血友病等）患者。

出血的预防：①调整促排卵药物剂量，获得适当数量的发育卵泡；②选择适当麻醉方式；③选取合适的穿刺针；④穿刺时避开盆腔血管；⑤对于部分取卵困难者，可考虑经腹部超声引导穿刺取卵，减少出血的机会；⑥术后严密观察3～6h。

出血的治疗：①阴道出血，多为穿刺点出血，首先用纱布压迫止血，绝大多数情况都可止血，极少数出血点需要缝合。②腹腔内出血，发生率很低，首选保守治疗，保守治疗无效可选用手术治疗。密切观察血压和脉搏，开放静脉，如出血较多，则住院观察，备

血，根据患者一般情况决定是否输血和行开腹手术止血。

（二）感染

感染主要包括盆腔炎、输卵管/卵巢脓肿、腹膜炎、术后不明原因发热等。术后发生感染的时间在术后数小时至几天，取决于细菌的种类、致病性、感染细菌量，以及是直接污染还是通过组织的扩散。脓肿形成需要的时间较长，一般在3周内，最长的报道为术后2个月左右。脓肿形成多继发于子宫内膜异位症/卵巢内膜囊肿。

造成感染的主要原因：①超排卵导致的高雌激素状态刺激异位内膜的增殖；②腹腔内陈旧性血液可能是接种细菌缓慢生长的培养液；③囊肿阻碍了抗生素的效用。

感染的预防：①严格无菌手术操作；②避免多个阴道穿刺点；③内膜囊肿/输卵管积水不要同时穿刺；④高危人群应加强预防抗生素的应用。

感染的治疗：首选抗生素保守治疗，慎重选择手术治疗，感染的患者中34%～87.5%通过内科保守治疗可治愈。手术治疗包括以下几种：①后穹隆切开引流；②开腹探查手术；③阴道B超声引导下脓肿抽吸。

（三）脏器损伤

通常取卵手术在B超监视下较为安全，但在盆腔结构异常/卵巢位置不佳/取卵操作者不熟练等情况下，可能会造成邻近盆腔脏器损伤，包括膀胱损伤、输尿管损伤、输尿管阴道瘘、肠管损伤、子宫损伤等，以膀胱损伤最为常见。

临床症状：患者可表现为腹部疼痛、腹膜刺激征，严重者会发生休克。伴有脏器损伤的患者多在术后数小时内有临床症状，亦曾有报道术后因间接损伤在数日后被发现。①损伤膀胱血管：可出现排尿痛、肉眼血尿，出血少时可自行缓解，出血多而凝集成血块时可出现排尿困难甚至尿潴留。②输尿管损伤：报道少见，临床表现多为取卵术后立即或延迟发生的下腹部、侧腹部或者耻骨弓上的腹部疼痛，并伴有尿道刺激症状，也可有恶心、呕吐的症状。③肠管损伤：有腹痛症状，但早期症状可能不明显。

脏器损伤的主要预防：①对于卵泡多的患者可穿过膀胱体进入卵巢，因膀胱体血管少、肌肉多收缩功能好，穿刺针眼自然闭合好。尽量避免穿过膀胱颈，膀胱颈为尿道内口的起始部分，如有出血，易有血块嵌顿尿道内口而引发膀胱填塞。②对于因子宫内膜异位症或盆腔严重粘连行取卵术的患者，需在术前与患者充分沟通，告知其脏器损伤风险，术后严密观察情况，尽早发现损伤并及时处理。③术前穿刺线的选择非常关键，若无法避免则尽量穿刺解剖层次清晰的部位，可放弃部分位置差的卵泡。

脏器损伤的治疗：膀胱损伤治疗上要增加饮水量，必要时留置尿管及膀胱冲洗，持续出血时需急诊膀胱镜下止血。输尿管损伤可选用输尿管支架管。肠管根据损伤情况处理，必要时进行肠管修补手术。

（乐　芳）

参 考 文 献

黄荷凤，2018.实用人类辅助生殖技术.北京：人民卫生出版社.

姜婷，李昆明，2014.阴道超声引导穿刺取卵术的并发症及处理.医学综述，20（7）：1274-1277.

乔杰，2013.生殖医学临床诊疗常规.北京：人民军医出版社.

邢兰凤，朱依敏，2019.辅助生殖技术护理专科实践.北京：人民卫生出版社.

中华医学会生殖医学分会，2021.临床诊疗指南辅助生殖技术和精子库分册（2021修订版）.北京：人民
卫生出版社.

Ajonuma L C，Tsang L L，Zhang G H，et al，2005. Estrogen-induced abnormally high cystic fibrosis
transmembrane conductance regulator expression results in ovarian hyperstimulation syndrome. Mol
Endocrinol，19（12）：3038-3044.

Bassett R M，Driebergen R，2005. Continued improvements in the quality and consistency of follitropin alfa，
recombinant human FSH. Rrod Biomed Online，10（2）：169-177.

Benshushan A，Paltiel O，Brzezinski A，et al，2001. Ovulation induction and risk of endometrial cancer：a
pilot study. Eur J Obstet Gynecol Reprod Biol，98（1）：53-57.

Bjørnholt S M，Kjaer S K，Nielsen T S，et al，2015. Risk for borderline ovarian tumours after exposure to
fertility drugs：results of a population-based cohort study. Hum Reprod，30（1）：222-231.

Brinton L A，Scoccia B，Moghissi K S，et al，2004. Breast cancer risk associated with ovulation-stimulating
drugs. Hum Reprod，19（9）：2005-2013.

Brinton L A，Trabert B，Shalev V，et al，2013. *In vitro* fertilization and risk of breast and gynecologic
cancers：a retrospective cohort study within the israelimaccabi healthcare services. Fertil Steril，99（5）：
1189-1196.

Broer S L，Dólleman M，Opmeer B C，et al，2011. AMH and AFC as predictors of excessive response in
controlled ovarian hyperstimulation：a meta-analysis. Hum Reprod Update，17（1）：46-54.

Chen S U，Chou C H，Lin C W，et al，2010. Signal mechanisms of vascular endothelial growth factor
and interleukin-8 in ovarian hyperstimulation syndrome：dopamine targets their common pathways. Hum
Reprod，25（3）：757-767.

Clow O L，Hurst P R，Fleming J S，2002. Changes in the mouse ovarian surface epithelium with age and
ovulation number. Mol Cell Endocrinol，191（1）：105-111.

Das M，Son W Y，Buckett W，et al，2014. *In-vitro* maturation versus IVF with GnRH antagonist for women
with polycystic ovary syndrome：treatment outcome and rates of ovarian hyperstimulation syndrome. Reprod
Biomed Online，29（5）：545-551.

Dodd J M，Dowswell T，Crowther C A，2015. Reduction of the number of fetuses for women with a multiple
pregnancy. Cochrane Database Syst Rev，2015（11）：D3932.

Fouda U M，Sayed A M，Elshaer H S，et al，2016. GnRH antagonist rescue protocol combined with
cabergoline versus cabergoline alone in the prevention of ovarian hyperstimulation syndrome：a randomized
controlled trial. J Ovarian Res，9（1）：29.

Freimann S，Ben-Ami I，Hirsh L，et al，2004. Drug development for ovarian hyper-stimulation and anti-
cancer treatment：blocking of gonadotropin signaling for epiregulin and amphiregulin biosynthesis. Biochem
Pharmacol，68（6）：989-996.

Giudice L C，Kao L C，2004. Endometriosis. Lancet，364：1789-1799.

Jensen A，Sharif H，Frederiksen K，et al，2009. Use of fertility drugs and risk of ovarian cancer：danish
population based cohort study. BMJ，338：b249.

Jensen A，Sharif H，Svare E I，et al，2007. Risk of breast cancer after exposure to fertility drugs：results from a large danish cohort study. Cancer Epidemiol Biomarkers Prev，16（7）：1400-1407.

Kwik M，Maxwell E，2016. Pathophysiology，treatment and prevention of ovarian hyperstimulation syndrome. Curr Opin Obstet Gynecol，28（4）：236-241.

Lerner-Geva L，Rabinovici J，Olmer L，et al，2012. Are infertility treatments a potential risk factor for cancer development? Perspective of 30 years of follow-up. Gynecol Endocrinol，28（10）：809-814.

Luke B，Brown M B，Missmer S A，et al，2016. Assisted reproductive technology use and outcomes among women with a history of cancer. Hum Reprod，31（1）：183-189.

Lunger F，Vehmas A P，Fürnrohr B G，et al，2016. Opiate receptor blockade on human granulosa cells inhibits vegf release. Reprod Biomed Online，32（3）：316-322.

Mansour R T，Aboulghar M A，Serour G I，et al，1999. Multifetal pregnancy reduction：modification of the technique and analysis of the outcome. Fertil Steril，71（2）：380-384.

Martin J A，Hamilton B E，Ventura S J，et al，2002. Births：final data for 2001. Natl Vital Stat Rep，51（2）：1-102.

Mathur R S，Akande A V，Keay S D，et al，2000. Distinction between early and late ovarian hyperstimulation syndrome. Fertil Steril，73（5）：901-907.

McGee E A，Hsu S Y，Kaipia A，et al，1998. Cell death and survival during ovarian follicle development. Mol Cell Endocrinol，140（1-2）：15-18.

McGee E A，Hsueh A J，2000. Initial and cyclic recruitment of ovarian follicles. Endocr Rev，21（2）：200-214.

McLernon D J，Harrild K，Bergh C，et al，2010. Clinical effectiveness of elective single versus double embryo transfer：meta-analysis of individual patient data from randomised trials. BMJ，341：c6945.

Multiple gestation pregnancy，2000. The ESHRE Capri Workshop Group. Hum Reprod，15：1856-1864.

Nardo L G，Cheema P，Gelbaya T A，et al，2006. The optimal length of 'coasting protocol' in women at risk of ovarian hyperstimulation syndrome undergoing *in vitro* fertilization. Hum Fertil（Camb），9：175-180.

National Collaborating Centre for Women's and Children's Health（UK），2014. Fertility：assessment and treatment for people with fertility problems. London（UK）：RCOG Press.

Nielsen A P，Korsholm A S，Lemmen J G，et al，2016. Selective use of corifollitropin for controlled ovarian stimulation for IVF in patients with low anti-Müllerian hormone. Gynecol Endocrinol，32（8）：625-628.

Nouri K，Haslinger P，Szabo L，et al，2014. Polymorphisms of VEGF and VEGF receptors are associated with the occurrence of ovarian hyperstimulation syndrome（OHSS）—a retrospective case-control study. J Ovarian Res，7：54.

Nouri K，Walch K，PrombergerR，et al，2014. Severe haematoperitoneum caused by ovarian bleeding after transvaginal oocyte retrieval：a retrospective analysis and systematic literature review. Reprod Biomed Online，29（6）：699-707.

Oktem O，Urman B，2010. Understanding follicle growth *in vivo*. Hum Reprod，25（12）：2944-2954.

Pala S，Atilgan R，Ozkan Z S，et al，2015. Effect of varying doses of tamoxifen on ovarian histopathology，serum VEGF，and endothelin 1 levels in ovarian hyperstimulation syndrome：an experimental study. Drug Des DevelTher，9：1761-1766.

Sanner K，Conner P，Bergfeldt K，et al，2009. Ovarian epithelial neoplasia after hormonal infertility treatment：long-term follow-up of a historical cohort in sweden. Fertil Steril，91（4）：1152-1158.

Schnorr J A，Doviak M J，Muasher S J，et al，2001. Impact of a cryopreservation program on the multiple pregnancy rate associated with assisted reproductive technologies. Fertil Steril，75（1）：147-151.

Shushan A，Paltiel O，Iscovich J，et al，1996. Human menopausal gonadotropin and the risk of epithelial ovarian cancer. Fertil Steril，65（1）：13-18.

Talebi C S，Zosmer A，Caragia A，et al，2014. Coasting，embryo development and outcomes of blastocyst transfer：a case-control study. Reprod Biomed Online，29（2）：231-238.

The European recombinant LH Study Group，2001. Human recombinant luteinizing hormone is as effective as，but safer than，urinary human chorionic gonadotropin in inducing final follicular maturation and ovulation in *in vitro* fertilization procedures：results of a multicenter double-blind study. J Clin Endocrinol Metab，86（6）：2607-2618.

Tiitinen A，Halttunen M，Härkki P，et al，2001. Elective single embryo transfer：the value of cryopreservation. Hum Reprod，16（6）：1140-1144.

van Leeuwen F E，Klip H，Mooij T M，et al，2011. Risk of borderline and invasive ovarian tumours after ovarian stimulation for *in vitro* fertilization in a large dutch cohort. Hum Reprod，26（12）：3456-3465.

Verbost P，Sloot W N，Rose U M，et al，2011. Pharmacologic profiling of corifollitropin alfa，the first developed sustained follicle stimulant. Eur J Pharmacol，651（1-3）：227-233.

Wang Y，Li L，Deng K，et al，2020. Comparison of the combination of recombinant follicle-stimulating hormone and recombinant luteinizing hormone protocol versus human menopausal gonadotropin protocol in controlled ovarian stimulation：a systematic review and meta-analysis. J Evid Based Med，13（3）：215-226.

Youssef M A，Van der Veen F，Al-Inany H G，et al，2014. Gonadotropin-releasing hormone agonist versus hcg for oocyte triggering in antagonist-assisted reproductive technology. Cochrane Database Syst Rev，（1）：D8046.

Zadehmodares S，Niyakan M，Sharafy S A，et al，2012. Comparison of treatment outcomes of infertile women by clomiphene citrate and letrozole with gonadotropins underwent intrauterine insemination. Acta Med Iran，50（1）：18-20.

Zhou X，Guo P，Chen X，et al，2018. Comparison of dual trigger with combination GnRH agonist and HCG versus HCG alone trigger of oocyte maturation for normal ovarian responders. Int J Gynaecol Obstet，141（3）：327-331.

第十二章
体外受精和胚胎培养

体外胚胎培养技术是通过模仿体内自然受精和胚胎发育的过程和条件，在体外实现卵子受精并获得具有发育潜力胚胎的技术操作。目前临床使用的体外受精方法包括常规体外受精（*in vitro* fertilization，IVF）和卵胞质内单精子注射（intracytoplasmic sperm injection，ICSI），根据胚胎所处的发育阶段不同，分为卵裂期胚胎培养和囊胚培养。

第一节　体外受精和胚胎培养技术的基本原理

一、体外受精

体内受精是一个复杂的生理过程。卵子从卵巢中排出，经输卵管伞端进入壶腹部，并与在生殖道内完成表面成分修饰而实现获能的精子相遇。在运动能力的驱使下，精子穿过卵丘颗粒细胞层，与透明带特异性糖蛋白ZP3结合并附着于透明带上，继而触发顶体反应。随着精子顶体酶的释放和酶解作用，精子开始穿越透明带。当精子穿过透明带进入卵周隙后，精子头部赤道段/顶体后区与卵子质膜发生融合，随后精子进入卵胞质，激活卵子。此时，卵子恢复第二次减数分裂，排出第二极体，并最终形成雌雄原核，完成整个受精过程。在精子进入卵胞质后，卵子发生皮质颗粒胞吐作用，触发皮质反应，引起透明带硬化，阻止多精入卵。IVF技术就是通过模拟体内受精过程，实现体外受精。根据受精的方式，IVF技术包括常规IVF和ICSI两种。

常规IVF适用于精、卵具有自然受精能力，但在体内相遇机会减少或缺失，也可以是不能适时相遇从而导致无法实现受精的人群。IVF操作前需要完成精子的筛选处理，然后将优选的精子加至卵子周围，精、卵通过自然作用完成受精。

在不育症人群中，部分患者因各种原因，精卵缺乏主动结合能力，或精子无法穿入卵胞质，导致受精失败。ICSI技术采用人为选择的方式，利用显微注射针将制动的精子直接注入成熟的卵胞质内，借此克服精子穿入卵子失败的障碍，实现受精。精子制动操作是利用显微注射针或其他方法损伤精子尾部使其失去活动能力，其除了利于后续的显微操作外，更重要的是受损伤的精子鞭毛可以释放卵子激活因子，促进卵胞质发生Ca^{2+}振荡，实现受精。Ca^{2+}振荡是激活卵子、完成受精的关键事件，因此精子制动是ICSI关键的操作步骤之一。在ICSI注射过程中对卵子胞质的抽吸和显微注射针在胞质内的移动均可产生一定幅度的Ca^{2+}振荡，而显微注射过程中带入的外源性Ca^{2+}对Ca^{2+}振荡形成也具有一定的作用。

二、体外培养

由于卵子受精和胚胎早期发育均在输卵管与子宫中完成，因此目前普遍认为这些部位为受精和胚胎发育提供了最好的条件。体外培养的目标是通过模拟女性生殖道的生理环境，提供合适的生长条件，使卵子在体外完成受精并进一步支持胚胎发育，同时通过控制和减少培养过程中不利因素的影响，获得具有发育潜力的胚胎。事实上，由于生殖道的结构和环境条件极其复杂，可以在胚胎发育过程中通过动态精细调节实现发育环境的优化，而目前人工模拟的体外培养模式尚无法完全与之相同。

体外受精和胚胎培养通过合适的培养液支持卵子受精与胚胎发育。在体内不同阶段生殖细胞对营养物质的要求明显不同，尤其是糖类。卵子和早期卵裂期胚胎由于缺乏直接利用葡萄糖的能力，仅可利用乳酸和丙酮酸，因此该阶段培养液中糖类以乳酸和丙酮酸为主。囊胚阶段的细胞已具有直接利用葡萄糖的能力，通过有氧酵解代谢葡萄糖可以为细胞提供生长所需的能量，同时产生的大量糖代谢中间产物可以为细胞生物合成提供原料，因此囊胚培养液中需要补充葡萄糖。各阶段的胚胎利用氨基酸的能力也不相同，非必需氨基酸有利于8细胞前胚胎的发育，而必需氨基酸有利于囊胚内细胞的发育，因此不同阶段胚胎的培养液，其氨基酸的种类也不同。

相对较低的渗透压环境有利于生殖细胞的发育，帮助生殖细胞克服发育阻滞。体外操作过程中可通过多个途径减少渗透压对生殖细胞的影响，如目前使用的商品化培养液一般渗透压为260～270mOsm/kg，培养液在使用阶段通过覆盖培养油减少水分蒸发，缩短在缺乏渗透压保护措施下的暴露时间。

培养箱是用于体外受精和胚胎培养的主要设备，为生殖细胞提供稳定、合适的温湿度和气体环境，一般采用37℃、略偏酸性的培养液条件。然而，目前的任何一种培养箱都不能模拟生殖细胞在体内所处的环境，因为在生理条件下，胚胎在不同的发育阶段所处生殖道环境的pH、温度和氧分压均存在差异，这种生理环境的差异对于生殖细胞的发育是非常重要的。因此培养箱的条件从某种程度上可能对胚胎生长造成一定的伤害。

培养过程中外界不利环境因素对生殖细胞也会造成影响，如放射线、紫外线等短波光线、环境化学污染物等。挥发性有机化合物（volatile organic compound，VOC）是环境中固定存在的多种有机化合物，也是干扰体外胚胎发育的最主要因素之一。由于卵子和胚胎缺乏抵抗VOC影响的生理机制，因此必须采取措施减少生殖细胞生长环境中的VOC浓度，尤其是控制培养箱内的VOC含量。

三、胚胎筛选

胚胎筛选的目的是选取具有良好发育潜力的胚胎进行移植，以期获得更多的妊娠机会，减少对母子的围生期影响，成功生育健康后代。

较长时间以来，在IVF/ICSI-ET治疗周期中选择卵裂期胚胎进行移植是胚胎移植的主要策略。然而在体内卵裂期胚胎处于输卵管中,提前移植进入子宫并不符合生理情况。移植的卵裂期胚胎虽然经过形态学的评估,但较多胚胎仍缺乏进一步发育的能力,因此种植率相对较低。为获得较高的妊娠率,通常选择移植多个卵裂期胚胎,但会导致较高的多胎妊娠率,增加母子风险。

与卵裂期胚胎不同,囊胚已完成母胎基因的转换、胚胎基因的激活,具有更好的发育潜力,因此移植囊胚更符合生理情况,与子宫内膜的发育也更为同步,获得妊娠机会更大。若选择单个优质囊胚进行移植,还可显著减少多胎妊娠的发生。

(徐维海 舒崇医)

第二节 主要仪器设备

由于配子和胚胎极易受所处环境的影响,不利的生长条件易造成胚胎发育潜力降低,因此体外胚胎培养的设备需要具备极好的工作性能和极佳的稳定性,工作状态不佳的设备不能用于卵子和胚胎的操作与培养。

培养箱是体外受精和胚胎培养最常用的设备。培养箱常用的温度为(37.0 ± 0.2)℃。根据是否使用CO_2可分为无CO_2培养箱和CO_2培养箱两种,而CO_2培养箱根据是否控制O_2浓度,又可分为普通的CO_2培养箱和三气培养箱。胚胎培养箱的CO_2浓度根据不同培养液的需要进行设置,通常为5%~6%;对于三气培养箱,还需要通过使用N_2控制O_2浓度至5%左右。

显微镜是IVF/ICSI技术另一种必不可少的观察设备,包括光学显微镜、体视显微镜和倒置显微镜。体视显微镜和倒置显微镜用于生殖细胞的各类操作,要求易于操控,视野清晰,通常配置加热载物台,理论上的设置温度为37.0℃,但由于生殖细胞易受温度变化的影响,通常需要控制工作液温度为37.0℃,因此实际载物台表面的温度会略高些。

显微操作系统是安装于倒置显微镜上用于精密显微操作的设备,主要用于ICSI操作和细胞活检等。安装有显微操作系统的倒置显微镜应置于具有防震功能的平台上,避免显微操作时由环境震动造成的损伤。对于使用油压推进系统的显微操作仪,需要定期更换液压油,避免油品因使用时间过长产生氧化对生殖细胞可能造成的影响。此外,对安装显微注射针的持针器需要定期进行清洁,避免污渍沉积堵塞管路而影响显微操作。

(舒崇医)

第三节 主要试剂

培养液是胚胎生长发育的重要载体,提供卵子受精和胚胎发育所需的能量物质。实验室在开展体外受精和胚胎培养技术前,应建立质量稳定、效果良好的试剂体系,制定明确的质量控制目标，确保获得满意的培养结果。

一、培养液的主要组成

（一）水

培养液中99%以上的成分是水，水的纯度和质量对培养液的影响不言而喻。目前辅助生殖实验室常使用商品化试剂，对单纯水的使用机会较少。若自行配制相关试剂，需要关注水的纯化程度。

（二）无机盐

无机盐是维持培养液晶体渗透压的重要成分，培养液渗透压在260～270mOsm/kg。同时，培养液中的无机盐对胚胎的离子动态平衡起重要作用。

（三）糖类

培养液中的糖类主要为葡萄糖、乳酸和丙酮酸，在序贯胚胎培养体系中，不同培养液中各物质成分的含量存在差异。用于受精和囊胚培养的培养液通常以葡萄糖为主，卵裂期培养液则主要为丙酮酸及乳酸。

培养液的这种糖类成分变化与配子和胚胎的能量代谢特点有关。体内精子以利用果糖为主，而在体外葡萄糖也能有效供应精子生存所需的能量。受精前卵丘-卵母细胞复合体（COC）的颗粒细胞可以利用葡萄糖，将其转化为乳酸，为卵子提供基础能量物质，因此受精培养液通常添加葡萄糖。受精后至卵裂期胚胎发育阶段，合子或胚胎利用丙酮酸和乳酸作为能量物质，因此丙酮酸和乳酸也是卵裂期培养液的主要糖类成分。当卵裂期胚胎致密化形成桑葚胚时对葡萄糖有高度依赖性，由此囊胚培养液又以葡萄糖作为主要碳源。

由于丙酮酸容易分解，在碱性溶液中稳定性较差，因此开瓶后需要限制卵裂期培养液的使用时间。卵裂期培养液中乳酸的含量较高，若添加一定浓度的丙酮酸，形成适当的乳酸和丙酮酸比例，对维持细胞的氧化还原潜力非常重要。值得注意的是，在胚胎培养液中一般不直接添加乳酸，而是添加可代谢为乳酸的乳酸盐，以避免造成溶液pH的降低。

（四）氨基酸

氨基酸具有支持胚胎发育的作用，包括充当能量底物和代谢产物、抗渗透压、抗氧化剂和缓冲剂，并且有助于减轻胚胎培养系统的过氧化水平。通常所有胚胎培养液都应包含特定的氨基酸，在没有氨基酸的培养液中进行短暂培养都会损害胚胎的发育。目前已经明确甘氨酸、牛磺酸和谷氨酰胺是人类胚胎的重要氨基酸，但尚无法确定人类胚胎培养的特定氨基酸的最佳浓度。

在胚胎培养液使用过程中，需要关注氨基酸代谢形成的氨对胚胎的影响，故培养液在培养箱内的储存时间需要加以控制。此外，也可通过添加氨基酸的其他化合物形式避免氨的产生，如使用谷氨酰胺的二肽物质可避免过多氨积累对人类胚胎发育的不利影响，其培养效果优于直接使用谷氨酰胺。

序贯培养液中添加的氨基酸量常参照其在输卵管生理条件下的浓度，8细胞前的胚胎主要消耗谷氨酰胺等非必需氨基酸；而在8细胞后，非必需氨基酸可继续支持囊胚腔的形成和囊胚孵化，此阶段添加必需氨基酸可以刺激内细胞团（ICM）的发育。

（五）抗氧化剂

在培养过程中，除培养液、生殖细胞中本身存在过氧化物之外，精子、卵子及胚胎的生长代谢都可能产生ROS，而ROS产生的过度氧化应激对胚胎的伤害也毋庸置疑，培养液中通常需要添加抗氧化剂减少氧化损伤。常用的抗氧化剂有硫辛酸、丙酮酸、谷胱甘肽等。

（六）酸碱缓冲系统

体外受精技术常使用碳酸盐、HEPES或者MOPS作为其酸碱缓冲体系。碳酸盐缓冲系统需要CO_2维持其对pH的缓冲，常借助CO_2培养箱中进行受精或胚胎培养。HEPES或MOPS缓冲系统可以在无CO_2的环境中保持溶液pH的相对稳定，在取卵或胚胎冷冻、解冻等过程中广泛应用。需要注意的是，含MOPS和HEPES等的溶液不能置于CO_2培养箱中，因为CO_2的存在会降低溶液的pH。

（七）抗生素

抗生素不是培养液所必需的，但胚胎培养液中一般都添加抗生素以防止微生物的生长。目前胚胎培养液中常用的抗生素是庆大霉素，而青霉素-链霉素极少使用，因为在IVF周期中存在的细菌对青霉素-链霉素耐药的比例达91%，并且青霉素-链霉素可能通过破坏胚胎染色质影响基因表达，增加细胞凋亡，对人类胚胎发育存在一定的伤害。庆大霉素在温度和pH变化时较为稳定，对可能污染胚胎培养液的常见细菌具有较强的抑制作用，因此得到广泛的应用。

（八）蛋白质

培养液中添加蛋白质有利于胚胎发育。蛋白质可以提供胚胎生长所需的氮源，并且因蛋白质的表面活性作用，可增加胚胎与外界的接触，更有利于物质交换；此外，蛋白质还是其他物质的良好载体，甚至可以结合重金属元素、毒素，减少对胚胎的影响。蛋白质还具有稳定细胞膜、调节胚胎生长微环境的作用，因此是胚胎培养液不可或缺的成分。然而在蛋白质制备过程中，其他非目标蛋白质、生长因子、激素、防腐剂及稳定剂的存在也可能造成胚胎毒性。因此，培养液中添加的蛋白质通常需要经过优化处理。

临床胚胎培养液中使用的主要蛋白质补充剂包括人血清白蛋白（human serum albumin，HSA）、重组白蛋白，以及含有HSA及α-和β-球蛋白组合的合成血清代用物质（synthetic serum substitute，SSS）等。添加重组白蛋白的培养液其培养效果与添加HSA相当，并可降低不同批次HSA的异质性，易于标准化制备。培养液中常规添加蛋白质浓度为5%的白蛋白或10%的复合蛋白质产品，但对于胚胎培养所需的最佳蛋白质浓度，目前尚不清楚。

二、胚胎培养油

胚胎培养油不是培养液的成分，但在稳定培养液和保护培养环境中有不可替代的作用。覆盖胚胎培养油可以防止培养液水分蒸发，对稳定渗透压至关重要。在胚胎培养时培养液若不进行培养油覆盖或者覆盖不完全，可导致水分蒸发，使培养液渗透压升高，严重影响胚胎发育。尤其是在目前使用日趋广泛的干式培养箱中，对培养液进行培养油覆盖要求极高；但即使在传统的加湿型培养箱中，也应使用足够的油覆盖培养液，以减少水分蒸发带来的影响。此外，培养油还具有阻隔外来物质进入培养液、吸收脂溶性有害物质等多重作用，可减少有害物质对配子和胚胎的伤害。然而，尽管目前使用的覆盖油都经过提炼并进行质量测试，但不同种类、不同批号的胚胎培养油仍可能存在不同程度的污染，这也是引起培养液污染的外来因素之一。目前认为，采用水或培养液清洗培养油是减轻其造成胚胎毒性的一种可行方法。此外，由于贮存过程中存在被氧化可能，培养油需要在低温、避光的条件下保存。

常用的胚胎培养油包括石蜡油和轻质矿物油，采用塑料瓶或玻璃瓶包装。对于油的品种和包装要求，目前尚无共识。但无论使用哪种胚胎培养油，建议在使用前均先经过生物活性安全检测。

三、常用培养液的组成成分和使用酸碱度

不同品牌的培养液设计理念不同，也有各自特定的使用范围，因此在组成成分和使用条件上存在明显不同，应事先了解各试剂的组成和使用要求。下面是目前常用品牌试剂使用的pH要求（表12-1）和组成成分（表12-2）。

表12-1 不同品牌培养液推荐使用条件下的pH

试剂品牌	培养液品种	推荐使用条件下的pH
COOK	FM、CM、BM	7.30～7.50
Vitrolife	G-IVF	7.34～7.36
	G-1、G-2	7.20～7.34
Origio	Universal IVF	7.30～7.40
	ISM1	7.20～7.30
	ISM2	7.35～7.45
	EmbryoAssist	7.20～7.30
	BlastAssist	7.35～7.45
	EmbryoGen	7.20～7.30

续表

试剂品牌	培养液品种	推荐使用条件下的pH
Sage	Quinn's Advantage Fert	7.20～7.40
	Advantage Cleavage	7.10～7.30
	Advantage Blastocyst	7.20～7.40
Irvine	P1	7.27～7.32
	ECM	7.20～7.25
	SSM	7.28～7.32
	MultiBlast	7.30～7.40
	HTF	7.20～7.30

表 12-2　不同品牌培养液的组成成分

	Vitrolife		Cook		Irvine	Origio		Sage	
	G1	G2	SICM	SIBM	CSC	ISM1	BA	QACM	QABM
碳源（mmol/L）									
葡萄糖	0.5	3.4	0.3	3.1	0.5	1	1	0.1	2.8
柠檬酸	0.08	0.08	0	0	0.01	0.02	0	0	0.16
乳酸	10.8	6	1.8	1.8	5.6	3.2	2.4	3.9	3.9
丙酮酸	0.3	0.07	0.36	0.31	0.17	2	0.17	0.52	0.07
乳酸∶丙酮酸	36	86	5	5.9	33	18.5	1.2	7.5	56
必需氨基酸（μmol/L）									
精氨酸	0	360	25	252	281	138	124	0	313
半胱氨酸	0	54	2	32	46	42	38	0	54
组氨酸	0	121	8	86	105	99	54	0	102
异亮氨酸	0	249	17	169	202	147	208	0	209
亮氨酸	0	265	18	182	214	158	217	0	227
赖氨酸	0	260	18	174	223	148	179	0	223
甲硫氨酸	0	63	4	43	53	89	54	0	56
苯丙氨酸	0	125	8	86	106	90	104	0	106
苏氨酸	0	242	18	172	195	81	211	0	210
色氨酸	0	30	2	22	26	100	21	0	28
酪氨酸	0	114	12	114	95	70	91	0	100
缬氨酸	0	256	17	179	215	356	225	0	224
非必需氨基酸（μmol/L）									
丙氨酸	148	151	135	135	62	338	124	0	0
天冬酰胺	126	129	88	84	57	73	104	112	124
天冬氨酸	0	0	81	85	47	6	578	93	104
谷氨酸	0	0	90	87	46	1	102	0	0
谷氨酰胺	0	0	30	26	0	778	0	0	0

续表

	Vitrolife		Cook		Irvine	Origio		Sage	
	G1	G2	SICM	SIBM	CSC	ISM1	BA	QACM	QABM
甘氨酸	135	141	6647	4815	58	1760	701	119	131
脯氨酸	112	113	85	80	48	82	96	93	103
丝氨酸	127	130	92	89	55	96	113	107	123
牛磺酸	131	0	6489	6380	0	296	0	122	120
无机盐（mmol/L）									
钙	1.1	1.1	1.1	1.1	1.9	1.8	1.4	2.2	2.2
磷	0.3	0.3	0.2	0.4	0.2	0.3	1.1	0	0.3
钾	5.8	5.8	4.8	5	2.8	8.4	5.3	4.7	4.9
氯	124	127	122	121	112	116	114	118	113
钠	152	149	140	136	135	131	144	132	132
镁	1.7	1.7	1.5	1.5	0.8	0.9	0.8	1.8	1.8
铁	0	3	11	9	4	9	57	1	2
硒	0	0	3	3	0	4	4	0	0
铝	1	1	1	1	0	5	16	18	21

四、试剂的准备

所有试剂均应根据用途和使用要求进行准备，每种试剂都有推荐的使用方法。通常情况下，用于受精和培养的试剂应在37℃、含5%～6%CO_2培养箱中过夜平衡；而用于清洗和平衡的培养液，由于含有MOPS或HEPES等缓冲体系，不能置于CO_2环境，仅需在37℃的培养箱中过夜平衡。严格意义上讲，培养液在使用过程中均需要用胚胎培养油完全覆盖，以减少渗透压的波动。

用于显微操作的透明质酸酶和精子制动液，一般置于无CO_2的37℃环境中平衡。透明质酸酶工作液浓度通常是80IU/L，多数市售的为即用型试剂，但也有一些产品需要临时配制成合适的浓度，因此需预先检查透明质酸酶的使用要求，避免高浓度的酶对卵子产生影响或酶浓度过低造成消化困难。

用于ICSI的商品化精子制动液有多种浓度，使用低浓度精子制动液时精子游动速度快，切割后容易黏滞于培养皿底部和显微注射针内，操作难度相对较大；高浓度的精子制动液减慢精子运动的作用更加明显，容易进行制动，但较高的试剂浓度对胚胎发育的潜在影响需要考虑。

试剂准备需要注意一些细节问题。首先配制过程中应避免试剂污染，因此一般在配制前需要清洁手部和工作台面，并于层流环境或超净工作台内进行，严格执行无菌操作。在试剂使用过程中均需要检查使用有效期，过期试剂不能使用，同时需要注意每瓶试剂开启后的使用期限，在使用过程中若溶液中出现沉淀则不能使用。试剂在使用前应充分混匀，避免蒸发的水分形成水滴附着于容器壁上影响溶液渗透压。完成配制后应立即对试剂覆盖培养油，减少水分蒸发。

（吴丽梅）

第四节　精子优化处理

精子处理是通过技术手段筛除杂质和不良精子，获得适用于授精精子的一系列操作，精子处理时应避免人为因素造成的损害。

一、精子优化方法的选择

精子优化应根据精液的特征如精液来源、体积、黏度，精子数量、活动力及受精方案等选择合适的方法。精液优化的核心是提高精子的回收率，减少精子的损伤，以利于后续胚胎的发育，常用精子样本的处理方法见表12-3。

表12-3　精液处理的常用方法选择

精液性质	处理方法
正常精液	密度梯度离心法
高黏度精液	（松散、稀释后+）密度梯度离心法
活动精子＜10%	原则上采用密度梯度离心法
精子密度＜5×10^6/mL	原则上采用直接离心法
偶见精子	直接离心法
附睾、睾丸来源精子	直接离心法
冷冻精液	参考新鲜精液的标准
逆行精子	清洗+密度梯度离心法或直接离心法

二、精液的处理

（一）密度梯度离心法和精子上游法

密度梯度离心法和精子上游法参照"人工授精技术"章节中的精液处理流程。

（二）直接离心法

（1）以夫妇双方姓名和病历号标记尖底试管。

（2）将精液与培养液以1∶2的比例加入离心管中混匀。

（3）如样本为经手术方法获得的睾丸组织，先按下列步骤操作。

1）将睾丸组织经缓冲操作液清洗后，置于平底培养皿中，在体视显微镜下用注射器针头等锐器对睾丸组织进行切割、撕裂。

2）于倒置显微镜下观察是否有精子及其活动力情况，并评估数量是否可以满足后续受精需要。一般情况下，穿刺组织获得的精子活动力较为微弱甚至无活力。

3）将培养皿置于无CO_2、32℃培养箱内培养2h。

4）将所有液体吸入尖底试管中。

（4）300g×5min离心2次，中间更换培养液。

（5）用培养液重悬含精子的沉淀。

（6）于显微镜下再次检查处理后沉淀中精子的浓度和活力。

（7）将重悬的组织液置于37℃培养箱内待用。

（三）逆行射精精子的处理

（1）收集精液前一天，在男科医生指导下准备尿液碱化。

（2）取精前清洁外生殖器并排尿，膀胱内保留少量尿液。

（3）用自慰法排精。

（4）立即排尿，将尿液收集在干燥无菌、已标记的取精杯中。

（5）以夫妇双方姓名和病历号标记离心管。

（6）将尿液和培养液按1∶1比例加入离心管，立即以300g离心10min，收集沉淀。

（7）弃去上清液，在沉淀中加入培养液，立即以300g离心5min。

（8）弃去上清液，观察沉淀中精子的情况。

（9）根据精子情况，选择密度梯度离心法或直接洗涤法进一步处理。

（四）注意事项

（1）任何标本处理均需要双人核对，处理过程中严格执行"一人一台面"制度。

（2）精液处理试管上应同时标明治疗夫妇姓名和病历号，严禁潦草书写。

（3）取自睾丸组织的精子往往缺乏动力，部分经过一段时间的培养可以出现一定的活动力。对于培养后仍然缺乏活动力的精子，可采用低渗肿胀（hypotonic swelling，HOS）试验，或加入磷酸二酯酶抑制剂后选择合适的精子用于授精。

1）低渗肿胀试验：配制低渗肿胀液（将0.735g枸橼酸钠、1.351g L-果糖溶解于200mL胚胎培养用水中），将低渗肿胀液和精子标本液按10∶1的比例置于37℃培养5min，选择尾部肿胀的精子作为存活精子用于授精。

2）磷酸二酯酶抑制剂：通过提高细胞内cAMP浓度激发精子活力。将睾丸组织悬液加入已预温的3.6mmol/L己酮可可碱溶液中，于显微镜下选择活动精子用于ICSI。

（金　珍）

第五节　卵丘-卵母细胞复合体的获取

一、操作前的准备

（一）设备

1. IVF工作站　操作台面预先加温至37℃，有条件者准备桌面培养箱，可以更好地保持培养皿的温度。

2. 体视显微镜 要求台面和物镜镜头之间有足够的操作空间，操作台面预先加温至37℃。

3. 培养箱准备 见前文。

4. 恒温试管架 预先加温，用于保持装载卵泡液试管的温度。

（二）材料

（1）巴氏吸管。

（2）无井培养皿和有中央井培养皿（以下简称井皿）。

（三）试剂的准备

1. 缓冲液冲洗皿 标记培养皿，将含MOPS或HEPES的缓冲操作液置于井皿中，若选择60mm的井皿，在培养皿外圈放4mL，内圈放1mL，迅速用胚胎培养油覆盖内、外圈液体（图12-1）。在无CO_2、37℃培养箱中过夜平衡。

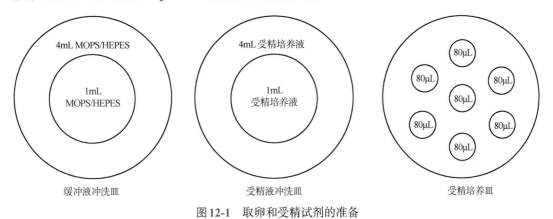

图12-1 取卵和受精试剂的准备

2. 受精液冲洗皿 标记培养皿，将受精培养液置于井皿中，若选择60mm的井皿，在培皿外圈放4mL，内圈放1mL，用胚胎培养油覆盖内、外圈液体。在5%～6%CO_2、5%O_2、37℃培养箱中过夜平衡。

3. 受精培养皿 以患者姓名和病历号标记培养皿，用受精培养液制作微滴，每滴80μL，使用矿物油充分覆盖。要求在5%～6%CO_2、5%O_2、37℃培养箱中过夜平衡。

二、操作步骤

（1）确认各仪器设备处于良好的工作状态。

（2）取卵前与患者、手术人员认真核对患者姓名、病历号等信息。

（3）取出装有缓冲操作液的井皿放至取卵台桌面培养箱中，用于收集和冲洗COC。

（4）将负压穿刺获取的卵泡液，迅速传递至实验室并倒入取卵平皿，在体视显微镜下快速寻找COC。

（5）将发现的COC转移至缓冲操作液井皿的外圈中彻底清洗后转入中心井，必要时去除过多的颗粒细胞和附着于COC上的血性物质。

（6）对于存在卵泡液颜色异常者，所获COC单独放置。

（7）由另一人及时完成复检，避免卵子漏捡。

（8）完成COC分级并记录，对不同级别COC尽量分开培养。

（9）将COC转入受精液冲洗皿中漂洗2～3次，双人核对后迅速转移至受精培养皿，置于37℃、5%～6%CO$_2$、5%O$_2$的培养箱内培养。

（10）对于卵子数量较多者，可以将COC分装入多个培养皿中，以缩短在培养箱外操作时间，减少对卵子发育的影响。

（11）及时清理操作台面，以便于其他实验操作。

三、COC的结构特点和分级

（一）结构组成

COC主要由卵丘颗粒细胞、卵子和以糖蛋白为主的基质组成。卵泡发育过程中COC的形态变化巨大，表现为卵丘颗粒细胞随卵泡发育增多，并且在卵泡成熟阶段，卵丘颗粒细胞合成大量的透明质酸，使COC变得松散和膨大，最后在透明质酸酶的作用下，卵丘基质被分解，颗粒细胞脱离。因此通过观察形态结构变化可以了解COC的成熟情况。

（二）分级

主要根据卵丘颗粒细胞的数量、颜色、折光性、致密度等指标对COC进行等级评分，合适的条件下，也能观察到卵子的极体，为COC成熟度判断提供依据。

Wolf等将人类的COC分为四级。

1级：卵子呈深色，放射冠完全没有分散开，只有1～3层，颗粒细胞紧密排列在一起，颜色偏深或颗粒细胞团很小。

2级：卵子外观颜色变浅，放射冠呈现不同程度的分散，颗粒细胞排列变稀松，颜色变浅。

3级：卵子外观颜色变得很浅，形状为规则的圆形，放射冠呈完全分散状，颗粒细胞团通常较大，排列稀松，颜色很浅。

4级：颗粒细胞颜色变深，放射冠分散，但外层的颗粒细胞团很小或消失。

（三）临床意义

在卵泡发育过程中，卵丘颗粒细胞与卵子通过旁分泌和缝隙连接实现双向调节，颗粒细胞接受外源性激素调节，为卵子提供能量，并促进卵子的发育成熟，卵子分泌的BMP-15和GDF-9调节颗粒细胞功能。COC的形态结构与卵子成熟度存在一定的关系，卵丘颗粒细胞结构致密的COC卵子成熟度差，颗粒细胞凋亡的COC卵子发育潜力受限，成熟度较好的COC获得成熟卵子的概率较大。对于COC评级的临床意义，一般认为可将其作为判断卵子成熟状态的预测指标，但不能用于预测受精率和胚胎发育结果。

（四）注意事项

（1）温度对卵子影响大，长时间置于低温或高温环境中均容易造成减数分裂纺锤体解聚及功能紊乱，因此操作过程中应减少将COC置于不良温度环境的机会。

（2）COC回收操作过程必须熟练，避免COC长时间暴露于卵泡液中造成渗透压改变，影响受精和胚胎发育。

（3）在将COC置入培养箱前，需要对COC进行彻底清洗，以去除体外缓冲液，避免受精培养液pH改变造成的影响。

（4）光照可能增加培养环境ROS的浓度，因此获取COC的操作过程应降低光照强度。

（舒崇医）

第六节　常规体外受精操作

一、操作步骤（微滴培养）

（1）卵子收集后2～6h授精，原则上控制在扳机后38～40h完成。

（2）确认操作台面温度预热至37.0℃。

（3）从培养箱中取出装有精子的试管，双人核对患者姓名、病历号是否正确。

（4）授精前再次检查精子的活动情况。

（5）从培养箱中取出放有COC的受精培养皿，置于37.0℃的操作台面上。

（6）用微量移液器准确吸取适量精液，缓缓加入含COC的微滴中，加入精子的数量控制在每个COC加2000条活动精子。

（7）在倒置显微镜下观察每个放置COC的微滴中加入精子的情况，并确认是否存在遗漏的授精微滴。

（8）将培养皿放回37℃、5%～6%CO_2、5%O_2的培养箱内继续培养。

（9）记录授精操作人员和核对人员信息，并准确记录授精时间。

二、注意事项

（1）需要在授精前检查精子的活动情况，对于出现精子活动力下降明显者，应考虑改行ICSI授精，避免出现受精失败等不良结果。

（2）控制授精的精子量。目前对于每个COC加入精子数量没有明确的标准，其范围在2000～20 000条，因此应根据自身的操作程序定义加入精子数量。若精子量过少，可造成COC松散困难，影响操作和受精结果；精子加入过多，可能增加多精受精的机会，精子产生的代谢产物增加还会影响培养液质量，对胚胎发育产生不利影响。

（张　琳）

第七节 卵胞质内单精子注射

一、操作前的准备

（一）主要仪器设备

（1）倒置显微镜和显微操作系统（置于防震台上）：显微镜加热台温度为37℃。

（2）体视显微镜：操作台面预先加温至37℃。

（二）实验材料

（1）巴氏吸管：用于转移配子。

（2）剥卵针：根据卵子大小选择合适的内径。

（3）显微注射针和持卵针：使用前需根据显微操作系统的设置选择不同角度的产品。

（三）主要试剂

（1）试剂包括缓冲操作液、受精培养液、80U/mL的透明质酸酶、精子制动液。

（2）ICSI皿准备

1）标记ICSI皿。

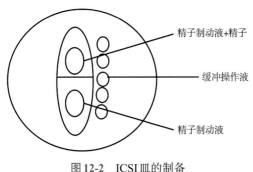

图12-2　ICSI皿的制备

2）在ICSI皿中心分开平摊5μL精子制动液两滴，一滴用于平衡和清洗注射针，另一滴用于精子制动。在ICSI滴周围，制作若干滴5μL含缓冲操作液的微滴，迅速覆上矿物油，制备方法见图12-2。所有液滴尽可能靠近皿的中央，精子制动液和注射微滴尽可能靠近，便于显微操作。

3）将培养皿放置于37℃、无CO_2培养箱内平衡至少30min方可使用。

（3）酶消化皿的准备（四孔板操作）

1）标记用于酶消化的四孔板。

2）在1号孔加入80U/mL的透明质酸酶0.5mL，在其余三孔加入缓冲操作液0.5mL，迅速覆上矿物油。

3）将培养皿放置在37℃、无CO_2培养箱内平衡至少30min方可使用。

二、操作步骤

（一）卵子的裸化

（1）双人核对需要行ICSI操作的患者姓名和病历号。

（2）吸取3～5枚COC用透明质酸酶溶液快速消化（时间控制在1min之内），其间用适当直径的吸管轻柔吹打，并尽快转移至缓冲操作液中。

（3）用缓冲操作液充分冲洗消化后的COC，尽量去除透明质酸酶的影响。用合适的剥卵针去除卵丘颗粒细胞和放射冠，尽可能去除外层颗粒细胞，但应减少吸管吹打次数。

（4）将完成裸化的卵转移至受精培养液，置于37℃、5%～6%CO_2、5%O_2的培养箱中平衡30min以上备行ICSI。

（二）显微注射针的装备及调试

（1）开启倒置显微镜和显微操作系统的电源，恢复仪器至初始状态。

（2）对于液压型显微注射系统，用干净的矿物油冲洗ICSI液压系统，并排出液流管路中所有的气泡和杂质。

（3）低倍镜下，根据显微操作系统注射针和固定针注射器的位置，分别安装注射针和固定针，将注射针和固定针在持针器上固定后，分别缓慢移动至视野中间，粗略调整注射针和固定针呈水平位置。

（4）20×物镜下，精细调节注射针与固定针基本处于同一平面。

（5）分别在10×、20×物镜下多方向移动操作针，确保操作针在操作范围内，同时也检验操作系统的操控性能。

（6）将ICSI操作皿置于加热台面，下降注射针，吸取制动液以平衡。

（7）将固定针与注射针都调入视野，将注射针移入含精子的制动液滴试行制动，调整至最佳制动状态备行ICSI。

（三）ICSI步骤

（1）核对需行ICSI患者的信息。

（2）将经双人核对的精子加入精子制动液中。

（3）吸取3～4枚已裸化的卵子，转移至已平衡的ICSI操作皿的缓冲操作液微滴中。

（4）缓慢下降注射针，在20×物镜下，选择活动力好、外观形态较佳的精子，用注射针在精子尾部前1/3～1/2处进行切割制动（图12-3），注意操作应轻柔，并避免损伤精子的中段。对于制动操作不顺利的精子，不宜反复进行制动，可重新选择其他精子进行操作。

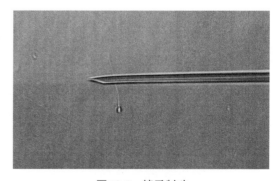

图12-3　精子制动

（5）将制动的精子从尾部吸入注射针，反复吹吸2次确保精子在ICSI针内运行顺畅，然后将精子吸至显微注射针一定高度位置，并保持油压稳定，抬高ICSI针，移至含卵子的微滴。

（6）将固定针降至显微注射微滴中，使其与卵子处于同一聚焦水平。

（7）缓慢降低ICSI针至放置卵子的注射微滴中，轻柔拨动卵子，并调节固定针固定卵

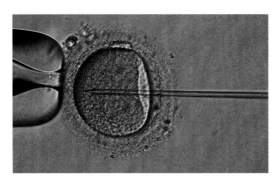

图12-4 显微注射

子，使极体处于6点或12点钟位置，并保证注射部位无颗粒细胞等的阻挡。

（8）在40×物镜视野下，调节注射针至与卵子同一平面，将精子缓缓推至针尖，在3点钟位置快速刺入卵子（图12-4）。

（9）轻轻地回吸卵胞质，确定卵膜破裂后，将精子缓缓注入卵子，注意尽量减少注入精子制动液。缓缓将注射针退出，避免将胞质带出。完成撤针后，加压固定针松开卵子。

（10）将穿刺针移至干净的精子制动液中，反复吹吸清洗数次，洗净前次操作可能遗留的卵胞质，减少对下次注射卵子的影响。

（11）继续对其他卵子完成显微注射操作。

（12）注射后卵子在受精培养液中清洗数次，转入受精培养皿中孵育。

（13）关闭油路阀门，撤去注射针和固定针。

（14）完成记录。详细记录配子的情况、注射时极体所处位置、回吸破膜情况等。

三、卵子的结构和分级

在ICSI周期中需要细致观察卵子的形态和成熟度，以决定该卵子是否可进行ICSI操作。

（一）卵子的形态特点和分级

理想的卵子是大小合适、被均匀的透明带包围、卵周隙宽度合理、极体完整，并且胞质均匀、半透明、无异常结构的具有极性的球形结构。成熟的卵子包括细胞核和细胞质的成熟，但在IVF技术中两者常存在成熟不同步。

卵子的形态判断指标包括卵子的大小和形态，透明带的结构和颜色，极体的大小、数量和完整性，卵周隙的宽度和内容物，卵胞质的质感和异常结构等。卵子的成熟度是IVF技术最关注的指标，分为四级。

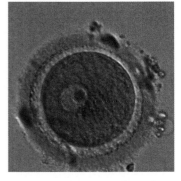

图12-5 GV卵

GV卵：有明显的生殖泡，无极体（图12-5）。

MⅠ卵：无核，无极体（图12-6）。

MⅡ卵：无核，一个极体（图12-7）。

闭锁或退化卵：卵胞质固缩、出现空泡，呈退化样（图12-8）。

（二）第一极体

1. 正常第一极体的形态 呈圆形或卵圆形，表面光滑，结构完整、大小适中。

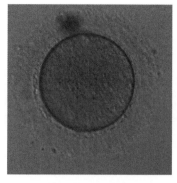

图 12-6 M I 卵

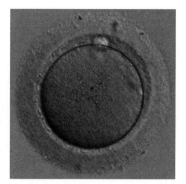

图 12-7 M II 卵

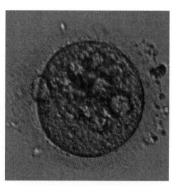

图 12-8 退化卵

2. 极体评分 极体的形态判断指标包括极体大小、数量和完整性，极体分为四级。

Ⅰ级极体：圆形或卵圆形，表面光滑、完整（图 12-9）。

Ⅱ级极体：圆形或卵圆形，表面粗糙（图 12-10）。

Ⅲ级极体：碎裂（图 12-11）。

Ⅳ级极体：大极体（图 12-12）。

卵子的极体大小差异很大，对于"大极体"，往往在体积远大于正常时才会被关注。然而，由于大极体的卵子存在较高的非整倍性风险，因此不宜对其施行 ICSI。

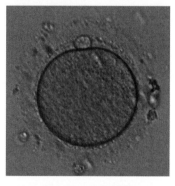

图 12-9 Ⅰ级极体

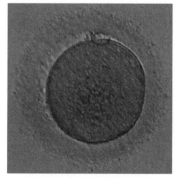

图 12-10 Ⅱ级极体

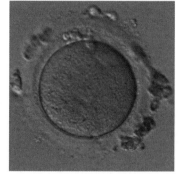

图 12-11 Ⅲ级极体

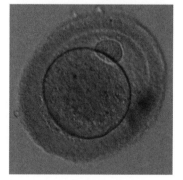

图 12-12 Ⅳ级极体

（三）透明带

正常的透明带为环绕在卵子外侧的匀称、具有一定折光性的毛糙结构，在维持卵子正常形态、实现受精、保护卵子和胚胎等方面具有重要作用。

（四）卵周隙

卵周隙是透明带和卵子之间的间隙。正常的卵周隙要求宽度合适，无异常物质存在。目前认为卵周隙中存在杂质是异常现象，但没有足够的证据支持这种物质与胚胎发育和妊娠预后存在关联。然而卵周隙过大且出现异常结构时，也需要对这些卵子的潜在风险予以关注。

（五）卵胞质

正常的卵胞质呈均质，但具有一定颗粒感，非均质卵胞质生物学意义至今未明，可能是卵子之间的差异性表现，并不具有明确的临床意义。胞质的颗粒分为两种，一种是细胞器的聚集，可通过特殊的显微镜观察到；另一种是细胞质"颗粒"，其性质并不明确，但与后期胚胎的种植能力降低相关。

（六）卵子的异常结构

1. SERa 可改变细胞内钙水平，影响细胞代谢活动，并改变表观遗传模式。2011年的Istanbul共识强烈建议对于存在SERa的卵子不进行授精和胚胎移植。

2. 空泡（vacuole） 一般认为，直径5~10μm的小液泡不会产生生物学后果，而大液泡与受精失败有关。受精后的卵子中存在的空泡，可干扰卵裂过程，并最终降低囊胚形成率。

四、注意事项

（1）在卵子裸化时，对COC进行酶消化时间应尽可能短，以减少酶可能对卵子的影响。

（2）剥卵针大小应合适，以提高处理效率并减少对卵子的损伤。

（3）每次装载卵子后进行显微注射操作的时限一般要求小于5min，以避免体外暴露时间过长对卵子造成的影响。

（4）制动时精子尾部损伤必须明确。

（5）不成熟的卵子不能用于ICSI操作。

（6）严重形态结构异常的卵子不行ICSI。

（7）对于存在SERa的卵子所形成胚胎的使用去向，Istanbul共识认为该种卵子存在风险，应避免使用。

（8）尽可能降低操作时的光照强度。

（9）台面震动时禁止进行显微注射操作。

（张 琳 徐 阳）

第八节 体外培养结果观察

一、生殖细胞发育的观察节点

形态评估是目前用于评价COC、卵子、受精卵、胚胎和囊胚质量的最简单、最有效的手段，通过对上述目标物的观察评分，判断其发育潜力，也可以选择优质的配子和胚胎进行利用；在某些病例中，形态学结果也可为不育症诊断提供依据。

人类卵子从受精、卵裂到形成囊胚，是一个不断变化的动态过程。因此在对各阶段胚胎评分时，需要选择合适的时机，使结果具有可比性。人类胚胎发育和观察的各关键时间点见表12-4。

表12-4 IVF技术授精和各胚胎发育阶段的观察时间点

观察项目	授精后时间（h）	发育阶段
卵子激活	2～6	第二极体排出
受精检查	17±1	原核阶段
原核融合	23±1	50%原核融合（20%发育至2细胞）
早卵裂（IVF）	28±1	2细胞
早卵裂（ICSI）	26±1	2细胞
D2评估	44±1	4细胞至5细胞
D3评估	68±1	8细胞至9细胞
D4评估	92±1	桑葚胚
D5评估	116±2	囊胚

二、受精结果观察

（一）操作前的准备

1. 仪器

（1）体视显微镜（带加热台），预先将加热台温度稳定至37℃。

（2）倒置显微镜（带加热台），预先将加热台温度稳定至37℃。

2. 材料 剥卵针（根据卵子大小选择不同直径）。

3. 试剂 预先在37℃、5%～6%CO_2、5%O_2的培养箱内完成卵裂培养液平衡。

（二）操作步骤

IVF周期受精结果受多种因素影响，治疗周期中有3%～10%的周期发生低受精或完全受精失败，造成患者经济损失和精神压力，也给生殖实验室造成较大的困扰。通过受精后早期第二极体的评估，有助于发现大部分受精失败风险的周期，通过早期补救ICSI使这部分周期保留进一步治疗的机会。

1. 早期第二极体的评估 当精子进入成熟的卵子后，后者会排出第二极体完成第二次减数分裂。一般情况下，常规IVF周期在加入精子2～6h后，会有一定数量的卵子卵周隙中出现第二极体，其可以作为判断是否可能受精的早期指标。若至授精后6h第二极体仍未排出或排出比例较少，可能预示受精失败或低受精的风险较大。因此早期第二极体排出的比例作为行早期ICSI补救的依据。

（1）授精后3.5h，从培养箱中取出受精培养皿，置于体视显微镜下。

（2）观察COC外层颗粒细胞的散落程度。

（3）对散落充分的COC，可使用140μm的剥卵针脱除颗粒细胞；对散落不充分的COC，需使用150μm剥卵针脱除。

（4）对于颗粒细胞松散程度较差者，可轻微晃动培养皿，辅助颗粒细胞松散甚至发生脱落；对于颗粒细胞松散程度极差者，可选择过夜培养后直接观察受精结果。

（5）小心地脱除颗粒细胞，若发现卵子可能被严重挤压，应立即停止操作，选择口径更大的剥卵针脱除颗粒细胞。

（6）对已剥除颗粒细胞的卵子，置于倒置显微镜下观察第二极体的排出情况。

（7）结果判断和应对措施

对于第二极体排出率＞30%者，可认为发生低受精风险较小。

成熟卵子第二极体排出率＜30%时，可每过0.5h观察一次。至6h第二极体排出率仍＜30%者，应考虑行补救ICSI。

1）部分卵子可能出现极体碎裂，严重影响第二极体的判断。对于这类卵子，可以通过动态观察，即比较前后两次观察中极体的差异，判断第二极体的排出率。

2）出现多个极体（＞3个）的卵子，可以认为卵子存在异常，不进行进一步处理。

2.受精结果观察

（1）授精后16～18h进行受精结果观察。

（2）从培养箱中取出受精培养皿，根据COC的大小，选择合适口径的剥卵针。

（3）在体视显微镜下迅速找到卵子，用预先准备好的剥卵针小心吹吸卵子，尽量去除卵丘颗粒细胞。

（4）双人核对患者姓名后，将卵子转移至提前准备并完成平衡的卵裂培养液中。

（5）在倒置显微镜下观察卵子的受精情况，包括原核数量，并对正常受精的原核（2PN）进行评分；对卵子的透明带、颜色、形状、是否有胞质空泡等异常进行描述；观察极体的数量及形状等。对于胞质内存在SERa的受精卵，需要严格标注，原则上不用于后期的胚胎移植（Istanbul共识）。

（6）将异常受精的卵子从培养皿中移除，避免与受精正常卵子混淆后造成胚胎挑选错误。

（7）将观察后的培养皿放入培养箱中继续培养。

（8）ICSI授精者直接将卵子转移至卵裂培养液后进行受精观察。

（三）原核的判断标准

原核的判断标准参见"异常受精和胚胎发育不良"章节。

（四）注意事项

（1）观察一定要细致，严格记录卵子中所见的异常情况，如3PN、1PN等原核数量异常，以及胞质中的SERa、异常的极体等。

（2）应选择内径合适的剥卵针脱除颗粒细胞。内径过大，颗粒细胞不易脱除，影响原核观察；内径过小，可对卵子造成挤压，影响后期发育，严重者可出现卵子破裂。

（3）根据极体排出时间决定ICSI补救的操作，应减少判断错误造成的失误补救。

（4）第二极体释放时间：第二极体的释放率随培养时间延长而增加，授精后4h的释放率为49.5%，6h为84.4%，到8h达到能受精卵子数的98.2%。

三、卵裂期胚胎培养和观察

（一）操作前准备

倒置显微镜（带加热台）：预先将加热台温度稳定至37℃。

（二）操作步骤

（1）将卵裂培养皿取出。

（2）分别于取卵后43～45h（D2）、67～69h（D3）对卵裂期胚胎进行评级并详细记录。

（3）注意分析胚胎的发育速率，若发现阶段性发育异常，需及时分析原因，并采取相应措施。

（4）对发育异常的分析：如同期胚胎发生相同情况，首要分析培养液、蛋白质、覆盖油及气体等情况。如为单培养箱事件，重点考虑培养箱的工作状态。

（5）仔细观察培养液是否污染。如遇污染，需及时采取应对措施。处理流程详见本章关于胚胎培养液微生物污染部分。

（三）卵裂期胚胎发育的特点

1. 形态特点和分级 胚胎的形态判断指标包括卵裂球数、卵裂球匀称性、胞质颜色和质地、碎片比例和分布、多核现象及是否存在其他异常结构等。胚胎的等级是预测囊胚形成及妊娠的有效指标，是对胚胎进行移植和冷冻的重要参考指标。理想的卵裂期胚胎为卵裂球数量与胚龄相符，各卵裂球大小均匀，排列紧凑，细胞质均匀、有折光度，碎片少。形态学评分可以有效对胚胎进行等级区分。

ASEBIR的胚胎分级方法参见"异常受精和胚胎发育不良"章节。

2. 胚胎评分的注意事项 对卵裂期胚胎的观察需要考虑受精方案，因为ICSI技术绕过了卵子受精中几个耗时的过程，发育时间提前。另外，使用不同的培养液会造成胚胎发育速率的差异，因此在对胚胎进行分级时，也应考虑相关因素的影响。

对于受精卵发生早期卵裂的价值，目前认为原核的早期融合和受精卵的早期分裂时间具有一定的临床指导意义。受精后早期卵裂是反映卵子成熟的客观指标，并可预测胚胎的质量和种植率。早期分裂的胚胎染色体错误发生率更低。但是在受精后20h之前过早卵裂的胚胎预后较差。早期卵裂中有直接分裂成3个或更多细胞的现象，出现这种情况的胚胎常与染色体异常有关。

四、囊胚培养和观察

（一）囊胚培养（微滴法）

（1）囊胚培养皿的准备：用囊胚培养液制作6个微滴，每滴70μL，用矿物油覆盖，置于37℃、5%～6%CO_2、5%O_2的培养箱中过夜平衡。

（2）将D3胚胎转移至培养液中，置于37℃、5%～6%CO_2、5%O_2的培养箱中集合培养。

（3）培养2天后，在倒置显微镜下观察囊胚形成情况，并根据Gardner标准对其进行评级，将发育至3CC以上的囊胚用于移植或冷冻，剩余胚胎继续培养至D6，并按D5的标准进行囊胚处理。

（二）囊胚的评分标准

囊胚评级主要依据胚龄、囊胚的扩张程度、ICM、TE和孵出情况进行描述，并且对观察过程中所见的异常，如空泡、细胞退化样变等进行详细描述。囊胚的Gardner评分标准参见"受精和胚胎发育不良"章节。

（三）囊胚的质量的判断

1. 胚胎的使用原则　D5以3CC以上的囊胚作为可利用标准，发育缓慢者继续培养至D6；D6以3CC级以上囊胚作为可利用标准。

2. 优质囊胚的判定标准

D5：扩张度3期以上，ICM评级B级以上，TE评级B级以上的囊胚。

D6：扩张度4期以上，ICM评级B级以上，TE评级B级以上的囊胚。

（四）临床应用

与胚胎相比，移植囊胚后可以获得更高的种植率。选择单个优质囊胚进行移植，可以获得较为满意的临床妊娠结果，也可以有效控制多胎妊娠的发生。

尽管胚胎经培养形成囊胚后染色体异常的概率较小，但囊胚培养并非筛除染色体异常胚胎的手段，因为大多数嵌合体囊胚具有较好的形态，目前已知的全部胚胎非整倍体形式在囊胚中均有发现。

（李施施）

第九节　体外培养过程中特殊情况的应对策略

体外受精和胚胎培养过程中可出现受精失败、卵子退化等情况，均可降低胚胎培养的效率。有些因素是可以通过设置预案避免的，有些因素可通过技术手段减轻损害程度，实验室需要制订应对措施，及早进行分析和干预，减少不良结局的发生。

一、ICSI后卵子退化

ICSI对卵子最严重的伤害是造成卵子退化，使获得胚胎的概率下降，因此卵子退化现象备受胚胎实验室重视。造成卵子退化的因素很多，不同患者、不同实验室操作人员、不同的精子来源出现卵子退化的比例不同。

人卵膜通过肌动蛋白-微管蛋白形成细胞骨架保持其完整，卵膜的完整性在维持细胞稳态、降低外界有害成分等方面具有重要的作用。ICSI作为一种对卵子有创的操作技术，通过显微注射造成质膜破裂，若在完成显微注射后不能及时封闭卵子穿刺破裂口，可致细胞内、外物质的流动。流出的胞质可导致细胞直接退化，另外，外界培养基中高浓度的钠和钙离子流入胞质可对卵子造成伤害。

（一）脱颗粒细胞阶段的影响

1. 原因 在消化颗粒细胞阶段，所用的透明质酸酶浓度应合理，并且透明质酸酶与卵子接触的时间应尽可能缩短。在完成消化后，应立即将卵子从酶溶液中移出并进行充分洗涤，以确保去除透明质酸酶的持续影响。透明质酸酶不造成卵子的直接退化，但在酶溶液中暴露时间过久和使用过高浓度的酶可通过影响卵子质量导致后期卵子失活和胚胎发育潜力下降。在脱除颗粒细胞时，需要根据COC和卵子的大小选择合适内径的吸管，避免管径太小造成卵子挤压损伤，尤其是卵子细胞骨架的损伤。脱除颗粒细胞时的台面温度也可能造成卵子受损，因此需要对操作平台的温度进行定期校准。

2. 对策

（1）透明质酸酶的浓度一定要合适，避免使用高浓度的透明质酸酶。

（2）缩短消化时间，及时脱离酶的作用。

（3）选择合适口径的吸管，避免过细的内径挤压卵子。在操作上，可以选择阶梯式内径的吸管剥除颗粒细胞，有利于保护卵子免遭机械挤压伤害。

（4）确保操作平台温度合适，以及体外操作液具有维持pH和渗透压能力。

（二）卵子的性质

1. 原因 不同患者之间卵子的质量存在差异，同一患者每个卵子的质量、形状、透明带的厚度和规则性、卵周隙大小、第一极体和胞质等也有差异，因此对于不同个体、同一个体的每一个卵子，在进行显微注射时产生退化的概率也存在差异。一些质膜缺乏弹性的卵，往往退化率较高。另外，过厚的透明带及卵质膜韧性过大均可能造成破膜困难，或回吸胞质负压过大，导致大量胞质吸入显微注射针，出现高比例的卵子退化。

2. 对策

（1）高脆性膜的卵子行ICSI时，动作要更加轻柔，持卵针压力要舒缓。

（2）透明带韧性大的卵子，可以借助激光辅助手段破膜后行ICSI，缓解退化压力。方法是使用激光在透明带上打孔后，再沿孔形成的空隙穿入显微注射针。

（三）显微注射针和持卵针

1. 显微注射针 显微注射针口直径与ICSI后卵子的存活相关，较小口径的注射针管可减少对卵子的影响，降低卵子退化率，而注射针直径过大可能会加大对卵子的损伤，增加卵子退化的可能性。

显微注射针的针尖要相对尖锐，便于顺利穿过透明带，减少穿入过程中卵子过多扭曲，但又不能过分尖锐。过分锐利的针尖容易造成卵膜的额外损伤，极易导致卵胞质立即泄漏。经典的显微注射针头部略带"鹰钩"样角度，可以缓冲破膜过程中过度锐利造成的退化损伤。

2. 持卵针　持卵针选择也非常重要，开口直径必须具有足够的大小，以确保整个ICSI过程中的卵子都能固定，避免卵子从持卵针上脱落造成操作困难而影响卵子存活。

3. 对策

（1）根据精子头部大小决定显微注射针直径，尤其应控制显微注射针的外径。

（2）选择针尖略带角度的显微注射针。

（3）选择口径合适的持卵针，保证卵子得到较好的固定。

（四）视野的清晰度

清晰的操作视野可以更清楚地观察到注射针针尖、卵膜和胞质的空间位置及操作过程，有利于精准操作；而模糊的视野或立体感不强的光学系统容易导致聚焦不准、进针定位偏差，使卵子损坏机会增加。因此，用于显微注射的倒置显微镜需要采用专业的光学显微系统，如霍夫曼系统、DIC系统等确保观察效果。

（五）人员因素

不同的操作人员造成的卵子退化率也存在不同。尽管进行ICSI操作的技术人员都接受过系统的显微注射操作培训，但结果的个体差异很大，这主要与操作细节的把控程度有关。

ICSI注射后卵子退化率是实验室运行质量考核的关键绩效指标（key performance-indicator，KPI）项目，是评价实验室运行和个人技能的重要参数。在使用该指标对个人考核时，也应同时考虑总受精率、胚胎发育和种植率等指标，以客观、全面评价操作人员对卵子的保护和利用能力。

（六）ICSI 操作

显微注射针穿入的位置和角度也可造成卵子损伤。ICSI操作时理想的穿透进针线路是显微注射针垂直于卵子的赤道线平稳穿入，当显微注射针和持卵针处于不同的平面状态下行ICSI时，卵子会随着显微注射针的穿入发生偏转，甚至脱离持卵针的固定，造成卵膜撕裂、引起退化，因此在ICSI操作前必须确认显微注射针和持卵针置于平行位置。较为简单的确认方法是将显微注射针移到透明带上，向前推动注射针给卵子质膜轻微施加压力，观察注射针按压处的上、下两半卵子是否对称。若上、下两半对称，表明穿刺点位于正中。此外，还可采用量角器测量持卵针与显微注射针持针器的角度是否一致，也可在显微镜目镜中加装一个标尺，通过标尺将持卵针和显微注射针调整至同一水平。一旦位置调整合理，在进行显微注射时，就不会轻易发生角度变动，可以有效聚焦穿刺力在显微注射针尖正前方，减少卵膜撕裂。

ICSI过程中持卵针负压过大导致卵子过度变形，使卵膜承受过大的张力，卵子破碎和退化的风险增加。因此在整个注射过程中，持卵针应柔和且稳定地固定卵子。

显微注射针进出卵膜的速度过于缓慢有可能诱发卵膜损伤，加剧细胞质外流的风险，因此在进针时，需要控制合理的速度，避免操作太快造成卵膜损伤。

操作时显微注射针插入深度也是造成卵子退化的危险因素，尤其当显微注射针穿入太深时，可能会破坏对侧卵质膜，从而造成不可修复的膜损伤。因此ICSI时显微注射针进针深度要控制合理。

ICSI破膜过程是针尖轻微刺破卵膜，然后通过回吸卵质完成破膜。回吸胞质是确认破膜的重要步骤，但吸入较多的胞质，可能会导致严重的卵子伤害。因此当回吸胞质已有明显的突破感时，应停止回吸；此时卵膜从刺入时的"V"字形复原并包裹显微注射针，说明破膜已完成。

ICSI操作不顺利时可能向卵子内注入了过多外来物质，如聚乙烯吡咯烷酮（polyvinyl-pyrrolidone，PVP）等，增加了卵子退化的可能。当操作不顺利时，可先调整设备的操控性，必要时更换显微注射针和持卵针，减少卵子退化的风险。

（七）其他

对同一卵子连续进行显微操作注射容易造成退化。其原因是第一次注射的卵膜尚未恢复，再进行注射可以使卵子的细胞骨架进一步受损，并且增加外界物质与卵质接触的机会。遇到这种需要再注射的案例，可以将卵子培养一段时间后再行ICSI。这种情况较多发生在经皮睾丸穿刺取精（TESA）精子注射时，因为活检精子较多的胞质残留容易附着于显微注射针内影响精子的注射。

二、IVF受精失败的原因、预防和补救措施

常规IVF治疗存在一定比例的低受精和不受精周期，完全受精失败是指全部卵子在IVF授精16～20h后，未观察到原核的形成；低受精率是指受精卵占卵子的比例小于30%。IVF周期发生完全受精失败的概率为3%～10%，低受精率和受精失败是造成IVF治疗效率降低的一个重要原因。因此对于受精失败周期，需要全面分析原因，为下次治疗提供合理的受精方案。

（一）处理流程

（1）观察卵子质量和成熟情况。重点检查卵子的成熟度、形态结构，仔细观察透明带上精子的黏附和穿入情况。

（2）观察受精微滴及优化处理后试管内精子的活动力。

（3）比较同日其他取卵周期患者的受精结果。

（4）分析当日培养箱的工作状态。

（5）初步得出受精失败的主要原因：可能是精子性的、卵子性的、不明原因或者是技术因素。

（6）制订下一次受精方案。

（二）预防和补救

对于IVF周期，实验室在授精前要关注患者的病因、既往孕育史、既往IVF治疗史及精子参数。对于不明原因不孕，以往IVF治疗受精率不稳定或受精率低下、精子数量和活力波动较大及精子正常形态率较低者，需要警惕发生受精失败的风险。

然而，IVF低受精和受精失败往往也会出现在精子质量正常及既往有孕育史的人群，因此对于每一个采用IVF的周期，都应该考虑到低受精率的可能。早期进行卵子第二极体释放观察有助于尽早发现受精失败的风险，并及时行ICSI补救，多数可以避免受精失败。补救ICSI可分为晚期补救和早期补救两种。

晚期补救ICSI一般是在取卵24h左右实施的补救操作。对于受精失败的周期，通过补救ICSI可以部分明确受精失败的原因。从治疗效果分析，晚期补救的卵子可以获得较好的受精率，但由于胚胎发育与内膜发育存在严重的不同步，新鲜周期的移植胚胎的妊娠率小于10%，若将胚胎培养至囊胚，择期行冻胚移植（FET），其妊娠率和种植率可明显提高。

早期补救ICSI一般是在取卵8～10h实施的补救操作。对于完全受精失败者，采用早期补救ICSI实现受精通常可以达到满意的效果，其产生胚胎的新鲜周期妊娠率可达40%以上，与常规IVF新鲜周期的移植妊娠率接近。在补救时间的选择上，一般认为随着补救时间的推迟，卵子老化的可能性增加；对于需要进行新鲜胚胎移植的周期，补救时间推迟可造成胚胎发育和子宫内膜发育同步性变差，因此理论上补救ICSI的操作时间越早越好，但过早进行补救ICSI操作也存在对受精结果判断失误的风险。

三、碎片化胚胎的处理

体外培养过程中，碎片广泛产生于胚胎发育的各个阶段，并影响胚胎发育潜力，是降低IVF-ET技术治疗效果的一个重要因素。碎片形成受多种因素影响，并从多方面干扰胚胎发育，如细胞质丢失、毒性作用，以及对细胞空间作用的干扰等。

胚胎碎片的产生与配子的质量密切相关，因此对于胚胎出现碎片化者，首先应该排除精子和卵子的遗传问题。既往出现胚胎高比例碎片者再次治疗时往往还会出现较多碎片，干预较为困难。因此在进行再次治疗时，需尝试通过改变精、卵质量，从源头对碎片的产生进行干预，实验室也可通过一系列措施减少碎片产生。

（一）抗氧化干预

碎片的产生与ROS引起的氧化应激有关，碎片又可增加ROS的产生，进一步损害胚胎的发育，因此在胚胎培养液中应加强抗氧化干预，减少氧化应激对胚胎发育的影响，如在培养液中添加乙酰基-L-肉碱、N-乙酰基-L-半胱氨酸和α-硫辛酸等。

（二）抗凋亡干预

与体外受精相关的非生理性卵泡刺激、体外培养环境不适应均可能刺激细胞凋亡和胚胎产生内部缺陷，形成胚胎碎片。鞘氨醇-1-磷酸（S1P）是一种有效抗凋亡物质，可通过抑制神经酰胺保护卵子和胚胎，显著提高胚胎质量。

（三）缩短精卵共孵育时间

常规体外受精过程中将卵子与精子进行长时间孵育，精子会产生ROS，对卵子造成伤害，增加碎片产生机会。对于既往发生胚胎碎片较高的重复周期，再次治疗时将精卵共孵育时间缩短至2h，可减少ROS对卵子的影响，增加获得高质量胚胎的机会。

（四）胚胎碎片的机械剔除

尽管目前认为＜10%的碎片对胚胎发育的影响较小，但事实上所有碎片均可降低胚胎的植入潜力，尤其是第3天碎片增加与较低的胚胎致密化率、桑葚胚和囊胚形成率有关。因此从理论上讲，去除胚胎中的碎片可改善胚胎发育能力，但其效果目前仍存在争议。但考虑到对既往因碎片原因反复治疗失败的人群缺乏有效的干预方法，因此去除碎片后进行移植也可作为一种尝试手段。

在选择去除碎片的时机时，以第二天处理效果更好，并且更有操作优势。第一，第二天胚胎卵裂球数目较少且细胞间隙较宽，可以减少移除碎片所需的操作时间，避免长时间暴露对胚胎的伤害。第二，可尽早消除碎片产生的有害物质，更利于正常卵裂球的发育。第三，体外培养时间的延长可导致细胞膜逐渐失去弹性，不利于显微操作。

（五）细胞器移植

卵子细胞器结构功能异常是造成胚胎碎片产生的重要因素，因此对于由细胞器异常造成的胚胎反复出现碎片或者严重碎片化者，可以采用细胞器移植尝试改善胚胎质量。有研究对胚胎反复出现碎片者的28个卵子进行第一极体移植，获得囊胚形成率可达30.8%，相关研究也为解决胚胎碎片问题提供了思路。

（六）激光辅助透明带开孔技术

高比例碎片胚胎的有效利用是长期以来IVF-ET治疗不孕症的难点。通过延长培养时间筛选更具发育潜力的囊胚进行移植可增加移植周期妊娠机会，是提高含碎片胚胎利用效率的有效手段。但存在碎片的胚胎有多种缺陷，常规囊胚培养会进一步削弱胚胎有限的发育能力，降低使用效率。

在囊胚培养过程中使用激光辅助孵化法（laser assisted hatching，LAH）开孔技术是改善碎片化胚胎形成囊胚的手段。该方法是在D4胚胎的透明带上，选择与卵裂球有较大空隙处，或者在碎片集中区上采用连续发射红外激光的方法形成一个直径10μm的开口（图12-13），然后继续进行囊胚培养，囊胚可早期脱离透明带内碎片带来的不利影响（图12-14）。该方法可显著缓解囊胚退化现象，囊胚形成率从40.2%提高至50.7%，可利用囊胚的比例从18.6%提升至31.0%，并且形成的囊胚与常规培养方法所获得的同等级囊胚具有相同的临床妊娠率。

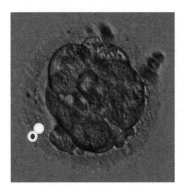 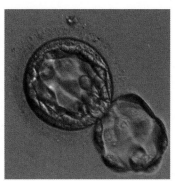

图12-13　D4行LAH　　　　图12-14　D4胚胎行LAH形成
　　　　　　　　　　　　　　　　　　的囊胚

四、胚胎培养液微生物污染

（一）培养液微生物污染发生率

每个胚胎实验室都有严格的污染控制措施，如所有胚胎操作的空间都要求设置层流，有效降低空气中细菌的浓度；工作人员进入实验室需要执行严格的洁净措施，减少微生物和灰尘等被人为带入；使用无菌物品，并尽可能使用一次性洁净物品等。一般情况下，胚胎培养过程发生细菌污染的机会较小。

但不可避免，胚胎培养过程中仍有大量的机会出现微生物污染。人类配子所处的体液也可能含有微生物。培养过程中污染胚胎的微生物主要来源于精液，男性生殖道存在大量的微生物，如葡萄球菌、链球菌等，这些细菌可随排精过程污染精液。精液优化处理可以降低这些微生物的浓度，但无法保证彻底清除。这些细菌未受到培养体系中抗生素的有效抑制时，可带来毁灭性的结局。此外，人卵泡液也可能存在多种微生物，大多数是厌氧菌，通常受青霉素、链霉素或庆大霉素等的抑制，因此不易在培养液中生长。但仍然存在对庆大霉素耐药的细菌，其可以在培养液中生长繁殖。

体外胚胎培养时微生物污染的发生率约为0.7%。在培养过程中能够被发现的污染现象，往往是由于那些微生物生长旺盛，导致培养液外观特征改变而被察觉。而那些不易在胚胎培养条件下生长或者生长缓慢的微生物往往被忽视，从而对胚胎的发育产生影响。

（二）培养液微生物污染造成的危害

尽管微生物污染的发生率很低，但卵子或胚胎受到污染后活力明显下降甚至失活。动物实验显示，将存在于人卵泡液中的某些细菌与小鼠卵子共孵育12h，会导致小鼠卵子DNA断裂，影响卵子的生存和胚胎发育。细菌还可以通过消耗胚胎培养液中的营养物质，或产生的代谢产物改变培养液环境。此外，革兰氏阴性菌裂解后释放的内毒素会对胚胎发育产生致命的影响。

（三）应对措施

对于体外培养过程中出现微生物污染的病例，其处理原则是通过查明污染微生物的种类、来源和耐药情况，并制订措施降低再次治疗时发生污染的风险。

1. 操作环境的优化和严格执行无菌操作 通过控制环境和人员造成的污染风险，减少细菌进入培养环境的机会。

2. 对耐药微生物的预处理 对于发生污染的微生物，应明确鉴定并筛选抗菌谱，对患者进行抗微生物治疗，减少再次发生微生物污染的机会。

3. 更换不同种类抗生素的培养液 目前用于体外胚胎培养的培养液中都预防性添加了抗生素，如青霉素、链霉素及庆大霉素等，其中多数为庆大霉素。庆大霉素是最常用一种氨基糖苷和蛋白质合成抑制剂，目前被认为是最安全的选择，但对一些微生物无抑制作用。因此一旦发现微生物污染，可及时更换含其他抗生素的培养液，或者根据抗菌谱额外添加抗生素。在添加外来抗生素时，需要关注添加药品对培养液的影响，减少对胚胎发育的干扰。

4. 采用ICSI方式进行授精 对于来自精液微生物污染的病例，采用ICSI授精可以明显减少再次发生污染的风险，是目前认为最有效的方法。其原因是将存在微生物污染的精子放入精子制动液中，精子经过一段时间游动行ICSI，基本可以消除微生物的污染可能。

5. 被污染胚胎的利用价值 应充分考虑微生物污染可能造成的母体感染和子代出生风险，对于被污染胚胎，需要与临床医生充分沟通，全面评估风险，共同决定胚胎能否用于移植，原则上不应该进行移植。

（徐维海 徐 阳）

参 考 文 献

Alikani M，2005. Epithelial cadherin distribution in abnormal human pre-implantation embryos. Hum Reprod，20（12）：3369-3375.

Alpha Scientists in Reproductive Medicine and ESHRE Special Interest Group of Embryology，2011. The Istanbul consensus workshop on embryo assessment: proceedings of an expert meeting. Hum Reprod，26（6）：1270-1283.

Barcroft L C，Offenberg H，Thomsen P，et al，2003. Aquaporin proteins in murine trophectoderm mediate transepithelial water movements during cavitation. Dev Biol，256（2）：342-354.

Bielanska M，Jin S，Bernier M，et al，2005. Diploid-aneuploid mosaicism in human embryos cultured to the blastocyst stage. Fertil Steril，84（2）：336-342.

Bontekoe S，Mantikou E，van Wely M，2012. Low oxygen concentrations for embryo culture in assisted reproductive technologies. Cochrane Database Syst Rev，（7）：CD008950.

Chavez S L，Loewke K E，Han JR A，et al，2012. Dynamic blastomere behaviour reflects human embryo ploidy by the four-cell stage. Nat Commun，3：1251.

Chi H J，Koo J J，Choi S Y，et al，2011. Fragmentation of embryos is associated with both necrosis and apoptosis. Fertil Steril，96（1）：87-92.

Demirol A，Benkhalifa M，Sari T，et al，2006. Use of laser-assisted intracytoplasmic sperm injection（ICSI） in patients with a history of poor ICSI outcome and limited metaphase Ⅱ oocytes. Fertil Steril，86（1）：256-258.

Derrick R，Hickman C，Oliana O，et al，2017. Perivitelline threads associated with fragments in human cleavage stage embryos observed through time-lapse microscopy. Reprod Biomed Online，35（6）：640-645.

Downs S M，Humpherson P G，Leese H J，2002. Leese. Pyruvate utilization by mouse oocytes is influenced by meiotic status and the cumulus oophorus. Mol Reprod Dev，62（1）：113-123.

Ebner T，Moser M，Shebl O，et al，2008. Blood clots in the cumulus-oocyte complex predict poor oocyte quality and post-fertilization development. Reprod Biomed Online，16（6）：801-807.

Esteves S C，Bento F C，2016. Implementation of cleanroom technology in reproductive laboratories：the question is not why but how. Reprod Biomed Online，32（1）：9-11.

FitzHarris G，Baltz J M，2009. Regulation of intracellular pH during oocyte growth and maturation in mammals. Reproduction，138（4）：619-627.

Fong B，Watson P H，Watson A J，2007. Mouse preimplantation embryo responses to culture medium osmolarity include increased expression of CCM2 and p38 MAPK activation. BMC Dev Biol，7：2.

Forristal C E，Christensen D R，Chinnery F E，et al，2013. Environmental oxygen tension regulates the energy metabolism and self-renewal of human embryonic stem cells. PLoS One，8（5）：28-36.

Fujimoto V Y，Kane J P，Ishida B Y，et al，2010. High-density lipoprotein metabolism and the human embryo. Hum Reprod Update，16（1）：20-38.

Gardner D K，Kuramoto T，Tanaka M，et al，2020. Prospective randomized multicentre comparison on sibling oocytes comparing G-Series media system with antioxidants versus standard G-Series media system. Reprod Biomed Online，40（5）：637-644.

Gibbons J，Hewitt E，Gardner D K，2006. Effects of oxygen tension on the establishment and lactate dehydrogenase activity of murine embryonic stem cells. Cloning Stem Cells，8（2）：117-122.

Hadi T，2005. Similar effects of osmolarity，glucose，and phosphate on cleavage past the 2-cell stage in mouse embryos from outbred and F1 hybrid females. Biol Reprod，72（1）：179-187.

Halvaei I，Khalili M A，Esfandiari N，et al，2016. Ultrastructure of cytoplasmic fragments in human cleavage stage embryos. J Assist Reprod Genet，33（12）：1677-1684.

Halvaei I，Khalili M A，Nottola S A，2016. A novel method for transmission electron microscopy study of cytoplasmic fragments from preimplantation human embryos. Microsc Res Tech，79（6）：459-462.

Hannoun A，Ghaziri G，Abu Musa A，et al，2010. Addition of sphingosine-1-phosphate to human oocyte culture medium decreases embryo fragmentation. Reprod Biomed Online，20（3）：328-334.

Hardarson T，Hanson C，Sjögren A，et al，2001. Human embryos with unevenly sized blastomeres have lower pregnancy and implantation rates：indications for aneuploidy and multinucleation. Hum Reprod，16（2）：313-318.

Hardy K，Stark J，Winston R M，2003. Maintenance of the inner cell mass in human blastocysts from fragmented embryos. Biol Reprod，68（4）：1165-1169.

Harvey A J，Rathjen J，Yu L J，et al，2016. Oxygen modulates human embryonic stem cell metabolism in the absence of changes in self-renewal. Reprod Fertil Dev，28（4）：446-458.

Higdon H L，Blackhurst D W，Boone W R，2008. Incubator management in an assisted reproductive technology laboratory. Fertil Steril，89（3）：703-710.

Hnida C，Engenheiro E，Ziebe S，2004. Computer-controlled，multilevel，morphometric analysis of blastomere size as biomarker of fragmentation and multinuclearity in human embryos. Hum Reprod，19（2）：

288-293.

Houghton F D, 2006. Energy metabolism of the inner cell mass and trophectoderm of the mouse blastocyst. Differentiation, 74（1）: 11-18.

Hunter R H, 2012. Temperature gradients in female reproductive tissues. Reprod Biomed Online, 24（4）: 377-380.

Isik A Z, Sozen E, Tuncay G, et al, 2013. The effect of assisted hatching and defragmentation on IVF outcome in patients without good quality embryos for transfer. J Turk Soc Obstet Gynecol, 10: 138-142.

Johansson M, Hardarson T, Lundin K, 2003. There is a cutoff limit in diameter between a blastomere and a small anucleate fragment. J Assist Reprod Genet, 20（8）: 309-313.

Kastrop P M, de Graaf-Miltenburg L A, Gutknecht D R, et al, 2007. Microbial contamination of embryo cultures in an ART laboratory: sources and management. Hum Reprod, 22（8）: 2243-2248.

Keefe D L, Franco S, Liu L, et al, 2005. Telomere length predicts embryo fragmentation after *in vitro* fertilization in women—toward a telomere theory of reproductive aging in women. Am J Obstet Gynecol, 192（4）: 1256-1260.

Keltz M, Fritz R, Gonzales E, et al, 2010. Defragmentation of low grade day 3 embryos resulted in sustained reduction in fragmentation, but did not improve compaction or blastulation rates. Fertil Steril, 94（6）: 2406-2408.

Kim S G, Kim Y Y, ParkJ Y, et al, 2018. Early fragment removal on *in vitro* fertilization day 2 significantly improves the subsequent development and clinical outcomes of fragmented human embryos. Clin Exp Reprod Med, 45（3）: 122-128.

Klein J U, Missmer S A, Jackson K V, et al, 2009. *In vitro* fertilization outcomes after transfer of embryos contaminated with yeast. Fertil Steril, 91（1）: 294-297.

Kovacic B, Vlaisavljevic V, 2008. Influence of atmospheric versus reduced oxygen concentration on development of human blastocysts *in vitro*: a prospective study on sibling oocytes. Reprod Biomed Online, 17（2）: 229-236.

Lane M, Gardner D K, 2005. Mitochondrial malate-aspartate shuttle regulates mouse embryo nutrient consumption. J Biol Chem, 280（18）: 18361-18367.

Le Bras A, Hesters L, Gallot V, et al, 2017. Shortening gametes co-incubation time improves live birth rate for couples with a history of fragmented embryos. Syst Biol Reprod Med, 63（5）: 331-337.

Lengner C J, Gimelbrant A A, Erwin J A, et al, 2010. Derivation of pre-X inactivation human embryonic stem cells under physiological oxygen concentrations. Cell, 141（5）: 872-883.

Li W, Goossens K, Van Poucke M, et al, 2016. High oxygen tension increases global methylation in bovine 4-cell embryos and blastocysts but does not affect general retrotransposon expression. Reprod Fertil Dev, 28（7）: 948-959.

Lin D P, Huang C C, Wu H M, et al, 2004. Comparison of mitochondrial DNA contents in human embryos with good or poor morphology at the 8-cell stage. Fertil Steril, 81（1）: 73-79.

Liu J, Tang S, Xu W, et al, 2011. Detrimental effects of antibiotics on mouse embryos in chromatin integrity, apoptosis and expression of zygotically activated genes. Zygote, 19（2）: 137-145.

Lyu Q F, Deng L, Xue S G, et al, 2010. New technique for mouse oocyte injection via a modified holding pipette. Reprod Biomed Online, 21（5）: 663-666.

Magli M C, Gianaroli L, Ferraretti A P, et al, 2007. Embryo morphology and development are dependent on the chromosomal complement. Fertil Steril, 87（3）: 534-541.

Mantikou E, Jonker M J, Wong K M, et al, 2016. Factors affecting the gene expression of *in vitro* cultured human preimplantation embryos. Hum Reprod，31（2）：298-311.

Meintjes M，Chantili S J，Douglas J D，et al. 2009. A controlled randomized trial evaluating the effect of lowered incubator oxygen tension on live births in a predominantly blastocyst transfer program. Hum Reprod，24（2）：300-307.

Meintjes M，Chantilis S J，Ward D C，et al，2009. A randomized controlled study of human serum albumin and serum substitute supplement as protein supplements for IVF culture and the effect on live birth rates. Hum Reprod，24（4）：782-789.

Meseguer M，Martínez-Conejero J A，O'Connor J E，et al，2008. The significance of sperm DNA oxidation in embryo development and reproductive outcome in an oocyte donation program：a new model to study a male infertility prognostic factor. Fertil Steril，89（5）：1191-1199.

Morbeck D E，Krisher R L，Herrick J R，et al，2014. Composition of commercial media used for human embryo culture. Fertil Steril，102（2）：759-766，e9.

Nagai S，Mabuchi T，Hirata S，et al，2006. Correlation of abnormal mitochondrial distribution in mouse oocytes with reduced developmental competence. Tohoku J Exp Med，210（2）：137-144.

Otsuki J，Okada A，Morimoto K，et al，2004. The relationship between pregnancy outcome and smooth endoplasmic reticulum clusters in MII human oocytes. Hum Reprod，19（7）：1591-1597.

Palini S，Primiterra M，De Stefani S，et al，2016. A new micro swim-up procedure for sperm preparation in ICSI treatments：preliminary microbiological testing. JBRA Assist Reprod，20（3）：94-98.

Pelzer E S，Allan J A，Waterhouse M A，et al，2013. Microorganisms within human follicular fluid：effects on IVF. PLoS One，8（3）：e59062.

Phillips K P，Léveillé M C，Claman P，et al，2000. Intracellular pH regulation in human preimplantation embryos. Hum Reprod，15（4）：896-904.

Poletto K Q，de Lima Y A R，Approbat M S，2018. Effect of the air filtration system replacement on embryo quality in the assisted reproduction laboratory. Rev Bras Ginecol Obstet，40（10）：625-630.

Racowsky C，Ohno-Machado L，Kim J，et al，2009. Is there an advantage in scoring early embryos on more than one day? Hum Reprod，24（9）：2104-2113.

Riley J K，Moley K H，2006. Glucose utilization and the PI3-K pathway：mechanisms for cell survival in preimplantation embryos. Reproduction，131（5）：823-835.

Salumets A，Suikkari A M，Möls T，et al，2002. Influence of oocytes and spermatozoa on early embryonic development. Fertil Steril，78（5）：1082-1087.

Schoolcraft W B，Fragouli E，Stevens J，et al，2010. Clinical application of comprehensive chromosomal screening at the blastocyst stage. Fertil Steril，94（5）：1700-1706.

Seli E，Botros L，Sakkas D，et al，2008. Noninvasive metabolomic profiling of embryo culture media using proton nuclear magnetic resonance correlates with reproductive potential of embryos in women undergoing in vitro fertilization. Fertil Steril，90（6）：2183-2189.

Shen S，Khabani A，Klein N，et al，2003. Statistical analysis of factors affecting fertilization rates and clinical outcome associated with intracytoplasmic sperm injection. Fertil Steril，79（2）：355-360.

Stensen M H，Tanbo T G，Storeng R，et al，2015. Fragmentation of human cleavage-stage embryos is related to the progression through meiotic and mitotic cell cycles. Fertil Steril，103（2）：374-381.

Sturmey R G，Brison D R，Leese H J，2008. Symposium：innovative techniques in human embryo viability assessment. Assessing embryo viability by measurement of amino acid turnover. Reprod Biomed Online，17（4）：486-496.

Su Y Q，Sugiura K，Eppig J J，2009. Mouse oocyte control of granulosa cell development and function：

paracrine regulation of cumulus cell metabolism. Semin Reprod Med，27（1）：32-42.

Sugiura K，Pendola F L，Eppig J J，2005. Oocyte control of metabolic cooperativity between oocytes and companion granulosa cells：energy metabolism. Dev Biol，279（1）：20-30.

Sun X F，Wang W H，Keefe D L，2004. Overheating is detrimental to meiotic spindles within *in vitro* matured human oocytes. Zygote，12（1）：65-70.

Swain J E，2015. Optimal human embryo culture. Semin Reprod Med，33（2）：103-117.

Tao J，Tamis R，Fink K，et al，2002. The neglected morula/compact stage embryo transfer. Hum Reprod，17（6）：1513-1518.

Tesarik J，Junca A M，Hazout A，et al，2000. Embryos with high implantation potential after intracytoplasmic sperm injection can be recognized by a simple，non-invasive examination of pronuclear morphology. Hum Reprod，15（6）：1396-1399.

Van Montfoort A P A，Arts E G J M，Wijnandts L，et al，2020. Reduced oxygen concentration during human IVF culture improves embryo utilization and cumulative pregnancy rates per cycle. Hum Reprod Open，2020（1）：hoz036.

Wakefield S L，Lane M，Mitchell M，2011. Impaired mitochondrial function in the preimplantation embryo perturbs fetal and placental development in the mouse. Biol Reprod，84（3）：572-580.

Wale P L，Gardner D K，2010. Time-lapse analysis of mouse embryo development in oxygen gradients. Reprod Biomed Online，21（3）：402-410.

Wale P L，Gardner D K，2012. Oxygen regulates amino acid turnover and carbohydrate uptake during the preimplantation period of mouse embryo development. Biol Reprod，87（1）：24，1-8.

Wang W H，Meng L，Hackett R J，et al，2001. The spindle observation and its relationship with fertilization after intracytoplasmic sperm injection in living human oocytes. Fertil Steril，75（2）：348-353.

Wolf D P，Bavister B D，Gerrity M，et al，1988. *In vitro* fertilization and embryo transfer：a manual of basic techniques. New Yock：Springer.

Xie Y，Liu J，Proteasa S，et al，2008. Transient stress and stress enzyme responses have practical impacts on parameters of embryo development，from IVF to directed differentiation of stem cells. Mol Reprod Dev，75（4）：689-697.

Xu W，Zhang L，Zhang L，et al，2021. Laser-assisted hatching in lower grade cleavage stage embryos improves blastocyst formation：results from a retrospective study. J Ovarian Res，14（1）：94.

Zhang S P，Lu C，Gong F，et al，2017. Polar body transfer restores the developmental potential of oocytes to blastocyst stage in a case of repeated embryo fragmentation. J Assist Reprod Genet，34（5）：563-571.

第十三章
胚胎移植

胚胎移植（embryo transfer，ET）是将体外受精和培养形成的胚胎装入移植管经宫颈注入母体宫腔以达到助孕目的的过程。胚胎移植是体外受精人工助孕过程的最后环节，也是关键环节。生理状态下，胚胎发育至囊胚阶段到达宫腔后，胚胎与子宫内膜的对话开启，两者之间发生同步的互作反应，胚胎孵出，与子宫上皮发生定位、黏附和侵入。子宫内膜在雌孕激素的诱导下发生了一系列免疫学、分子学、细胞学及病理结构、血供的变化，使之能够接受胚胎并有利于其植入，是胚胎移植成功的重要因素。在胚胎移植前，应根据患者夫妇的个体情况确定胚胎移植时机、数量及内膜准备方案。已有大量研究探索影响胚胎移植结局的因素，能为胚胎移植的各个步骤和决策提供循证指导。目前，全球胚胎种植率依然徘徊在30%～60%，反复胚胎种植失败是生殖医学临床工作的难点，相关研究方兴未艾。

第一节 子宫内膜容受性与内膜准备

广义的"子宫内膜容受性"指的是子宫容纳胚胎植入和维持妊娠的能力。子宫内膜分为两个功能不同的区域，浅表功能层和深部基底层。功能层在激素的影响下发生周期性脱落、再生和分化，是一种动态组织。在内膜时序性动态变化中，能容纳胚胎植入的仅是很短的几天，相当于LH高峰日后的7～11天，排卵后第5～9天，正常月经周期的第20～24天。在此期间，内膜容受性达到顶峰，接受胚泡的植入。这段容受期被称为"种植窗"，种植窗的开放时间具有个体差异和弹性。对内膜容受性的评估通常指对这个时间点的内膜进行评估。移植周期的内膜准备，指的是通过药物调控内膜的生长发育，使之达到容受状态，并选择合适的时间点移植发育同步的胚胎。

一、子宫内膜容受性的评估方法

目前主要的评估手段有超声检查、内膜病理检查、内膜电镜超微结构检测、内膜转录组学检测、内膜免疫细胞检测和宫腔液检测等。

（一）子宫内膜容受性的超声评估

超声具有无创、无辐射、直观等优势，是生殖临床的日常检查手段，可以监测卵泡的发育和排出，排查子宫占位性病变等。随着三维经阴道超声的发展，逐渐形成了包括子宫内膜厚度、容积、回声类型、子宫内膜形态和结构、结合带厚度、内膜蠕动、子宫动脉血流及内膜下血流在内的多参数子宫内膜容受性超声评估。

子宫内膜厚度的变化可反映内膜的功能状态，对预测子宫内膜容受性和妊娠结局有重要意义。如果在移植日，内膜厚度在8～14mm者妊娠结局最理想。内膜容积较内膜厚度更能反映内膜的实际总量，但需要三维超声才能完成。移植日的内膜容积<2mL，则胚胎种植率显著降低，而容积>2mL可作为周期结局良好的预测因子。子宫内膜回声根据Gonen分型分为三种。A型，宫腔线和内膜基底线形成清晰三线，内膜回声低于肌层（图13-1）；B型，内膜回声类似肌层，宫腔中线回声不明显（图13-2）；C型即均质强回声型，内膜回声强于肌层（图13-3）。在增殖期，内膜一般呈现为A型；在分泌期，内膜转变为C型。有研究比较了在促排卵扳机日三种内膜回声类型的胚胎种植率，发现A型最高，C型最低，但内膜回声分型对妊娠的阳性预测值较低。

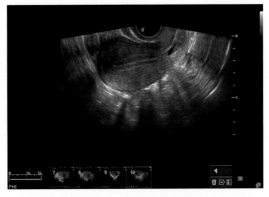

图13-1　A型子宫内膜回声

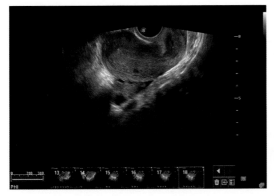

图13-2　B型子宫内膜回声

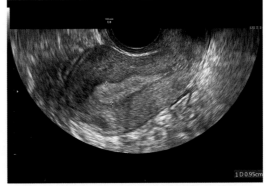

图13-3　C型子宫内膜回声

影响内膜形态和结构的任何病变都会导致胚胎移植失败，关注的因素主要有先天性子宫畸形、宫腔粘连、宫腔赘生物、剖宫产瘢痕缺陷、宫腔积液、子宫肌层弥漫性病变或稍大的占位性病变。子宫内膜-肌层结合带（junctional zone，JZ）指的是子宫肌层的内1/3，也称为子宫内膜基底层与子宫内膜下肌层，是雌孕激素依赖性的转化区域。由纵行排列的致密平滑肌纤维构成，血管较外层少，含水量低，单位体积内细胞核的数量较外肌层多3倍。JZ与外肌层的起源不同，其起源于副中肾管而不是间叶细胞。JZ越薄，胚胎种植率越高，截断值为0.32cm，对自然周期或ART周期的妊娠结局均具有一定的预测价值。JZ增厚、结构毁损是腺肌病、盆腔子宫内膜异位症的初始表现，具有极早期诊断价值。

子宫内膜蠕动波是子宫运动的特征之一，源自于JZ。子宫内膜蠕动波的振幅、方向和频率发生周期性的变化。从宫底到宫颈称为顺行性收缩，有助于月经碎片的排出。从宫颈到宫底称为逆行性收缩，有助于精子向输卵管迁移。顺行性蠕动波在卵泡早期占主导，并且以高振幅和高频率为特征。在排卵期，逆行性蠕动波占主导。在分泌阶段，以静止或双向型为主。移植日的子宫内膜出现顺行性蠕动波及高频率运动波（≥4次/分）与种植率呈负相关。

良好的内膜血流灌注对子宫内膜及胎盘生长必不可少，超声对子宫动脉和内膜下血流的监测可以反映内膜容受性并预测ART周期结局。研究认为黄体早期及中期子宫动脉血流阻力越低，受孕率越高。种植窗期，子宫动脉阻力指数（resistance index，RI）＜0.85，搏动指数（pulsatility index，PI）为2～3，收缩期最大血流速度与舒张期血流速度的比值（systolic/diastolic ratio，S/D）两侧之和＜12，与高种植率相关；而当子宫动脉RI＞0.95，PI＞3，S/D两侧之和≥15时，则具有很高的阴性预测值。子宫内膜血流阻力在整个月经周期中发生周期性变化，当血流阻力增大时，内膜发育不良导致容受性下降。当RI＞0.72、PI＞1.6及S/D＞3.6时可能影响胚胎种植。还有采用子宫内膜和内膜下血流的三维能量多普勒超声来进行定性和定量评估。

（二）子宫内膜容受性的病理评估

子宫内膜病理检查有常规HE染色和免疫组化染色两种方法。在光镜下可以观察到子宫内膜功能层发生周期性变化，分为月经期、增殖期及分泌期。参考经典的Noyes标准可以分期到周期日。增殖期一般持续2周左右，分为增殖早、中、晚期。增殖早期内膜比较薄，腺体量少、短、直、较细且稀疏（图13-4）；增殖中期，腺体数目增多并增长稍弯曲，间质水肿使得内膜增厚，一般在月经的第8～10天（图13-5）；增生晚期，内膜继续增厚，腺体更加弯曲，腺上皮增殖为"假复层"样结构，组织内水肿明显，小动脉增生，管腔增大，呈弯曲状（图13-6）。排卵后黄体分泌大量孕激素引起子宫内膜分泌期改变，分为早、中、晚期。分泌早期，腺体变长，弯曲更明显，腺上皮出现核下空泡，螺旋小动脉继续增生、弯曲（图13-7）；分泌中期，内膜较前更厚并呈锯齿状，腺体伸长弯曲达最大值，直

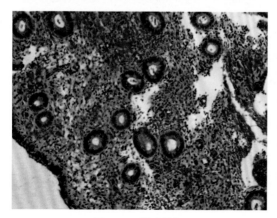

图13-4 增殖早期

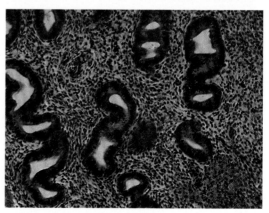

图13-5 增殖中期

径明显增宽，腺上皮出现顶浆分泌，间质更加疏松、水肿，螺旋小动脉进一步增生并卷曲，通透性增加，成纤维细胞及上皮细胞合成大量细胞外基质，在种植期间松散分布，为胚胎植入做好充足准备（图13-8）；到了分泌晚期，表面上皮细胞下的间质分化为蜕膜样细胞和内膜颗粒细胞，间质更加疏松、水肿，螺旋小动脉迅速增长、更加弯曲，血管管腔扩张（图13-9）。分泌中期的病理表现是判断子宫内膜容受性的重要依据。

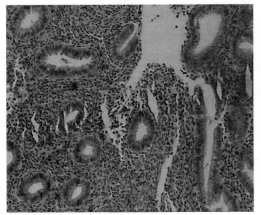

图13-6　增殖晚期

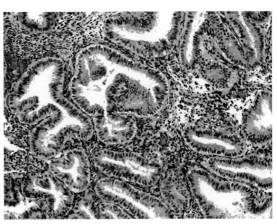

图13-7　分泌早期

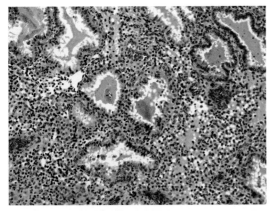

图13-8　分泌中期

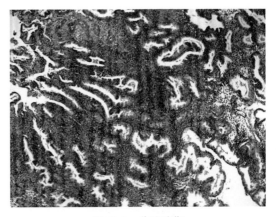

图13-9　分泌晚期

　　子宫内膜免疫组化染色可以观察与内膜容受性明显相关的黏蛋白1（mucin 1，MUC1）、白血病抑制因子（leukemia inhibitory factor，LIF）、整合素异构体β3等。MUC1在LH+7天时在管腔和腺上皮中表达达到峰值。在不孕患者中子宫内膜MUC1表达量明显降低，更有研究认为MUC1的表达下降是反复种植失败患者子宫内膜容受性的独立影响因素。LIF属于IL-6家族，在子宫内膜腺体中表达，其表达峰值在胚胎植入之前，在植入过程中对胚胎滋养层细胞起锚定作用。动物研究表明，当小鼠敲除LIF基因时胚泡植入失败。整合素是调节细胞-细胞和细胞-基质相互作用的跨膜糖蛋白家族。整合素异构体β3在子宫内膜中的表达与种植窗口期同步，表达于子宫腔上皮表面及胚胎绒毛滋养层和胚胎表面。在接受IVF治疗中，子宫内膜整合素αvβ3表达正常患者的妊娠率明显高于低表达者。

另外，病理检查还可以诊断是否存在子宫内膜炎、子宫内膜增生，排除不典型增生和子宫内膜癌等病变。

（三）子宫内膜容受性的超微结构评估

子宫内膜电镜检测包括利用扫描电子显微镜（scanning electron microscope，SEM；简称扫描电镜）和透射电子显微镜（transmission electron microscope，TEM；简称透射电镜）进行组织和细胞的超微结构分析。扫描电镜通过直接观察子宫内膜表面，可以更加直观立体地显示子宫内膜表面的形态。在扫描电镜下可观察到胞饮突、微绒毛及纤毛细胞等。胞饮突出现在月经周期的第20天，持续48h左右，由于胞饮突的出现时间正是胚泡与子宫内膜黏附并开始植入的时间，与子宫内膜最大容受性出现的时间一致，被认为是子宫内膜容受性的形态学标志。胞饮突根据成熟度分为发育中的胞饮突（顶膜中的半球形突起被微绒

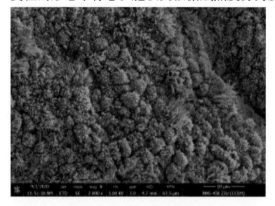

毛覆盖）、完全发育胞饮突（微绒毛逐渐消失，达到完全最大限度的扩张，形状类似蘑菇）及退化的胞饮突（突起的表面有褶皱）（图13-10～图13-12）。研究认为胞饮突的功能是防止胚胎运动并在植入过程中使胚胎紧密接触和黏附。由于每个妇女月经周期均存在差异，胞饮突出现的时间差异可达5天左右，因此临床上可通过电镜观察胞饮突，预测子宫内膜植入窗，根据结果调整移植日，从而改善妊娠结局。

图13-10　发育中的胞饮突

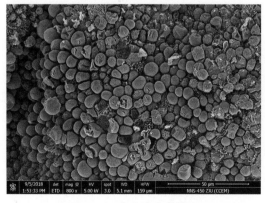

图13-11　完全发育胞饮突

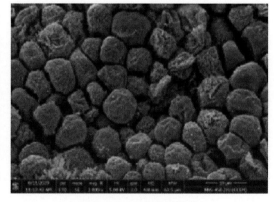

图13-12　退化的胞饮突

透射电镜可以观察子宫内膜细胞的内部结构。在透射电镜下主要观察腔上皮中线粒体、糖原颗粒、核仁通道系统（nucleolar channel system，NCS）及腔上皮中的胞饮突。在子宫内膜的植入窗口期子宫内膜超微结构可出现以下特点：巨大的线粒体、糖原沉积及NCS的形成。其中NCS是人子宫内膜腺上皮细胞核仁在排卵后分化的细胞器，为由高电子密度颗粒围绕成的小管，在内膜腺上皮中最丰富（图13-13～图13-15）。NCS先于种植窗口期出现，并与种植窗口期重叠，成熟的NCS可作为子宫内膜容受性的潜在标志。

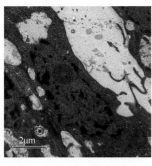
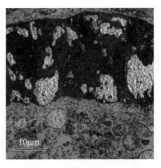
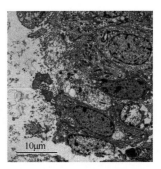

图13-13 成熟核仁通道系统　　图13-14 糖原分泌旺盛　　图13-15 正常形态的细胞核

（四）子宫内膜容受性的转录组学评估

1975年即启用的Noyes标准是几十年来最主要的子宫内膜分期标准，但近期许多RCT研究提出用该标准判断种植窗存在周期间和周期内的变异及观察者间的差异。自21世纪起关于人类子宫内膜种植窗的转录学研究越来越深入，研究发现子宫内膜达到容受性的过程需要大量基因动态有序的表达调节。已报道的内膜容受性因子众多，分子标志物包括细胞周期蛋白抑制剂、LIF、整合素、同源框基因10（HOXA10）等，目前尚不能以某个因子来判断种植窗的开启和关闭。通过比较大量可育和不育女性在周期中的基因表达差异，同时也通过比较早分泌期与中分泌期基因表达谱的变化，建立了参考转录组数据库。根据内膜的基因表达周期性改变可将子宫内膜分为容受期、容受前期或容受后期。将患者的内膜转录组检测数据与标准的数据库进行对比，可以判断患者的最佳种植窗。

目前已有两种商业化内膜容受性转录组学诊断工具——子宫内膜容受性检测（endometrial receptivity array，ERA）与基于RNA-seq子宫内膜容受性检测（RNA-seq based endometrial receptivity test，rsERT）。据报道，反复种植失败的患者在标准移植时间的内膜组织有更高的比例处于不同步状态，而根据ERA结果进行个性化移植时间的调整后，这些患者可以得到与对照组相近的临床妊娠率。

（五）其他内膜容受性评估方法

宫腔镜检查是诊断宫腔粘连、宫腔息肉和排除其他宫腔占位性病变的金标准，可以同步治疗。也有报道，通过宫腔镜下检查黄体中期内膜的腺开口是否呈环形来判断子宫内膜容受性，有一定的预测价值，但目前临床普及度不高。

有研究分析了从子宫内膜抽液中获得的子宫内膜容受性标志物与IUI或IVF后妊娠结局的相关性。已研究的候选标志物有尿皮素、激活素A、人蜕膜相关蛋白和IL-18、LIF、IL-1β、TNF-α、TNF-γ诱导蛋白10和单核细胞趋化蛋白等，但数据不足以进行Meta分析，而且没有任何标志物进一步发展为诊断测试指标，缺乏令人信服的临床使用证据。

对子宫内膜免疫细胞进行检测来评价内膜容受性也是一种方法。胚胎植入是一种复杂的免疫过程，胎儿是一种半同种异体抗原，未受到母体攻击能存活下来，说明母胎界面存在免疫活动的动态平衡。目前把妊娠过程分为三个阶段：植入阶段以促炎为主，妊娠维持阶段以抗炎为主，分娩阶段又以促炎为主。植入过程是通过一个进化保守的促炎环境完成的，间质细胞、免疫细胞、细胞因子和黏附分子等共同构建种植前黏膜的免疫环境。IFN-γ、IL-1、TNF、IL-6、IL-17、IL-6、LIF 和 NK 细胞、树突状细胞（DC）、巨噬细胞、中性粒细胞和 3 型先天淋巴细胞（ILC3s）都受到重视。有研究对如下的子宫内膜免疫细胞谱进行检测，包括 NK 细胞（CD56）、M1 型（iNOS）与 M2 型（CD163）巨噬细胞（CD68）、成熟（CD1a）与未成熟（CD83）树突状细胞、调节性 T 细胞（Foxp3）、杀伤性 T 细胞（CD8）、NKT 细胞等。CD56、CD68、CD83、CD8 和 CD57 是促炎标记，CD163、CD1a、Foxp3 是抑炎标记。可以通过流式细胞仪检测或免疫组化定量分析，判断子宫内膜是否处于免疫失衡，并辨别免疫炎症反应过高、免疫状态稳定、免疫炎症反应不足三种状态。目前子宫内膜局部免疫细胞检测尚处于研究阶段。

二、子宫内膜准备

新鲜周期移植需要兼顾卵泡发育、胚胎培养和子宫内膜容受性。超促排卵方案通常导致多个卵泡发育，雌激素水平会处于超生理状态，孕激素水平会在取卵前增高，这些因素都会导致内膜容受性的下降或种植窗的迁移。因此，超促排卵方案需要避免过多卵泡的募集，避免过快的卵泡发育，还要避免促排过程中同时应用氯米芬促排或孕激素（本章第二节将详细讨论）。

FET 周期的内膜准备方案包括自然周期、激素替代周期与促排卵周期三大类。自然周期适用于月经周期规律且排卵正常者，一般于月经第 10 天进行超声检测卵泡及内膜，当卵泡直径＞14mm 时，注意监测血清 LH、E$_2$、黄体酮水平，以明确排卵时间，排卵日相当于取卵日，按胚胎龄定移植日期。若监测过程中 LH 水平升高不明显，可注射 hCG 10 000IU 帮助排卵。若超声监测过程中发现子宫内膜过薄，如排卵当天内膜厚度＜7mm，建议下一周期尝试人工周期或促排卵周期，内膜达到满意厚度再进行 FET。若自然周期出现卵泡黄素化不破裂，可以继续移植，但建议加强黄体支持。

激素替代周期适用于各种原因导致的排卵障碍患者，如 PCOS、卵巢衰竭等患者，也可用于能自然排卵的患者。一般用法：在月经来潮时，若超声监测提示内膜剥脱且卵巢处于基础状态，则开始口服雌激素，可使用雌激素递增或恒量方案，建议雌激素使用时间≥12 天且内膜厚度≥8mm 或雌激素水平已超过 300pg/mL 但内膜已无法增厚时，给予黄体酮进行内膜转化。激素替代可在 GnRH-a 降调节后使用，适用于子宫内膜异位症、反复种植失败或子宫内膜容受性欠佳的患者。

促排卵周期适用于外源性雌激素不敏感、激素替代和自然周期内膜不理想的患者。月经第 3 天开始给予他莫昔芬、来曲唑或 hMG 促排，超声监测卵巢及内膜情况。排卵日相当于取卵日，按胚胎龄定移植日期。若经内膜电镜、ERA 等内膜种植窗口期检测后确定精准移植时间的，则按检测结果确定。

第二节　移植胚胎的选择

移植胚胎的选择，是决定移植成功的另一重要环节。挑选发育潜能优秀的胚胎，通常可以通过形态学评分、囊胚培养、胚胎植入前遗传学诊断（PGD）、培养液代谢物分析等手段进行。本节主要讨论移植胚胎策略选择、如何决定移植胚胎个数、决定新鲜周期移植还是全胚冷冻日后移植、选择卵裂期胚胎移植还是囊胚期胚胎移植等问题。

一、胚胎移植个数

近年来胚胎种植率明显提高，但在临床妊娠率显著增高的同时，由于移植多枚胚胎，接受患者多胎妊娠的发生率明显高于自然妊娠者（多胎妊娠自然发生率仅为 $1:89^{n-1}$，n 代表一次妊娠的胎儿数）。鉴于多胎妊娠显著提高母婴的风险，各国都提出辅助生殖助孕治疗的目的是单胎、足月、健康的婴儿出生，尽量减少双胎妊娠，杜绝三胎妊娠分娩。在辅助生殖助孕过程中减少移植胚胎数目是降低多胎妊娠的最有效措施，将每个周期胚胎移植数目减至≤2枚并通过选择性单胚胎移植策略减少多胎妊娠。≤35岁的女性若移植2枚胚胎，有高达40%的双胎妊娠率，即使在38～40岁的女性中双胚胎移植也会造成28%的双胎妊娠率。研究显示，选择性单胚胎移植的策略在显著降低多胎妊娠率的同时，并不降低<38岁女性的妊娠率。然而，出于经济因素或妊娠成功率考虑，仍有许多患者要求多胚胎移植。美国辅助生殖技术协会数据显示，2014年<38岁辅助生殖助孕人群中有23%是多胎妊娠，虽然2017年降至12.4%，但仍远高于自然妊娠人群。根据中华医学会生殖医学分会数据上报系统统计，2016年我国生殖医学中心的多胎妊娠率仍超过30%。

2018年中华医学会生殖医学分会发表《关于胚胎移植数目的中国专家共识》提出：具有以下特征的患者建议通过选择性单胚胎（卵裂期胚胎或囊胚期胚胎）移植策略，减少多胎妊娠率：①第1次移植，没有明显影响妊娠因素的患者；②子宫因素不宜双胎妊娠者，如瘢痕子宫、子宫畸形或矫形手术后、子宫颈功能不全或既往有双胎妊娠/流产/早产等不良孕产史者；③全身状况不适宜双胎妊娠者，如全身性疾病尚未得到有效控制，还包括身高<150cm、体重<40kg等；④经过PGT获得可移植胚胎者；⑤经卵子捐赠的受卵者胚胎移植周期。

2021年ASRM发布胚胎移植数目的专家共识，进一步根据年龄和胚胎移植的妊娠成功率细化建议选择性单胚胎移植的标准。①无论年龄，经PGT-A检测的整倍体卵裂期胚胎或囊胚期胚胎，都应进行单胚胎移植。②<38岁的女性有以下任一有利因素的都建议单胚胎移植，包括新鲜周期中有≥1枚优质卵裂期胚胎可供冷冻；FET周期中有第5/6天形成的囊胚；第一次FET；既往单胚胎移植获得活产。若既往多次移植优质胚胎未能获得妊娠，可双胚胎移植。③38～40岁女性最多可移植不超过3枚卵裂期胚胎或2枚囊胚。④41～42岁女性最多可移植不超过4枚卵裂期胚胎或3枚囊胚。≥43岁的女性尚缺乏足够的研究数据。⑤有双胎妊娠禁忌的情况，应进行单胚胎移植。⑥使用供卵的周期，应

以供卵者的年龄结合受者的临床情况为判断依据。⑦代孕周期均应强烈建议单胚胎移植。因美国关于供卵和代孕的法律法规与我国不同，相关建议不能作为我国临床实践的参考依据。

二、新鲜胚胎移植与冷冻胚胎移植

新鲜胚胎移植包括取卵后48h或72h行卵裂期胚胎移植和取卵后第5天行囊胚移植。FET指利用胚胎冷冻技术将胚胎冻存，在取卵周期后的某个月经周期内的特定时间点，将胚胎解冻复苏，移植入子宫腔。

在胚胎的安全性问题上，新鲜移植周期中的胚胎直接来自于体外培养体系，没有经历额外的（诸如胚胎冷冻和复苏等环节）的干扰，延续了原有的发育潜能。而在FET周期中，胚胎的冷冻和复苏过程可能造成胚胎超微结构或生物大分子（DNA、RNA、蛋白酶等）的损坏，从而降低了发育潜能。但随着玻璃化（vitrification）冷冻技术的广泛开展，冷冻和复苏过程对胚胎结构的损伤已经接近于零。

如今，胚胎冷冻已不仅是为了保存多余胚胎，在某些情况下，为了增加妊娠率和保障妊娠期安全性也会放弃新鲜周期移植，采用全部胚胎冷冻日后移植的策略。在子宫内膜和胚胎发育的同步化问题上，虽然新鲜周期存在着"天然"的同步化，但新鲜周期超促排卵药物的使用，易导致过高或过早的雌孕激素分泌，这会改变子宫内膜的实际发育速度，造成子宫内膜和胚胎的实际发育速度不一致。若扳机日黄体酮高于1.5ng/mL或采用高孕下促排卵方案，因内膜与胚胎不同步，原则上不行鲜胚移植。FET周期可以人为控制子宫内膜的发育，能调整种植窗使之与复苏的胚胎发育程度保持一致。另外，若超促排卵导致卵泡发育过多，加上绒促性激素扳机，患者妊娠后卵巢过度刺激的风险会大大增加。同时，妊娠早期处于过高的雌激素环境，有报道认为胎盘的表观遗传学将发生改变，这也会增加妊娠并发症的发生。此外，目前有各种影响内膜容受性的促排卵方案，如联合枸橼酸氯米芬方案、高孕激素下促排卵方案等，也常规采用FET。

关于胚胎冷冻策略，现有证据发现风险收益的权衡受多种因素影响，包括母体和胚胎两大方面。2019年*Lancet*发表了一项排卵正常妇女单个新鲜囊胚与冷冻囊胚移植结局的比较研究，这项由中国21家生殖中心完成的RCT中，1650名排卵正常的女性随机接受单个冷冻或新鲜囊胚移植，结果发现冷冻单囊胚移植有更高的胚胎种植率和活产率，同时胎儿出生体重亦更高，但伴随着更高的先兆子痫风险；OHSS、流产、早产和先天畸形在两组中则未见显著性差异。选择全胚冷冻更适合PCOS及卵巢过度刺激风险较高的女性。2021年发表的循证医学综述总结了8项RCT共4712名患者的结果，发现"选择性冻胚"策略和"全胚冷冻"策略之间的累积活产率与持续妊娠率没有显著性差异，选择性冻胚组的累积活产率约为58%，全胚冷冻组的累计活产率为57%～63%（OR=1.08；95%CI：0.95～1.22）。全胚冷冻策略能有效将OHSS的风险从3%降至1%。但是，全胚冷冻策略可能会同时增加妊娠期高血压疾病的风险和大于胎龄儿的风险。

研究者进一步探索全胚冷冻策略为何会增加这些并发症的风险，其中一个原因是FET的内膜准备方案。内膜准备方案包括激素替代、自然周期/促排卵（有自然的黄体形成）、自然周期/促排卵+激素替代。近两年有十余篇文献报道激素替代周期的妊娠期高血压疾病和大于胎龄儿的风险显著高于其他内膜准备方案：大于胎龄儿的风险在激素替代组为14.0%，在自然周期组为10.3%；妊娠期高血压疾病的风险在激素替代组为4.4%，在自然周期组为2.5%。推测可能是因为激素替代周期缺乏黄体分泌的血管活性分子，如松弛素（relaxin）和VEGF等，进而影响母体孕期的心血管系统适应过程。但这些研究都是回顾性的研究，并没有控制患者孕前是否具有妊娠期高血压疾病的高危因素，也没有记录妊娠期高血压疾病的发病早晚或严重程度，亦缺乏激素替代具体的药物类型和剂量与结局的关系，因此指南中尚未明确推荐FET采取有黄体形成的内膜准备方案。鉴于内膜准备方案对妊娠率无显著性影响，结合患者条件和意愿，可考虑采取有自然黄体形成的方案。

三、卵裂期胚胎移植和囊胚期胚胎移植

卵裂期胚胎移植指将培养至D2/D3的卵裂期胚胎移植回子宫的操作。由于第3天优质胚胎较D2优质胚胎具有更好的发育潜力，因此临床更多选择移植第3天胚胎。D2和D3胚胎的形态评级标准详见相关章节。

囊胚是指将胚胎培养至D5～D6天所形成的带囊腔的胚胎，根据囊腔的大小和细胞的孵出状态分为6个时期。胚胎是否能形成囊胚可作为其发育潜能的重要标志，囊胚形成率平均达50%～60%。胚胎培养到囊胚阶段，较卵裂期增加了2天的体外培养选择，进一步淘汰了发育潜能低的胚胎，且移植时间距胚胎种植时间最短，故胚胎种植率、妊娠率、活产率较高。每枚囊胚的平均种植率为50%～60%。囊胚培养适合于单胚胎移植、反复卵裂期胚胎移植失败、需要胚胎滋养层细胞活检行PGT的患者。单囊胚移植与2个卵裂期胚胎移植具有相似的临床妊娠率，但能大幅降低双胎妊娠率，因此若有优质囊胚，单优质囊胚移植是最优策略。但是，少部分患者可能全部胚胎均无法发育至囊胚阶段，而无可移植胚胎，需在囊胚培养前做充分的知情同意。

除了常见的卵裂期和囊胚期胚胎移植，可供移植的胚胎类型还包括精卵受精后D1和D2的胚胎，此时由子宫腔来承担体内胚胎培养的"任务"，多用于体外胚胎培养条件不利或反复卵裂期胚胎评分低下的患者，因胚胎的发育潜能很难估计、减少了胚胎选择，所以种植率和妊娠率较低。

序贯移植为同一周期中先后移植1枚卵裂期胚胎和1枚囊胚期胚胎。近年研究者探索序贯胚胎移植是否能有效提高妊娠率，但各项研究间胚胎的阶段（D2/D3、D5/D6）、胚胎的级别和比较的对象（单/双卵裂期胚胎/囊胚）不同，因此尚无法得出明确的结论。

第三节　胚胎移植的操作

胚胎移植是IVF-ET的最后一步操作，良好的手术技巧是妊娠成功的前提条件。2017年美国生殖医学会（ASRM）发布了胚胎移植的12步标准操作流程，以提高胚胎移植的安

全性和妊娠率：①回顾既往模拟移植或宫腔探查的记录，以预估移植的难度和提示操作要点。②患者准备，未有充足的证据支持或反对使用麻醉或肌肉松弛药物。③核对患者和胚胎信息。④助手行经腹部超声引导，纵切显示子宫位置、宫腔形态及子宫内膜。患者适当充盈膀胱有利于超声下子宫显影和前倾前屈位子宫的操作。⑤术者洗手，戴无菌无粉手套。⑥患者取膀胱截石位暴露外阴，窥阴器充分暴露宫颈，生理盐水或胚胎培养液擦洗或冲洗阴道和宫颈。⑦去除宫颈黏液栓。⑧置管和装载胚胎（根据不同移植管的设计而不同），在超声引导下置入外套管，外管可在硬芯引导下通过宫颈内口。注意拿套管时术者不可碰触导管前端。外套管插入宫颈内口后，实验室用柔软的连接了注射器的移植内管装载胚胎，由实验室人员再次核对患者身份无误，将装有胚胎的移植内管顺移植外管插入宫腔。⑨在超声引导下将移植管前端置于宫腔中上段且距宫底超过1.0cm处。⑩缓慢推注注射器活塞将胚胎注入宫腔，保持推注力缓慢撤管。⑪取出移植内外管，送实验室检查有无胚胎残留，如有胚胎残留可再次移植。⑫患者可立即从移植床起身离开。

ASRM的胚胎移植指南还提出证据级别为A级的3条建议：推荐胚胎移植期间，应用经腹超声引导以提高妊娠率和活产率；推荐应用软胚胎移植导管以提高IVF-ET妊娠率；不推荐胚胎移植后卧床休息。指南同时提出证据级别为B级的建议：胚胎移植时去除宫颈黏液可改善临床妊娠和活产率；将胚胎移植导管尖端置于宫腔底部或中央区域（距离宫底大于1cm处）的胚胎移植，有助于提高妊娠率。

胚胎是否能种植和发育成功的主要决定因素是胚胎的发育潜能和子宫内膜的容受性，可能影响胚胎移植效果的人为因素包括胚胎置入宫腔的位置、操作者的熟练程度、移植的困难程度、移植管的品质和设计、生殖道有无出血、操作对子宫的刺激等。一项研究调查了117家美国生殖中心的胚胎移植操作，发现主要的胚胎移植操作在各生殖中心间高度一致，而一些操作则存在差异，如近半的中心给移植患者预防性的情绪稳定剂（如地西泮），又如2/3的中心将胚胎置于宫腔上段，而1/3的中心将胚胎置于宫腔中段，87%的中心将胚胎置于超过宫底1～1.5cm。英国的47家生殖中心在胚胎移植的很多操作上亦有差异：仅83%的中心在超声引导下移植，仅68%的中心移植后患者立即起床，42%的中心移植时使用宫颈钳，22%的中心在宫腔积液时继续移植。这些选择是否对胚胎移植结局有影响还需进一步研究和规范。高级职称的年限与移植活产率没有显著性差异，甚至高级职称与中级职称的医生移植活产率亦没有显著性差异（51.6% vs 49.4%）。移植后若胚胎残留于移植管内再次移植，与不残留组相比，临床妊娠率显著降低（32.98% vs 48.96%），活产率显著降低（22.68% vs 37.63%），异位妊娠率显著上升（12.50% vs 3.16%）。

困难移植的临床妊娠率约降低10%，虽然困难移植缺乏统一的定义，但文献报道约12%的胚胎移植为困难移植。导致困难移植常见的解剖学因素包括宫颈内口憩室（53.7%）、宫颈管扭曲（36.6%）和子宫高屈度（29.6%）、剖宫产后的瘢痕憩室（22.2%）、假道（24.2%）、宫颈内口或外口狭窄（36.3%）、子宫或宫颈畸形（12.1%）等，超过一半的困难移植同时具备多个不利因素。困难移植可能造成移植时间延长、患者疼痛、子宫收缩、子宫内膜出血等，多项研究提示困难移植显著降低临床妊娠率，移植使用硬芯后临床妊娠率OR=0.71（95% CI：0.62～0.81），使用宫颈钳后临床妊娠率OR=0.54（95%CI：

0.36～0.79）；超声显示欠清与超声显示正常相比，临床妊娠率显著下降（26.5% vs 38.1%）。膀胱的适当充盈能使经腹超声图像更清晰，并降低前倾前屈位子宫的角度。遇到子宫高屈度的情况，可以利用窥阴器上抬或下压宫颈，以减小宫颈和宫体的夹角。图13-16～图13-20显示的是超声下正常子宫和常见的造成困难胚胎移植子宫解剖位置。良好的超声引导能在假道、憩室等情况下给术者提示。当移植管遇到阻力时，除了宫颈粘连或狭窄外，应避免强行用力，减少子宫内膜受损出血的发生。

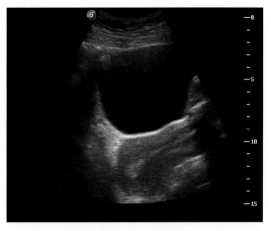

图13-16　正常子宫

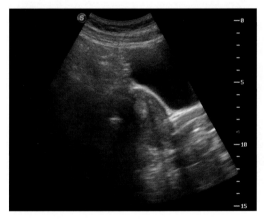

图13-17　子宫高屈度

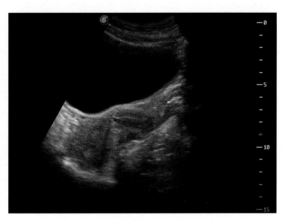

图13-18　子宫高屈度+宫颈内口憩室

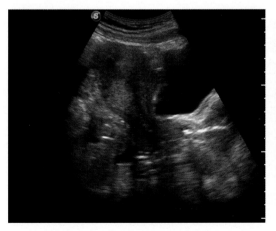

图13-19　窥阴器调节子宫角度

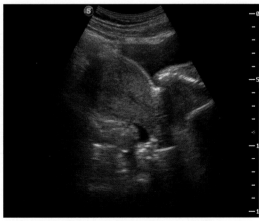

图13-20　经腹按压调节子宫角度

第四节　胚胎移植后的黄体支持和妊娠随访

一、胚胎移植后的黄体支持

我国2015年由中华医学会发布了《黄体支持与孕激素补充共识》。在自然月经周期，育龄女性黄体功能不全发病率为3%～10%；在超促排卵周期，由于多个黄体同时发育，合成并分泌超生理量的雌、孕激素，负反馈抑制下丘脑-垂体-性腺轴，抑制LH分泌，从而引起黄体功能不全，其发生率几乎为100%。黄体支持的适应证：①应用超促排卵方案行IVF/ICSI-ET助孕治疗，鲜胚移植后存在一定程度的内源性黄体功能不足；②自然周期排卵后实施FET时，部分妇女存在自身黄体功能不全的可能；③促排卵周期实施FET时，存在潜在的内源性黄体功能不足；④雌、孕激素药物替代周期（人工周期）FET，完全使用外源性雌、孕激素药物替代黄体功能；⑤既往有复发性流产（连续≥2次的自然流产）病史。禁忌证：①存在或疑似发生动、静脉血栓的患者，有静脉炎、脑卒中等既往病史患者；②乳腺恶性肿瘤或生殖器激素依赖性肿瘤、有明确孕激素治疗禁忌证患者；③黄体酮过敏者。

胚胎移植后的黄体支持的常用药物包括黄体酮类和hCG。黄体酮（孕酮）是由卵巢黄体和胎盘分泌的一种天然孕激素；1999年美国FDA经过详细评估后认为暴露于黄体酮的妊娠母亲分娩的男性或女性子代的出生缺陷率没有增加。黄体酮类药物常用的给药途径是肌内注射、经阴道和口服。肌内注射黄体酮为油剂型黄体酮，肌内注射后迅速吸收，无肝脏首过效应、生物利用度高、疗效确切、价格低廉，属黄体支持传统用药，但每日注射不方便，注射部位疼痛和刺激，易形成局部硬结。阴道黄体酮是目前唯一可替代肌内注射黄体酮的制剂，剂型主要有黄体酮缓释凝胶和微粒化黄体酮胶囊，经阴道途径给予黄体酮后，阴道上皮细胞迅速吸收并扩散至宫颈、宫体，并完成从子宫内膜向肌层的扩散，即"子宫首过效应"，靶向作用于子宫，血中黄体酮浓度显著低于肌内注射黄体酮，可减少全身的不良反应，在一些国家已成为ART黄体支持的首选治疗方式。阴道黄体酮较肌内注射黄体酮在黄体期阴道出血发生率高，但不影响IVF的妊娠结局，补充雌激素可减少阴道出血发生率，但不改变妊娠结局。口服黄体酮剂型包括微粒化黄体酮胶囊和地屈孕酮，均存在肝脏首过效应。微粒化黄体酮胶囊由于肝脏首过效应，生物利用度低，而且不稳定，经肝脏代谢分解后产生的代谢产物多，副作用大，可导致明显的头晕、嗜睡等症状，在黄体支持中的有效性低于黄体酮肌内注射和阴道给药，故不推荐作为常规的黄体支持药物。地屈孕酮属逆转黄体酮，对孕激素受体具有高度选择性，全部作用均由黄体酮受体介导，与其他受体结合少，不良反应少，生物利用度高于微粒化黄体酮胶囊10～20倍，有效剂量为10～20mg/d，肝脏负荷小。口服地屈孕酮后不改变原血清黄体酮水平。目前地屈孕酮在黄体支持中单独应用有效性的循证医学证据正在积累，2017、2018年发表了LOTUS Ⅰ和LOTUS Ⅲ的多中心随机对照研究，显示在胚胎移植后口服10mg地屈孕酮每日3次与阴道用黄体酮缓释凝胶90mg每日1次和阴道用微粒化黄体酮胶囊200mg每日3次相比，妊娠率和活产率均无显著性差异。

hCG是由胎盘的滋养层细胞分泌的一种糖蛋白激素，hCG作用于LH受体，较LH半衰期长、活性强，具有诱发卵子成熟、引起黄素化和支持黄体的功能，卵巢黄体的存在是hCG可用于黄体支持的先决条件。hCG剂型包括尿源性hCG（uhCG）和基因重组hCG（rhCG），两者除原材料来源不同外，分子结构及药理药代特点完全相同，250μg rhCG相当于6750IU的uhCG。研究显示hCG在临床妊娠率、继续妊娠率、活产率和流产率上与黄体酮无显著性差异，反而明显增加OHSS的发生，而且会干扰妊娠试验结果，故hCG不再推荐作为胚胎移植后黄体支持的常规用药。

国际上对于先兆流产和复发性流产时补充孕激素的必要性和用法是有争议的。先兆流产是指妊娠20周前，出现少量阴道出血和（或）下腹疼痛，宫口未开，胎膜未破，妊娠物尚未排出，子宫大小与停经周数相符。若阴道出血量多，腹痛加剧可发展为难免流产。复发性流产是指连续≥2次的自然流产。临床确诊妊娠后，20%～25%的孕妇会发生先兆流产，流产率为10%～20%，会有1%或更多的妇女发生复发性流产。流产物的遗传学检查显示，50%的流产原因是胚胎染色体异常，目前没有充分证据支持补充孕激素可以减少先兆流产患者最终发生流产的概率。2018年 *N Engl J Med* 发表了一项多中心随机双盲安慰剂对照试验研究，该研究针对1000余对反复不明原因妊娠丢失的患者，从确认妊娠起至12周给予早晚各1次400mg黄体酮微粒化制剂纳阴或安慰剂，发现对于活产率没有显著性影响，黄体酮组活产率为65.8%，安慰剂组为63.3%，RR=1.04（0.94～1.15），应用黄体酮均不增加出生缺陷及不良事件的发生率。2021年 *Lancet* 上发表的一篇综述提出，对仅有一两次流产史的女性，黄体酮补充不改善妊娠结局；但对于流产次数≥3次的女性，黄体酮补充组的活产率显著增加，RR=1.08（1.00～1.15），建议对于流产次数≥3次的早孕期妇女，无论有无阴道出血等临床症状，均给予黄体酮补充。

二、胚胎移植后的妊娠随访

所有接受胚胎移植的患者均需随访，尤其是通过PGT技术助孕和采用供精或供卵的患者。在人工授精或胚胎移植的手术后2周，应及时追踪随访是否妊娠。若胚胎种植失败，需随访患者月经情况并商定下一步治疗方案。若胚胎种植成功，3周后追踪随访B超结果，关注是否存在病理性妊娠的情况，如生化妊娠、流产、异位妊娠、多胎妊娠、妊娠滋养细胞疾病等情况，高龄或胎儿异常高风险患者需关注产前诊断结果。孕12周、28周、42周随访孕期、分娩、出生缺陷等情况，婴儿1周岁时随访生长发育情况。

胚胎移植后10%～25%出现妊娠丢失，包括生化妊娠和流产，2.8%患者经历两次或以上的妊娠丢失。生化妊娠是指胚胎已经开始种植，滋养外胚层侵入子宫蜕膜层，胚胎分泌的β-hCG进入母体血液并达到可检测出的水平，但妊娠没有继续，血或尿中的β-hCG水平呈现一过性的升高，超声下未见孕囊。生化妊娠的发生可能有多方面的原因，发生机制目前仍不清楚，可能与胚胎、内膜、免疫平衡、激素状态、凝血功能等因素有关。早孕期自然流产中胚胎染色体异常占50%～70%，大部分为数目异常，以16-三体、X单体、22-三体最常见，建议保留胚胎或绒毛组织送遗传学检测。

异位妊娠是辅助生殖中较常见的并发症，而且宫内外同时妊娠、双侧输卵管妊娠、宫颈等罕见部位或特殊类型的异位妊娠风险较自然妊娠增加。输卵管病变是主要危险因素，同时移植胚胎数增加、胚胎移植管插入过深、移植的培养液过多、推注过快等都可能增加异位妊娠的风险。

多胎妊娠是辅助生殖中最常见的并发症，指一次妊娠同时怀有两个或两个以上的胎儿，三胎及以上的妊娠称为高序多胎妊娠（higher-order multifetal gestation）。B超是目前早期诊断多胎妊娠最主要的方法，孕6～14周超声检查发现为多胎妊娠时，应该进行绒毛膜性的判断。单绒毛膜双胎由于胎盘存在血管交通吻合支的特点，可导致孕产妇和围生儿多种特有的并发症，如双胎输血综合征、双胎动脉反向灌注序列征、选择性胎儿生长受限及胎儿畸形等，需加强高危妊娠的监测。多胎妊娠母体的并发症较单胎妊娠增加约7倍，包括妊娠剧吐、妊娠糖尿病、妊娠期高血压疾病、贫血、出血、剖宫产、产后抑郁症等。同时，多胎妊娠显著增加胎儿早产、出生低体重、围生儿死亡、脑瘫、生长发育迟缓等风险。多胎妊娠的不良结局与胎儿数量呈正相关，因此我国卫生部于2003年修订实施的《人类辅助生殖技术规范》（卫科教发〔2003〕176号）规定："对于多胎妊娠必须实施减胎术，避免双胎，严禁三胎和三胎以上妊娠分娩"，"多胎妊娠必须到具有选择性减胎术条件的机构进行选择性减胎术"。临床实践中，根据患者情况，三胎及三胎以上的患者减至单胎或双胎；双胎妊娠的应充分告知风险，建议减胎。高龄孕妇及瘢痕子宫、子宫畸形、宫颈功能不全，或合并内科疾病如高血压、糖尿病等患者，建议减为单胎。

多胎妊娠减胎术（multiple pregnancy fetal reduction，MPFR）是多胎妊娠重要的弥补措施，能显著改善分娩结局。经阴道B超引导下行经阴道减胎术多适用于7～10周的早期妊娠，其分辨率高、穿刺距离短、穿刺目标更准确、操作方便，且术后流产、感染及胎膜早破等发生率低，可根据孕周选择穿刺胚胎抽吸、穿刺胎心抽吸或穿刺胎心注射氯化钾进行减胎。减胎后需确认被减胎儿胎心无复跳，同时检查存活儿的胎心，注意妊娠囊是否从宫壁剥离、有无活动性出血及子宫收缩等。多胎妊娠时如夫妇一方有染色体异常、先天畸形儿分娩史或孕妇高龄，可保留至妊娠中期，根据产前诊断结果再选择性减胎。孕中期非单绒毛膜双胎可选择经腹部穿刺胎心或头颅注射氯化钾进行减胎。孕中期单绒毛膜多胎由于血管吻合支的广泛存在，不适用氯化钾传统注射法，可采用射频消融减胎术，通过高频电流凝固或闭塞脐带血流。另外，可选择的方法还包括胎儿镜下脐带激光凝固术、脐带血管结扎术、脐带血管双极电凝术，但是引起胎膜早破的风险增加，对操作者的技术要求较高。

第五节　反复胚胎种植失败

胚胎种植的成功依赖于有发育潜能的胚胎、容受的子宫内膜和母胎界面的恰当反应，胚胎通过定位、黏附和侵入完成种植。因此胚胎种植失败的原因可分为胚胎、母体和两者交互三大类，包括胚胎的遗传学因素、母体内膜的容受性、子宫的解剖学结构、免疫、凝血、代谢、微生物状态等。

反复胚胎种植失败目前缺乏统一的定义，各项研究和组织对于胚胎移植的个数、次数、级别和连续性仍有争议。无法达成一致的关键在于影响胚胎种植成功率的因素太多，因此有研究者提出可结合每位患者上述的影响因素，计算其理论胚胎移植妊娠率，制定个性化的胚胎种植失败标准。

胚胎的遗传学因素是移植成功的关键因素。整倍体的胚胎，不论母体年龄，胚胎种植的成功率均显著增加。在移植单个整倍体囊胚的患者中第一次、第二次和第三次移植的持续妊娠率分别为69.9%、59.8%和60.3%，活产率分别为64.8%、54.4%和54.1%。连续3次移植后的累计活产率为92.6%。其结果表明，真正的复发性植入失败是罕见的。对于那些有能力获得整倍体囊胚的患者，仅有<5%将无法通过移植3个整倍体囊胚实现临床妊娠。但是该研究的患者群体预后较好（平均年龄约35岁，AMH约3ng/mL），结果可能产生偏倚。

常见的影响胚胎种植的母体因素包括未阻断的输卵管积液、黏膜下肌瘤和子宫内膜息肉、子宫内膜异位症、抗磷脂综合征、肥胖和吸烟等。图13-21～图13-26所列为影响胚胎种植的不同类型子宫内膜。此外，目前较为一致的观点是薄型子宫内膜降低胚胎移植后的妊娠率。薄型子宫内膜是指子宫内膜厚度低于能够获得妊娠的阈厚度。目前尚无统一诊断标准，但多数学者认为在ART中，排卵日或黄体酮转化当天，超声下子宫内膜厚度<7mm或<8mm即可认为是薄型子宫内膜。薄型子宫内膜已被公认为植入失败的关键因素，主要通过影响血管生长和增加子宫动脉血流阻力影响子宫内膜容受性。血管内皮细胞标志物CD34及VEGF在薄型子宫内膜中表达明显降低。VEGF不仅有助于增加血管生成，还有助于增加分泌中期的血管通透性。发育不良的血管可能会减少血流，并导致子宫内膜生长受损。同时，薄型子宫内膜的子宫动脉阻力指数显著高于分泌期正常厚度的子宫内膜，且子宫动脉阻力指数与子宫内膜厚度（6～7mm）之间存在显著的负相关。多项研究表明当内膜转化前厚度<7mm或<8mm时，临床妊娠率显著降低，流产率显著增高。目前最大的一项回顾性研究统计了加拿大20 000余例胚胎移植的结局与子宫内膜厚度的关系，发现当子宫内膜厚度<8mm时，内膜厚度的降低伴随着活产率的降低：鲜胚移植中内膜≥8mm、7～7.9mm、6～6.9mm、5～5.9mm的活产率分别为33.7%、25.5%、24.6%和18.1%，FET也有相似的结果。但当子宫内膜≥8mm时，无论鲜胚移植还是FET，子宫内膜的厚度对活产率和流产率都没有显著影响。

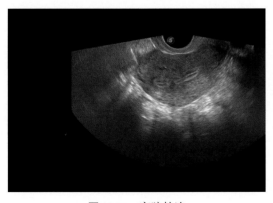

图13-21 宫腔粘连

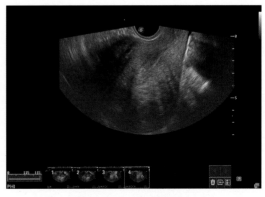

图13-22 子宫腺肌病

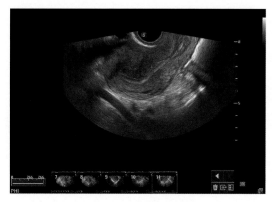

图 13-23 子宫内膜息肉

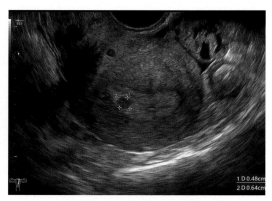

图 13-24 子宫黏膜下肌瘤

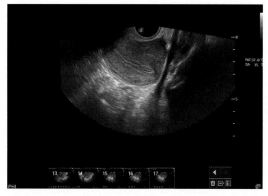

图 13-25 宫腔积液（高雌激素）

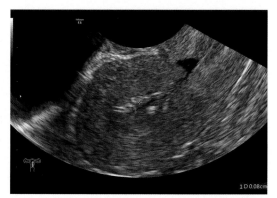

图 13-26 宫腔积液（瘢痕憩室）

子宫内膜炎是常见的内膜病变，根据组织病理学分为急性和慢性两类。急性子宫内膜炎的病理特征是组织水肿出血、内膜间质中性粒细胞浸润（图 13-27），一般起病急，有明显的发热、下腹痛、白带异常等症状，主要与妇科急性感染有关。而慢性子宫内膜炎（chronic endometritis，CE）是子宫内膜局部持续炎症性疾病，主要病理特征是子宫内膜间质区域中浆细胞浸润（图 13-28，图 13-29），多数没有症状，在妇科临床诊治中常常被忽视。近些年发现，CE 与不孕、反复种植失败、复发性流产等密切相关。其可以通过影响子宫内膜蠕动、改变容受性基因表达及影响子宫内膜间质细胞蜕膜化过程而影响子宫内膜容受性。研究发现，若以子宫内膜每高倍镜下 CD138+ 的细胞数为子宫内膜炎的标准，每高倍镜下 0 个和 1~4 个 CD138+ 细胞的妊娠率和活产率没有显著性差异，每高倍镜下 ≥5 个 CD138+ 细胞的子宫内膜炎患者经过抗生素治疗后 89.0% 治愈，11% 为持续性子宫内膜炎。对照组的种植率（51.6% vs 32.3%）、临床妊娠率（65.7% vs 42.3%）和

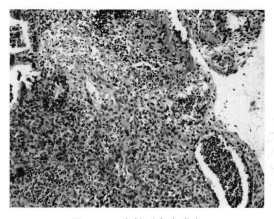

图 13-27 急性子宫内膜炎

活产率（52.1% vs 30.7%）均比持续内膜炎组显著增高。建议以每高倍镜下≥5个CD138⁺细胞为治疗子宫内膜炎的标准，治愈后行胚胎移植。

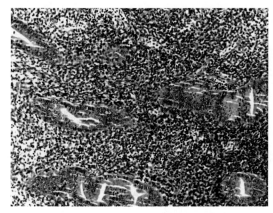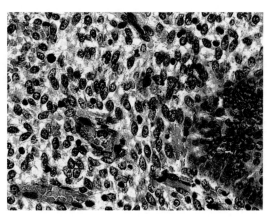

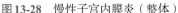

图 13-28　慢性子宫内膜炎（整体）　　　　　图 13-29　慢性子宫内膜炎（局部）

子宫腺肌病是子宫肌层出现子宫内膜腺体和间质，在激素的作用下发生出血、肌纤维结缔组织增生而形成的弥漫性或局限性病变。子宫腺肌病通过影响宫腔形态、异常基因表达，以及结合带异常影响子宫内膜容受性。正常的宫腔形态是倒三角形，当腺肌病凸向宫腔时，改变了宫腔正常的解剖形态，使宫腔容积缩小。研究表明子宫腺肌病患者*HOXA10*基因及孕激素受体表达明显下降，提示子宫内膜容受性受损。同时，结合带的破坏会削弱内膜基底层的防御功能，造成子宫的过度收缩，影响胚胎种植。

子宫畸形不利于胚胎种植和妊娠维持，双角子宫与正常子宫相比胚胎移植后活产率显著降低［24.4% vs 34.8%，OR=0.61（0.37～1.00）］，但流产率和早产率没有显著性差异。子宫纵隔的患者流产率显著上升［23.5% vs 13.0%，OR=2.05（1.18，3.58）］，活产率显著下降［29.4% vs 42.2%，OR=0.57（0.41～0.79）］。单角子宫的患者临床妊娠率［36.8% vs 42.3%，OR=0.80（0.52～1.21）］和活产率均较低［29.8% vs 33.1%，OR=0.86（0.55，1.34）］，但没有达到显著性差异。

内膜与胚胎的同步性及两者的相互作用是胚胎种植的关键因素。确定内膜种植窗的经典方法是子宫内膜病理，近年研究者试图通过基于转录组学技术的ERA和基于电镜技术的内膜容受细胞超微结构标志物观察等方法来寻找个性化的子宫内膜种植窗。2013年首次将ERA应用于反复种植失败的患者，发现25.9%的反复种植失败患者种植窗前移或后延，在根据ERA调整种植时间的8名患者中50.0%获得临床妊娠。后续研究支持反复种植失败的患者用ERA判断个性化的种植窗，能显著提高妊娠率。但是，对于普通移植患者，并没有发现使用ERA调整移植时间后带来妊娠率的提高。另一项研究在第一次移植且胚胎为整倍体的患者中发现，59.2%的待移植患者ERA提示处于非容受期，其中93.1%都处于容受前状态，然而标准时间移植组和个性化时间移植组的活产率没有显著性差异（56.5%），提示首次移植患者行ERA没有显著获益。

反复种植失败的治疗相当棘手，有研究表明，有反复种植失败史的患者未来的移植妊娠率更低，仅49%的反复种植失败患者在5.5年内获得活产。多样的定义和病因亦给研究和治疗带来困难。新的治疗策略被应用于反复胚胎种植失败的患者，包括宫腔灌注人外周血单个核细胞、宫腔灌注富含血小板血浆（platelet-rich plasma，PRP）、皮下注射或宫腔灌注粒细胞集落刺激因子（G-CSF）等。多项研究报道宫腔灌注人外周血单个核细胞（peripheral blood mononuclear cell，PBMC）能显著提高反复种植失败患者的临床妊娠率和活产率，方法是在移植前3～5天通过患者本人的外周血分离单个核细胞，在体外培养和用hCG处理后进行宫腔灌注，研究者推测这些T细胞、B细胞和单核细胞可能有助于重建子宫内膜的免疫稳态，并通过其释放的细胞因子和生长因子提高内膜容受性。PRP除了应用于生殖领域，还应用于创伤修复、整形外科、口腔科，机制是血小板中储存了几百种生长因子、细胞因子和黏附分子，宫腔灌注PRP能使这些生长因子直接作用于内膜，促进内膜的生长、分化、血管新生和免疫调节。多项研究提示移植前48h宫腔灌注PRP（血小板浓度为外周血4～6倍）能显著提高妊娠率。Meta分析指出皮下注射和宫腔灌注G-CSF均能显著提高反复种植失败患者的临床妊娠率，OR分别为2.23（1.68～2.95）和1.46（1.04～2.05）。其他的治疗尝试还包括宫腔灌注和hCG、静脉滴注免疫球蛋白、静脉滴注脂肪乳、皮下注射低分子肝素、宫腔搔刮等。反复种植失败的患者出于焦虑往往愿意尝试各种新的方法，但这些方法的治疗效果和副作用尚不明确，有待于更多的高质量研究进一步确认。

（舒　静　郭晓燕）

参 考 文 献

Abdalla H I，Brooks A A，Johnson M R，et al，1994. Endometrial thickness：a predictor of implantation in ovum recipients? Hum Reprod，9（2）：363-365.

Abdallah Y，Naji O，Saso S，et al，2012. Ultrasound assessment of the peri-implantation uterus：a review. Ultrasound Obstet Gynecol，39（6）：612-619.

Abrahams V M，Chamley L W，Salmon J E，2017. Emerging treatment models in rheumatology：antiphospholipid syndrome and pregnancy：pathogenesis to translation. Arthritis Rheumatol，69（9）：1710-1721.

American College of Obstetricians and Gynecologists' Committee on Practice Bulletins-Gynecology，2018. ACOG practice bulletin No. 200：early pregnancy loss. Obstet Gynecol，132（5）：e197-e207.

Asserhøj L L，Spangmose A L，Aaris Henningsen A K，et al，2021. Adverse obstetric and perinatal outcomes in 1，136 singleton pregnancies conceived after programmed frozen embryo transfer（FET）compared with natural cycle FET. Fertil Steril，115（4）：947-956.

Ata B，Kalafat E，Somigliana E，2021. A new definition of recurrent implantation failure on the basis of anticipated blastocyst aneuploidy rates across female age. Fertil Steril，116（5）：1320-1327.

Barberet J，Romain G，Binquet C，et al，2021. Do frozen embryo transfers modify the epigenetic control of imprinted genes and transposable elements in newborns compared with fresh embryo transfers and natural conceptions? Fertil Steril，116（6）：1468-1480.

Bergin K，Eliner Y，Duvall D W，et al，2021. The use of propensity score matching to assess the benefit of the endometrial receptivity analysis in frozen embryo transfers. Fertil Steril，116（2）：396-403.

Coomarasamy A，Dhillon-Smith R K，Papadopoulou A，et al，2021. Recurrent miscarriage: evidence to accelerate action. Lancet，397（10285）：1675-1682.

Coomarasamy A，Williams H，Truchanowicz E，et al，2015. A randomized trial of progesterone in women with recurrent miscarriages. N Engl J Med，373（22）：2141-2148.

Cozzolino M，García-Velasco J A，Meseguer M，et al，2021. Female obesity increases the risk of miscarriage of euploid embryos. Fertil Steril，115（6）：1495-1502.

Craciunas L，Gallos I，Chu J，et al，2019. Conventional and modern markers of endometrial receptivity: a systematic review and meta-analysis. Hum Reprod Update，25（2）：202-223.

Czernobilsky B，1978. Endometritis and infertility. Fertil Steril，30（2）：119-130.

Diaz-Gimeno P，Ruiz-Alonso M，Blesa D，et al，2013. The accuracy and reproducibility of the endometrial receptivity array is superior to histology as a diagnostic method for endometrial receptivity. Fertil Steril，99（2）：508-517.

Eppley B L，Woodell J E，Higgins J，2004. Platelet quantification and growth factor analysis from platelet-rich plasma: implications for wound healing. Plast Reconstr Surg，114（6）：1502-1508.

Fischer C P，Kayisili U，Taylor H S，2011. HOXA10 expression is decreased in endometrium of women with adenomyosis. Fertil Steril，95（3）：1133-1136.

Förger F，Villiger P M，2020. Publisher Correction: Immunological adaptations in pregnancy that modulate rheumatoid arthritis disease activity. Nat Rev Rheumatol，16（3）：184.

Franasiak J M，Alecsandru D，Forman E J，et al，2021. A review of the pathophysiology of recurrent implantation failure. Fertil Steril，116（6）：1436-1448.

Fukui Y，Hirota Y，Matsuo M，et al，2019. Uterine receptivity，embryo attachment，and embryo invasion: Multistep processes in embryo implantation. Reprod Med Biol，18（3）：234-240.

Garneau A S，Young S L，2021. Defining recurrent implantation failure: a profusion of confusion or simply an illusion? Fertil Steril，116（6）：1432-1435.

Georgiou E X，Melo P，Baker P E，et al，2019. Long-term GnRH agonist therapy before *in vitro* fertilisation（IVF）for improving fertility outcomes in women with endometriosis. Cochrane Database Syst Rev，2019（11）：CD013240.

Ghobara T，Gelbaya T A，Ayeleke R O，2017. Cycle regimens for frozen-thawed embryo transfer. Cochrane Database Syst Rev，7（7）：CD003414.

Griesinger G，Blockeel C，Sukhikh G T，et al，2018. Oral dydrogesterone versus intravaginal micronized progesterone gel for luteal phase support in IVF: a randomized clinical trial. Hum Reprod，33（12）：2212-2221.

Harper M J，1992. The implantation window. Baillieres Clin Obstet Gynaecol，6：351-371.

Inafuku K，1992. Hysteroscopy in midluteal phase of human endometrium evaluation of functional aspect of the endometrium. Nihon Sanka Fujinka Gakkai Zasshi，44（1）：79-83.

Kava-Braverman A，Martínez F，Rodríguez I，et al，2017. What is a difficult transfer? Analysis of 7,714 embryo transfers: the impact of maneuvers during embryo transfers on pregnancy rate and a proposal of objective assessment. Fertil Steril，107（3）：657-663.

Kitaya K，Takeuchi T，Mizuta S，et al，2018. Endometritis: new time，new concepts. Fertil Steril，110（3）：344-350.

Koot Y E M，HviidSaxtorph M，Goddijn M，et al，2019. What is the prognosis for a live birth after unexplained recurrent implantation failure following IVF/ICSI? Hum Reprod，34（10）：2044-2052.

Larue L，Bernard L，Moulin J，et al，2021. Evaluation of a strategy for difficult embryo transfers from a prospective series of 2, 046 transfers. F S Rep, 2（1）: 43-49.

Li Y, Liu S, Lv Q, 2021. Single blastocyst stage versus single cleavage stage embryo transfer following fresh transfer: a systematic review and meta-analysis. Eur J Obstet Gyn R B, 267: 11-17.

Liu K E, Hartman M, Hartman A, et al, 2018. The impact of a thin endometrial lining on fresh and frozen-thaw IVF outcomes: an analysis of over 40000 embryo transfers. Hum Reprod, 33（10）: 1883-1888.

Mancuso A C, Boulet S L, Duran E, et al, 2016. Elective single embryo transfer in women less than age 38 years reduces multiple birth rates, but not live birth rates, in United States fertility clinics. Fertil Steril, 106（5）: 1107-1114.

McQueen D B, Robins J C, Yeh C, et al, 2020. Embryo transfer training in fellowship: national and institutional data. Fertil Steril, 114（5）: 1006-1013.

Melo P, Georgiou E X, Johnson N, et al, 2020. Surgical treatment for tubal disease in women due to undergo *in vitro* fertilisation. Cochrane Database Syst Rev, 10（10）: CD002125.

Miller C M, Weaver A L, Zhao Y, et al, 2021. Outcomes of embryo transfers performed by Reproductive Endocrinology and Infertility fellows vs. faculty: an 11-year retrospective review. Fertil Steril, 117（1）: 115-122.

Nancarrow L, Tempest N, Drakeley A J, et al, 2021. National survey highlights the urgent need for standardisation of embryo transfer techniques in the UK. J Clin Med, 10（13）: 2839.

Nazari L, Salehpour S, Hosseini S, et al, 2021. The effects of autologous platelet-rich plasma on pregnancy outcomes in repeated implantation failure patients undergoing frozen embryo transfer: a randomized controlled trial. Reprod Sci, 29（3）: 993-1000.

Nejat E J, Ruiz-Alonso M, Simon C, et al, 2014. Timing the window of implantation by nucleolar channel system prevalence matches the accuracy of the endometrial receptivity array. Fertil Steril, 102（5）: 1477-1481.

Nikitina T V, Sazhenova E A, Zhigalina D I, et al, 2020. Karyotype evaluation of repeated abortions in primary and secondary recurrent pregnancy loss. J Assist Reprod Genet, 37（3）: 517-525.

Penzias A, Bendikson K, Butts S, et al, 2017. ASRM standard embryo transfer protocol template: a committee opinion. Fertil Steril, 107（4）: 897-900.

Pereira M M, Mainigi M, Strauss J F, 2021. Secretory products of the corpus luteum and preeclampsia. Hum Reprod Update, 27（4）: 651-672.

Practice Committee of the American Society for Reproductive M, the Practice Committee for the Society for Assisted Reproductive Technologies, 2021. Guidance on the limits to the number of embryos to transfer: a committee opinion. Fertil Steril, 116（3）: 651-654.

Practice Committee of the American Society for Reproductive Medicine, 2017. Performing the embryo transfer: a guideline. Fertil Steril, 107（4）: 882-896.

Qiu J, Du T, Chen C, et al, 2022. Impact of uterine malformations on pregnancy and neonatal outcomes of IVF/ICSI-frozen embryo transfer. Hum Reprod, 37（3）: 428-446.

Racca A, Vanni V S, Somigliana E, et al, 2021. Is a freeze-all policy the optimal solution to circumvent the effect of late follicular elevated progesterone? A multicentric matched-control retrospective study analysing cumulative live birth rate in 942 non-elective freeze-all cycles. Hum Reprod, 36（9）: 2463-2472.

Reig A, Franasiak J M, 2021. Fresh embryo transfer results in altered placental epigenetic regulation: a rationale for frozen embryo transfer. Fertil Steril, 116（6）: 1481-1482.

Riestenberg C, Kroener L, Quinn M, et al, 2021. Routine endometrial receptivity array in first embryo transfer cycles does not improve live birth rate. Fertil Steril, 115（4）: 1001-1006.

Ruiz-Alonso M, Blesa D, Diaz-Gimeno P, et al, 2013. The endometrial receptivity array for diagnosis and personalized embryo transfer as a treatment for patients with repeated implantation failure. Fertil Steril, 100（3）: 818-824.

Sha T, Yin X, Cheng W, et al, 2018. Pregnancy-related complications and perinatal outcomes resulting from transfer of cryopreserved versus fresh embryos in vitro fertilization: a meta-analysis. Fertil Steril, 109（2）: 330-342.

Shakerian B, Turkgeldi E, Yildiz S, et al, 2021. Endometrial thickness is not predictive for live birth after embryo transfer, even without a cutoff. Fertil Steril, 116（1）: 130-137.

Singh B, Reschke L, Segars J, et al, 2020. Frozen-thawed embryo transfer: the potential importance of the corpus luteum in preventing obstetrical complications. Fertil Steril, 113（2）: 252-257.

Tan J, Kan A, Hitkari J, et al, 2018. The role of the endometrial receptivity array（ERA）in patients who have failed euploid embryo transfers. J Assist Reprod Genet, 35（4）: 683-692.

Tiegs A W, Tao X, Zhan Y, et al, 2021. A multicenter, prospective, blinded, nonselection study evaluating the predictive value of an aneuploid diagnosis using a targeted next-generation sequencing-based preimplantation genetic testing for aneuploidy assay and impact of biopsy. Fertil Steril, 115（3）: 627-637.

Toth T L, Lee M S, Bendikson K A, et al, 2017. Embryo transfer techniques: an American Society for Reproductive Medicine survey of current Society for Assisted Reproductive Technology practices. Fertil Steril, 107（4）: 1003-1011.

Tournaye H, Sukhikh G T, Kahler E, et al, 2017. A phase III randomized controlled trial comparing the efficacy, safety and tolerability of oral dydrogesterone versus micronized vaginal progesterone for luteal support in in vitro fertilization. Hum Reprod, 32（10）: 2152.

Turocy J, Williams Z, 2021. Novel therapeutic options for treatment of recurrent implantation failure. Fertil Steril, 116（6）: 1449-1454.

van der Linden M, Buckingham K, Farquhar C, et al, 2015. Luteal phase support for assisted reproduction cycles. Cochrane Database Syst Rev, 2015（7）: CD009154.

Wei D, Liu J Y, Sun Y, et al, 2019. Frozen versus fresh single blastocyst transfer in ovulatory women: a multicentre, randomised controlled trial. Lancet, 393（10178）: 1310-1318.

Xiong Y, Chen Q, Chen C, et al, 2021. Impact of oral antibiotic treatment for chronic endometritis on pregnancy outcomes in the following frozen-thawed embryo transfer cycles of infertile women: a cohort study of 640 embryo transfer cycles. Fertil Steril, 116（2）: 413-421.

Xu J, Yin M N, Chen Z H, et al, 2020. Embryo retention significantly decreases clinical pregnancy rate and live birth rate: a matched retrospective cohort study. Fertil Steril, 114（4）: 787-791.

Yoshioka S, Fujiwara H, Nakayama T, et al, 2006. Intrauterine administration of autologous peripheral blood mononuclear cells promotes implantation rates in patients with repeated failure of IVF-embryo transfer. Hum Reprod, 21（12）: 3290-3294.

Yu N, Zhang B, Xu M, et al, 2016. Intrauterine administration of autologous peripheral blood mononuclear cells（PBMCs）activated by HCG improves the implantation and pregnancy rates in patients with repeated implantation failure: a prospective randomized study. Am J Reprod Immunol, 76（3）: 212-216.

Zaat T, Zagers M, Mol F, et al, 2021. Fresh versus frozen embryo transfers in assisted reproduction. Cochrane Database Syst Rev, 2（2）: CD011184.

Zamaniyan M, Peyvandi S, HeidaryanGorji H, et al, 2021. Effect of platelet-rich plasma on pregnancy outcomes in infertile women with recurrent implantation failure: a randomized controlled trial. Gynecol

Endocrinol，37（2）：141-145.

Zeadna A，Son W Y，Moon J H，et al，2015. A comparison of biochemical pregnancy rates between women who underwent IVF and fertile controls who conceived spontaneously. Hum Reprod，30（4）：783-788.

Zhang J，Wang C，Zhang H，et al，2021. Sequential cleavage and blastocyst embryo transfer and IVF outcomes：a systematic review. Reprod Biol Endocrinol，19（1）：142.

Zhou R，Zhang X，Huang L，et al，2022. The impact of different cycle regimens on birthweight of singletons in frozen-thawed embryo transfer cycles of ovulatory women. Fertil Steril，117（3）：573-582.

第十四章
低温冷冻技术

200年前法国科学家约瑟夫·路易斯·盖·吕萨克（Joseph Louis Gay Lussac）发现了水过冷现象，开启了低温冷冻技术的纪元。伴随人们对冷冻原理的全面认识和对冷冻保护剂理化特性的深入了解，以及在此基础上对冷冻新技术的不断探索，先后出现了程序化冷冻、玻璃化冷冻等低温保护技术，并在包括生物和医学在内的许多领域中得到广泛应用。生殖医学领域已将之用于精子、卵子、胚胎及卵巢等多种细胞和组织的冷冻，有力促进了ART的发展，提升了相关治疗的效率和安全性。

第一节　生殖细胞低温冷冻的发展史

生殖细胞的成功冷冻首先是在蛙类实验中实现的。1938年Basile J. Luyet和Eugene L Hodapp使用2mol/L蔗糖溶液，采用微滴玻璃化技术成功对青蛙精子进行了冷冻保存，成为冷冻生物学领域最重要的事件。1949年，Christopher Polge、Audrey Smith和Alan Parkes在重复Luyet的实验方法尝试对家禽精子进行冷冻时，由于操作失误，意外地发现甘油（glycerol，GLY）具有减轻精子低温损伤（chilling injury）的特性，首次提出了冷冻保护剂（CPA）的概念，打开了CPA在低温冷冻领域应用的大门，推动了低温冷冻技术进入全面、深入发展阶段。

20世纪70年代是低温冷冻技术的快速发展期，随着人们对生物冷冻基础研究的深入，低温冷冻技术的应用获得了实质性突破。Whittingham以聚乙烯吡咯烷酮（polyvinylpyrrolidone，PVP）为冷冻剂，成功地将小鼠胚胎冷冻至–79℃条件下，首次实现了动物胚胎的冷冻，并且这些胚胎在复苏移植后成功生育了仔鼠。1973年，Wilmut和Rowson首次将冷冻技术应用于牛胚胎的冷冻，在胚胎复苏移植后，获得了第一头冷冻技术农场动物。

1976年，Willadsen以1.5mol/L的二甲基亚砜（dimethyl sulfoxide，DMSO）为渗透保护剂，以0.3℃/min的降温速率实现了对绵羊胚胎的冷冻保存，开创了最早的程序化控制下的慢速冷冻技术（slow freezing），并加以大力发展和应用。虽然玻璃化冷冻技术也在同一时期出现，但由于不能有效控制操作过程中高浓度CPA的毒性及加样体积，冷冻存活率一直较低，制约了该技术的发展与应用。因此，在相对长时间内，程序化冷冻技术是包括胚胎在内的多种生殖细胞冷冻的首选方法。直到1985年，Rall和Fahy以二甲基亚砜、乙酰胺和乙二醇（ethylene glycol，EG）组成的混合物作为CPA，并将小鼠胚胎装入0.25mL

吸管中进行冷冻保存,首次实现了胚胎玻璃化冷冻。该方法使冷冻存活率有了较大提升,但仍不及程序化冷冻技术。20世纪80年代末至90年代初,Arav等发明了"最小液滴尺寸"法,即将用于玻璃化冷冻的液体体积控制在0.07μL(70nL)以下,显著提高了玻璃化冷冻后胚胎存活率;同时,还将CPA的使用浓度降低了近50%,有效控制了CPA对胚胎的毒性。此后,玻璃化冷冻技术在生殖细胞、胚胎低温保存中获得了广泛的重视与应用。

低温冷冻技术成功应用于人类辅助生殖治疗已有超过60年的历史。1953年,Bunge和Sherman使用冷冻的精子进行人工授精治疗,出生了第一例源自冻融精子的人类婴儿。1983年,澳大利亚学者Trounson等报道移植冷冻保存的人类胚胎后首次获得妊娠,1984年荷兰学者Zeilmaker等报道首例移植冻融胚胎的活产婴儿。1985年,第一例移植冻融囊胚的后代在英国出生。1999年,Kuleshova等首次实现了玻璃化冷冻的卵子复苏成活,并通过体外受精技术形成胚胎,移植后获得活产婴儿。2006年胚胎冷冻技术又被应用于胚胎植入前非整倍体遗传学筛查,并获得了首例妊娠。近年来,旨在保存肿瘤患者生育力的卵巢组织冷冻与移植技术业已兴起。Donnez等于2004年对恶性肿瘤愈后患者行自体冷冻卵巢组织移植,并获得成功妊娠与活产。

(李　文)

第二节　冷冻保护剂

一、冷冻保护剂的种类

冷冻保护剂(cryoprotectant,CPA)是一类添加于冷冻介质中,使细胞或组织经过冷冻和解冻操作后保持存活能力的物质。CPA具有保护细胞免受冷冻伤害及稳定细胞膜和细胞内部结构的作用。根据质膜渗透能力和(或)分子特性,CPA可以分为渗透性冷冻保护剂(permeating cryoprotectant agent,P-CPA)、非渗透性冷冻保护剂(nonpermeating cryoprotectant agent,NP-CPA)、大分子物质和生物活性物质四类。

P-CPA是一类容易透过细胞膜进出细胞的小分子物质,通过置换细胞内水分,平衡细胞内致死性溶质浓度,可防止由细胞内外巨大电解质浓度差所造成的细胞损伤。P-CPA能与细胞膜上的氢键相互作用,降低低温状态下溶液的凝固点,有效避免冷冻过程中细胞内冰晶(ice crystal)形成所造成的冷冻损伤,因此又称细胞内CPA。ART中使用的P-CPA种类较多,如1,2-丙二醇(1,2-propanediol,PG)、甘油、DMSO、乙二醇等。

NP-CPA通常为大分子物质,不能透过细胞膜进入细胞,因此又称细胞外CPA。使用NP-CPA可以提高细胞外溶液的渗透压,在冷冻时有助于细胞内的水分透出,在解冻时可避免由水分快速进入细胞引起的渗透性休克(osmotic shock)。在P-CPA中添加NP-CPA还可降低冰晶的生长速率并保护细胞免受渗透压变化造成的伤害,通过维持细胞膜稳定性,保持细胞结构完整。常用的NP-CPA多数为糖类,如果糖(fructose)、蔗糖(sucrose)、麦芽糖(maltose)和海藻糖(trehalose)。ART中最常用的NP-CPA为蔗糖和海藻糖,冷冻和解冻试剂中的蔗糖可大幅降低卵子和胚胎对渗透性休克的敏感性。

大分子物质可以在降温过程中增加溶液黏度，避免细胞内外冰晶形成。常用的大分子物质有聚乙二醇（polyethylene glycol）、PVP、聚乙烯醇（polyvinyl alcohol，PVA）和聚蔗糖（ficoll）等。

生物活性物质主要包括胎牛血清、抗冻蛋白等，这类物质可以稳定细胞膜，阻止胚胎或卵子在冷冻过程中发生透明带硬化。

细胞或组织冷冻时往往联合使用P-CPA和NP-CPA以提高冷冻效果，P-CPA具有良好的稳定细胞膜作用，联合NP-CPA可使细胞内形成的冰晶最小化。在大多数情况下，冷冻保护试剂中的NP-CPA起辅助作用，可以增强P-CPA的有效性。

二、CPA的毒性

生殖细胞冷冻过程中使用的CPA具有一定毒性作用，可造成细胞酶功能受损，线粒体功能减退，DNA、蛋白质或其他大分子结构与活性改变，导致细胞或胚胎发育能力下降，精子活力减弱甚至死亡。CPA的毒性受多种因素影响，如工作温度、CPA浓度、细胞在CPA中暴露时间等。

CPA的毒性可分为CPA共有的非特异性毒性和不同CPA固有的特异性毒性。由于CPA主要通过干扰水分子之间的氢键来防止冰晶形成，通常将由此引起的相关毒性定义为非特异性毒性，而将某种CPA固有的毒性称为特异性毒性。

（一）CPA的非特异性毒性

细胞膜毒性作用：细胞膜由磷脂双分子层组成，亲水基团位于双层膜的内、外表面，疏水性脂肪酸链位于膜的中间。CPA分子渗透细胞膜的能力随着CPA亲脂性增加而增强，随着CPA分子大小或形成氢键的能力增加而减弱。以DMSO为例，若冷冻过程中温度升高，DMSO形成氢键能力开始增强，与细胞膜表面的极性结合能力增强，侵入脂质双分子层中DMSO的疏水性和浓度降低，进入细胞膜的能力减弱，而此时水分相对更容易进入细胞膜，从而使细胞膜承受压力，造成细胞膜的毒性。

氧化损伤作用：CPA具有抗氧化和氧化损伤的双重作用。具有抗氧化作用的CPA有DMSO、甘油和乙二醇等，其中DMSO作用最强，而甘油最弱。但在用于低温冷冻技术时，许多CPA对组织、细胞也表现出一定的氧化损伤效应，如DMSO可以氧化蛋白质的游离硫醇基团，影响蛋白质功能。CPA造成的氧化损伤随着冷冻温度的降低而减轻，并且该损伤作用可通过添加抗氧化物质得到一定缓解。

（二）CPA的特异性毒性

乙二醇：在肝脏中可被乙醇脱氢酶代谢形成乙醛，然后被乙醛脱氢酶代谢生成乙酸，导致代谢性酸中毒，该代谢过程比较缓慢，通常需要数小时才会出现明显的临床症状。乙二醇在用作CPA时，由于冷冻操作时间短且温度低，其特异性毒性不会对细胞或组织造成影响。

1, 2-丙二醇：因其良好的安全性被广泛用于食品工业中，一般情况下没有全身毒性作用，并且可以作为乙二醇中毒的解毒剂。然而1, 2-丙二醇在用作CPA时具有一定的胚胎毒性，当1, 2-丙二醇使用浓度超过2.5mol/L时可降低pHi，损害小鼠胚胎的发育潜能。

甘油：用于精子冷冻是低温生物学的重大突破之一，但也存在一定毒性。在进行马精子冷冻时，若甘油浓度超过1.5%可导致细胞骨架聚合；用15%的甘油冷冻人精子可造成精子形态、线粒体功能和活力受损。

DMSO：用作冷冻剂时具有多重胚胎毒性。除固有的渗透毒性外，DMSO还可引起质膜和细胞骨架解离，并直接阻断膜通道蛋白发挥作用。低浓度的DMSO可以稳定细胞膜的凝胶相，但浓度高于40%的DMSO会导致凝胶相结构发生从凝胶到液晶的相变，从而降低细胞膜硬度，使其流动性增加，并且这种蛋白质相变的发生会随着温度的升高而增加。此外，更高浓度的DMSO会导致细胞内钙离子增加，诱导细胞发生凋亡，其作用效应呈剂量依赖性增加。DMSO还可以抑制线粒体的呼吸作用，造成细胞能量代谢障碍，影响细胞功能和存活。

（三）各种CPA的毒性比较

不同CPA对胚胎的影响存在剂量差异。在25℃环境中将小鼠桑葚胚置于不同种类的CPA中暴露5min，导致胚胎存活率明显降低的CPA最低浓度分别为乙二醇7mol/L、甘油6mol/L、DMSO 5mol/L和1, 2-丙二醇4mol/L，研究结果还提示，具有较高代谢活性的细胞受CPA毒性影响更大。

不同CPA对细胞产生的毒性影响也存在差异，如1, 2-丙二醇可产生明显的染色体损伤，而DMSO或乙二醇未见相关损伤；乙二醇可将细胞外钙离子转入细胞内导致钙浓度升高影响细胞发育，DMSO则通过启用细胞内钙源增加胞内钙浓度。

冷冻过程中产生的甲醛可造成透明带硬化。例如，在使用DMSO、1, 2-丙二醇和甘油进行小鼠卵子冷冻时均能在细胞内产生甲醛，其中1, 2-丙二醇产生的甲醛量为DMSO或甘油的30倍以上，并且甲醛的产生量随CPA浓度增大而增加。

（四）通过联合使用CPA降低毒性

在生殖细胞冷冻过程中，适当提高CPA浓度可增加细胞的存活率，但随着CPA浓度的不断增高，溶液的渗透性变得越来越强，CPA的毒性也相应增大，反而降低了细胞的存活机会。为减少CPA的毒性，可通过使用混合CPA，在保持总渗透效果不变的前提下，减少每种CPA的工作浓度，降低CPA的细胞毒性。

P-CPA与NP-CPA常被联合用于生殖细胞冷冻，通过使用NP-CPA可以缓解细胞内冰晶的形成，并可降低P-CPA的使用浓度，减少P-CPA的毒性作用。

（丁海遐）

第三节 冷冻原理和方法

一、冷冻原理

细胞在低温冷冻时需要耐受四种非生理损伤：暴露于高浓度CPA中的渗透性损伤（osmotic damage）、温度大幅下降造成的低温损伤、冷冻过程中水分在细胞内转化为固态冰晶或水分丢失导致的伤害，以及升温时水分形成重结晶形成的伤害。

低温冷冻技术的核心是减少细胞内冰晶形成和致死性溶质浓度引起的细胞损伤，并保存细胞内各细胞器的生理功能。当细胞内达到高度过冷状态时（温度低于平衡相变温度），容易在细胞质内形成不断增大的冰晶核。当细胞内游离水分超过10%～15%时，冷冻降温会在细胞内产生致死性冰晶。因此，减少冰晶生成是冷冻成功的重要基础。

为减少细胞内冰晶，尤其是大冰晶的形成，冷冻过程中需要将水分充分置换出细胞，这也是CPA的作用原理之一。将细胞放入CPA后，NP-CPA造成的细胞外高渗环境引起细胞内水分持续透出，细胞因脱水发生皱缩；同时，随着P-CPA不断渗入细胞并与水分进一步结合，细胞体积开始膨大并逐渐恢复正常，达到渗透平衡。所以，细胞的冷冻过程会伴随着细胞脱水过程，脱水程度取决于降温速率和细胞对水的渗透性。

在细胞冷冻过程中，随着温度的逐步下降，细胞内、外逐渐形成冰晶，水分的减少使溶液中溶质浓度增加，可对细胞造成溶质伤害效应，破坏细胞功能甚至造成细胞死亡，因此冷冻过程中需控制溶质效应导致的损伤，保护细胞活性。

冷冻细胞解冻是细胞的水分恢复过程，通过NP-CPA梯度式的浓度变化控制细胞外水分进入细胞速度，实现细胞内P-CPA的透出，完成细胞内水分的恢复。

二、冷冻方法

低温冷冻技术是指在非常低的温度下完成细胞冷冻并保持其生物活性的操作技术。超低温保存方案是指冷冻后的细胞保存于液氮（–196℃）等超低温环境中，使细胞的物质代谢和生长活性都处于停滞状态，但其生存能力和生理活性仍然保存。作为辅助生殖治疗的常规技术，低温冷冻技术已广泛应用于精子、卵子和胚胎的保存，目前常用的低温冷冻技术有程序化冷冻和玻璃化冷冻两种。

（一）程序化冷冻和复苏

程序化冷冻也称慢速冷冻、平衡冷冻，通过对样品的缓慢降温，在使用低浓度或无毒浓度的CPA条件下，减少细胞内冰晶形成和渗透损害。在进行冷冻前，细胞在含1～2mol/L的P-CPA（用于原核和卵裂期胚胎通常为1, 2-丙二醇或二甲基亚砜）的高渗溶液中，随着细胞脱水和P-CPA渗入，经过一定时间作用，完成渗透平衡。此过程在细胞外较高渗透压的驱动下导致细胞内的水分逐渐外移，细胞发生皱缩；此后随着P-CPA渗入，细胞体积开始逐渐恢复。当达到渗透平衡时，细胞体积完全恢复。然后将细胞转移至含1～2mol/L的P-CPA和0.2～0.3mol/L的NP-CPA的冷冻液，完成冷冻前的细胞准备。

随后将含细胞的冷冻液装入冷冻麦管或冻存管中，并置入程序化冷冻仪。以1～2℃/min的降温速率冷却至-8～-6℃，该温度略高于溶液的冰点。随着温度的进一步缓慢下降，溶液中的CPA已不足以阻止细胞内冰晶的形成，需要通过诱导细胞外冰晶形成增加细胞外溶液的渗透浓度，进一步使细胞脱水。植冰是诱导细胞外冰晶形成的主要方法，用液氮预冷的镊子在远离细胞的位置接触冻存管或冷冻麦管，形成人工冰晶。此时，由于细胞外冰晶形成使胞外CPA和其他溶质浓度变得更高，形成更大的跨膜渗透梯度，更多的水分被渗透出细胞，伴随更多的P-CPA进入细胞。在此状态下维持一定时间，以达到渗透平衡，然后再启动缓慢降温程序（常用降温速率：0.3℃/min），使细胞降温至-30℃以下，最后将细胞置于液氮中长期保存。

程序化冷冻的细胞一般采用快速复温法解冻。解冻过程包括细胞从液氮中取出后在空气中快速升温和在解冻试剂中完成水分恢复两个步骤。在空气中的快速升温速率通常需要200～350℃/min，升温速率过缓容易使水分重新形成冰晶（即重结晶），造成细胞损伤。细胞内水分恢复步骤是将细胞置于含有NP-CPA（通常是蔗糖）的溶液中，通过控制细胞外的NP-PCA浓度调节水分进入细胞的速率。解冻所用NP-CPA的起始工作浓度比最终冷冻保存溶液的浓度高两倍，在随后的步骤中NP-CPA溶液浓度逐步降低，使P-CAP有足够的时间扩散出细胞，也减缓水分进入细胞的速度，防止渗透性休克的发生。

（二）玻璃化冷冻

"玻璃化"是指将一种物质经过技术处理转化为玻璃态。细胞的玻璃化冷冻是通过超快速降温急剧增加冷冻液黏度，使液体从原来的液态转变为玻璃态，可最大限度减少或避免冰晶形成。与慢速冷冻技术相似，玻璃化冷冻技术的细胞内外渗透压平衡也是通过P-CPA实现的，但CPA浓度较高，脱水的时间很短，并且降温速率更快，液体凝固过程中不形成冰晶。使用高浓度CPA是减少细胞内水分含量和使细胞质呈高黏性状态以实现玻璃化的关键，但高浓度CPA对细胞存在伤害，因此需要将细胞在CPA中的暴露时间尽量缩短。由于使用单一P-CPA实现玻璃化时所需浓度较高，容易对细胞造成发育损伤，甚至是致命的，因此常联合使用多种较低浓度的P-CPA和NP-CPA进行配子或胚胎冷冻，减少渗透浓度造成的细胞毒性，同时冷冻液黏性增高有利于玻璃化形成，起到更好的冷冻效果。

玻璃化冷冻比慢速冷冻的操作过程更加简单，不需要程序冷冻仪或其他昂贵的设备。玻璃化冷冻的保护剂通常为乙二醇、1，2-丙二醇、二甲基亚砜与蔗糖的组合，操作分两步进行，首先将细胞暴露于平衡液中5～15min，使细胞内的水渗出，实现细胞内外的渗透平衡，再将细胞置于高浓度的CPA溶液中（<60s），最后将细胞浸入液氮中完成冷冻。玻璃化冷冻要求快速降温，通常冷却速率可达10 000℃/min，由于降温速率快，冷冻过程中不形成冰晶。

玻璃化冷冻的配子或胚胎解冻方法同样采用快速升温的方法，使细胞瞬间跨越冰晶形成温度范围，最大限度避免水分重结晶损害。解冻液一般由NP-CPA组成，梯度式NP-

CPA浓度降低有助于P-CPA扩散出细胞及降低水分渗入细胞的速率，并最终实现细胞内的P-CPA完全渗出，使细胞恢复水分。

三、程序化冷冻和玻璃化冷冻的操作方法差异

玻璃化冷冻技术和程序化冷冻技术由于在方法学上的明显差异，其施行过程在设备要求、降温速度、操作消耗时间及冷冻效果等多方面均存在差异，表14-1列举了两种方法在冷冻过程和效果方面的部分差异。

表14-1 两种方法的应用和效果差异

	程序化冷冻	玻璃化冷冻
CPA浓度	低	高
冰晶形成	存在	无
降温设备	程序化降温仪	无需
降温速率	0.3℃/min，减少冰晶的形成	10 000℃/min，生成玻璃态
时间消耗	长	短
复苏存活率	较低	较高

（江　楠）

第四节　影响冷冻效果的因素

一、冷冻方法

玻璃化冷冻技术已经成为目前卵子和胚胎冷冻保存的主要方法。与程序化冷冻方案相比，细胞玻璃化冷冻技术复苏后的存活率更高。胚胎移植妊娠结果显示，玻璃化冷冻的胚胎可以获得与程序化冷冻胚胎相同的妊娠结局。

慢速冷冻使用的CPA浓度较低，冷冻过程中需要在细胞外诱导形成冰晶，以提高细胞外CPA的浓度。由于形成该浓度过程的温度非常低，不会明显增加胚胎的毒性作用。慢速冷冻过程中植冰是影响冷冻效果的关键步骤，但细胞外冰晶的形成较难控制，因此与玻璃化冷冻相比，胚胎经历慢速冷冻后部分卵裂球损伤或胚胎死亡的发生率较高。

冷冻过程中降温速率是影响细胞存活的最主要因素。降温速率足够快时，可以最大限度减少脱水造成的溶质效应损伤；而降温速率较慢时，可以使细胞内的水充分脱除，防止细胞内大量冰晶形成。由于玻璃化冷冻所使用的CPA浓度高，且最大限度减少加载的冷冻溶液体积，可以达到较快的降温速率。玻璃化冷冻可避免细胞内部形成冰晶，减少胚胎发生冰晶损伤。

CPA冷冻细胞存活率与CPA的作用时间和浓度有关，冷冻时CPA浓度升高可以减少

冰晶形成，提高细胞存活率，但过高浓度的CPA可造成细胞活性和功能改变，因此细胞冷冻时应综合考虑和平衡CPA毒性作用及冷冻效果之间的关系。

CPA在冷冻过程中的作用机制与其化学结构密切相关，含甲基的CPA可导致化合物的黏度降低，与水的相互作用更多，可以在更高的温度下实现玻璃化，将临界冷却速率降低至少一个数量级，且更容易穿透细胞膜，可以显著提高CPA玻璃态形成的能力。含羟基或其他极性基团的CPA加入溶液后可以和水形成氢键，增加溶液的黏度，从而减慢冰晶的扩散速度，减少冰晶的形成。玻璃化冷冻液的黏度或溶液的玻璃化转变系数由溶液中所含的CPA和其他添加物质的浓度决定。不同CPA和其他添加物质具有不同的毒性、渗透速率和玻璃化转变温度（glass transition temperature，T_g）。CPA浓度越高，T_g越高，从而可以降低冰晶形成的概率。在玻璃化冷冻时使用NP-CPA和P-CPA的混合冷冻液可增加溶液的黏度，升高T_g和降低毒性水平。

P-CPA和NP-CPA联合使用是目前常用的改善冷冻效能的方法，NP-CPA的加入可以降低P-CPA的使用浓度，减少细胞毒性，同时抑制冰晶形成。蔗糖常作为NP-CPA，用于胚胎和卵子玻璃化冷冻。海藻糖是可溶性的非还原性二糖，可以代替大分子周围的"结合"水，保护这些大分子物质，起到较好的冷冻效果。

CPA的效果也受溶液环境影响。非极性环境中的氢键强度显著高于极性环境，并且在酸性或碱性介质中水分子之间的氢键强度可达中性介质的6倍，因此可通过调节溶液pH减少CPA产生的毒性作用。

二、细 胞 性 质

对于不同类型的细胞，即使使用相同浓度的CPA进行冷冻，其解冻存活率也存在差异。这主要是由于不同组织包含不同类型的细胞，每种细胞都有其自身的特定尺寸、形状和渗透性。因此，不同类型细胞的最佳冷冻和复苏条件可能不同。冷冻细胞是否存活还取决于冷冻和复苏速率，以及冷冻时CPA的作用效率与复苏时细胞中CPA去除的速率和方法。

低温冷冻过程中细胞脱水取决于细胞膜对水的渗透性，不同种类细胞的水渗透性不同，同类细胞之间的水渗透性也不尽相同，如人类M Ⅱ卵子之间的水渗透性差异可高达7倍，这种差异可能对卵子慢速冷冻的成功产生重大影响，但在一定程度上可以通过暴露于较高的细胞外蔗糖浓度增加渗透梯度，或通过较高的初始脱水温度提高脱水速率来避免。

因此，对于细胞的冷冻，需考虑以下因素以优化冷冻过程中CPA的水交换：①细胞表面积与含水量之比；②特定阶段的水渗透率；③CPA对特定阶段细胞膜渗透率，如在卵子受精后的各发育阶段中，桑葚胚和囊胚对CPA的渗透性较低。冻融过程中水和P-CPA通过两种途径穿过细胞膜，一种是高度依赖温度的脂质双分子层简单扩散，另一种是通过水通道蛋白扩散的主动转运，其特点是不依赖温度。此外，细胞在每个发育阶段表达的水通道蛋白的类型和数量不同，导致CPA的阶段特异性膜通透性差异。

除水分外，低温冷冻时还需要考虑细胞的组成成分。比如，卵子较其他细胞的冷冻更困难主要归因于细胞脂质组成差异，与胚胎相比，卵子中的多不饱和脂肪酸较少。卵子膜脂肪酸组成的变化会导致其生物物理学参数的改变和冷冻敏感性的增加。

三、载体性质

开放或封闭式玻璃化冷冻载体的使用也是影响细胞冷冻效果的因素，研究结果显示，使用开放式玻璃化冷冻载体可以获得较为满意的妊娠率。从生物安全的角度考虑，封闭式冷冻方法有效隔离了细胞与液氮等外界环境的接触，可以避免潜在的生物、化学污染风险。但由于采用封闭式载体进行冷冻时，冷冻液与液氮不能直接接触，对快速降温产生一定的滞缓，成为其影响细胞存活率的一个主要因素。

四、溶液体积

较小的体积具有更好的热传递性，可提高溶液的冷却速率。生殖细胞冷冻时溶液体积越小，发生玻璃化转变的速度越快。

五、操作熟练程度

在进行玻璃化冷冻操作时，熟练掌握操作技能至关重要，因为胚胎冷冻过程中使用了高浓度的CPA，操作不熟练可能因平衡时间不足细胞的玻璃化过程不完善，或者在CPA中操作时间过长产生细胞毒性。此外，在装载过程中液体体积的控制也非常重要，过大的体积影响细胞的玻璃化效果，进而降低细胞的存活率。在复苏过程中，为了顺利去除生殖细胞冷冻过程中使用的CPA，同样需要熟练的操作技能。

（王　亮）

第五节　低温损伤

细胞冷冻保存时除CPA产生的毒性作用外，最重要的冷冻损伤来源于低温引起的损伤，尤其是大面积的冰晶形成会对细胞造成致死性伤害。此外，冷冻和解冻过程中冷冻保护液产生的渗透压力改变也是构成冷冻损伤的一部分。因此在冷冻和解冻过程中，需要合理平衡细胞存活率、低温伤害、渗透压力与化学毒性之间的关系。

一、冰晶和重结晶损伤

细胞冷冻过程中冰晶的形成是细胞损伤的重要因素。冰晶的形成取决于水的渗透速度，如果将具有较低渗透率的大细胞缓慢冷却，可以防止早期细胞内冰晶的形成。此外，在玻璃化过程中，对高浓度CPA溶液进行非常快速的降温，也可防止冰晶形成和生长。细胞内细小冰晶对细胞存活的影响较小，但随着冰晶的增大，细胞膜和细胞器结构和功能受到影响，导致细胞损伤甚至死亡。冰晶的形成温度在$-60 \sim -15℃$。消除细胞内冰晶的有效方法是尽可能脱除细胞内的水，即在程序化冷冻时通过植冰增加细胞外溶质浓度，并保持缓慢降温，保证充分脱水；而玻璃化冷冻过程中黏稠的CPA在快速降温时直接形成玻璃态，基本上不形成冰晶。

解冻过程中水分的重结晶也可造成细胞的冰晶损伤。若解冻过程升温过慢，冷冻过程中形成的细小冰晶体积可逐步增大造成损伤，导致解冻后细胞存活率下降。快速复温可以防止细胞内重新形成冰晶或冰晶的扩大，减少重结晶损伤。

冷冻过程中的冰晶形成可造成体系体积的增大，若装载细胞的容器体积不能适应此时细胞体积的增大，可引起细胞机械损伤。细胞对机械挤压具有一定的耐受，但若超过耐受限度即可引起机械性破裂死亡，造成低温冷冻的破碎损害，其发生温度在$-130℃$以上。玻璃化冷冻细胞内不形成冰晶，因此不存在破碎损害。

二、渗透性损伤

决定CPA膜渗透性的关键因素是CPA的脂质溶解度（增加渗透性）和氢键（减少渗透性）。CPA渗透率随渗透物质分子增大而降低。不同的细胞对CPA的渗透性不同，如二甲基亚砜对卵膜的渗透性高于甘油，但在人类精子，甘油的渗透性是二甲基亚砜的3倍。对于成熟的人卵子，1, 2-丙二醇在常用的CPA中具有最高的渗透性，而乙二醇的渗透性最低。

冷冻过程中CPA的使用可能会使细胞遭受渗透性损伤。渗透性损伤（osmotic damage）是指在操作过程中由细胞所处环境渗透压改变造成的损伤，生殖细胞或胚胎冷冻技术中的渗透性损伤包括渗透胁迫和渗透性休克。

当细胞暴露在高渗压溶液中时，细胞内水与CPA的交换可能会产生致命的机械应力，造成渗透胁迫，低渗透性的CPA会比高渗透性的CPA引起更多的渗透胁迫。过多的渗透胁迫会干扰蛋白质结构并降低酶的活性，甚至引起DNA损伤和细胞凋亡。

渗透性休克（osmotic shock）是造成细胞渗透性损伤的另一种类型。渗透性休克是指高渗性细胞进入低渗性液体后水分大量进入细胞造成的损伤。冷冻过程中细胞内水分渗出和胞外P-CPA进入，导致细胞内处于高渗透压状态；若解冻时直接将细胞放入培养液中，水分会快速进入细胞内，细胞体积急剧膨大造成细胞破裂。克服渗透性休克的有效方法是将需解冻的细胞置入含NP-CPA的解冻液中，控制P-CPA和水分的出入速度，缓冲细胞体积变化。

三、溶质效应

程序化冷冻过程中，细胞外溶质渗透压由于植冰后冰晶的形成而增高，可造成细胞承受溶质效应的损伤。冷冻过程中采用P-CPA和NP-CPA组成的混合CPA可以降低CPA浓度，或避免冰晶形成，可以降低细胞外溶质浓度，减少溶质效应造成的伤害。

四、冷休克和低温损伤

低温损伤（chilling injury）是指细胞在低于正常生理温度下受到的损伤，而冷休克（cold shock）是指由温度迅速或大幅度下降导致细胞活力降低。冷休克和低温损伤对细胞器的影响有一定重叠，尤其体现在对细胞膜的影响中。

冷休克直接影响与细胞膜结合的脂质、蛋白质及核酸构象，属于由低温造成的细胞直接损伤。冷休克可以抑制mRNA的翻译、诱导冷休克蛋白形成、增加更多不饱和脂肪酸的合成及增加膜的流动性等。mRNA翻译异常可能是哺乳动物细胞冷休克反应的关键控制点，并且涉及氧化损伤。

动物细胞发生低温损伤的机制之一可能与细胞膜的相变有关。细胞膜中的脂质在0~20℃（最大冷冻伤害的温度范围）经历液相-凝胶相转变。低温损伤在临界温度下随着暴露时间的延长而增加，快速通过临界温度可减少冷冻伤害。卵子中的微管聚合对温度非常敏感，微管在0℃以下立即完全解聚。尽管减数分裂纺锤体在复温时可以发生再聚合，但也有一些细胞复温后微管蛋白重新聚合发生异常，并造成减数分裂过程中染色体数量和结构的改变，影响发育能力。

五、冻融过程中不同温度造成的细胞损害

虽然良好的低温冷冻技术可以有效保证细胞的存活率，但冷冻过程本质上仍属于细胞承受损伤的过程。冷冻过程中不同损伤类型与所处的温度有关。

（一）15 ~ –5℃

当胚胎冷却至–5℃时，细胞膜上的磷脂完成从液相到凝胶相的相变，从而影响细胞膜脂质双分子层的流动性和通透性，造成低温损伤，并且这种损害是不可逆的，这对于脂质含量丰富的胚胎冻存提出了重大挑战。此外，低温损伤也可能涉及细胞质脂滴、微管和卵子减数分裂纺锤体的结构和功能，影响细胞发育。

（二）–5 ~ –80℃

当温度处于–5~–80℃时，容易在细胞内外形成冰晶。1972年，Mazur等提出了在此温度范围内细胞损伤的"两因素"假设。如果细胞缓慢降温，则细胞外冰晶的形成会导致围绕胚胎的培养基中的溶质变得高渗。缓慢降温的优点是高渗溶液将水从细胞中置换出来，从而最大限度地减少了细胞内冰晶的形成。然而，长时间暴露于高浓度的电解质会因"溶质效应"发生细胞损伤，包括蛋白质变性和细胞膜损坏等。如果细胞快速降温，则水分不能完全渗出细胞，在复融过程中可能会形成致命的细胞内冰晶。因此，冰晶造成的损害可以是机械的，也可以是化学的。

（三）–50 ~ –150℃

冷冻过程中的细胞在–50~–150℃可能会发生破裂，造成破碎损害。对冷冻保存期间

的小鼠和牛胚胎的观察结果表明，当在–110℃以下温度快速冷冻时，胚胎外冰晶可造成透明带破裂。破碎损害可发生于卵子和胚胎冷冻过程中，由透明带破损和细胞质溢出造成细胞死亡。

（四）–150 ～ –196℃

当细胞处于–120℃的环境时，细胞的代谢活动基本停止。通常情况下冷冻的胚胎存储在液氮蒸气（–190℃）或液氮（–196℃）中，该温度下胚胎的代谢活动基本停止，若在贮存过程中温度偶然发生异常升高，也可能对冷冻胚胎造成损伤。

（五）从 –196℃复温到 20℃。

胚胎复苏过程中发生损伤的风险与冷冻过程中相似。复苏效果取决于升温过程中细胞内重新形成的冰晶。快速复温可有效防止细胞内冰晶重结晶成更大的有害冰晶，从而提高细胞存活率。

生殖细胞冷冻除了需要保护细胞质膜免受损伤外，还必须保护细胞器功能，如细胞骨架结构和细胞的连接等。虽然冻融过程中存在众多影响生殖细胞活性的因素，但在适当的CPA 和成熟的冷冻保存技术操作下，生殖细胞具有较好的存活效果，并可通过自我修复弥补轻微损伤造成的影响。

（王 亮）

第六节 各种生殖细胞的冷冻

一、精子冷冻

精子冷冻的目的是保护精子的活力及受精能力。1953 年 Sherman 和 Bunge 应用甘油首次成功冷冻保存了人类精子，并使用解冻后的精子进行人工授精获得妊娠和活产。目前精子冷冻保存技术在男性不育治疗和生育力保存等方面得到了广泛应用。

（一）适用人群

精子冷冻技术可用于精子库的建立，为无精症患者和男方存在严重遗传疾病者提供精子。对于癌症患者，在接受放、化疗前进行精子冷冻，可实现生育力保存。此外，在 ART治疗中因各种原因不能保证及时获得精子的患者，治疗前进行精子冷冻保存可以保证治疗的顺利进行。此外，对手术获得睾丸或附睾精子进行冷冻保存，可避免不必要的重复活检手术。

（二）冷冻试剂

甘油-蛋黄组成的冷冻液是最常用的精子冷冻保护液。甘油为第一种用于冷冻保存精子的CPA，也是目前冷冻精子常用的P-CPA之一，其工作浓度通常为6.0%～7.5%（v/v）；蛋黄因其含有脂蛋白，对精子质膜具有一定的保护作用，但蛋黄作为异种物质用于人类精子保存的安全性受到争议。此外，甘油作为CPA会改变精子顶体膜和线粒体的结构及功能。因此，近年来新型P-CPA，如乙二醇、二甲基亚砜和1, 2-丙二醇等也不断被尝试用于精子冷冻。此外，为限制CPA潜在的细胞毒性，许多非渗透性大分子，如蔗糖、海藻糖等也被用于精子冷冻，与P-CPA组合使用起到渗透缓冲液的作用，缓解冷冻过程中精子的渗透肿胀。

（三）冷冻方法

由于精子含水量低，膜流动性高，精子比其他细胞更耐冷休克。在冷冻保存过程中，逐渐添加CPA，使精子和CPA达到平衡，其间精子从细胞收缩到逐渐恢复原来大小。同时CPA渗透到细胞内，达到渗透平衡，最大限度地减少了细胞内冰晶的形成。

1. 常规精子的冷冻

（1）冷冻前精液的准备：冷冻前精液充分液化，测定精液的体积、浓度和前向活动力。对于精子浓度正常者，可直接进行冷冻。对于严重少精子的精液，也可先进行离心浓缩，然后再进行冷冻。精子冷冻的常用方法有慢速冷冻法和快速冷冻法。

（2）程序化控制的慢速冷冻：慢速冷冻法由Behrman和Sawada于1966年首次提出，通过将精子与CPA以1∶1的比例充分混匀后装入冷冻管中，在室温下放置10min，随后置入程序控制降温仪中，以0.5～1℃/min的速率从20℃逐渐降温至5℃，然后以1～10℃/min的速率从5℃降温至–80℃，最后将冷冻管浸入液氮中。精子膜具有较好的流动性，但冷冻操作可使膜蛋白从液相转变为凝胶相，降低了膜的流动性，这种改变与解冻后精子存活率降低和运动力减弱有关。

（3）手工控制的慢速冷冻：与程序化控制的慢速冷冻一样，手工控制的慢速冷冻法在冷冻前也先将精子与CPA以1∶1的比例混匀后装入冷冻管，在室温下放置10min，然后将冷冻管放置于4℃冰箱30min，再转移至液氮蒸汽中（距离液面10cm左右，–80℃）15min，最后将冷冻管浸入液氮中进行保存。此法操作简单，临床效果理想，是目前常用的精子冷冻方法。

冷冻精子在解冻时，放入37℃水浴箱中复温20min，并根据解冻后精子的活力和数量，选择相应的方法进行精子优化处理。

（4）玻璃化冷冻：精子慢速冷冻试剂P-CPA浓度通常在5%～7%（v/v），而玻璃化冷冻液所使用的P-CPA浓度达25%～50%（v/v），高浓度的P-CPA具有明显的细胞毒性作用，因此限制了玻璃化冷冻技术在精子冷冻中的应用。近年来，通过引入一系列毒性较低的CPA，并优化冷冻流程，提高了玻璃化冷冻精子的效率。

2. 睾丸/附睾精子的冷冻　将经由睾丸活检获得的组织置于体外操作培养液中漂洗，尽量去除血液。然后将其转移至另一装有体外操作培养液的培养皿中，在室温或37℃环境置于体视显微镜下用锐器小心地将曲细精管撕碎，然后将其放置于倒置显微镜下，以200×或400×放大倍率检查培养液中是否存在精子，并记录所见精子的大致外观形态和活动情况。来自于睾丸组织的精子通常活动力较弱或不活动。

将含有精子的睾丸组织悬浮液装入离心试管，以 $400g \times 10min$ 离心后收集沉淀。向沉淀中缓慢加入等量的精子冷冻保护液，充分混匀，吸入 0.25cm 直径的麦管中，封口后转入 4℃ 环境中静置 30min，然后转入液氮蒸汽中（距离液面 10cm 左右，-80℃），放置 15min 后投入液氮。

对于手术即时检查未发现精子者，可将睾丸组织悬浮液置于 32℃ 培养箱中延长培养时间至 24h，若发现精子可视精子情况进行冷冻。

对于睾丸组织来源精子的冷冻时机，目前认为培养后获得活动力再进行冷冻可以获得更好的效果，其中 Van den Berg 建议睾丸组织在 32℃ 培养后的效果优于 37℃。

冷冻后睾丸组织通常选择快速复温方法解冻，即将冷冻麦管直接投入 37℃ 的循环水浴箱中，待麦管中的液体充分融化后，即可转入精子培养液中进行洗涤备用。

二、胚胎和囊胚冷冻

胚胎冷冻是生育力保存技术的重要组成部分，有效提高了胚胎的使用效率。1984 年人类第一例 FET 的后代在荷兰出生，此后随着对辅助生殖治疗安全性和胚胎种植条件的进一步认识，胚胎和囊胚冷冻已广泛用于卵巢高反应人群的 OHSS 预防、子宫内膜不宜胚胎移植人群的胚胎保存，应用范围明显扩大，目前已成为 IVF 治疗周期的常规操作项目。

（一）适用人群

胚胎冷冻适用于 IVF 周期治疗过程中存在卵巢过度刺激倾向、子宫内膜不适合移植、移植失败、胚胎剩余、感染或发热、行 PGT 等人群。对于这些情况，选择合适的时机将冷冻的胚胎解冻后进行移植，可以提高胚胎移植的效率。

（二）方法

1. 胚胎的慢速冷冻

（1）冷冻程序：冷冻前需将 CPA 复温至室温，然后将胚胎置于含 1.5mol/L 的 P-CPA（如 1, 2- 丙二醇）中平衡，由于细胞膜对水的渗透性比对 P-CPA 高，因此细胞内水渗出多于 P-CPA 的渗入，导致细胞体积皱缩。随着细胞内水分减少，其透出细胞的量逐渐减少，并伴随 P-CPA 继续进入，细胞体积开始扩大并恢复正常。平衡 10min 后，将胚胎转入含 1.5mol/L 的 P-CPA（如 1, 2- 丙二醇）和 $0.2 \sim 0.3$mol/L NP-CPA（如蔗糖）的冷冻液中，装入冷冻管或麦管，放入冷冻仪启动降温程序。以 2℃ /min 的速率降温至 -8℃，并在此温度下进行手工植冰诱导细胞外冰晶形成，维持 10min 后，以 0.3℃ /min 的速率缓慢降温至 -30℃，在此过程中由于细胞外溶质浓度不断增加，促使细胞内的水分渗出，完成进一步脱水，并最终使胚胎达到无定形凝固状态。然后以 50℃ /min 的速率将麦管或冷冻管迅速降至 -150℃ 后，投入液氮中储存，完成冷冻流程。

（2）复苏程序：将冷冻麦管从液氮中取出，在室温中反复挥动 $30 \sim 40$s 复温，然后置于 30℃ 的循环水浴中快速复温 30s，将胚胎依次转入含 1mol/L、0.5mol/L NP-CPA（如蔗糖）的溶液中各 5min，最后将胚胎转移至体外操作液中彻底清除 CPA，转入胚胎培养液中完成解冻过程。

2. 胚胎和囊胚的玻璃化冷冻 不同品牌的玻璃化冷冻试剂使用方法存在差异。在使用条件上，有的试剂需要在室温条件下操作，也有需要在37℃热台上进行，因此使用前需正确选择操作条件，以达到满意的效果。此外，由于卵裂期胚胎和囊胚在细胞大小、组成成分等方面存在差异，目前已开发出针对卵裂期胚胎和囊胚的冷冻液，可获得更好的冷冻效果。

囊胚由于囊腔的形成水分含量更多，并且由于体积更大，水分的透出和渗透保护剂的渗入过程更为缓慢，常规冷冻程序造成囊胚失活可能性更大，因此一般都需在冷冻前进行皱缩处理。皱缩可以使用辅助孵化针或辅助孵化技术所用的激光，在远离ICM且滋养细胞较稀疏的部位进行开孔，囊腔液由于压力作用自行从开口处排出。皱缩的囊胚需要及时冷冻，避免囊腔重新扩张影响冷冻效果。

（1）冷冻和复苏试剂的组成

1）冷冻试剂：①平衡液（ES），基础培养液中加入7.5%乙二醇（v/v）、7.5%二甲基亚砜（v/v）及20%SSS；②冷冻液（VS），基础培养液中加入15%乙二醇（v/v）、15%二甲基亚砜（v/v）和0.7mol/L蔗糖溶液。

2）复苏试剂：①复苏溶液（TS），含1.0mol/L蔗糖的基础培养液；②稀释溶液（DS），含0.5mol/L蔗糖的基础培养液；③清洗溶液（WS），不含蔗糖的基础培养液。

所有试剂在操作前均需平衡至工作所需温度。

（2）冷冻程序：将胚胎放入含MOPS或HEPES的体外操作液快速洗涤后，转入ES，平衡5～15min，其间可以看到胚胎先发生皱缩，然后逐渐复原。将充分平衡的胚胎转移入多个VS，经30～60s充分洗脱ES后，加载于冷冻载杆上，体积不超过1μL，投入液氮完成操作（图14-1）。

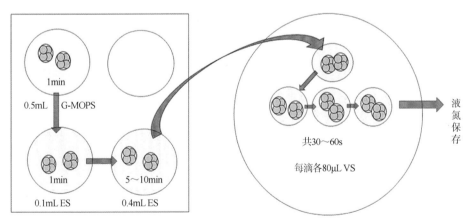

图14-1 卵裂期胚胎玻璃化冷冻流程

（3）复苏程序：根据解冻液的使用条件制作解冻皿，平衡至工作温度。将装有胚胎的载杆从液氮中取出，胚胎部分迅速插入预温的TS中，轻轻晃动使胚胎脱落；1min后，将胚胎转移至DS中，静置5min；然后将胚胎转移至WS中，静置5min；在新的WS中充分清洗，最后转移至胚胎培养液，完成解冻。

三、卵子冷冻

1986年澳大利亚的Chen Christopher首次报道了利用冷冻保存的卵子获得成功妊娠。由于当时解冻存活率较低，此后的较长时间内卵子冷冻一直未得到很好的临床应用。直到21世纪初，随着玻璃化冷冻技术的改进，冷冻卵子的活产率达40%，该技术才在临床上得到广泛应用，目前已经成为ART治疗的常规技术。

（一）适用人群

卵子冷冻的适用人群因国家、民族和宗教不同而存在差异。就医疗行为而言，卵子冷冻可用于肿瘤治疗前、严重威胁生育能力的妇科疾病（如子宫内膜异位症）、卵巢早衰等患者的生育力保存，也可用于IVF日因各种原因无法获得精子及IVF日卵子富余者。

（二）影响卵子冷冻保存的因素

卵子是人体最大的细胞，也是含水量最多的细胞，这些特征使其在进行低温冷冻保存时比精子和胚胎更容易受到损伤。

细胞的表面积与体积之比（比表面积）是影响细胞冷冻复苏率的重要因素，比值越小，冷冻难度越大。人类精子的比表面积为4.3，而卵子仅为0.05。因此，为达到渗透平衡，在进行卵子冷冻时需要增加在CPA中的平衡时间，并且其最佳降温速率显著低于其他细胞。

卵子对低温特别敏感，冷冻过程中温度的突然降低会导致卵子的亚细胞结构功能受到影响，如改变膜通透性或破坏细胞内细胞器（细胞骨架或减数分裂纺锤体等），造成冷休克损伤。此外，由于卵子含有大量的水，冷冻过程中形成冰晶的可能性增加，容易导致细胞死亡。

人类卵子成熟度也是影响冷冻效果的重要因素。M Ⅱ卵由于核和细胞质已经成熟，第一极体已排出，染色体被浓缩并排列在减数分裂纺锤体上，其冷冻后造成的直接死亡和间接损伤相对较少，解冻存活率高于M Ⅰ和G V卵。

卵子冷冻过程中的损伤除冰晶损伤或渗透性损伤外，也存在其他异常改变，如透明带的硬化、DNA碎片化、细胞器的损伤（如减数分裂纺锤体结构的破坏）、表观遗传的改变甚至可能发生孤雌激活。

（三）方法

1. 慢速冷冻 与卵裂期胚胎相同。

2. 玻璃化冷冻 采用两步法操作，ES为含有高浓度的7.5%乙二醇和7.5% 1, 2-丙二醇或二甲基亚砜的CPA，VS含有15%乙二醇和15% 1, 2-丙二醇或二甲基亚砜及0.5mg蔗糖。

由于卵子对渗透压改变的耐受性较胚胎差，快速的渗透压转变会伤害卵子，甚至造成其死亡，因此控制渗透压改变带来的影响成为卵子冷冻成败的关键之一。不同冷冻液之间进行搭桥形成的桥接技术可以有效减轻渗透压变化过快造成的影响，获得更好的冷冻效果。

冷冻开始前先准备冷冻液。将脱除颗粒细胞的卵子转移至靠近第一个ES微滴的含HEPES/MOPS的体外操作培养基中，通过吸管将ES1拖至HEPES/MOPS处，形成第一次桥接，停留3min；然后将ES2拖至HEPES/MOPS和ES1连接处，形成第二次桥接，停留3min；再将卵子转移至ES3处，停留9min，完成平衡。然后将卵子转移至多个VS中不停吹吸，60～90s后转移至冷冻载杆，迅速投入液氮中，完成冷冻（图14-2）。

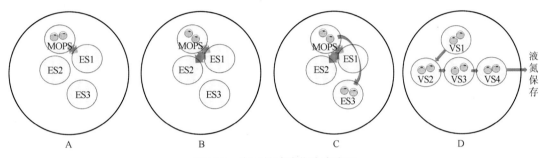

图14-2　卵子的玻璃化冷冻流程

A. 卵子在含MOPS的培养液中放置1min后，用吸管将ES1拖至MOPS处，完成第一次桥接，停留3min；B. 将ES2拖至MOPS和ES1连接处，形成第二次桥接，停留3min；C. 将卵子转移至ES3处，停留9min；D. 卵子依次通过VS1～VS4，过程中不停吹吸，60～90s后装载保存

解冻过程也是造成冷冻卵子损伤的重要过程，通常初始阶段快速复温避免重结晶的形成是减少卵子损伤的重要步骤。卵子解冻步骤和胚胎解冻类似，首先将装载有冷冻卵子的载体部分从液氮中取出后迅速插入37℃预温的TS液中，充分混匀1min；转入DS中静置3min；转入WS中静置5min；在新的WS中充分清洗胚胎，最后转移至胚胎培养液待用。

（四）效果评价

目前比较慢速冷冻和玻璃化冷冻卵子的对照研究很少。从原理上看，玻璃化冷冻使用高浓度CPA，具有极高的黏度，有助于将卵子从液态转变为无结构的玻璃态。此外，快速降温可以抑制细胞内冰晶形成，非常适于比表面积较小、水成分高的卵子。就临床有效性而言，慢速冷冻人MⅡ卵子的存活率远低于玻璃化冷冻，并且后期胚胎的发育潜力也较低，而玻璃化冷冻方法能提高卵子解冻存活率和受精率，获得较为满意的胚胎发育结果和妊娠率，是目前人类卵子冷冻保存的首选方法。

在进行卵子冷冻时，需要考虑其成熟度。不同成熟度卵子的质膜渗透率不同，因此必须制定不同的冷冻程序。体外培养的卵子往往存在细胞核已成熟，但细胞质不成熟的现象，即"核质成熟不同步"。对于同步性差的卵子，冷冻解冻后其受精结果及发育质量可能受到影响，并且不同大小的卵子冷冻过程中所需的脱水时间也可能存在差异。因此在卵子冷冻保存前必须进行卵子质量、卵子成熟度等形态指标的评估，并根据这些指标灵活选择冷冻时机和调整冷冻细节。

冷冻保存过程中，受到物理和化学因素的影响，卵子结构会受损。例如，冻融可能造成卵子透明带硬化，影响精子与透明带受体结合，因此解冻的卵子需要采用ICSI授精；冷冻也可能改变线粒体功能，造成细胞发育异常；由于低温影响，卵子冷冻还会影响纺锤体结构和细胞骨架功能。卵子的细胞骨架（包括微管和相关的微丝）参与原核和细胞分裂，纺锤体是维持减数分裂正常功能所必需的，因此卵子冷冻存在增加染色体非整倍性或其他核型异常的风险。最后，高浓度CPA存在产生卵子毒性的风险。

四、卵巢组织冷冻

（一）主要适用人群

近年来，随着恶性肿瘤治疗效果的不断提高，患者对愈后的生育渴求日愈强烈，卵巢组织冷冻是理想的生育力保存手段，尤其适用于不适宜进行胚胎或卵子冷冻的患者。通过提前冷冻保存卵巢组织，并在肿瘤治疗完成后择机将卵巢组织移植回体内，保留肿瘤生存者生育后代的希望。

卵巢组织冷冻与移植的另一个潜在的临床应用是维持女性内分泌功能，在卵巢衰退后进行移植可维持内源性激素水平，可作为推迟更年期的方法。因此，卵巢组织冷冻保存与移植是唯一能够同时恢复生育能力和卵巢内分泌功能的生育力保存方案，减少了女性更年期相关疾病的发生。但目前对于相关方面的临床应用仍存在较多争议。

（二）方法

1. 卵巢组织的转运　将冷刀切下的卵巢组织置于预冷的无菌转移液内，置于4～8℃的保温环境中转运，并尽可能早地进行冷冻，目前认为冷冻应在（22±2）h内完成。将卵巢组织置于冰上，使用无菌手术器械，小心去除髓质，保留皮质，并将处理后的卵巢皮质切成约1mm×4mm×8mm的组织片。该过程的处理是冷冻保存的关键，不仅有利于提高冷冻组织中生殖细胞的存活率，也利于组织移植后血供的快速重建。将处理好的卵巢组织薄片放入冷冻保护液中预冷平衡，再置于含CPA的冻存管中平衡后进行冷冻。体外操作时间过长会影响冷冻效果，因此整个切割过程应在15min内完成。

2. 慢速冷冻法　将卵巢放入1mL预冷的含1.5mol/L 1, 2-丙二醇、0.1mol/L蔗糖和20%胎牛血清（FBS）的CPA中平衡25～30min，然后将其转入含有1.8mL浓度为1.5mol/L的1, 2-丙二醇和0.2mol/L蔗糖的CPA的冷冻管中放置5min。将冷冻管放入程序化冷冻仪，启动冷冻程序。冷冻的起始温度为22℃，以2℃/min的速率降温至–7℃，并在此温度进行人工植冰，维持10min后，以0.3℃/min的速率缓慢降温至–30℃，然后以50℃/min的速率快速降温至–150℃，稳定10min后，将冷冻管转入液氮罐中保存。

解冻时，从液氮罐中取出冷冻管，先将冷冻管置于37℃水浴箱中直至完全溶解，然后将卵巢组织片依次转移至含1.0mol/L 1, 2-丙二醇和0.2mol/L蔗糖、0.5mol/L 1, 2-丙二醇和0.2mol/L蔗糖、0.2mol/L蔗糖、M-199梯度解冻液中，各5min，完成解冻后备用。

3. 玻璃化冷冻法　将组织片在室温下置于0.8mL含7.5%乙二醇、7.5%二甲基亚砜和20%FBS组成的ES中预处理10min。然后将其转移到0.8mL含15%乙二醇、15%二甲基亚砜和0.5mol/L蔗糖的玻璃化溶液中15min。将卵巢组织片放在纱布上吸除多余的玻璃化冷冻液，放入1.8mL冷冻管，直接浸泡于液氮中，然后盖上盖子，将冷冻管放入液氮罐中进行保存。

解冻时从液氮中取出冷冻管，打开瓶盖，20s后液氮完全挥发。然后将卵巢组织片快速移入1mol/L蔗糖溶液中1min，随后依次转入0.5mol/L、0.25mol/L蔗糖和M-199培养基中，各5min，完成解冻后备用。

（三）效果评价

以薄型皮条形式进行的卵巢组织冷冻保存和移植是一种广泛使用的技术，95%的女性移植后可恢复卵巢内分泌功能，妊娠率可达30%～50%，至2020年已有200多个活产。

卵巢组织移植后可利用生殖细胞仅占冷冻组织中全部生殖细胞的一小部分，且这些可利用的生殖细胞仅存在相对短暂的生育窗口。卵巢组织移植后早期，皮质中高达80%的原始卵泡因移植后无血管形成发生缺血性损失。尽管目前利用冷冻卵巢组织出生的后代多数来自于慢速冷冻技术，但玻璃化冷冻技术快速、高效的冷冻效果在该领域的应用优势将日显突出。

（王 亮 徐 阳）

参 考 文 献

Ahn H J，Sohn I P，Kwon H C，et al，2002. Characteristics of the cell membrane fluidity，actin fibers，and mitochondrial dysfunctions of frozen-thawed two-cell mouse embryos. Mol Reprod Dev，61（4）：466-476.

Aye M，Di Giorgio C，De Mo M，et al，2010. Assessment of the genotoxicity of three cryoprotectants used for human oocyte vitrification：dimethyl sulfoxide，ethylene glycol and propylene glycol. Food Chem Toxicol，48（7）：1905-1912.

Banič B，Nipič D，Suput D，et al，2011. DMSO modulates the pathway of apoptosis triggering. Cell Mol Biol Lett，16（2）：328-341.

Bianchi V，Coticchio G，Fava L，et al，2005. Meiotic spindle imaging in human oocytes frozen with a slow freezing procedure involving high sucrose concentration. Hum Reprod，20（4）：1078-1083.

Bielanski A，2012. A review of the risk of contamination of semen and embryos during cryopreservation and measures to limit cross-contamination during banking to prevent disease transmission in ET practices. Theriogenology，77（3）：467-482.

Chen S U，Chien C L，Wu M Y，et al，2006. Novel direct cover vitrification for cryopreservation of ovarian tissues increases follicle viability and pregnancy capability in mice. Hum Reprod. 21（11）：2794-2800.

Cobo A，Domingo J，Pérez S，et al，2008. Vitrification：an effective new approach to oocyte banking and preserving fertility in cancer patients. Clin Transl Oncol，10（5）：268-273.

de Ménorval M A，Mir L M，Fernández M L，et al，2012. Effects of dimethyl sulfoxide in cholesterol-containing lipid membranes：a comparative study of experiments in silico and with cells. PLoS One，7（7）：e41733.

Dittrich R，Lotz L，Fehm T，et al，2015. Xenotransplantation of cryopreserved human ovarian tissue—a systematic review of MⅡ oocyte maturation and discussion of it as a realistic option for restoring fertility after cancer treatment. Fertil Steril, 103（6）: 1557-1565.

Dolmans M M, Falcone T, Patrizio P, 2020. Importance of patient selection to analyze *in vitro* fertilization outcome with transplanted cryopreserved ovarian tissue. Fertil Steril, 114（2）: 279-280.

Donnez J, Dolmans M M, 2017. Fertility preservation in women. N Engl J Med, 377: 1657-1665.

Donnez J, Dolmans M M, Demylle D, et al, 2004. Livebirth after orthotopic transplantation of cryopreserved ovarian tissue. Lancet, 364（9443）: 1405-1410.

Fahy G M, Wowk B, Wu J, et al, 2004. Cryopreservation of organs by vitrification: perspectives and recent advances. Cryobiology, 48（2）: 157-178.

Gook D A, Edgar D H, 2007. Human oocyte cryopreservation. Hum Reprod Update, 13（6）: 591-605.

Hays L M, Crowe J H, Wolkers W, et al, 2001. Factors affecting leakage of trapped solutes from phospholipid vesicles during thermotropic phase transitions. Cryobiology, 42（2）: 88-102.

Homsi E, Janino P, de Faria J B, 2006. Role of caspases on cell death, inflammation, and cell cycle in glycerol-induced acute renal failure. Kidney Int, 69（8）: 1385-1392.

Kim J H, Lee S S, Jung M H, et al, 2009. N-acetylcysteine attenuates glycerol-induced acute kidney injury by regulating MAPKs and Bcl-2 family proteins. Nephrol Dial Transpl, 25（5）: 1435-1443.

Kleinhans F W, Mazur P, 2007. Comparison of actual vs. synthesized ternary phase diagrams for solutes of cryobiological interest. Cryobiology, 54（2）: 212-222.

Macías García B, Ortega Ferrusola C, Aparicio I M, et al, 2012. Toxicity of glycerol for the stallion spermatozoa: effects on membrane integrity and cytoskeleton, lipid peroxidation and mitochondrial membrane potential. Theriogenology, 77（7）: 1280-1289.

Magli M C, Gianaroli L, Grieco N, et al, 2006. Cryopreservation of biopsied embryos at the blastocyst stage. Hum Reprod, 21（10）: 2656-2660.

Marcus Y, 2009. Effect of ions on the structure of water: structure making and breaking. Chem Rev, 109（3）: 1346-1370.

Mullen S F, Li M, Li Y, et al, 2007. Human oocyte vitrification: the permeability of metaphase Ⅱ oocytes to water and ethylene glycol and the appliance toward vitrification. Fertil Steril, 89（6）: 1812-1825.

Porter W H, 2012. Ethylene glycol poisoning: quintessential clinical toxicology; analytical conundrum. Clin Chim Acta, 413（3-4）: 365-377.

Rall W F, Fahy G M, 1985. Ice-free cryopreservation of mouse embryos at −196 degrees C by vitrification. Nature, 313（6003）: 573-575.

Rienzi L, Cobo A, Ubaldi F M, 2017. Chapter 10 human oocyte vitrification. Methods Mol Biol, 1568: 131-139.

Rienzi L, Gracia C, Maggiulli R, et al, 2017. Oocyte, embryo and blastocyst cryopreservation in ART: systematic review and meta-analysis comparing slow-freezing versus vitrification to produce evidence for the development of global guidance. Hum Reprod Update, 23（2）: 139-155.

Roness H, a Meirow D, 2019. Fertility preservation: follicle reserve loss in ovarian tissue transplantation. Reproduction, 158（5）: F35-F44.

Sales A D, Lobo C H, Carvalho A A, et al, 2013. Structure, function, and localization of aquaporins: their possible implications on gamete cryopreservation. Genet Mol Res, 12（4）: 6718-6732.

Sanmartín-Suárez C, Soto-Otero R, Sánchez-Sellero I, et al, 2010. Antioxidant properties of dimethyl sulfoxide and its viability as a solvent in the evaluation of neuroprotective antioxidants. J Pharmacol Tox Met, 63（2）: 209-215.

Saragusty J. and AArav, 2011. Current progress in oocyte and embryo cryopreservation by slow freezing and vitrification. Reproduction，141（1）：1-19.

Seki S，Mazur P，2012. Ultra-rapid warming yields high survival of mouse oocytes cooled to −196℃ in dilutions of a standard vitrification solution. PLoS One，7（4）：e36058.

Stoop D，Cobo A，Silber S，2014. Fertility preservation for age-related fertility decline. Lancet，384（9967）：1311-1319.

Trounson A，Mohr L，1983. Human pregnancy following cryopreservation，thawing and transfer of an eight-cell embryo. Nature，305（5936）：707-709.

Van den Abbeel E，Schneider U，Liu J，et al，2007. Osmotic responses and tolerance limits to changes in external osmolalities，and oolemma permeability characteristics，of human *in vitro* matured M Ⅱ oocytes. Hum Reprod，22（7）：1959-1972.

Wang X，Hua T C，Sun D W，et al，2007. Cryopreservation of tissue-engineered dermal replacement in Me2SO：toxicity study and effects of concentration and cooling rates on cell viability. Cryobiology，55（1）：60-65.

Zeilmaker G H，Alberda A T，van Gent I，et al，1984. Two pregnancies following transfer of intact frozen-thawed embryos. Fertil Steril，42（2）：293-296.

Zhai A，Axt J，Hamilton E C，et al，2012. Assessing gonadal function after childhood ovarian surgery. J Pediatr Surg，47（6）：1272-1279.

第十五章
其他辅助生殖实验技术

第一节　辅助孵化技术

　　囊胚孵出失败导致胚胎无法种植，是造成胚胎移植后妊娠失败的原因之一。辅助孵化（AH）技术通过人为手段对透明带进行削薄或切除，降低囊胚孵出和脱离透明带的难度，有助于提高移植胚胎的种植机会。

一、辅助孵化应用现状

　　透明带是哺乳动物卵膜外一层透明的嗜酸性糖蛋白，是由卵子和围绕在卵子周围的颗粒细胞共同分泌合成的，在卵子发育过程中能够保护卵子的生长和维持卵子的基本形态，在排卵后可以作为重要的天然屏障保护卵子免受生殖道环境中微生物及其他有害物质影响，在受精过程中诱发精子发生顶体反应，促进受精，通过透明带反应阻止多精受精的发生，并且在胚胎发育过程中作为免疫屏障避免胚胎受到母体免疫细胞侵袭。

　　在生理状态下，随着卵子受精、发育到形成囊胚，透明带逐渐变薄，当发育至晚期囊胚时，透明带在囊胚内部压力和释放的蛋白水解酶等的作用下破裂，囊胚逐渐孵出并择机完成在子宫内膜的种植，实现妊娠。

　　然而，在IVF-ET治疗中，并不是所有胚胎发育至囊胚后都能顺利种植，部分囊胚由于自身孵出能力不足或透明带固有异常而孵化失败，辅助生殖治疗过程也是造成囊胚孵出失败的重要诱因。比如，卵子和胚胎经过体外长期培养透明带弹性降低、冷冻胚胎的透明带因低温因素和CPA作用发生硬化、高龄致透明带变厚和结构异常，以及高激素状态对透明带的影响等，均可能造成囊胚形成后不能顺利孵出，最后种植失败。

　　基于上述情况，对这些胚胎施行辅助孵化技术可以提高囊胚孵出的可能。辅助孵化概念最早于1989年由Cohen提出，他认为在IVF-ET治疗中囊胚不能从透明带中孵出是造成囊胚种植失败的重要原因之一。如果对体外受精的胚胎采用人工技术在透明带上进行开口或使其变薄，可能有助于提高囊胚的孵出机会，增加囊胚种植可能。

二、辅助孵化改善胚胎种植的机制

目前对辅助孵化改善胚胎种植的确切机制尚不清楚，但认为存在以下几种可能。辅助孵化后胚胎未经充分扩张即能从开口处孵出，使一些本身扩张困难和孵出无力的囊胚有机会完成孵化；辅助孵化为外界营养物质进入胚胎提供了有效途径，从而改善了胚胎营养供应，促进胚胎发育；辅助孵化后可促进形成的囊胚更早地从透明带中孵出与子宫内膜接触，使囊胚与子宫内膜作用的窗口期延长，增加囊胚种植机会；通过辅助孵化形成的人工间隙可以作为孵化前胚胎和子宫内膜之间进行代谢物和生长因子交换的通道，有利于实现母胎信息交流；此外，辅助孵化避免了囊胚为孵出进行强烈收缩产生的巨大能量消耗。

三、辅助孵化技术的适用人群

尽管辅助孵化可以辅助囊胚孵出，但其适用人群尚未形成共识，不适宜的操作可能会影响临床治疗结果，如透明带厚度＜13μm的胚胎行辅助孵化可造成移植胚胎的妊娠率降低。目前将胚胎透明带较厚（≥15μm）、女性年龄38岁以上且bFSH水平升高等作为临床需要施行辅助孵化的指征。

透明带因素：适用于透明带厚度≥15μm、透明带颜色偏棕色或偏深色、形状不规则的胚胎（如椭圆形胚胎，常提示透明带存在某种缺陷）。此外，卵子IVM可造成透明带硬化，因此形成的胚胎移植前也建议行辅助孵化。

母体年龄：随着女性年龄的增长，其胚胎的透明带通常都变硬，胚胎的发育潜力也较差，自然孵化困难增加，因此女性年龄是施行辅助孵化的一个重要参考指征，通常当女性年龄≥38岁，且血清bFSH水平＞8IU/L时，建议对胚胎行辅助孵化。

IVF反复失败：有IVF治疗失败史，且明确排除子宫内膜、胚胎质量等因素者，再次行胚胎移植时应考虑对胚胎进行辅助孵化处理。

冷冻卵子和冷冻胚胎：冷冻过程由于使用CPA及操作过程的剧烈温度变化，透明带增厚或硬化，使囊胚孵化困难。因此，来自冷冻卵子的胚胎和进行FET的胚胎，也是施行辅助孵化的主要指征。

胚胎质量较差：碎片比例较高的胚胎，由于较多碎片存在，胚胎发育往往会受到影响；发育迟缓的胚胎自然孵化能力常常减弱，孵化过程常常延迟。辅助孵化有助于这些胚胎提前孵出，改善其与子宫内膜的同步性，从而提高胚胎种植机会。

四、辅助孵化的操作方法

辅助孵化出现至今经历了机械切割法、化学消融法和激光辅助孵化（LAH）的技术发展过程。

部分透明带切割法（partial zona dissection，PZD）是采用机械方法将辅助孵化针穿过透明带与卵裂球间隙，并将透明带在固定针上来回摩擦，使透明带上形成一个裂隙；或将穿刺针穿过透明带中间部分区域，然后通过透明带与固定针的反复摩擦，使透明带形成凹陷。该方法操作复杂、难度大，对操作者技术要求高，体外暴露时间长，并且对胚胎损伤也较大，目前已较少使用。

相比PZD，化学消融法由于操作技术简便且相对成本较低，其出现后逐渐取代了PZD。酸化消融法是常用的化学消融法，通过在接近透明带与卵裂球空隙较大处，采用喷酸针喷出5～10μL的酸性台氏液（acid Tyrode solution），使透明带上产生一个直径20～30μm的缺口；也可在含有胚胎的培养液中，逐滴加入酸性台氏液，缓慢溶解透明带，减小整个透明带的厚度。酶消化法也是化学消融法的一种，是将待移植的胚胎放在含有0.5%的蛋白酶中消化25～30s后，当透明带厚度消化至原来一半时，再转移至培养液中迅速洗净胚胎周围的蛋白酶。然而不管使用哪种透明带消融模式，消融过程中使用的酸或酶均存在隐患，如操作过程中胚胎接触酸性台氏液造成的伤害，或者在酸性台氏液作用后未充分洗净对后期胚胎发育造成的影响。

LAH用于人类卵子是1991年由Tadir提出的，但由于当时的激光发射波长位于紫外吸收区，可能对细胞DNA存在潜在损伤，因此未应用于临床。1994年Rink等发明了铟镓砷磷（InGaAsP）半导体二极管激光器，由于其工作波长处于对胚胎DNA无损伤的红外区域，波长为1480nm，并且采用了非接触式无须固定的操作模式，具有较好的临床使用价值。1995年，Germond等首次报道了使用1.48μm激光行辅助孵化后的活产案例，使LAH正式受到胚胎学家的重视。目前临床常用LAH的激光波长为1480nm或1460nm，功率为300mW或400mW。与PZD和化学消融法相比，LAH因操作过程简单、响应快、效率高，并且设备可反复使用，已经成为临床使用的主要辅助孵化方法。

LAH用于临床的操作模式较多，目前常用的有三种，第一种是在透明带上形成一个完全穿透的孔，孔径为10μm左右；第二种是使用激光消除较多的透明带，使其形成较大的开口；第三种是使用激光消融3/4厚度的透明带，使透明带明显变薄，称为四分之一激光辅助孵化法（quarter laser assisted hatching，QLAH）（图15-1）。

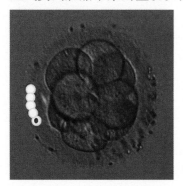

图15-1　QLAH操作方法

五、辅助孵化的临床效率

辅助孵化改善妊娠的效率长期受到争议，目前尚无证据证明辅助孵化可以提高活产率，因此不应将辅助孵化作为常规操作手段应用于所有接受IVF治疗的患者。然而，在对人群进行分层研究后发现，辅助孵化对特定人群具有改善临床妊娠结果的作用。例如，通过对患者年龄和冻融胚胎进行分层，35岁以上患者施行辅助孵化有助于克服由年龄相关因素导致透明带硬化造成的囊胚孵出困难；FET周期行辅助孵化可减少冷冻过程对透明带硬度造成的影响，提高移植优质胚胎的临床妊娠率；对大多数既往IVF/ICSI治疗失败或预后不良的周期，无论是行新鲜胚胎移植还是FET，施行辅助孵化均可改善临床妊娠率。

对于三种不同辅助孵化方法的临床效率，目前研究未发现在胚胎种植率、临床妊娠率和活产率等指标上存在差异，但由于LAH操作简单、性能稳定，并且可以实现技术的标准化，目前已成为临床首选方法。

在LAH的三种不同操作模式中，较前两种透明带开口模式，采用QLAH的胚胎种植率、临床妊娠率和活产率更高，尤其对于从低级卵裂期胚胎发育的第6天囊胚，其结果改善更明显。对于QLAH提高治疗成功率的可能原因，目前认为可能是广泛的透明带削薄技术使自然发育囊胚有更多的机会在削薄区孵出。此外，QLAH法还可防止囊胚未经扩张的提前孵化，保留透明带的连续性可减少外界因素对胚胎造成的潜在风险。而完全贯穿的LAH模式，可能造成囊胚扩张不足、卵裂球丢失、胚胎内部易暴露在不良生长环境或受机体免疫攻击的风险增加等，从而影响胚胎发育，降低妊娠率。此外，在采用LAH开口模式的囊胚中，也常出现完全孵出囊胚发育阻滞的现象。

六、辅助孵化的潜在风险

由于辅助孵化是一种人为的侵入性技术，其操作过程过多暴露于不良环境，并且操作的时机通常处于胚胎发育的敏感阶段；高能量的潜在影响及化学物质的影响，尤其是LAH高能量激光引起的DNA损伤及发育异常；所形成囊胚不符合自然孵出机制，囊胚未经完全扩张即发生过早孵出，均可能带来潜在风险，长期存在争议。

对于LAH，由于需要使用高能量的激光进行胚胎操作，不当的激光激发可以造成卵裂球损伤甚至胚胎致死性损伤，因此在激光孵化系统使用前，需要定期对激光进行定位校准，避免发射激光偏差损伤卵裂球。此外，在进行LAH操作时，应选择远离卵裂球的区域，减少激光能量扩散对胚胎的可能影响。

根据目前对辅助孵化后出生子代的跟踪，没有证据表明辅助孵化改变妊娠和围生期结局，子代的出生缺陷也没有增加，但其远期效应仍应跟踪。另外，目前的多项研究均显示，移植辅助孵化的胚胎发生多胎妊娠的风险升高，其原因可能是辅助孵化增加了胚胎的孵出机会，使植入率增加。在年龄<35岁的治疗周期中，LAH是造成单卵双胎（MZT）和单绒毛膜双胎（MCT）发生的风险因素。

（江　楠　徐　阳）

第二节　卵子体外成熟技术

体外成熟（IVM）是指从有腔卵泡收集未成熟的卵子，在体外培养中完成减数分裂的最后阶段。IVM因不使用或仅使用低剂量促性腺激素（Gn）进行卵泡刺激，治疗过程中发生OHSS的风险极低，因此曾被认为是值得期待的IVF技术替代方案。

一、IVM的定义和种类

体内卵子的成熟与卵泡发育过程具有较好的同步性。在卵泡发育过程中，随着其从原始卵泡，经历初级卵泡、次级卵泡发育至成熟卵泡，卵子也从卵原细胞经初级卵母细胞、次级卵母细胞，最后完成第一次减数分裂后形成具有受精能力的成熟卵子，整个发育过程卵泡的直径与卵子所处成长阶段相关。卵泡发育过程中COC的完整结构对卵泡的发育和卵子的成熟起到重要作用，位于卵子透明带外的颗粒细胞为卵子提供营养，卵子也通过分泌某些特定因子，如GDF-9和BMP-15，调节卵丘细胞和卵泡膜颗粒细胞功能，促进卵子的发育，影响卵子质量。

卵子的减数分裂过程是指在LH或hCG作用下，卵子从第一次减数分裂的重新启动到发育至MⅡ卵的过程。如果在卵泡发育过程中缺乏LH或hCG作用，卵子可能停滞于GV期。若此时将未成熟的卵子从卵泡中取出，置于模拟体内卵泡生长微环境的培养条件中进一步培养，在LH或hCG作用下，未成熟卵子可以从GV阶段经过减数分裂Ⅰ期（MⅠ）达到中期Ⅱ（MⅡ）阶段，获得受精和发育能力，这就是IVM技术的基础。

由于在技术实施方面的多样性，尤其是在卵泡准备过程中是否使用FSH和hCG，对IVM的定义至今没有形成统一的标准。最新的ASRM指南将IVM定义为在没有FSH或最小剂量FSH刺激（通常使用3天）、不使用hCG或使用最小剂量hCG后将从卵泡中取出的未成熟卵子经体外培养使其成熟的技术。为了与IVF区别，常将IVM规定为从最大直径不超过13mm的小、中卵泡获取未成熟卵子经体外培养使其成熟的一类技术。

在临床应用中，根据在卵泡发育阶段是否使用外源性LH或hCG，将IVM技术分为2种。经典的IVM是指取卵前机体在未暴露于外源性LH或hCG的前提下，将获得的未成熟卵子置于模拟体内生长环境的培养液中使其成熟的方法。另一种方法是在取卵前使用外源性LH或hCG的方案，然后将取出的未成熟卵子进行体外培养使其成熟，该方法因增加获卵机会，目前临床最常用。由于上述两种方案技术差异明显，在临床进行治疗和结局分析时，应标明所施行的IVM方案。

二、IVM技术的应用现状

1935年，Pincus等发现哺乳动物未成熟卵子在体外合适的培养环境中能自发恢复减数分裂并发育成熟，随后IVM技术得到迅速发展，为一些基础研究和生物工程技术如核移植、转基因等提供了丰富的卵子来源，并相继在兔、牛、马、鼠、羊、猪等动物中获得了后代。1965年Edwards也证实了人经IVM的卵子具有受精能力，该发现对于IVM技术在ART中的应用具有里程碑意义。然而在此后的很长时间内，由于缺乏系统性研究，人类IVM技术的应用发展缓慢。直至1991年Cha等报道世界首例人IVM技术成功获得妊娠，1994年Trouoson等进一步报道IVM技术在PCOS患者中的应用，才使该技术逐渐受到重视。

如今，IVM技术在辅助生殖领域得到越来越多的应用，除用于PCOS等顽固的卵泡成熟异常患者外，在生育力保存方面也得到了良好的应用。然而通过IVM虽能使卵子在体外成熟、受精，胚胎移植后也可获得妊娠，但存在体外成熟率、受精率及妊娠率低下等问题。20世纪90年代以来，大量研究试图通过改进IVM培养系统改善未成熟卵子的体外成熟率和胚胎发育能潜力。

卵子的成熟包括细胞核和细胞质成熟。细胞核成熟包括卵子发生生殖泡破裂、同源染色体分离、卵周隙的出现和第一极体的排出，使卵子具备受精的能力；细胞质成熟是指细胞完成蛋白质的磷酸化及去磷酸化、细胞器发生重新排列，赋予卵子继续发育的潜力。对于卵子来说，只有在核、质同步成熟时才具备良好的受精能力及胚胎发育潜能。体外培养时间与卵子成熟率有关，大多数卵子在体外培养24～48h能达到成熟，适当延长体外培养时间可使卵子核质更成熟，体外培养48h核成熟率显著高于培养24h，但两者胞质的成熟率无明显差异。此外，体外培养时间过长又会影响胚胎的发育潜能，增加遗传风险。若培养时间过短，胞质和胞核成熟不同步，则影响后期卵子发育潜力。发育过程中并非任何阶段的卵子都能成熟，只有发育至最后阶段的卵子才具备成熟能力。

尽管IVM作为IVF技术的补充在目前获得了一定的临床应用，但技术本身尚存在许多不足，如在临床治疗中也发现IVM的卵子质量不如体内成熟，主要表现在受精率与胚胎发育潜力的低下，临床妊娠率不高，一般在20%～35%。然而不可否认，由于IVM技术周期短、能降低OHSS发生率，减少医疗费用，并且也有较好的技术可操作性，已成为一些生殖中心成熟的治疗方案。目前临床对IVM技术的研究方向主要侧重于如何减少药物用量和进一步提高成功率、降低并发症及增加新生儿的安全性，近年来采用自然周期IVF结合IVM技术的临床妊娠率已接近常规的IVF周期。

体外培养系统是IVM的关键。目前，IVM所需的环境条件尚未完全明确，现有的培养液效果也尚未达到理想水平，不同体外培养系统成分差异较大，至今无统一标准，也没有一种公认的高效率商品化IVM培养液。IVM常用的基础培养液包括TCM-199、m-Ham's F10、HTF和MEME等。通过改良IVM培养系统，促进IVM卵子的核质发育同步性是该技术迫切需要解决的问题。

三、IVM技术的适应证

PCOS：是IVM技术应用最广泛的适应证。PCOS是育龄妇女常见的内分泌紊乱性疾病，发病率为5%～10%。顽固性PCOS的不孕患者传统上可采用IVF技术治疗，由于使用大量外源性Gn可使多个卵泡发育，增加OHSS的发生率；但为了降低OHSS的发生率而减少Gn使用量，部分对Gn敏感性较差者可能出现卵泡发育不良，导致治疗取消。IVM技术选择在自然周期或小剂量Gn刺激下获取未成熟卵子，可以有效避免OHSS的发生，治疗周期短，药物费用低。近年来也有将常规IVF治疗失败的PCOS患者改行IVM，可以获得一定的治疗效果。

Gn高反应者：该人群在常规促排卵过程中容易出现卵巢过激反应，发生严重OHSS的风险增加。采用小剂量Gn减少过多卵泡发育，并且通过提前收集未成熟卵子行IVM，可以降低OHSS的发生风险。

POR：对于IVF治疗周期中卵泡发育迟缓甚至停滞，以及卵子发育不良的病例，如部分高龄、卵巢手术史、盆腔粘连、放化疗患者，由于加大激素剂量进行促排卵或延长卵泡刺激时间均不能获得满意数量的成熟卵子，可选择使用IVM技术，尝试体外获得成熟卵子，增加进一步治疗的机会。

生育力保存：肿瘤患者因疾病治疗需要，缺乏足够时间行IVF，或所患肿瘤为雌激素依赖性，不适宜使用激素进行卵泡刺激，而尽早获取未成熟卵子进行IVM后冷冻成熟卵子或胚胎是保存生育力的一种有效手段。此外，选择将获得的未成熟卵子先行冷冻，择机复苏后再进行IVM也是目前该领域探讨的方向之一。

易栓症：标准IVF周期由于大量卵泡发育，容易造成机体处于高雌激素状态，对于易栓症患者，可诱发血栓形成，引起血栓栓塞风险加大。IVM周期由于机体保持较低的雌激素水平，可以减少高雌激素诱发的血栓风险。

其他：对于既往存在反复IVF治疗失败、体内卵子成熟障碍等患者，将未成熟卵子转移至体外，通过改变卵子生长和成熟环境，也可改善部分治疗周期的卵子状况。

四、常用IVM技术的操作方法

（一）IVM的卵泡发育方案

1. 自然周期IVM联合IVF方案　自然周期的卵泡准备方法主要适用人群为PCOS患者。由于PCOS患者卵巢内有大量的窦卵泡，通过自然周期可获得较多未成熟的卵子，完成IVM后行IVF，对形成的胚胎进行移植，可获得较好的临床妊娠结局，该方案可避免应用外源性Gn造成的OHSS高发风险。

自然周期IVM需要在月经周期的第3～5天行超声检查，测定两侧卵巢的AFC；在月经周期的第9～14天复查B超，当两侧卵巢多数卵泡＞10mm时，注射10 000IU hCG后36～42h取卵。

采用该方案治疗时，应有效控制LH峰，预防主导卵泡发生排卵。若优势卵泡中获得卵子为MⅡ卵，可按IVF/ICSI流程完成受精；对于较小卵泡中获得的未成熟卵子可在行IVM后再行IVF/ICSI。该方案移植胚胎的临床妊娠率可达到45%～50%。

除PCOS人群，自然周期的IVM方案也适用于非PCOS患者并可获得较为满意的妊娠率。但目前发现，这些人群的IVF治疗和IVM治疗可以获得相近的临床妊娠率，但后者的流产率较高，活产率降低。

2. 温和刺激的IVM联合IVF方案　温和刺激是指使用低剂量的外源性Gn，或口服氯米芬等进行卵巢刺激，使较多卵泡发育，增加未成熟卵子的获得机会，是优质患者较好的卵巢刺激方案。

该方法是对月经周期第2天B超检查中存在多个窦卵泡的患者每天给予氯米芬50～100mg或Gn 75IU，持续5天。至周期第8天进行第二次B超检查卵泡发育情况，每天肌内注射75～150IU的hMG，持续3天。当出现一个主导卵泡直径达到18mm，另一个达到16mm时，肌内注射5000IU hCG；36h后用取卵针按卵泡大小，顺序抽吸。对于获得的成熟卵子可直接行IVF，未成熟卵子转入IVM培养基中继续培养，4～6h后成熟的卵子行IVF，剩余的卵子继续培养，24h后根据卵子成熟情况行IVF。

（二）Gn和hCG的使用

在IVM周期中，卵子通常是从直径为2～13mm的小卵泡收集的，经典的IVM由于未使用外源性LH或hCG，所获得的卵子仅为GV期，而使用hCG的周期可获GV、MI和MII期卵子。若在主导卵泡直径小于14mm时注射hCG，35～38h后所获得的卵子多数是未成熟的。

　　FSH和hCG的使用影响卵子发育和临床妊娠结果。卵泡期或黄体期开始使用FSH会启动更多的卵泡发育，并有利于卵子成熟和质量的提高获得更多有潜力的胚胎，降低妊娠丢失率。

　　对于取卵前hCG使用效果，多数研究认为可以缩短卵子成熟时间，提高卵子成熟率，因为直径3mm的窦卵泡的颗粒细胞和卵丘细胞中已经存在少量LH受体，hCG使用可以促进大多数卵子成熟。

（三）未成熟卵子取卵术

　　对于未成熟卵子的取卵时机和方法目前仍未有统一标准，一般以主导卵泡直径达10mm作为取卵时机。因为当卵泡直径大于13mm时，优势卵泡影响小卵泡的发育能力，获卵率和成熟的卵子数量反而会减少。

　　未成熟卵子的取卵流程与常规IVF治疗的方法基本相同，但由于卵泡较小，其难度会明显增大。取卵时一般使用19～20G管径的穿刺针，抽吸压力为-100～-80mmHg。使用单腔取卵针和双腔取卵针的获卵率未显示明显差异。此外，由于成熟前的卵子对温度变化极为敏感，并且缺乏对渗透压和酸碱度的主动保护机制，在取卵过程中需要对取卵的方式、取卵总时长、冲洗液和暴露环境的温度等进行控制，减少外界不良环境造成的伤害。

（四）捡卵及IVM

1. IVM培养液的组成　　IVM培养液是在基础培养液中加入必要的激素、蛋白质和其他成分。常用的基础培养液有TCM-199、HTF、Ham's-F10和囊胚培养液等。基础培养液含有颗粒细胞代谢所需的葡萄糖，此外也可加入卵子代谢所需的丙酮酸等。

　　培养液中需要添加FSH促进COC扩张和介导卵子成熟。添加的浓度为0.075～0.75IU/mL，目前认为0.075IU/mL的浓度即可起到较好的成熟效果，浓度高于0.1IU/mL并不能进一步提高卵子成熟率。

　　LH或hCG也是IVM培养基的必要成分。LH或hCG具有介导减数分裂恢复和触发卵子成熟的作用，其使用浓度为0.1～0.75IU/mL。在IVM培养液中添加LH一直存在争议，主要是人小卵泡的COC外层卵丘颗粒细胞上LH受体非常少，不添加LH或hCG卵子也可以自发成熟。然而与添加LH相比，无LH所形成的卵子细胞核质的成熟同步性更差，影响胚胎发育。此外，培养过程中随着COC的发育，卵丘颗粒细胞上的LH受体增加，LH或hCG有助于促进卵子成熟。添加LH或hCG后进行培养时，若卵丘颗粒细胞发生松散，往往预示着卵子已经成熟，也可作为区分成熟和未成熟的COC的辅助指标。

　　蛋白质是IVM培养液中必不可少的成分，蛋白质可以为卵子生长提供氮源，并具有缓冲pH、抗氧化剂和重金属离子螯合剂的作用。常用的蛋白质可来源于自体血清、人卵泡液或HSA。添加自体血清可提高卵子质量，但由于血清是蛋白质、脂质、激素、生长因子和其他生物活性分子的混合物，也可能存在病原体污染的风险，因此目前较为通用的是添加HSA，常用的浓度为10mg/mL。

2. 试剂的准备

（1）冲洗液：将含有MOPS/HEPES的体外操作液，也可以是体外冲洗液加入5mg/mL的HSA，置于37℃、无CO_2的培养箱中过夜平衡。

（2）体外操作液：将含5mg/mL HSA的MOPS/HEPES培养液加入四孔皿中，每孔加0.5mL，使用培养油覆盖后，置于无CO_2、37℃的培养液中过夜平衡。

（3）IVM培养液：在TCM-199基础培养液中，分别加入rFSH、rLH和HSA，使其终浓度为75mIU/mL、100mIU/mL和10mg/mL，充分混匀后将其加入四孔皿中，每孔加0.5mL，使用培养油覆盖后，置于5%CO_2、37℃的培养液中过夜平衡。

3. 方法

（1）所有操作所需的设备均加热至37℃。

（2）打开一个无菌、孔径为70μm的细胞筛，将其置于100mm的取卵皿上，将取卵获得的卵泡液倒在细胞筛上，使用冲洗培养液洗净红细胞。

（3）在一个新的60mm培养皿加入体外操作液，将经冲洗的细胞筛浸入培养液中，在体视显微镜下仔细寻找COC。由于此时的COC结构较为致密并且体积较少，应在高倍镜下观察，避免漏捡。

（4）将找到的COC转移至体外操作液四孔皿中。

（5）全部卵泡穿刺结束后，将COC转至IVM培养液中，充分清洗后，按每孔4～5枚的密度，放入5%CO_2、5%O_2的37℃培养箱中培养。

（6）20～24h后，将外层卵丘颗粒细胞松散的COC使用透明质酸酶消化后观察，如见卵子排出第一极体即可行ICSI；如见未成熟的卵子继续培养，成熟后进行授精。对于培养48h仍未成熟的卵子可予以放弃。

（五）受精方案

对于IVM卵子的受精方法也存在很多争议。部分观点认为IVF也能使IVM卵子正常受精，且获得的胚胎发育潜力更好。但更多的研究认为，由于未成熟卵子培养过程会造成透明带硬化，采用ICSI的受精率高于IVF，由于IVM卵子核质成熟更不平衡，采用ICSI可以避免过高的多精受精率。因此，一般建议采用ICSI授精。

五、影响IVM的因素

（一）卵泡的准备方法

与采用外源性激素进行卵泡准备相比，自然周期卵子的成熟率偏低，但不影响受精率。在外源性激素启动周期中，与单独使用FSH或hCG周期相比，使用FSH+hCG周期可以显著提高卵子的卵子成熟率。但在使用hCG周期时，由于hCG可以加速卵子在体内的成熟，使获得的卵子成熟度更加参差不齐，对卵子成熟的时机也相对难以把握。

（二）培养液

1. IVM培养液　培养液是IVM治疗周期成功的基础，培养液的不同成分会影响卵子成熟和胚胎的发育。然而，到目前为止没有一种公认的高效IVM培养液。临床常用培养液包括各个实验室自行配制的和商品化的培养液两种。其中TCM-199是最常用的基础培养液，其应用于人类卵子IVM获得的成熟率、受精率和胚胎质量等均优于HTF；在对无颗粒细胞的人卵子进行IVM时，无葡萄糖的P-1培养基优于含有高浓度葡萄糖的TCM-199。此外，目前已有的MediCult和SAGE商品化培养液也能获得与自行配制的培养液相同的结果。

2. 培养基中的蛋白质来源　在IVM培养液中常用的血清有商品化的HSA、母体自体血清。对于自体血清的使用效果，由于可能存在一些卵子成熟所需的活性物质，其成熟率会更高。但考虑自体血清存在病原体感染风险，并且不容易对方法学进行标准化，一般建议使用HSA。

3. 外源性激素　目前认为激素是IVM培养液的必需组成成分。IVM培养液中添加的激素包括rFSH、hCG、LH，有时也添加胰岛素和E$_2$。FSH是IVM培养液中最基本的激素，添加FSH可支持卵子的核成熟，同时具有延缓减数分裂进程的作用，这有助于卵胞质的成熟。在临床治疗中，FSH通常与LH或hCG联合使用，促进卵子的发育成熟。

对于hCG和LH，目前认为两者在促进人卵子成熟时的作用效率是相同的。但由于LH是通过卵泡壁上的颗粒细胞促进和调节卵子的成熟，而在卵丘颗粒细胞中LH受体的水平非常低，因此也有学者认为LH或hCG并非IVM技术必需的激素。

4. 糖类　IVM培养液中的葡萄糖、乳酸和丙酮酸可以为卵子成熟提供必要的能量，具有刺激卵子核成熟的作用。卵子对葡萄糖的代谢能力差，丙酮酸和乳酸是卵子的首选能量底物。IVM培养液中葡萄糖可以被卵丘颗粒细胞代谢，通过形成丙酮酸和乳酸为卵子提供能量底物。若将卵子置于除去卵丘颗粒细胞的含有葡萄糖的培养液中，则其成熟受阻；但在含丙酮酸的培养液中，卵子会恢复减数分裂。

5. 抗氧化剂　与体内卵子发育成熟不同，未成熟COC在体外缺乏自身的抗氧化系统，且长时间的培养可产生过量的ROS，对卵子造成氧化应激损伤，因此在培养体系中需要加入适量的抗氧化剂，减少由氧化应激造成的风险。

（三）取卵时间

IVM周期中对于取卵的最佳时机尚未达成共识，大多数IVM周期选择在卵泡直径达10～12mm或子宫内膜厚度达到至少5～6mm时进行取卵，卵泡直径太大或过小均影响获得卵子质量，可降低体外成熟率和胚胎发育质量。

（四）体外培养时间

人类卵子IVM培养时间一般选择24～48h，可获得40%～60%的成熟率。培养时间过短可能降低卵子成熟率，并且因卵胞质成熟的滞后增加卵子核质发育的不平衡；而培养时间过长虽然卵子的成熟率有所提高，但也可能发生卵子老化，导致胚胎质量下降。

（五）年龄

年龄是影响IVM技术卵子成熟率的因素，接受IVM技术的人群中，年龄30岁以上者的卵子成熟率有所降低。

（六）培养方式

常用的IVM可以获得较好的卵子成熟率，但卵子存在核质发育不平衡现象，细胞质的成熟明显落后于细胞核，其主要原因是目前IVM技术侧重于细胞核成熟，并且卵子取出后进行IVM达到成熟的时间短于体内。核质成熟的不平衡会影响治疗效果。目前认为，在行IVM前进行IVM预培养（约24h）可以抑制减数分裂的恢复并促进细胞核和细胞质成熟的同步，获得质量更好的卵子。

六、IVM技术的安全性

IVM技术中未成熟卵子从GV期经MI期发育到MII期通常需要在体外培养36～48h，从MI期到MII期也需要6～24h。由于卵子脱离了体内自然发育环境的生理调节，并且在体外经历过长时间的培养，卵子质量、胚胎发育及围生期和子代所受影响受到长期关注。

对于卵子的质量，与体内自然发育和传统IVF相比，IVM技术成熟的卵子存在更为明显的核质发育不平衡性，但目前未发现这种现象产生的不良子代结局。在超微结构方面，IVM与自然发育成熟卵子的线粒体-SERa和线粒体-囊泡复合体存在一定的差异，但在线粒体形态、细胞器和皮质颗粒分布、透明带和减数分裂纺锤体等方面均无显著差异。

在胚胎阶段，体内和体外成熟的卵子形成的胚胎形态动力学没有显著不同，D3胚胎的染色体异常率相近，囊胚阶段的非整倍体发生率也没有明显不同。

在围生期和子代结局方面，IVM技术的流产率有所增高，但目前认为主要由胚胎与子宫内膜发育的不同步引起，采用FET即可有效控制。IVM技术出生的子代与自然受孕或接受IVF出生子代发育特征无明显差异，也未发现IVM婴儿存在印记基因紊乱或表观遗传学改变。IVM技术子代的出生缺陷率在0～7.9%，与自然出生和IVF技术相似，缺陷类型组成也没有明显不同。目前认为IVM可能不会显著增加不良产科结局或先天畸形的风险，但仍需要长期观察。

（习海涛）

第三节　卵子激活技术

ICSI是治疗不孕症的有效方法，但在某些治疗周期由于精子、卵子等因素影响，出现多次ICSI受精率低下甚至不受精的现象。ICSI受精率低下的相关因素之一是卵子激活缺陷（oocyte activation deficiency，OAD），目前已知，对于其中某些病例，采用激活剂作用后可增加受精率，此即卵母细胞辅助激活（assisted oocyte activation，AOA）技术。

一、卵子激活的机制

卵子受精是一个复杂的生理过程，精、卵融合后，卵子会发生一系列形态和生化改变，卵子内的各种代谢活动开始活跃，这个过程就是卵子激活。卵子激活包括卵子恢复第二次减数分裂、第二极体排出、皮质颗粒胞吐和细胞骨架重排等重要事件，是受精的关键环节之一，其间胞质内的 Ca^{2+} 浓度从 0.1mol/L 升高至 1.0mol/L，形成 Ca^{2+} 振荡，这构成了卵子激活过程的基本特征，对于重新启动细胞周期是必需的。细胞内 Ca^{2+} 浓度升高可以导致细胞静止因子活性消失，引起次级卵母细胞分裂阻滞解除，卵子完成第二次减数分裂并释放出第二极体。人卵子激活过程最显著的变化包括皮质颗粒释放和第二次减数分裂完成，因此也将卵子第二极体的排出作为卵子激活的形态学标志之一。 Ca^{2+} 振荡可由精子进入卵胞质引起，精子在卵胞质中释放一种精子可溶性因子——磷脂酶 C ζ（phospholipase C zeta，PLC-ζ），该因子将磷脂酰肌醇 4, 5-二磷酸（PIP_2）水解为肌醇 1, 4, 5-三磷酸（IP_3）和二酰甘油（DAG）。IP_3 与受体结合后，诱导内质网将储备的 Ca^{2+} 释放，使卵胞质内形成 Ca^{2+} 振荡，导致卵子激活。在哺乳动物中，PLC-ζ 引起的 Ca^{2+} 振荡是受精发生的基础。精子释放的激活因子是否能引起 Ca^{2+} 振荡取决于精子携带的激活因子水平，PLC-ζ 水平低下会造成 Ca^{2+} 振荡不足。对于诱发 Ca^{2+} 振荡所需的 Ca^{2+}，除了源于内质网释放外，还需要细胞外 Ca^{2+} 流入维持 Ca^{2+} 振荡水平，而卵子的发育成熟是维持 Ca^{2+} 振荡的前提条件。

卵子激活在受精事件中主要有两个作用：①透明带发生改变，阻止多精受精发生（皮质反应）；②完成第二次减数分裂。细胞内快速升高的 Ca^{2+} 水平和随之而来的快速、重复的 Ca^{2+} 振荡是精卵融合后卵子激活的最早反应。Ca^{2+} 振荡在精卵融合后几分钟开始，大约在原核形成后停止。Ca^{2+} 水平升高的幅度和持续时间对受精及胚胎发育有深远的影响，甚至影响到基因表达。

二、卵子激活失败的原因

ICSI 技术的出现有效治疗了大多数男性不育。ICSI 技术将单个精子注射到卵子细胞质中，无须精子获能、顶体反应及配子的结合和融合，即能使卵子实现受精。ICSI 技术的受精率通常可达 70% 以上，但仍有 1%～5% 的周期 ICSI 后发生完全受精失败（total failed fertilization，TFF），TFF 部分归因于精子或卵子因素引起的 OAD，占 ICSI 后发生 TFF 的40% 以上。

女性不孕相关 TFF 因素包括与受精过程相关的蛋白质缺陷（如 WEE2）、细胞质不成熟和纺锤体异常，以及可用于 ICSI 的成熟卵子数量少。造成 TFF 的男性因素包括精子头部核解聚失败、精星体缺陷和精子常规参数的显著异常，如精子不动症、严重的精子形态缺陷及精子数量、活动力和 DNA 碎片化的异常等；但即使是以往有生育史的男性，ICSI

后也可能出现由卵子激活异常造成的受精失败，主要原因是精子注射到卵子后仅出现极少的Ca^{2+}振荡，不足以激活卵子。在众多男性因素中，造成OAD最常见的原因是PLC-ζ缺乏。PLC-ζ是精子携带的卵子激活因子，用于触发导致哺乳动物成功受精所必需的Ca^{2+}振荡。PLC-ζ缺乏可见于正常精子或异常精子的男性，其中最典型的是圆头精子症（globozoospermia）。

三、人工卵子激活应用现状

当OAD发生与Ca^{2+}振荡相关时，采用ICSI后结合AOA技术（ICSI-AOA）可有效提高受精率。AOA是指采用人工辅助手段诱导卵子发生Ca^{2+}振荡，实现卵子激活。然而，对理想的AOA激活物和使用方法仍然存在争议，并且对于卵子因素引起的OAD，AOA治疗仍然可能效果不佳。

圆头精子等存在严重缺陷的精子采用ICSI方式授精可因OAD出现受精失败，使用钙离子载体A23187进行AOA可以提高圆头精子治疗周期的受精率，实现生育。目前认为，采用AOA可以改善不良受精人群的受精结果，其主要原因是Ca^{2+}参与了几乎与受精相关的所有过程。

AOA是人工模拟精子在受精过程中对卵子的激活过程。辅助激活的方法主要为物理激活和化学激活两类。物理激活包括采用机械刺激、温度刺激及电刺激；化学激活包括应用特定酶、钙离子载体A23187、乙醇、蛋白质合成抑制剂、蛋白磷酸化抑制剂及改变渗透压等。化学激活可以在一定程度上克服卵子不能激活的缺陷，使卵子完成减数分裂，形成雌、雄原核，并发育成胚胎。通过外源性物质作用增加卵胞质Ca^{2+}振荡强度是AOA的核心，可诱导细胞质内形成单一的或连续的Ca^{2+}波。氯化锶等人工激活剂的主要激活机制是促进胞质内存储的Ca^{2+}释放，以增加细胞内游离Ca^{2+}的浓度，形成连续的Ca^{2+}波；而钙离子载体A23187等则是通过增加细胞外培养基中Ca^{2+}向细胞内的转运，增加细胞内游离Ca^{2+}的浓度，形成单个Ca^{2+}波；乙醇和离子霉素（ionomycin）等具有前述两种作用机制。理论上，对卵子实施AOA的最佳时机应是ICSI后发生Ca^{2+}振荡期，但由于ICSI后Ca^{2+}振荡的发生时间目前尚不十分明确，在实际操作中，AOA通常选择在ICSI后尽早实施。目前，大部分方法建议激活的操作时机为ICSI后0～60min。

在临床上如遇到前次IVF治疗受精失败的病例，在第二周期改行ICSI的授精方式多数能改善受精不良的问题，但仍有约10%的周期会发生ICSI受精率低下甚至完全受精失败。对于这部分患者，在第三治疗周期可采取ICSI加辅助激活的方式。

四、人工卵子激活方法

（一）机械激活法

机械激活法是通过改变ICSI操作过程辅助卵子激活的方法，主要方法有两种，常用的是在ICSI后使用显微注射针对卵胞质进行反复猛烈抽吸，通过人为方式释放胞质储备

Ca^{2+}，提高 Ca^{2+} 振荡的幅度和频率；另一种激活方法是通过显微注射针直接将 Ca^{2+} 注射进卵胞质，通过提高胞质中的钙浓度维持 Ca^{2+} 振荡。

（二）电激活法

电激活法是在 ICSI 后对卵子直接进行交替电流作用，诱导卵膜上带电的脂质双层蛋白发生移动，形成膜小孔，细胞外 Ca^{2+} 经小孔流入卵膜。在电激活法中，单个电脉冲即可在卵子中产生快速的 Ca^{2+} 浓度升高，起到激活卵子的作用。电刺激法的效率取决于多种因素，包括诱导形成的孔径和培养液中 Ca^{2+} 含量等。

（三）化学激活法

化学激活法是使用某些化合物通过促进细胞外 Ca^{2+} 流入或细胞内储备 Ca^{2+} 池释放内源性 Ca^{2+}，使卵胞质内 Ca^{2+} 浓度升高，形成 Ca^{2+} 振荡。化学激活法使用的试剂通常是脂溶性化合物，常用的有乙醇、离子霉素和钙离子载体 A23187 等，其中离子霉素或钙离子载体 A23187 是目前使用最多的化学激活剂。

五、常用的卵子激活剂

能用于 AOA 的激活剂较多，其中化学激活剂具有最高的激活率和囊胚形成率。根据卵子激活后诱导 Ca^{2+} 振荡的类型，化学激活剂可分为能形成单个 Ca^{2+} 振荡和产生多个 Ca^{2+} 振荡两类。此外，近年来非化学类的激活剂，如 PLC-ζ 等，作为天然的精子成分，在 AOA 中的应用日益受到关注。

（一）钙离子载体 A23187

钙离子载体 A23187 是常用的一种卵子激活剂，其主要功能是将外界的 Ca^{2+}、Mg^{2+} 等二价阳离子转运入卵子，因此属于一种移动性离子载体。A23187 在转运金属阳离子进入细胞的同时，可将两个氢离子带至细胞外。把 A23187 加入到含有 Ca^{2+} 的细胞培养液中，Ca^{2+} 很快进入细胞质内。因此，在细胞生物学研究中，A23187 被广泛用于增加细胞质游离 Ca^{2+} 浓度。A23187 是 AOA 中最常用的化学激活剂，不仅能有效激活卵子，促进受精，而且激活后胚胎卵裂率也有升高的趋势，可利用胚胎和优质胚胎数也明显增加，从而提高了获得临床妊娠的机会。

（二）离子霉素

离子霉素是另一种常用的化学激活剂。它不仅能将细胞外的 Ca^{2+} 通过细胞膜转运机制转运至细胞内，也可激发卵子内源性 Ca^{2+} 池释放 Ca^{2+}，诱发卵子产生多个 Ca^{2+} 振荡波，因此离子霉素比钙离子载体 A23187 具有更强的激活效能，可获得更高的受精率。

（三）氯化锶

氯化锶可通过结合并激活 IP_3R 上的钙离子载体 A23187 结合位点，引起卵胞质发生

Ca^{2+}振荡。用2mmol/L 氯化锶处理是诱导Ca^{2+}振荡的最佳方法，其Ca^{2+}振荡的持续时间与生理状态下精子触发Ca^{2+}振荡的持续时间相似。钙离子载体A23187诱导Ca^{2+}形成单个强直性上升峰，而氯化锶可诱导少量而多次的Ca^{2+}振荡。由于Sr^{2+}处理会诱导更多的Ca^{2+}振荡，因此Sr^{2+}的卵子激活效果优于钙离子载体A23187，且氯化锶处理的Ca^{2+}振荡模式更类似于自然受精期间卵子发生的Ca^{2+}振荡模式，因此，氯化锶被认为是更为有效的AOA激活物质。

（四）PLC-ζ

人类PLC-ζ是分子质量为70kDa的蛋白质，PLC-ζ通过靶向地将卵子膜上的PIP_2水解形成IP_3，IP_3与其受体结合后，诱导内质网钙池中的Ca^{2+}释放，引起Ca^{2+}振荡，激活卵子。PLC-ζ是精子的组成成分，在自然受精过程中起到不可或缺的作用，因此将其应用于AOA更符合生理规律，并且目前已经确定在单个精子中PLC-ζ的含量为50～100fg，PLC-ζ也已实现人工合成，这为PLC-ζ用于AOA奠定了基础。

六、卵子激活操作方法

（一）卵子激活适用人群

卵子激活适用人群：①IVF周期受精失败后ICSI周期仍然完全不受精患者；②ICSI受精率低于30%的低受精率患者；③精子PLC-ζ含量不足或缺乏者；④男方为圆头精子患者；⑤卵子质量差导致的异常受精或异常卵裂患者；⑥以往治疗胚胎发育异常者。

（二）卵子激活操作方法

执行AOA的周期需要选择ICSI授精；在完成ICSI操作1h内，将卵子置于含5μmol/L钙离子载体A23187的激活液中培养15min，随后将卵子转移至受精培养液中反复冲洗，洗净化学激活剂后继续培养。

七、人工卵子激活的效率

AOA是目前用于OAD辅助提高受精率的一种选择性使用技术，目前已有的方法包括机械激活法、电激活法和化学激活法等，其中使用钙离子载体A23187进行AOA最为常用。在适用人群方面，目前AOA主要用于既往ICSI周期中受精率＜30%的患者，近年来发现对胚胎发育不良周期的治疗结局有所改善，也开始尝试性使用AOA。

在OAD人群，ICSI-AOA在提高卵子受精率、囊胚形成率和种植率等方面发挥了积极作用。ICSI-AOA可以提高卵子的正常受精率并且不影响卵裂率，受精卵所形成的优质胚胎率与常规ICSI相近，但由于采用AOA后正常受精率提高，获得优质胚胎的数量增加，因此也增加了妊娠的机会。AOA可以改善囊胚的形成率，增加优质囊胚的比例，可见AOA可以明显改善OAD人群的实验室培养结果。在移植胚胎的结局上，ICSI-AOA来源的胚胎具有更高的植入率和临床妊娠率，并且不增加流产率，其活产率更高。在出生子代的性别方面，AOA对新生儿性别比没有影响。

对于以往存在胚胎发育问题人群，ICSI-AOA不影响正常受精率、卵裂率、D3优质胚胎率和可利用囊胚率。对于移植胚胎的结局，目前没有明确的证据提示可以改善临床妊娠率和活产率，因此对于胚胎发育异常人群是否需要使用AOA仍然存在分歧。

化学激活剂也是影响AOA效果的重要因素。目前常用的几类激活剂具有不同的作用机制，如钙离子载体A23187可诱导单个Ca^{2+}振荡波，氯化锶形成连续的Ca^{2+}振荡波，而离子霉素兼有上述两者的作用，其形成的Ca^{2+}振荡更强。在治疗上，氯化锶在正常受精率、D3优质胚胎率、囊胚形成率和优质囊胚率等指标上优于钙离子载体A23187，并且可以获得相同的胚胎植入率、持续妊娠率和活产率。

八、人工卵子激活的安全性

目前常用的AOA，无论在激活物质、激活时机还是激活机制上，均与生理状态下卵子激活模式不同，因此对于AOA可能造成的卵子质量、胚胎发育、子代健康等的影响需要高度关注。

到目前为止，相关临床资料均未显示AOA对胚胎发育过程产生明显的干扰，但应用离子霉素进行AOA时发现第二极体排出和第三个细胞周期所需的时间都明显加快，在使用钙离子载体A23187的AOA中也发现原核形成所需的时间缩短，这些时间的缩短可能与化学激活剂作用后细胞质发生Ca^{2+}非生理性的快速释放有关。尽管目前未发现这些胚胎形成早期形态动力学改变产生的不良治疗后果，但其长远影响仍然需要关注。

在基因表达方面，通过对比小鼠卵子单纯ICSI后及ICSI后进行AOA形成的囊胚与体内形成囊胚的转录组信息，均未检测到基因表达谱的差异，也未增加非整倍体的发生率。

在移植胚胎的结局上，目前对采用不同方式进行AOA后获得胚胎进行植入后发育的安全性进行了评估，结果与自然妊娠无明显差异；比较采用氯化锶、离子霉素和电脉冲进行AOA治疗后出生的幼鼠在出生时或早期发育期间的结果，这些幼鼠也没有表现出任何异常，成长后具备正常的生育能力。

在对人类出生的子代研究中发现，AOA后子代的出生缺陷发生率与自然妊娠人群一致，出生子代的染色体也未见异常改变，并且身体和心理发育均正常，具备与普通人群相当的语言、认知和行为能力。因此目前认为AOA的安全性可控。

由于AOA在人类ART中的使用时间较短，出生子代的数量也较为有限，目前对其安全性还需审慎对待。众所周知，人早期胚胎对外界影响非常敏感，而人AOA是模拟精子对卵子的激活过程，激活过程中任何微小的变化都可能成为未来发育和健康的风险，因此对于AOA技术的安全性，仍然需要更深入的评估。对于AOA的应用，也应设立严格的适用范围，同时选择更加接近生理的激活时机和方式，使技术安全应用于临床治疗。

（江　楠）

参 考 文 献

Basatemur E，Sutcliffe A，2011. Health of IVM children. J Assist Reprod Genet，28（6）：489-493.

Belva F，Roelants M，Vermaning S，et al，2020. Growth and other health outcomes of 2-year-old singletons born after IVM versus controlled ovarian stimulation in mothers with polycystic ovary syndrome. Hum Reprod Open，2020（1）：hoz043.

Bonte D，Ferrer-Buitrago M，Dhaenens L，et al，2019. Assisted oocyte activation significantly increases fertilization and pregnancy outcome in patients with low and total failed fertilization after intracytoplasmic sperm injection：a 17-year retrospective study. Fertil Steril，112（2）：266-274.

Borges E Jr，de Almeida Ferreira Braga D P，de Sousa Bonetti T C，et al，2009. Artificial oocyte activation using calcium ionophore in ICSI cycles with spermatozoa from different sources. Reprod Biomed Online，18（1）：45-52.

Choavaratana R，Thanaboonyawat I，Laokirkkiat P，et al，2014. Outcomes of follicle-stimulating hormone priming and nonpriming in *in vitro* maturation of oocytes in infertile women with polycystic ovarian syndrome：a single-blinded randomized study. Gynecol Obstet Inves，79（3）：153-159.

Coticchio G，Dal Canto M，Fadini R，et al，2016. Ultrastructure of human oocytes after *in vitro* maturation. Mol Hum Reprod，22（2）：110-118.

Dal Canto M，Novara P V，Coticchio G，et al，2015. Morphokinetics of embryos developed from oocytes matured *in vitro*. J Assist Reprod Genet，33（2）：247-253.

Ebner T，Montag M，Montag M，et al，2014. Live birth after artificial oocyte activation using a ready-to-use ionophore：a prospective multicentre study. Reprod Biomed Online，30（4）：359-365.

Fawzy M，Emad M，Mahran A，et al，2018. Artificial oocyte activation with $SrCl_2$ or calcimycin after ICSI improves clinical and embryological outcomes compared with ICSI alone：results of a randomized clinical trial. Hum Reprod，33（9）：1636-1644.

Ferrer-Buitrago M，Bonte D，De Sutter P，et al，2017. Single Ca^{2+} transients vs oscillatory Ca^{2+} signaling for assisted oocyte activation：limitations and benefits. Reproduction，155（2）：R105-R119.

Ferrer-Buitrago M，Tilleman L，Thys V，et al，2020. Comparative study of preimplantation development following distinct assisted oocyte activation protocols in a PLC-zeta knockout mouse model. Mol Hum Reprod，26（11）：801-815.

Gruhn J R，Kristensen S G，Andersen C Y，et al，2018. *In vitro* maturation and culture of human oocytes. Methods Mol Biol，1818：23-30.

Hatırnaz Ş，Ata B，Hatırnaz E S，et al，2018. Oocyte *in vitro* maturation：a sytematic review. Turk J Obstet Gynecol，15（2）：112-125.

Hyman J H，Sokal-Arnon T，Son W Y，et al，2014. Live birth of twins after performing early hCG administration as a modification of natural cycle *in vitro* fertilization，in a women with decreased ovarian reserve. Arch Gynecol Obstet，291（1）：219-222.

Jeppesen J V，Kristensen S G，Nielsen M E，et al，2012. LH-receptor gene expression in human granulosa and cumulus cells from antral and preovulatory follicles. J Clin Endocr Metab，97（8）：E1524-E1531.

Karavani G，Wasserzug-Pash P，Mordechai-Daniel T，et al，2021. Age-dependent *in vitro* maturation efficacy of human oocytes—is there an optimal age? Front Cell Dev Biol，9：667682.

Kashir J，Ganesh D，Jones C，et al，2022. Oocyte activation deficiency and assisted oocyte activation：mechanisms，obstacles and prospects for clinical application. Hum Reprod Open，2022（2）：hoac003.

Kashir J，Nomikos M，Lai F A，et al，2014. Sperm-induced Ca^{2+} release during egg activation in mammals.

Biochem Biophys Res Commun, 450（3）: 1204-1211.

Kasum M, Danolić D, Orešković S, et al, 2014. Thrombosis following ovarian hyperstimulation syndrome. Gynecol Endocrinol, 30（11）: 764-768.

Lim J H, Yang S H, Xu Y, et al, 2008. Selection of patients for natural cycle *in vitro* fertilization combined with *in vitro* maturation of immature oocytes. Fertil Steril, 91（4）: 1050-1055.

Lim J H, Yang S H, Chian R C, 2007. New alternative to infertility treatment for women without ovarian stimulation. Reprod Biomed Online, 14（5）: 547-549.

Machaty Z, 2016. Signal transduction in mammalian oocytes during fertilization. Cell Tissue Res, 363（1）: 169-183.

Mahutte N G, Arici A, 2003. Failed fertilization: is it predictable? Curr Opin Obstet Gynecol, 15（3）: 211-218.

Martínez M, Durban M, Santaló J, et al, 2021. Assisted oocyte activation effects on the morphokinetic pattern of derived embryos. J Assist Reprod Genet, 38（2）: 531-537.

Nargund G, Fauser B C, Macklon N S, et al, 2007. The ISMAAR proposal on terminology for ovarian stimulation for IVF. Hum Reprod, 22（11）: 801-2804.

Nikiforaki D, Vanden Meerschaut F, de Roo C, et al, 2015. Effect of two assisted oocyte activation protocols used to overcome fertilization failure on the activation potential and calcium releasing pattern. Fertil Steril, 105（3）: 798-806.e2.

Nomikos M, Kashir J, Lai F A, 2017. The role and mechanism of action of sperm PLC-zeta in mammalian fertilisation. Biochem J, 474（1）: 3659-3673.

Omidi M, Khalili M A, Ashourzadeh S, et al, 2014. Zona pellucida birefringence and meiotic spindle visualisation of human oocytes are not influenced by IVM technology. Reprod Fert Develop, 26（3）: 407-413.

Palermo G D, O'Neill C L, Chow S, et al, 2017. Intracytoplasmic sperm injection: state of the art in humans. Reproduction, 154（6）: F93-F110.

Park J H, Jee B C, Kim S H, 2016. Comparison of normal and abnormal fertilization of *in vitro*-matured human oocyte according to insemination method. J Obstet Gynaecol Res, 42（4）: 417-421.

Pliushch G, Schneider E, Schneider T, et al, 2015. *In vitro* maturation of oocytes is not associated with altered deoxyribonucleic acid methylation patterns in children from *in vitro* fertilization or intracytoplasmic sperm injection. Fertil Steril, 103（3）: 720-727.e1.

Practice Committees of the American Society for Reproductive Medicine, the Society of Reproductive Biologists and Technologists, the Society for Assisted Reproductive Technology, 2021. *In vitro* maturation: a committee opinion. Fertil Steril, 115（2）: 298-304.

Rahimizadeh P, Topraggaleh T R, Nasr-Esfahani M H, et al, 2019. The alteration of PLC ζ protein expression in unexplained infertile and asthenoteratozoospermic patients: a potential effect on sperm fertilization ability. Mol Reprod Dev, 87（1）: 115-123.

Shebl O, Trautner P S, Enengl S, et al, 2021. Ionophore application for artificial oocyte activation and its potential effect on morphokinetics: a sibling oocyte study. J Assist Reprod Genet, 38（12）: 3125-3133.

Sifer C, Sellami A, Poncelet C, et al, 2006. A prospective randomized study to assess the benefit of partial zona pellucida digestion before frozen-thawed embryo transfers. Hum Reprod, 21（9）: 2384-2389.

Siristatidis C, Sergentanis T N, Vogiatzi P, et al, 2015. *In vitro* maturation in women with vs. without polycystic ovarian syndrome: a systematic review and meta-analysis. PLoS One, 10（8）: e0134696.

Son W Y, Chung J T, Herrero B, et al, 2008. Selection of the optimal day for oocyte retrieval based on the diameter of the dominant follicle in hCG-primed *in vitro* maturation cycles. Hum Reprod，23（12）：2680-2685.

Sun B，Yeh J，2021. Calcium oscillatory patterns and oocyte activation during fertilization：a possible mechanism for total fertilization failure（TFF）in human *in vitro* fertilization? Reprod Sci，28（3）：639-648.

Taylor S L，Yoon S Y，Morshedi M S，et al，2009. Complete globozoospermia associated with PLC ζ deficiency treated with calcium ionophore and ICSI results in pregnancy. Reprod Biomed Online，20（4）：559-564.

Torra-Massana M，Cornet-Bartolomé D，Barragán M，et al，2019. Novel phospholipase C zeta 1 mutations associated with fertilization failures after ICSI. Hum Reprod，34（8）：1494-1504.

Vanden Meerschaut F，Nikiforaki D，De Roo C，et al，2013. Comparison of pre- and post-implantation development following the application of three artificial activating stimuli in a mouse model with round-headed sperm cells deficient for oocyte activation. Hum Reprod，28（5）：1190-1198.

Wan C Y，Song C，Diao L H，et al，2014. Laser-assisted hatching improves clinical outcomes of vitrified-warmed blastocysts developed from low-grade cleavage-stage embryos：a prospective randomized study. Reprod Biomed Online，28（5）：582-589.

Whitaker M，2006. Calcium at fertilization and in early development. Physiol Rev，86（1）：25-88.

Xu W，Zhang L，Zhang L，et al，2021. Laser-assisted hatching in lower grade cleavage stage embryos improves blastocyst formation：results from a retrospective study. J Ovarian Res，14（1）：94.

Yanagida K，Fujikura Y，Katayose H，2008. The present status of artificial oocyte activation in assisted reproductive technology. Reprod Med Biol，7（3）：133-142.

Yang H，Kolben T，Meister S，et al，2021. Factors influencing the *in vitro* maturation（IVM）of human oocyte. Biomedicines，9（12）：1904.

Yang Z Y，Chian R C，2017. Development of *in vitro* maturation techniques for clinical applications. Fertil Steril，108（4）：577-584.

Yeste M，Jones C，Amdani S N，et al，2015. Oocyte activation deficiency：a role for an oocyte contribution? Hum Reprod Update，22（1）：23-47.

Yin M，Li M，Li W，et al，2022. Efficacy of artificial oocyte activation in patients with embryo developmental problems：a sibling oocyte control study. Arch Gynecol Obstet，305（5）：1225-1231.

Zeng M，Su S，Li L，2018. The effect of laser-assisted hatching on pregnancy outcomes of cryopreserved-thawed embryo transfer：a meta-analysis of randomized controlled trials. Lasers Med Sci，33（3）：655-666.

第十六章
胚胎植入前遗传学检测的临床应用与策略

遗传性疾病包括染色体疾病、单基因遗传病（简称单基因病）、多基因遗传病、线粒体遗传病等，是出生缺陷的主要原因之一，严重危害人类健康和国民素质。遗传病防控与干预是生殖医学领域面临的重大挑战。传统介入性产前诊断技术是阻断遗传性疾病患儿出生的有效方法，通过绒毛活检、羊水穿刺或脐带血穿刺获取胎儿样本，然后对胎儿细胞进行遗传学分析，可以排查胎儿的染色体组或基因组是否发生致病性变异，为新生儿出生缺陷的防控做出了重大贡献。但传统介入性产前诊断技术仍有着明显的缺陷。首先，这些技术均为有创性，增加流产风险；其次，诊断窗口一般位于妊娠中晚期，若存在先天缺陷，只能进行引产，给孕妇带来严重的生理和心理损害。因此，亟需一种时间窗口更早、创伤性更小的产前诊断方法以满足临床需要，尤其是对于再发风险高的家庭。

IVF-ET技术的发展为产前诊断技术的革新提供了契机，体外胚胎培养可为产前诊断提供有效的遗传学分析材料，使产前诊断的窗口由胎儿阶段前移到植入前胚胎阶段具有可行性。胚胎植入前遗传学检测（preimplantation genetic testing，PGT）是指在IVF治疗时对种植前胚胎的染色体或DNA进行分析，确定胚胎的遗传学组成，选择遗传学正常的胚胎进行移植，从而提高单次移植的临床结局，实现生育无遗传性疾病健康子代的目的。PGT一般选择对卵子的极体、卵裂期胚胎（卵裂球）或囊胚（滋养外胚层细胞、囊胚液）的遗传物质进行遗传学测试和分析，从而推断胚胎的遗传学组成。由此可见，PGT技术是IVF-ET与产前遗传学诊断技术交叉形成的一门新型技术，既具有临床治疗技术的特征，如控制性卵巢刺激、取卵手术、体外受精与培养、胚胎移植等，又具有明显的诊断技术特征，如DNA扩增与测序、生物信息学分析、遗传学分析等。

PGT技术的诞生可追溯至20世纪90年代初。1990年英国医生Handyside通过鉴定胚胎细胞中Y染色体来阻断X连锁隐性遗传病遗传，并获得成功，这是全球首例PGT成功病例。早期的PGT技术采用的检测方法为PCR或FISH技术，可检测变异位点或染色体的数目较有限，多用于特定致病变异或染色体异常的诊断，一般把PGT技术的这类应用称为胚胎植入前遗传学诊断（preimplantation genetic diagnosis，PGD）。进入20世纪后，得益于人类基因组计划的完成，涌现出一系统通量高、灵敏度高、检测范围广的分子遗传学检测技术，如aCGH、单核苷酸多态性微阵列（SNP array）及二代测序（next-generation sequencing，NGS）等，使得胚胎全基因组遗传学分析切实可行。这些技术应用于PGT不仅可检测特定致病变异或染色体异常（即PGD），还可用于胚胎全染色体组非整体的筛查，后者称为胚胎植入前遗传学筛查（preimplantation genetic screening，PGS）。由于PGD/PGS之间的界定较模糊，在临床应用、技术监管和学术交流过程中易引起混淆与分歧，因此2017年9月1日，在国际辅助生殖技术监控委员会（ICMART）的主导下，美国生殖医学会（ASRM）、欧洲人类生殖与胚胎学会（ESHRE）等多个生殖相关学会将传统的PGD和PGS统一命名为PGT，同时按照检测的遗传变异的类型将PGT进一步分为PGT-A、PGT-SR和PGT-M，分别用于检测胚胎染色体非整倍体、染色体结构变异和单基因病（monogenic disease）。该命名与分类系统考虑了检测目标变异不同，更加严谨与准确，受到生殖领域的广泛认可。目前，生殖专家们按照这些分类相应地完善了PGT的临床指征、胚胎培养、移植方案和遗传检测策略与咨询路径。此外，胚胎活检技术也在不断完善，实现了对极体、卵裂期胚胎的卵裂球、滋养外胚层细胞多个阶段标本进行取材检测，显著提高了PGT的临床适用范围。通过生殖遗传学家的通力协作，目前PGT不仅在胚胎染色体检测的分辨率上得到大幅度提升（4Mb以上的微重复或微缺失），在胚胎单基因病检测种类上也达到500多种，包括常染色体遗传病（autosomal genetic disease）、X连锁遗传病及线粒体病等，为改善IVF-ET治疗结局、提高出生人口质量做出了巨大贡献。

第一节　胚胎植入前染色体非整倍体检测

一、早期胚胎染色体数目异常的起源与转归

细胞通过染色体复制和分裂（包括有丝分裂和减数分裂）可将染色体平均地分配到两个新形成的细胞中，这一过程称为染色体分离。染色体分离错误会导致子细胞染色体数目异常，多表现为特定染色体的增加或减少，称为非整倍体。在哺乳动物中，非整倍体现象常见于两种情况。一是恶性肿瘤，大部分实体瘤中可见到大量的非整倍体细胞，染色体失衡也被认为是恶性肿瘤发生的一个重要因素。二是生命早期发育阶段，如配子、植入前胚胎和孕早期胚胎。早期胚胎（植入前）非整倍体是造成人类生育力下降、不良妊娠及出生缺陷的一个重要原因。究其原因，有减数分裂源性和有丝分裂源性两类。胚胎非整倍体的减数分裂起源是指配子（包括卵子和精子）在减数分裂过程中出现染色体分离异常，而有丝分裂起源是指在受精后有丝分裂过程中出现的染色体分离异常。针对不同年龄人群、不同发育阶段的胚胎，非整倍体发生的原因不尽相同。此外，生殖腺非整倍性嵌合也是造成胚胎染色体异常的潜在因素，在辅助生殖临床实践中也时有发生。

（一）卵子减数分裂错误

配子减数分裂异常是胚胎非整倍体的主要来源之一，尤其是在高龄女性中。单体型分析发现，胚胎中90%的减数分裂源性非整倍体来源于卵子，其中约70%发生于第一次减数分裂，20%发生于第二次减数分裂。

卵子染色体分离异常率高与其发育模式、细胞结构、细胞周期调控机制有关。首先，女性胎儿的卵子大约在妊娠中期进入减数分裂阶段，在出生前后停滞于第一次减数分裂的双线期，直到青春期在生理性LH作用下才恢复减数分裂，形成停滞于第二次减数分裂中期的成熟卵子。从进入减数分裂到形成成熟、可受精的卵子之间间隔了十几年，甚至几十

年，各种内源性病理生理因素（如年龄、代谢）与外源性因素（放化疗、环境污染、营养不良）可对卵子造成累积损伤，干扰卵子减数分裂染色体的正常分离，这也是卵子易发生非整倍体的重要原因之一。其次，卵子减数分裂与有丝分裂相比，有其独特的细胞学行为或结构。哺乳动物卵子缺乏纺锤体组织中心结构——中心体，其纺锤体组装需要依赖非中心粒成分。相对而言，这些非中心粒纺锤体中心组织比较松散，调控机制严格性较低，发生错误的概率相对较大。同时，卵子染色体行为更加复杂。M I 中只是同源染色体分离，黏附在一起的一对姐妹单体则被拉向同一纺锤体极，然后在 M II 中实现分离，最终形成单倍体染色体组，参与组成未来胚胎的遗传物质。这种高度特化的染色体行为模式对细胞周期调控的精度有着很高的要求。卵子需要精密协调同源染色体之间及姐妹染色单体之间的粘连蛋白环裂解过程。因为在 M I 后期相，同源染色体之间的粘连蛋白环需要被水解，而姐妹染色单体之间的粘连蛋白则需要保持完整。若两种粘连蛋白水解过程发生异常，就会导致减数分裂染色体分离错误，呈现的形式有同源染色体不分离、姐妹染色单体过早分离（PSSC）及姐妹染色单体不分离，其中前两者发生于 M I，而后者发生于 M II。再次，卵子减数分裂周期调控的容错度较高。一般认为，卵子中无有效的 G_2/M 周期转换检查点功能，前期的不完整复制、DNA 损伤并不影响细胞进入到 M I 期。同时，虽然卵子中存在一定的 M I /M II 转换检查机制——纺锤体组装检查点（spindle assembly checkpoint，SAC），但其检查功能相对较弱。染色体排布异常、DNA 损伤等仍可顺利通过 M I，进入成熟卵子中。最后，人类卵子体积庞大，直径可达 100~120μm。庞大的细胞体积对于细胞信号转导、亚细胞结构的组装、纺锤体与染色体的移动等过程存在不利影响，可能造成染色体分离与细胞周期不同步、不协调。

年龄是卵子染色体异常的最重要危险因素，随着年龄增长，人类卵子的非整倍体率显著增加，尤其是当女性年龄大于 35 岁时。此外，近年分子遗传学研究还发现一些与卵子减数分裂有关的基因变异，这些也是造成卵子非整倍体的重要原因，如 *Tubb8* 基因变异。但目前的相关研究仍比较局限，尤其是对环境、生活行为方式与卵子非整倍体之间关系的研究尚有不足。

（二）早期胚胎中的有丝分裂错误

受精卵形成后紧接着就启动有丝分裂进程。与正常体细胞相比，早期胚胎有丝分裂（又称为卵裂）的一个显著特征是胚胎细胞分裂并未伴随胚胎体积的增大，有 16~32 个细胞的桑葚胚体积与起始的受精卵相差无几。此外，胚胎基因组在 4 细胞至 8 细胞阶段仍处于几乎失活状态，细胞周期与分裂过程主要受卵子内储存的母源性 RNA 和蛋白的调控。近年研究发现，人类早期植入前胚胎的有丝分裂错误发生率非常高，尤其是前三次有丝分裂（8 细胞前）。在 D3 胚胎中，将近 3/4 会伴有非整倍体细胞（至少累及 1 个卵裂球）。人类早期胚胎有丝分裂错误发生的可能机制如下。

1. 细胞周期调控机制不完善　在成熟的体细胞中，存在完善的细胞周期检查机制，负责监视细胞核内 DNA 损伤和不完全复制，并将感应信号传导至效应蛋白，启动细胞停滞、凋亡或 DNA 修复机制。人类胚胎基因组在早期阶段呈转录沉默状态，有丝分裂细胞周期的调控主要依赖于非转录基因表达，且这些调控机制总体处于抑制状态。因此，早期胚胎的有丝分裂细胞周期检查点的功能较弱，其优势是可保证胚胎细胞快速进行有丝分裂增殖，但其代价也是非常大的。由于诸如S/G$_2$、SAC功能受到抑制，在染色体完全复制、有丝分裂纺锤体上染色体正确排布或DNA损伤修复尚未完成前，胚胎细胞周期就快速进入中期相。这会严重威胁有丝分裂的保真性。在此情况下，非整倍体的具体机制是染色体尚未正确排列并连接至有丝分裂纺锤体上，细胞分裂即已开始，结果部分染色体分离明显滞后于整体染色体组，最终被排除在子细胞核外。在嵌合异常胚胎中，染色体丢失相较于增加更常见，提示后期相染色体滞后是胚胎有丝分裂错误的重要机制之一。此外，这种宽松的细胞周期调控还会造成胚胎整倍性改变和片段异常。

2. 中心体与纺锤体异常　　中心体是纺锤体生发中心，是有丝分裂器的重要组成部分，决定着染色体分离的极性与方向。有丝分裂过程中，中心体要经历复制、延长、成熟、分离和移动等环节，与纺锤体共同作用，将染色体平均分配至每个子细胞中，同时，子细胞也将继承一个中心体，其中包含2个中心粒。哺乳动物早期胚胎的中心体来源于精子的精星体（近端中心粒）。精子进入卵子完成受精后，精星体中心粒通过复制形成一对中心体，用于第一次有丝分裂。若受精卵的中心体数目大于2个，则会形成一个多极纺锤体，结果胚胎在分裂过程中无法将染色体平均分配至2个子细胞中，引起非整倍体。研究数据显示，约25%的人类早期胚胎中发现有多极纺锤体，表明中心体异常是常见现象。中心体数目调控机制尚不清楚，有研究认为中心体复制相关蛋白PLK4参与调控中心体的数目。PLK4过表达往往伴随着三极纺锤体的形成。

3. 粘连蛋白环缺陷　　同减数分裂相似，有丝分裂中一对姐妹染色单体需要通过粘连蛋白环黏附在一起，以促进中期相染色体的正确排布、纺锤体组装、微管与染色体的连接及姐妹染色单体的正确分离。粘连蛋白环稳定性不够或过高，就会导致PSSC或不分离，造成非整倍体。在胚胎有丝分裂中，粘连蛋白环稳定性的影响因素仍不明确。

从理论上讲，早期胚胎细胞周期的调控依赖于母源性mRNA和蛋白表达，卵子质量（包括母源性物质的贮存）会影响关键蛋白的表达及其在重要细胞器上的募集，从而调控胚胎细胞的染色体分离。在胚胎细胞每次有丝分裂中，调控或结构蛋白要重新进行募集，因此，有丝分裂错误可能与女性年龄没有特定联系。

（三）早期胚胎非整倍体的类型与演变

根据累及的细胞比例和非整倍体的复杂性可将胚胎非整倍体分为单一型和嵌合型。单一型非整倍体是指所有细胞携带完全相同的异常染色体核型。嵌合型是指胚胎的组成细胞中具有2种或以上含有不同染色体组成的细胞系，即胚胎中同时存在正常与不正常的细胞，其发生率在各年龄段大约为25%。嵌合体胚胎按照染色体组成又可分为二倍体/非整倍体嵌合（mosaic diploid-aneuploid，二倍体和非整倍体细胞系的组合）、非整倍体嵌合（mosaic aneuploid；不同异常染色体细胞系的组合，无正常二倍体细胞）和无序嵌合（chaotic，多条染色体异常、多个异常细胞系）。

减数分裂错误发生于配子成熟阶段，其引起的胚胎染色体非整倍体多表现为单一型。有丝分裂错误集中发生在前三次卵裂过程。第一次有丝分裂错误引起的胚胎非整倍体嵌合往往较严重，可表现为非整倍体嵌合（互补型非整倍体）或高比例二倍体/非整倍体嵌合

（后期相染色单体滞后）；而后面两次有丝分裂错误造成嵌合比例一般较低，主要表现为低比例的二倍体/非整倍体嵌合。有丝分裂错误发生率随着早期胚胎发育，呈逐渐下降趋势。第一次卵裂的分离错误率约为25%，而8细胞阶段的错误率降至5%，这种现象可能与胚胎基因组激活时间有关。从胚胎发育时间轴来看，从配子发生至胚胎发育要经历两次减数分裂与多次有丝分裂，每次分裂均有发生染色体分离错误的可能，多次错误形成的不同非整倍体可在同一胚胎内不断叠加，造成早期胚胎嵌合体现象十分普遍，且非常复杂。全胚胎遗传学检测发现D3胚胎非整倍体发生率高达3/4，其中大多数是不同类型的嵌合体。减数分裂错误引起的单一型非整倍体，可叠加有丝分裂错误或三体/单体自救，形成嵌合胚胎。这种嵌合可以是二倍体/非整倍体（三体/单体自救）、非整倍体嵌合或无序嵌合（有丝分裂错误）。同样，有丝分裂源性非整倍体起初只表现为简单嵌合，如二倍体/非整倍体或非整倍体嵌合，经过多次有丝分裂后，也可累积出现多种类型的非整倍体，形成复杂嵌合。通过多个细胞周期的叠加，胚胎非整倍体率可从5细胞至8细胞阶段的约49%上升至囊胚阶段的91%。

单一型非整倍体胚胎发育结局往往比较差，大多数以发育停滞、移植后丢失或自然流产为终结，但部分13号、18号、21号、X、Y等染色体数目异常的胚胎会获得活产，造成严重的结构畸形和（或）功能障碍，是出生缺陷防控的重点目标。嵌合型胚胎的生物学转归相对比较复杂。近年发现，嵌合型胚胎移植可获得健康活产；全胚胎PGT也发现嵌合胚胎的异常细胞比例可从5细胞至8细胞阶段的40%，降至囊胚期的22%，复杂嵌合和非整倍体嵌合的发生率也从25%降至10%。对于这种嵌合比例随着发育阶段逐渐呈下降的现象，有以下几种解释。①早期胚胎选择性死亡：携带高水平异常嵌合的胚胎多数会发育停滞后死亡，无法形成囊胚；相反，低比例嵌合的胚胎具有较高的发育潜力，囊胚形成率高，从而形成囊胚阶段嵌合比例降低的现象。②克隆清除：嵌合胚胎通过"自我纠正"的机制，主动清除胚胎中染色体异常的胚胎细胞。一般认为，当异常嵌合比例低于50%时，胚胎能够成功纠正染色体异常。同时，异常嵌合的细胞类型也影响其自我纠正程度。若嵌合于滋养外胚层，则胚胎对异常细胞有较高的容忍度；若嵌合发生于ICM，一般会通过凋亡机制加以清除。通过这种主动机制，可清除ICM中非整倍体细胞，但容忍滋养层中非整倍体细胞的存在，这也解释了限制胎盘嵌合现象。③三体/单体自救：非整倍体胚胎（包括减数分裂和有丝分裂来源）可通过有丝分裂错误，实现染色体拷贝数的剂量补偿。三体自救机制表现为有丝分裂中染色体的丢失，而单体自救表现为染色体的额外获得。目前，有关非整倍体自救的发生率和调控机制尚不明确，无法对其结局进行预测和干预。非整倍体自救后往往会伴有单亲二体（uniparental disomy，UPD）现象，即一对同源染色体均来自父方或母方。虽然UPD胚胎可产生活产，但可能会引起一些临床表型。一般三体自救引起UPD的概率有1/3，而单体自救则100%会引起UPD。数据显示卵裂期胚胎和囊胚中UPD发生率分别约为3%和1%，以此推测非整倍体自救的概率相对较低。鉴于三体自救只有1/3的可能产生UPD，这些研究显示这种自救概率相对很低。

早期胚胎染色体行为的复杂性给PGT-A临床应用带来很大的困扰，尤其是嵌合体现象。一方面，胚胎活检细胞数相对有限，一般只有5～8个滋养层细胞，嵌合体的存在会严重影响标本的代表性，检测结果不能反映胚胎的真实情况，甚至会引起假阴性或假阳性结果；另一方面，嵌合体胚胎的生物学转归尚不明确，对于嵌合体胚胎的使用尚存在很多争议。

捐献胚胎深度分析还发现更多有关胚胎染色体构成的信息，早期检测到的整倍体和非整倍体结果往往可在后期活检得以确认。通常，早期活检得到的高比例嵌合，在随后囊胚活检的滋养层和ICM会呈现单纯非整倍体；而早期的低比例嵌合胚胎，在后续的滋养层和ICM活检中，多数会是单纯的整倍体。

二、PGT-A技术原理与临床应用

PGT-A是指活检卵裂球或囊胚期胚胎的滋养外胚层部分细胞，通过分子遗传学技术检测其遗传信息，分析该胚胎的染色体整倍体情况。应用于PGT-A的检测技术有FISH技术、染色体微阵列分析（CMA）和NGS，检测的标本类型可以是极体、卵裂期胚胎活检物和囊胚滋养层活检物。从目前情况来看，PGT-A技术占PGT应用的75%以上。

（一）PGT-A标本类型

早期PGT-A曾使用过极体和卵裂球活检。极体活检只对卵子进行操作，对宗教伦理监管严格的国家和地区比较适用，其缺点是无法反映胚胎的染色体情况，临床效率比较低。卵裂球活检是对D3胚胎进行操作，在早期PGT-A时使用较多。由于D3胚胎的非整倍体嵌合比例相对较高，活检细胞的代表性相对较差，不能准确地预测所得到囊胚的染色体组成，因此在临床PGT-A中的应用也逐渐减少。目前，应用最为广泛的是囊胚滋养层活检。相对而言，囊胚期嵌合比例较低，标本代表性较高，结果相对准确；且囊胚细胞数目比较多，活检的损伤相对较小。但是，由于囊胚滋养层未来将发育成胎盘组织，而ICM才会发育成胎儿，所以囊胚滋养层活检也无法绝对准确预测未来胎儿的染色体组成；此外，囊胚滋养层仍存在一定比例的嵌合现象，从而造成检测结果的不准确。近年来，有学者尝试检测囊胚液或囊胚培养液中游离DNA的拷贝数来反映胚胎的非整倍体情况，以避免对胚胎的有创性操作，但得出的结论不尽一致。主要原因是这些游离DNA的来源尚不明确，无法评估其代表性；且游离DNA的完整性较差，检测数据质量无法满足分析需要，造成过多的假阳性。

（二）分子遗传学检测方法

早期PGT-A主要采用FISH方法（PGT-A 1.0版），它是通过标记荧光物质的DNA探针对标本细胞基因组DNA进行杂交，然后在显微镜下通过计数荧光信号数目来确定染色体整倍性。由于FISH检测位点的限制，早期仅限于Y、X、13号、18号、21号染色体，只能对活检的卵裂球进行常见染色体数目畸变筛查。尽管预期卵裂期活检和FISH检测会改善临床结局，但许多随机对照试验显示活产率并没有任何改善，甚至高龄患者的活产率反而降低。因此，FISH技术现在很少用作PGT-A的检测方法。

目前使用的PGT检测方法主要为全染色体组分析技术，如CMA和NGS（也称为PGT-A 2.0版或全染色体组分析）。CMA技术又有不同分类，包括aCGH和SNP array，其中SNP芯片使用较多。SNP芯片上铺设了人类基因组探针，芯片上的每个坐标对应染色体的一段序列。在检测时，先将碎片化的待检样本基因组DNA与芯片上探针进行杂交，然后进行染色、观察，最后通过生物信息学分析基因组每个区域上的荧光强度，就可计算整套染色体的拷贝数。此外，SNP芯片中还含有一定比例的SNP探针，可评估基因组的杂合性，能检测出整倍性改变和UPD；同时，还可利用SNP信息进行单体型构建，实现基因连锁分析。NGS技术因适用性强、性价比高，近年来在临床遗传学检测中有广泛应用，既可以用于基因变异检测，也可以用于基因组拷贝数变异测序（CNV-seq）。CNV-seq检测原理是将基因组DNA碎片化后，对所有片段进行测序；然后将测得的reads与基因组进行比对，筛选出有效reads；最后，通过计算基因组上每个区域的有效reads数，来反映基因组拷贝数。NGS用于PGT-A可检测出较低的异常嵌合（20%～80%），但无法区分整倍性改变与UPD。

（三）PGT-A 的应用指征

PGT-A的主要临床应用目的是通过选择染色体正常的胚胎移植，提高移植后妊娠率，降低流产率。目前，PGT治疗周期中50%以上为PGT-A。根据我国2018版《胚胎植入前遗传学诊断/筛查技术专家共识》，PGT-A的应用指征主要包括以下几种非整倍体发生风险较高的情况。

1. 女方高龄（advanced maternal age，AMA）　即女方年龄38岁及以上。高龄作为PGT的适应证尚存在争议，但是，有大量的文献报道高龄和染色体非整倍体的发生呈显著正相关。由于高龄妇女的卵巢功能下降，在PGT周期治疗中获卵数较少，直接影响到最终检测的胚胎数据，导致无可移植胚胎。至于高龄的界定，不同中心可采用不同的界值。

2. 不明原因反复自然流产（recurrent miscarriage，RM）　即反复自然流产2次及以上。反复流产的患者应积极对流产物进行遗传学检测。若获得染色体非整倍体的证据，将有利于制定PGT策略，甚至可以倒推并检测出患者夫妇染色体的微小片段异常。

3. 不明原因反复种植失败　移植3次及以上或移植高评分卵裂期胚胎数4～6个或高评分囊胚数3个及以上均失败。这里不明原因的反复自然流产和反复种植失败是指排除夫妇异常核型的情况。

4. 严重畸形精子症　尽管2018版专家共识中将严重畸形精子症作为PGT-A的一个适应证，但有关严重畸形精子症与胚胎染色体非整倍性之间的关系研究尚未得出一致性的结论，故这条指征是否适用于PGT-A仍存在争议。

需要关注的是，性染色体数目异常，如47，XYY、47，XXX等产生性染色体异常后代的概率较低，不建议实施PGT，而47，XXY生育后代染色体异常风险增加，可酌情考虑是否实施PGT。

近年已有多项研究质疑PGT-A的临床有效性，认为PGT-A并不会改善妊娠结局，甚至还降低了IVF的成功率。这些质疑主要针对的是PGT-A后的累积活产率。从原理上看，PGT-A需对胚胎进行有创性操作，对胚胎本身来讲是一种损伤，不难理解，这会影响后续的发育潜力，造成单次取卵周期的累积妊娠率下降。但我们在审视PGT-A的临床效能时一定要紧扣其适用人群——胚胎非整倍体高风险人群，其目的是降低移植后反复种植失败和自然流产风险。因此，在临床研究中理应以种植率或自然流产率为主要研究终点。不过从另一方面讲，在生殖临床中必须严格把控其适应证，避免PGT-A滥用。

三、PGT-A中嵌合体胚胎移植策略

（一）嵌合体胚胎的定义

嵌合体胚胎是指胚胎包含两种及以上遗传学不同的细胞系。尽管所有胚胎细胞都由一个受精卵分裂而来，但是在有丝分裂过程中可能出现错误，从而使子代细胞携带了与亲代细胞不同的遗传物质。根据遗传变异类型不同，嵌合体又分为染色体核型层面的嵌合和基因变异层面的嵌合。在PGT-A中只涉及染色体嵌合胚胎（以下简称嵌合体胚胎）。在进行PGT-A时，虽然只是小部分胚胎携带有染色体嵌合性改变，但是碰到的案例仍不在少数。早在1993年，研究就发现植入前胚胎中存在非整倍性嵌合现象。至今已有大量的相关研究报道，包括不同年龄患者的胚胎、发育阻滞或持续发育的胚胎、冷冻胚胎或新鲜胚胎、碎片化胚胎或优质胚胎。近年来采用了灵敏度较高的全基因组杂交或基于NGS的检测方法，可更大限度地区分单一型非整倍体与嵌合型非整倍体。胚胎植入前遗传学诊断国际协会（PGDIS）指出胚胎中非整倍体细胞占比20%～80%为嵌合体胚胎，＞80%为非整倍体胚胎，＜20%为整倍体胚胎。嵌合体胚胎按照组成可分为非整倍体嵌合（虽然不同细胞的染色体组成有所不同，但均为非整倍体，只是涉及不同染色体片段或倍性）、二倍体/非整倍体嵌合（由整倍体细胞和非整倍体细胞混合组成，即在同一胚胎中，部分细胞染色体为整倍体，部分细胞染色体为非整倍体）和无序嵌合（多条染色体异常、多个异常细胞系）。通过高分辨率和单体型分析技术，近年来发现嵌合现象的形式还可以是染色体片段异常（片段缺失或重复）和整倍性改变的嵌合。通常减数分裂来源的胚胎非整倍体嵌合率较高，而有丝分裂来源的胚胎非整倍体嵌合率较低。

（二）影响嵌合体胚胎发生的相关因素

不同中心对胚胎的嵌合体检出率有所不同，嵌合体检出率从最低2.5%到最高30%左右，平均检出率约为10%。整体来看，约有1%的PGT周期只有嵌合胚胎可供移植。在胚胎的形成和发育过程中，多种因素与嵌合体胚胎的发生存在关联。在遗传学检测方法选择上，与CGH、SNP array等技术相比，NGS对染色体分辨率更高，嵌合体检测效能更高。因此NGS平台可检出更多的嵌合体胚胎。个别报道显示，与标准卵巢刺激方案相比，温和刺激获得的胚胎嵌合体比例更低，非整倍体率也低，这可能与不同刺激方案对卵子质量干扰程度不同有关。因此，在PGT周期中首要考虑的是能获得足够数量的染色体正常的卵子和胚胎。最后，胚胎活检类型也影响嵌合体比例，卵裂期活检的嵌合体发生率为15%～90%，而囊胚滋养层活检的嵌合体发生率为3%～24%。这可能与胚胎有丝分裂错误会引发发育阻滞、克隆清除或自我纠正有关。因此，采用滋养层活检更能反映种植前胚胎的染色体情况。此外，在个别情况下，胚胎嵌合体高检出率可能与胚胎培养、滋养外胚层活检及检测技术、数据分析方法有关。虽然女方年龄越大，减数分裂错误风险越高，但胚胎细胞有丝分裂在不同年龄段保持恒定。因此，女方年龄不影响有丝分裂引起的胚胎嵌合体发生率。

（三）胚胎嵌合体 PGT-A 实验室的要求

针对囊胚期胚胎，NGS方法发现的嵌合体发生率在不同机构之间有很大的变异性，从低至2%到高至40%，但大多数机构报告的嵌合体发生率为5%～15%，主要取决于接受治疗患者的年龄。若特定医疗机构的嵌合体发生率持续较高，最主要可能与患者年龄过大、临床治疗方案、特定的胚胎操作等有关。若特定检测实验室发现所有医院的标本检测均有较高的嵌合体发生率，则可能与实验室检测能力有关。但无论是哪一种情况，均要对临床、检测实验室进行全面审查，确保PGT-A运行质量。若医院将标本外送至第三方实验室检测，必须要求实验室提供其总体嵌合体发生率及嵌合体的界定值，这有助于临床医院了解自身临床运作性能及第三方实验室的分析能力。

理论上讲，虽然嵌合体是早期胚胎的一种常见现象，但不良实验室操作因素可能会放大对嵌合体的估计，如活检技术不稳定、标本处理和运输条件失控、DNA扩增和文库构建效果不佳、染色体比对框内均一化算法欠优等。间接证据显示NGS及其相关数据分析流程有时确实会报出错误的嵌合体。

对活检的要求：为了尽可能降低活检过程对剩余胚胎细胞的影响，同时又保证实现稳定、均一的扩增效果，一般建议仅对5～10个滋养外胚层细胞进行活检；在操作过程中应始终做到对胚胎细胞的损伤最小。在清洗和装管过程中，应尽量减少对细胞的损伤，以减少扩增偏差，提高扩增产物反映胚胎细胞遗传组成的可靠性。若在特定中心的胚胎中嵌合体检出率一直很高，则应考虑调查胚胎操作乃至整个PGT-A操作过程是否有问题。

对检测能力的要求：分析平台只有在胚胎染色体拷贝数检测上具有较好的重现性时才能报告检出的胚胎嵌合体。检测实验室可通过其自建的基线质控实验来验证其检验能力，在质控实验中可选择不同细胞类型（卵裂球、囊胚滋养层）、不同核型DNA（整倍性和非整倍性）来检测；具体质控频次、间隔时间可以由各实验室自行确定。同时，各检测实验室可能因为设备平台、生信算法不同，分析噪声水平会有所不同。因此，还可以进行室间比对，以确保实验室具有稳定的检测嵌合体胚胎的能力。虽然多个研究认为经典的嵌合体界值下限为20%，上限为80%，但如果实验室噪声水平较高，则可选择较为宽松的界值，如用30%和70%来区分胚胎嵌合体。有些实验室的嵌合体胚胎的报告率较高，可能有较高的假阳性，这与用于分析的reads数量、检测平台和（或）统计算法有关。不论采用哪种界值，检测实验室都应将嵌合判定上下限告知临床医生，以便于与患者沟通选择移植的胚胎。需要注意的是，由于嵌合体产生与遗传的生物学复杂性，滋养层活检发现的嵌合无法反映胚胎其他细胞的真实情况。我们选择的任何界值只是为结果报告提供一个参考依据，方便后续的遗传咨询与讨论。此外，嵌合率计算时需要估计单条染色体上一段区域内嵌合均值，由于检测噪声的存在，这种估计实际是一个区间，而非固定值。所以，报告的嵌合率是临床咨询的一个参考点。根据有关嵌合体胚胎移植的研究显示，嵌合率较低的胚胎移植结局要优于嵌合率较高的胚胎。

PGDIS 2021年共识对嵌合体胚胎的报告更为谨慎，建议检测实验室不应将嵌合体胚胎归类为完全非整倍体，包括有多条染色体嵌合的胚胎，因为可能会降低患者周期的成功率，认为将这类结果指定为"无结果"较为合适。检测实验室应修订实验室报告格式，给出嵌合结果、表面嵌合百分比和嵌合判定界值。报告中还应提供标记明显嵌合体的染色体结果图谱，以便临床医生向患者解释PGT-A结果。

（四）嵌合体胚胎移植后的不良风险

自2015年以来有多项研究观察了嵌合体胚胎移植后的临床结果，但结论仍不统一。这可能与各机构采用的嵌合体界定值不同有关。虽然移植嵌合体胚胎后种植率下降、自然流产率升高，但总体来讲，这种移植仍可以获得一定的临床妊娠和活产。因此，学界仍然建议，对于大多数嵌合体胚胎不应直接丢弃，而是考虑用于移植，尤其是低比例嵌合胚胎。从现有证据来看，在嵌合体胚胎移植后的产前诊断中，几乎所有的胎儿染色体均是正常的，且所有活产儿均未发现与染色体相关的综合征。尽管如此，嵌合体胚胎移植合并的其他方面风险仍需要我们加以关注。首先，局限性胚胎嵌合。位于胎盘中的非整倍体细胞可能有损胚胎功能，与胎儿生长受限、妊娠并发症和胚胎死亡风险增加有关。其次，真嵌合的可能性。胎儿中存在的非整倍体细胞具有异常表型的高风险，但无法预测特定表型，其取决于非整倍体细胞的比例及受累的特定组织（无法完全评估），这会给后续产前诊断带来无法排解的困扰。最后，UPD。嵌合体可能由三体/单体自救导致UPD，如果UPD区涉及印记染色体或隐性遗传变异，则可能导致异常表型。目前有些研究发现嵌合体胚胎移植获得的活产儿存在某方面缺陷，但嵌合体胚胎移植引起这些不良妊娠结局的直接证据仍需要继续研究。

（五）嵌合体胚胎移植选择的策略

由于缺少嵌合体胚胎移植的支持证据，在PGT-A中仍须坚持"最小风险"原则，即优先移植被视为整倍体的胚胎，如果没有可用的整倍体胚胎，应建议患者选择继续PGT-A周期。

在仅有嵌合体胚胎的情况下，若患者强烈要求移植嵌合体胚胎，需在考虑嵌合率、异常染色体、变异类型的基础上，经患者充分知情同意后方能移植。需要关注的是，PGT-A旨在通过筛选那些染色体完全正常、发育潜力最高的胚胎进行移植，以改善单次移植后的临床结局。但目前种类繁多的高质量研究及各种社交媒体所传递信息严重混淆了人们对嵌合体胚胎在IVF-ET治疗中作用的认识，各种科学文献、大众媒体和社交媒体所做的片面讨论与分享造成了医患沟通上的困难。

目前国内外对嵌合体胚胎移植选择时所考虑的参数较为一致，如嵌合比例、所涉及的特定染色体、变异类型（嵌合单体与嵌合三体、整条非整倍体与片段非整倍体）等。PGDIS（2021年）和ASRM都指出高嵌合比例与不良临床结局呈正相关，应该优先移植低嵌合率胚胎。相较于嵌合三体胚胎，优先移植嵌合单体胚胎；可能导致单亲二体的染色体14、15嵌合三体，宫内发育迟缓有关的2、7、16嵌合三体，以及能存活的13、18、21嵌合三体不优先选择或不考虑移植。相较于片段嵌合，优先移植整条染色体嵌合的胚胎，其种植率与整倍体胚胎相似，优于片段异常或片段异常嵌合胚胎。此外，PGDIS观点认为，若两个胚胎具有相似的嵌合比例，除了按照变异类型选择整条非整倍体胚胎，还可以按照胚胎形态学评分进一步优选。复杂嵌合体胚胎风险性最高，不建议移植。

（六）嵌合体胚胎移植后产前诊断选择

无创产前筛查（NIPT）是广泛应用的一种产前遗传学筛查技术，临床上应用的NIPT有些只能观察少数几条特定的染色体，而另一些可进行全基因组范围筛查。对于嵌合体胚胎移植后的早期遗传学筛查，应优先采用涵盖24条染色体（包括嵌合染色体在内）的NIPT技术，而大多数地方采用的简易5条染色体（13号、18号、21号、X、Y染色体）筛查对于嵌合体胚胎移植后的检查是不适用的。研究报道显示基于全基因组分析的NIPT技术可检测到胚胎低比例嵌合，其可能是源于胎盘细胞有丝分裂错误（限制性胎盘嵌合），也可能是来自于真正的胚胎嵌合。但需要注意的是，有些PGT-A检测出的异常片段要小于NIPT检测分辨率，因此在采用NIPT对片段嵌合进行产前筛查时，一定要确认其片段大小在NIPT检测范围内。此外，咨询者也要知道NIPT只能检测胎盘组织染色体状态，并不能完全代表胎儿本身。

绒毛膜穿刺是一种介入产前诊断技术，其优势是可较早检测。但与NIPT一样，绒毛膜穿刺样本只代表胎盘情况，不能代表胎儿的真实情况。

（钱羽力）

第二节 胚胎染色体结构变异遗传学检测

一、染色体平衡性结构异常携带者生育风险

染色体平衡性结构异常主要包括平衡易位、罗伯逊易位和倒位。这些平衡性结构异常绝大部分因染色体成分并未发生缺失或增加等改变而表型正常，少部分由于染色体的断裂点正好处于某个基因处而破坏了该基因功能，导致不孕、疾病综合征和先天畸形。

平衡易位是指两条不同源的染色体各发生断裂后，互相变位重接而形成两条结构上重排的染色体。平衡易位是人类中最常见的一类染色体结构畸变，在新生婴儿中的发生率为1/625～1/500。在配子减数分裂前期的同源染色体联会重组过程中，因衍生染色体与正常染色体之间仅存在部分同源，从而形成四分体染色体构象，增加了染色体分离错误的概率。根据理论推断平衡易位患者形成的配子具有18种染色体核型，其中1种正常、1种携带，其余16种为非平衡性异常。但若考虑同源染色体之间发生重组交换，形成的配子核型种类远比理论推断的更复杂。此外，因卵子与精子细胞自身对非平衡染色体异常克隆清除能力的差异，卵子和精子中各种核型的比例也有较大的差异，一般是精子中正常和携带核型的比例明显较高。

罗伯逊易位是一种特殊的染色体重排类型，是指两条近端着丝粒染色体在着丝粒或其附近断裂后，短臂丢失，染色体长臂融合成为一条染色体，结果染色体数目减少，长臂数不变，但短臂数减少两条的现象。罗伯逊易位主要发生在5条近端着丝粒染色体（13号、

14号、15号、21号、22号染色体）上。人群发生率约为1/1000，占不孕人群的2%～3%。根据易位的两条染色体是否同源可将罗伯逊易位分为同源罗伯逊易位［如45，XX，der（21；21）（q10；q10）］和非同源罗伯逊易位［45，XX，der（14；21）（q10；q10）］。同源罗伯逊易位无法形成正常配子，与正常核型配偶结婚后不可能出生正常后代（形成的胚胎为单体或三体）。非同源罗伯逊易位在配子形成过程中，通过减数分裂可以产生6种类型的配子，其中仅1种正常，1种为平衡携带，其余均为异常。但实际上正常和平衡携带的配子比例要远高于理论预测，尤其在男性精子中。

染色体倒位是指一条染色体有两个断裂点，断裂点之间的片段180°旋转颠倒后重接。根据两个断裂点发生的位置和着丝粒的关系，可以分为臂间倒位和臂内倒位。臂间倒位是指断裂点分别位于着丝粒两侧，臂内倒位是指两个断裂点均位于着丝粒一侧。倒位携带者可产生4种类型的配子，其中1种正常，1种为倒位携带，其余2种为异常。

目前，对于平衡性结构异常携带者的生育问题已有统一认识，重要的是能否及时发现这些异常携带。对罗伯逊易位、大片段的平衡易位和倒位，一般通过普通的染色体核型分析不难发现，这些患者往往是在出现不孕、反复自然流产或B超发现多发畸形胎儿后，通过外周血染色体检测发现自身的染色体异常。小片段的平衡结构重排往往难以第一时间发现，通常由流产物或胎儿的微小结构异常反推出来，再经FISH或遗传学技术验证确认。所以，针对自然流产和死胎组织（排除了染色体数目异常）应采用适当的遗传检测策略，避免漏检。这类患者的生育策略：若为非不孕夫妇，则首选自然妊娠，做好孕早期保胎、母血生化指标检测、胎儿B超排畸、孕16周羊水穿刺检测等一系列监测评估；次选PGT治疗。若为不孕夫妇，则推荐PGT治疗；严重情形下，可选择供精或供卵。

二、PGT-SR技术原理与临床应用

PGT-SR是指通过对胚胎的遗传学检测，发现由亲本的染色体易位、倒位、重复、缺失等染色体结构异常导致的胚胎染色体结构变异，选择移植染色体数目与结构平衡乃至完全正常的胚胎，从而避免复发性流产和胚胎反复种植失败，获得健康子代。

（一）PGT-SR分子遗传检测策略

PGT-SR技术涉及2个层次的分析，第一层次是分析胚胎染色体数目与结构平衡；第二层次是区分胚胎平衡性结构异常携带与完全正常的胚胎。在第一层次检测中，一般通过类似PGT-A技术即可实现，技术原理与方法基本相同。第二层次检测则需要借助更多的技术策略和手段才能实现。

早期用于检测染色体结构变异的FISH技术虽然可以检测出易位染色体是否存在部分单体或三体，但是无法分辨结构完全正常和平衡易位携带者的染色体核型。近年来，运用断裂区域DNA探针的FISH技术和短串联重复序列（short tandem repeat，STR）单体型分析可以鉴别携带者。现在多采用SNP array或NGS技术结合SNP单体型分析来进行断点连锁分析，获得了较为满意的检测效能。用于区分携带者的PGT-SR技术实施的前提是获得准确的染色体重排断点位置。针对该环节，遗传学家已发展出多种断点暴露策

略，包括家系法、废胚暴露法（等位基因映射识别）、精子暴露法、染色体显微切割法、Mate pair建库法等。通常应用的策略是家系法和废胚暴露法。若家系不全或无暴露断点的废胚，可采用染色体显微切割法和Mate pair建库法，针对男性携带者还可采用精子暴露法。

若旨在阻断遗传自父母的微重复/缺失，需要根据变异片段大小制定适合的检测路径，对于较大的片段变异，通过常规的PGT-A技术就可排除；若变异片段很小（尤其是低于1M的变异），则建议采用连锁分析，围绕变异位点建立致病染色体的单体型，以提高检测效率。

（二）PGT-SR 的临床应用

PGT-SR主要适用于夫妇任一方或双方携带染色体结构异常，包括平衡易位、罗伯逊易位、倒位、复杂易位、致病性微缺失或微重复等。对于常见的染色体多态性，如1qh+、9qh+、inv（9）（p12q13）、Yqh+等不建议实施PGT。

第三节　胚胎植入前单基因遗传学检测

一、单基因病的分类及特征

单基因病（monogenic disease）是指受一对等位基因控制的遗传性疾病，它的传递方式一般遵循孟德尔遗传定律。根据涉及的染色体和遗传模式可分为常染色体显性遗传、常染色体隐性遗传、X染色体连锁显性遗传、X染色体连锁隐性遗传和Y染色体连锁遗传。单基因病具有以下特征。①单基因病既是罕见病，又是常见病。首先，特定单基因病的发生率低下，一般都低于1/1万，甚至1/10万；但单基因病种类众多，现已知单基因病的种类已有上千种，这些疾病的综合发生率可达到较高水平，在新生儿中可达1%，而儿科住院患者可达6%～8%，因此单基因病又是一种常见病。②具有明显的表现度和外显度差异，既可以是新发的，又可以是遗传的，同时部分单基因病可同时存在多种遗传方式。③存在遗传异质性，同类疾病在不同家系中突变基因、突变基因位点、突变类型可以不同。④诊断难度大，通常不同单基因病或不同家系同一单基因病，需不同基因突变诊断方法进行检测，且目前仍有部分单基因病无法进行有效的遗传学诊断。

二、PGT-M技术原理

PGT-M是在明确先证者致病基因的基础上，对胚胎进行遗传学检测，筛选出不携带致病基因的胚胎用于移植，以获得健康子代。

早期，PGT-M是对单细胞进行全基因组扩增（whole genome amplification，WGA），再根据先证者的基因突变位点设计引物，对胚胎DNA突变位点进行二次扩增，然后用DNA测序或限制性内切酶酶切的方法对扩增产物进行验证，最终确定目标基因的突变方式。但最初由于分子生物技术的不完善，应用非常有限，导致在应用的最初几年只有几个婴儿出生。此外，据报道还发生了几次误诊，这是由于先前未知的优先扩增现象或等位基因脱扣（allele dropout，ADO）现象。近年来Karyomapping技术通过对双亲、待测胚胎和患病亲属DNA进行SNP分析，能够检测遗传物质的亲本来源（SNP连锁分析），有效降低了ADO导致的误诊。

三、PGT-M的临床应用

（一）PGT-M的适应证

1. 单基因病 具有生育常染色体显性遗传、常染色体隐性遗传、X连锁隐性遗传、X连锁显性遗传、Y连锁遗传等遗传病子代高风险的夫妇，且家族中的致病基因突变诊断明确或致病基因连锁标记明确。这些基因变异极有可能导致先证者严重的遗传性疾病并遗传给子代。当然，这些疾病有可能在子代出生时、儿童期或成年期表现出来。目前可通过PGT技术予以阻断的单基因病有近500种；但仍有大量遗传病无法适用PGT技术，需要深入研究（如确定突变类型、功能研究、家族研究）并确定基因变异的临床意义后方可对其行PGT。自PGT-M诞生以来，已成功阻断了迪谢内肌营养不良、苯丙酮尿症、多囊肾、血友病等多种单基因病向子代传递。

2. 具有遗传易感性的严重疾病 夫妇任一方或双方携带有严重疾病的遗传易感基因的致病突变，如遗传性乳腺癌的 BRCA1、BRCA2 致病突变。目前已经针对越来越多的具有遗传易感性的疾病（包括不同的癌症和心脏病）进行了PGT-M。其中，最大的研究是对383对夫妇进行的702个PGT周期，这些夫妇有可能产生24种不同的具有遗传易感性的癌症，其中主要针对 BRCA1 和 BRCA2 基因，结果出生了316名未携带癌症易感突变基因的健康婴儿。

3. 人类白细胞抗原（human leukocyte antigen，HLA）配型 曾生育过需要进行骨髓移植治疗的严重血液系统疾病（如先天性或后天性骨髓疾病、血液病或免疫缺陷）患儿的夫妇，可以通过PGT选择生育一个和先前患儿HLA配型相同的同胞，通过从新生儿脐带血中采集造血干细胞进行移植，救治患病同胞。干细胞治疗中获得植入和存活成功与否的关键是干细胞供体和受体的HLA匹配度，但是HLA匹配度即使在家庭成员中也不是很高，这使得用于HLA配型的PGT成为干细胞治疗的一种有吸引力的实用手段。

4. 遗传选择 通过遗传选择来解决一些医学问题，如为避免由母胎血型不合导致的严重的新生儿溶血病，对胚胎血型基因型进行检测。

（二）PGT-M的禁忌证

有以下情况之一者，不得实施PGT技术。

（1）目前基因诊断或基因定位不明的遗传性疾病。

（2）非疾病性状的选择，如性别、容貌、身高、肤色等。

（3）其他不适宜实施PGT的情况。

第四节　胚胎植入前遗传学检测技术流程

完整的PGT技术流程包括遗传咨询、遗传学诊断、生育力评估、PGT预试验（适用于PGT-SR和PGT-M）、卵巢刺激、取卵、体外受精与胚胎培养、胚胎活检与遗传学检测、移植胚胎选择与胚胎移植、跟踪随访等（图16-1）。有些环节与常规IVF过程相同，此处不再赘述。本节重点叙述PGT实验室有关的胚胎活检与遗传学检测。

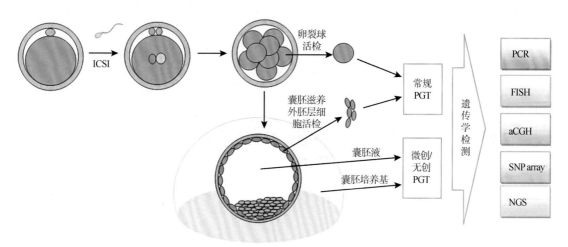

图16-1　PGT技术流程

一、胚胎活检

目前用于PGT的活检方法分为三类：①对未受精的卵子或受精卵实施的极体活检；②对卵裂期胚胎进行的卵裂球活检；③对囊胚进行的滋养外胚层细胞活检。

（一）极体活检

极体是卵子减数分裂过程中的产物，根据其检测分析结果可以间接推测卵子的遗传信息。极体活检安全性高、对受精率和胚胎发育几乎没有影响，因此在伦理上也更容易被接受。对于因伦理、宗教等原因，法律严禁行胚胎活检的国家，极体活检是唯一的选择。极体活检通常采用第一和第二极体序贯活检的策略以确保结果的准确性。极体活检的最大缺点是仅能检测母源性非整倍体，不能检测父源性基因或染色体组成。由于每个卵子需采样检测两个极体，而最终能发育成可移植胚胎的比例相对较低，使用极体活检的性价比较低（图16-2）。

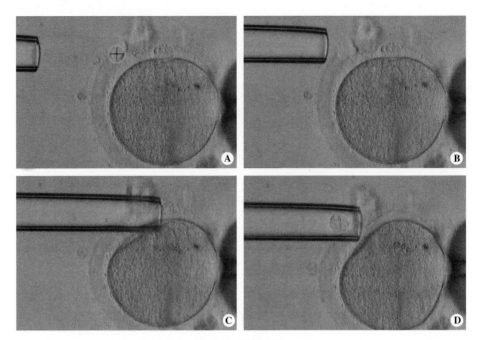

图16-2 极体活检

（二）卵裂期胚胎卵裂球活检

在胚胎发育至6细胞至9细胞时，在透明带上开孔并从胚胎中取出1～2个卵裂球细胞进行遗传学检测（图16-3）。卵裂球活检更具有代表性，从单个卵裂球的遗传信息可以推断出胚胎内其他卵裂球的遗传信息。卵裂球活检可以同时检测父源和母源的遗传信息，比极体活检只能获得母本遗传信息更有优势，因此在PGT早期被广泛应用。但随着越来越多的研究开展，卵裂球活检的不足被更多提及，包括胚胎卵裂球细胞连接的破坏、胚胎发育潜能的降低、胚胎植入率和妊娠率降低、高嵌合比例易导致异常结果的漏诊或异常胚胎的移植，使PGT诊断结果的可靠性降低。此外，由于获取细胞数量少，在WGA时易发生ADO、优势扩增和扩增失败等问题，所以目前越来越多的生殖中心倾向于囊胚滋养外胚层细胞活检。

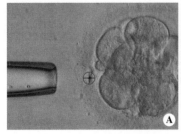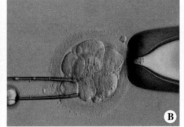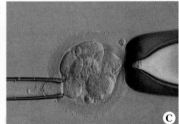

图16-3 卵裂球活检

（三）囊胚滋养外胚层细胞活检

发育至D5～D6的扩张囊胚细胞总数已增至100个以上。其中滋养外胚层细胞达到60个左右。囊胚期滋养外胚层活检可获得5～10个滋养外胚层细胞进行遗传学检测，细胞数相对卵裂期活检的单个卵裂球细胞大幅度增加，后期遗传学检测时发生ADO、扩增失败或细胞核丢失的可能性将大为降低。滋养外胚层细胞主要发育形成胚胎胎盘的部分。因此，活检部分囊胚滋养外胚层细胞可以避免直接损伤发育为胎儿组织的ICM。同时，囊胚的形成也是一种自然选择的结果，部分染色体异常的胚胎将无法发育至囊胚期，这样可减少PGT的样本数，减轻临床工作负荷和患者经济负担。因此，囊胚滋养外胚层细胞活检已逐渐取代卵裂球活检成为主要的活检方式（图16-4）。

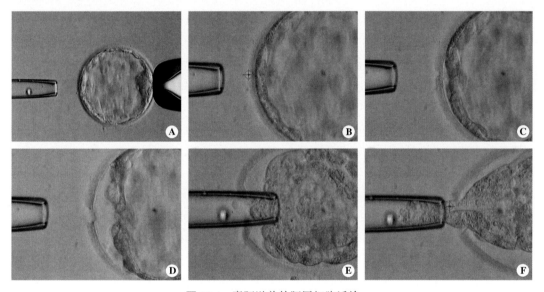

图16-4 囊胚滋养外胚层细胞活检

当然，滋养外胚层细胞活检也存在着一定的局限性。囊胚期行PGT的活检加上检测时间将使胚胎错过子宫内膜种植的窗口期，所以，在滋养外胚层细胞活检后需要将囊胚冻存起来而无法行新鲜胚胎移植。虽然可以为检测赢得充裕的时间，但是冷冻可能会给囊胚带来额外的损伤，降低妊娠率和胚胎种植率。囊胚由于滋养外胚层细胞在胎儿的后期发育中将发育成胎盘组织，其发生异常嵌合体的可能性比内细胞大，导致获得的检测结果不能代表内细胞基因型或核型的情况。但研究发现这些嵌合异常更多局限于滋养层细胞中，真正会影响到内细胞的嵌合体胚胎发生率仅为5%。最近有研究显示，通过活检囊胚滋养层细胞诊断为嵌合型的胚胎仍有可能发育成健康婴儿，且嵌合比例与囊胚移植结局呈负相关。2016年和2021年PGDIS发布了嵌合体胚胎移植的指南共识，对嵌合体胚胎移植的选择策略提出了建议。

近年来，有学者对囊胚滋养外胚层细胞活检方法进行了研究和完善。2014年，Capalbo及其同事描述了一种新的囊胚滋养外胚层细胞活检方案。和先前的活检方案不同的是，该方案没有在D3或D5的胚胎透明带上打孔以帮助囊胚孵出。在D3胚胎的透明带上打孔容易引起ICM嵌顿而影响活检和胚胎的后续发育。有研究表明，透明带打孔后的胚胎囊胚形成率比未打孔的胚胎显著降低，并且透明带上的开孔会导致囊胚扩张和孵化过程受损。

（四）胚胎活检程序的发展和无创PGT的前景

如前所述，最初的PGT是对来自8细胞胚胎植入前的单个卵裂球进行的活检，或者是对卵子受精前后的第一极体和第二极体进行检测后分析推测卵子的遗传学组成。经过多年的研究和实践，目前胚胎活检的主要方法更倾向于囊胚滋养外胚层细胞活检，其可为PGT提供相对较多的细胞，提高了检测的准确性及在随后的非刺激周期中移植胚胎的可能性。正因如此，有研究证据表明植入率和妊娠率都有所提高，自然流产也相应减少。目前的研究数据显示极体、卵裂球或囊胚滋养外胚层细胞活检无明显有害作用的证据，除非去除了两个卵裂球。也有研究认为胚胎活检减少了胚胎的细胞数量，这可能会影响胚胎的生存及后续发育能力，但目前也没有获得足够的证据。目前，PGT已在全球数万个临床周期中得到应用，其植入率、妊娠率和活产率均高于常规的辅助生殖治疗。另有观察性研究显示，通过PGT出生的几千名儿童中先天畸形的发生率与普通人群相比并没有增加。尽管如此，并没有消除医生和患者对胚胎活检这种有创操作的顾虑，为避免胚胎活检的潜在损害，越来越多关于非侵入性获取胚胎遗传信息的研究正在开展。也许在不久的将来，胚胎活检可能会被一些为产前诊断开发的非侵入性方法所取代。

最近的一些研究尝试将囊胚液或培养过囊胚的培养基作为PGT的DNA来源，以探讨无创PGT（NiPGT）的可行性。虽然，吸取囊胚液比滋养外胚层细胞活检侵入性小，但它仍然不是完全无创的，其准确性也有待证明。从完全无创的角度看，用培养过囊胚的培养基似乎更为合理。但是，现有研究数据仍存在许多局限性和问题。有一份报告对55个样本进行检测，其中仅6个样本具有足够DNA含量可以通过WGA和aCGH技术在培养过囊胚的培养基中使用无细胞DNA进行非整倍性检测（PGT-A）。研究者认为侵入性和非侵入性PGT的结果仅在少数情况下一致。在另一份报告中，研究者对染色体平衡易位、无精症或反复流产夫妇的囊胚培养基和相应的囊胚进行了非整倍性测试，获得了6例临床妊娠和5例健康的活产婴儿。这表明在培养过囊胚的培养基中获得游离的胚胎DNA至少在少数情况下是可能的，检测结果也能与滋养外胚层细胞活检一致。但是，另一项涉及在培养过囊胚的培养基中检测细胞核DNA和线粒体DNA的最新研究显示，来自培养基的DNA并不能用于PGT，因为它会被其他来源的DNA污染，如卵丘细胞、因染色体异常而凋亡的胚胎细胞及培养基配方中可能存在的外源DNA。不过，最近又有新的研究团队在检测废培养基时同时检测卵子周围的颗粒细胞和精子的DNA，再通过对比分析去除污染DNA的信息，从而提高NiPGT的准确性。NiPGT的另一个局限性：目前囊胚液和胚胎培养液采集尚无统一的标准化操作，囊胚玻璃化冷冻技术对囊胚腔液的采集影响较大，胚胎培养液体积和采集时间也会影响游离DNA的含量，这些因素都对NiPGT检测试剂盒的检测敏感性提出了很大的挑战。因此很明显，目前还需要进行更多的研究来探讨NiPGT的可行性。

二、胚胎的遗传学检测

PGT最早采用PCR进行性别选择和检测单基因病，几年后引入了FISH，并成为对胚胎进行性别鉴定及检测染色体数目和结构畸变的标准方法。在过去10余年中，全基因组技术开始取代FISH和PCR的金标准方法，这一趋势在PGT-A中最为明显。综合起来，目前常用的遗传学检测手段有单细胞PCR、FISH、aCGH、SNP array及NGS。

（一）单细胞PCR

单细胞PCR技术是最早应用于PGT领域的分子生物学技术。世界上第一例PGT出生的婴儿就是利用单细胞PCR扩增Y染色体的重复片段，对性连锁疾病进行了植入前胚胎的性别选择。但是优先扩增和ADO等现象的存在会导致单基因病的误诊。为检测ADO，PGT又引入一种PCR衍生技术——多重巢式PCR。它包括两次PCR扩增，第一轮扩增时同时加入突变基因和STR连锁多态性标记的引物，同时扩增这两种基因片段。第二次PCR扩增时，分别设计突变基因和STR连锁多态性标记的内部引物（位于第一次扩增片段的内部）。这种多重巢式PCR可以检测出大多数ADO，有助于准确判读PGT-M检测结果，以防止误诊胚胎的移植。每个附加的连锁标志物可能会使误诊率降低一半，因此如果将一个连锁标志物与突变一起扩增，误诊率可能会从20%降至10%；将两个连锁标志物与突变一起扩增，误诊率会从10%降至5%；将三个连锁标志物与突变一起扩增，误诊率会从5%降至几乎为0。只有当多态性位点和突变一致时，才可判定胚胎是否可以移植。多重巢式PCR还能在提升扩增特定基因效率的同时提升其特异性（因为第二次扩增时的引物不会与第一次扩增的错误片段结合）。

PGT中应用的另外一种PCR衍生技术就是实时定量PCR（qPCR），它可以对染色体特定区域的扩增产物进行实时定量分析。通过将结果与参考基因的扩增曲线进行比较，可以在植入前确定胚胎染色体拷贝数。Treff等的实验中检测了已确认核型的42个细胞和71个胚胎样品，qPCR的准确率分别为97.6%（41/42）和98.6%（70/71）。此外，该方法仅需4h即可完成分析。因此，qPCR已显示出较高的准确率，并且可以快速鉴定所有23对染色体的非整倍性。但qPCR只能检测相对较大的拷贝数变异（CNV），无法检测到某些微缺失/微重复或嵌合体。此外，qPCR只能扩增特定序列，而不能检测ADO（发生率为5%～20%）。因此，qPCR在临床实践中尚未得到广泛应用。

（二）FISH

FISH技术是根据两条单链核酸分子在一定条件下互补碱基会发生分子杂交的原理，将用荧光素标记的核酸探针与待测样本中的核酸序列互补配对进行杂交，经洗涤后直接在荧光显微镜下观察荧光信号并定性分析DNA。这是最早用于植入前染色体异常鉴定的一种技术，该技术最初显著提高了临床妊娠率，并降低了染色体相互易位和罗伯逊易位夫妇流产的风险。但是，随着FISH在PGT领域的广泛开展，Mastenbroek等报道了与之前矛盾的结果，他们将408名35～41岁的女性分为PGT组（$n=206$）和对照组（$n=202$），并使用

FISH检测卵裂期的胚胎。得到的结果是PGT组的妊娠和活产率低于对照组，这导致了对FISH检测胚胎非整倍性的临床有效性的争议。

FISH的主要缺点是低通量，存在杂交失败、信号重叠、信号分离等问题。由于每次检测中可使用的探针数量有限，为了检测足够多的染色体，往往需要多轮检测，而多轮检测又会增加误诊率。这些问题均会降低检测的准确性并导致误诊。

（三）微阵列技术

1. 微阵列比较基因组杂交（aCGH） 由Kallioniemi在1992年创建，是一种基于荧光分子杂交的可在全基因组范围内检测拷贝数变异的技术。它将FISH的探针覆盖区域从某几个位点扩展到整个基因组，并通过将样品基因组DNA与对照（正常）基因组DNA进行比较来检测遗传物质的缺失或重复。aCGH的主要原理是分别用荧光Cy5和Cy3染料标记样品及对照基因组DNA，并在等比例混合后将它们与固定在芯片上的靶标DNA序列杂交。然后，扫描芯片上每个靶标的荧光强度并确定两种荧光信号强度的比例，将荧光比值沿着染色体的序列位置作图，在特定的基因组区域如果1：1的比例表示正常拷贝数，那么可以根据比例的不同确定样本DNA在该区域为单体还是三体。其检测分辨率仅取决于阵列上靶标的大小和数量及这些靶标在染色体上的位置（分布）。Fiorentino等首先报道了aCGH用于卵裂期胚胎中染色体平衡易位的诊断。在检测的28个胚胎中，检测成功率为93%，每个移植周期的成功植入率为64%。Colls等使用aCGH检测了432个来自相互易位和罗伯逊易位携带者的胚胎，包括354个D3卵裂球、78个囊胚。其中，有7.6%的卵裂球检测失败（主要是活检的胚胎中没有核或DNA降解），诊断成功率为92.4%；囊胚检测DNA扩增失败率为3.8%，诊断成功率为96.2%。目前，aCGH已成功应用于极体、卵裂球和滋养外胚层细胞等样品的PGT。

2. 单核苷酸多态性阵列（SNP array） 原理类似aCGH，也是一种高通量的杂交技术。SNP是指基因组水平上单个碱基变异形成的DNA多态性，人类全基因组分布了超过3×10^6个SNP位点。与aCGH不同的是，SNP array含有大量均匀分布于整个基因组的高密度SNP探针和CNV探针，可用于检测微小CNV和杂合性缺失（loss of heterozygosity，LOH）。通过固定在芯片上的SNP探针与样本基因组DNA杂交，可捕获待测样本DNA中具体位点的SNP类型及比例，从而分析出该位点的重复或缺失，其分辨率比FISH或qPCR更高。由于其大通量和高分辨率的优势，近年来SNP array已广泛用于PGT。谭跃球等用SNP array的方法从相互易位和罗伯逊易位的携带者中筛选出遗传学正常的胚胎，移植后的妊娠率和流产率分别为69.4%、73.8%和12%、11.1%。此外，SNP array还可以检测三倍体和同源UPD并分析重复染色体区域的亲本起源。

（四）NGS

NGS也称为二代测序、高通量测序或大规模平行测序，是基于PCR和基因芯片技术发展而来的DNA测序技术。与合成终止法测序的一代测序（Sanger测序）相比，NGS引入了可逆终止末端，从而实现了边合成边测序。NGS是通过捕捉DNA复制过程中新添加的荧光标记碱基来确定DNA序列的。NGS可以同时处理数十万至数百万个DNA分子，在处理大规模样品中比一代测序具有相当大的优势。NGS基本步骤大体包括样本准备（DNA提取和文库构建）、基因芯片捕获（适用于靶向检测）、上机测序和数据分析。

文库构建即为测序片段添加接头。无论是PCR产生的片段还是基因组鸟枪法打断的片段都具有特异性，两端缺乏必要的通用引物，因此混合DNA片段不能直接扩增和测序。DNA片段需要加接头修饰才能进行上机测序。添加接头的过程分为两步：①末端修饰。目前很多PCR使用的高保真Pfu聚合酶产生的片段末端是平齐的；鸟枪法产生的片段则是随机断裂，其末端可能是平齐的也可能是不平的。因此，建库第一步是使用Taq DNA聚合酶补齐不平的末端，并在两个末端添加突出的碱基A，从而产生黏性末端。②添加测序接头，经过末端修饰后的PCR片段末端具有突出的A尾，而测序接头具有突出的T尾，可以使用连接酶将接头添加到DNA片段两端。③利用接头上的特异序列进行杂交捕获得到目的基因片段，并进行文库扩增。

NGS的优点除了高通量之外，还包括低成本和高分辨率。NGS可以检测多种变异，包括单核苷酸变异、染色体结构和数目变异。Fiorentino等用18个单细胞和190个WGA产物评估了NGS的准确性，共分析了4992条染色体，其中402条显示CNV，检测精度为99.98%，与aCGH的结果相当。另一项研究比较了NGS和aCGH在PGT中的应用效率，结果显示，与aCGH组相比，NGS组获得的胚胎具有更高的植入率（64.6% vs. 71.6%）；而aCGH组的生化妊娠相对较高（15.1% vs. 8.7%）；但两组间自然流产率无显著性差异（12.4% vs. 12.7%）。

此外，高通量测序技术可以在数百万个位点上同时测序，并且具有定量功能。它不需要事先明确目的基因的序列，也不需要对照样本。理论上讲NGS可以用于任何生物样本的检测。

（张　岭）

参 考 文 献

Gleicher N，Albertini D F，Patrizio P，et al，2022. The uncertain science of preimplantation and prenatal genetic testing. Nat Med，28（3）：442-444.

Gleicher N，Patrizio P，Brivanlou A，2021. Preimplantation genetic testing for aneuploidy—a castle built on sand. Trends Mol Med，27（8）：731-742.

Kubicek D，Hornak M，Horak J，et al，2019. Incidence and origin of meiotic whole and segmental chromosomal aneuploidies detected by karyomapping. Reprod Biomed Online，38（3）：330-339.

Lee A，Kiessling A A，2017. Early human embryos are naturally aneuploid-can that be corrected? J Assist Reprod Genet，34（1）：15-21.

Leigh D，Cram D S，Rechitsky S，et al，2022. PGDIS position statement on the transfer of mosaic embryos 2021. Reprod Biomed Online，45（1）：19-25.

McCoy R C，2017. Mosaicism in preimplantation human embryos：when chromosomal abnormalities are the norm. Trends Genet，33（7）：448-463.

Mihajlović A I，FitzHarris G，2018. Segregating chromosomes in the mammalian oocyte. Curr Biol，28（16）：R895-R907.

Rabinowitz M，Ryan A，Gemelos G，et al，2012. Origins and rates of aneuploidy in human blastomeres. Fertil Steril，97（2）：395-401.

Regin M，Spits C，Sermon K，2022. On the origins and fate of chromosomal abnormalities in human preimplantation embryos：an unsolved riddle. Mol Hum Reprod，28（4）：gaac011.

Tšuiko O，Vanneste M，Melotte C，et al，2021. Haplotyping-based preimplantation genetic testing reveals parent-of-origin specific mechanisms of aneuploidy formation. NPJ Genom Med，6（1）：81.

Tyc K M，McCoy R C，Schindler K，et al，2020. Mathematical modeling of human oocyte aneuploidy. Proc Natl Acad Sci USA，117（19）：10455-10464.

人工智能（artificial intelligence，AI）正在引领各行各业新一轮变革，特别是在很多医学细分领域已有非常广泛的应用，如医学影像、智能诊疗、智能导诊、智能语音、健康管理、病例分析、医院管理、新药研发和医疗机器人，辅助生殖行业AI技术应用尚处于起步阶段。本章主要介绍AI的基本概念及部分常见模型在辅助生殖领域的应用。

第一节　人工智能的基本概念

AI的概念由约翰·麦卡锡（John McCarthy）、马文·明斯基（Marvin Minsky）等科学家于1956年在美国达特茅斯学院开会研讨"如何用机器模拟人的智能"时正式提出。AI通俗讲就是用机器来模拟实现类人的智能，但目前学界尚未形成正式的被广泛接受的定义。一种被广泛接受的定义方式是从"类人"与"理性"两个维度出发定义智能的概念，从两个维度出发，智能分为类人思考、理性思考、类人行为、理性行为四种定义方式。类人行为是指当机器面对与人相同的环境时，能够产生与人类似的行为。例如，1950年英国数学家阿兰·图灵（Alan Turing）提出判定计算机是否拥有智能的"图灵测试"就是此类定义方式（图灵测试是指当一位人类询问者提出一些书面问题，分别由计算机与人类作答，若提问者无法区分得到的书面回答是来自人类还是机器，那么机器就通过了测试，认为机器具有"智能"）。图灵测试通过检验行为是否类人判定机器是否具有智能。类人思考认为机器具有"智能"需要让机器能够像人类一样思考。但是弄清楚人类如何思考本身就是一个非常复杂的问题，包括哲学、心理学、认知科学在内的多个学科都在试图完善对人类思维的认识，目前这个方向进展缓慢。理性思考则更加关注人类在思考问题时的逻辑推理过程，认为逻辑推理是智能的核心要素。逻辑最早可追溯到亚里士多德著名的三段论，早期AI的研究者正是沿着这条路来构建智能，也被称为逻辑主义学派。理性行为是指人类决策过程中往往选择使自己收益或者期望收益最大的行为，这种行为体现了某种智能。现实中人们的决策大多是理性的，但是也存在非理性的情况。当然非理性的情况是因受到其他的因素的影响，如环境、资源、人际关系等。理性行为不考虑这些因素的影响。由于理性行为可以引入函数来精确计算收益，因此建造理性行为机器更具现实意义与可操作性。AI先驱马文·明斯基基于理性行为提出了Agent模型之后，该领域几乎所有的工作都围绕构建理性Agent来展开。从上述不同的定义方式可以看出，AI的概念尚未形成统一共识，实现AI是一项艰巨而复杂的工程，至今与人们期望的"智能"表现仍然存在很大差距。AI技术依据执行任务通用性可以分为弱AI与强AI，对于很多具有清晰目标的专业任务，某些AI技术已经能够部分或者完全替代人类工作，这类技术称为弱AI，弱AI技术与应用的发展较快，常见的这些技术大部分属于弱AI；可以模拟人类胜任所有工作的通用AI技术称为强AI，强AI的研究与应用进展缓慢。

经过60余年的发展，AI技术可分为三个方向，包括以类人思考为出发点模拟人类思维的符号推理、以类人行为为出发点模拟大脑生物基础的神经网络，以及以理性行为为出发点模拟自然选择的强化学习。符号推理认为理性思维过程由数目非常小的简单观念复合而成，而这种复合行为可以通过模拟算数运算得到。该方向的主要代表人物包括阿朗佐·丘奇（Alonzo Church）和阿兰·图灵，因为符号推理有着严格的数学基础，也被称为"逻辑学派"或"纯净派"。神经网络基于仿生学思想，通过构建类似人脑的神经元与神经网络模拟智能。在Hilton解决了神经网络模型海量参数训练问题后，其在语音、图像识别等领域应用非常成功，是当前应用与研究的热点。强化学习则是借鉴达尔文的进化论思想，让智能体（Agent）在与环境的交互中不断学习，借助损失最小原则实现Agent自我进化实现智能。上述各种技术经过不断的迭代与发展，在应用与研究领域上取得了一系列重要的成果：2015年Google的人机对话Agent，2017年DeepMind、OpenAI公司研发的游戏机器人，2108年 *Nature* 杂志发表利用AI技术区分中枢神经系统肿瘤，2021年AlphaFold2成功预测98%蛋白质结构等，AI技术被越来越多地应用在人类社会生活的各个方面，特别是在生命科学领域应用前景广阔。

近年来，AI技术也被应用在辅助生殖领域，如用于精子形态学及运动学分析、卵子和胚胎发育潜能评估、IVF/ICSI的妊娠结局预测等方面。ART过程复杂、分析因素多、数据结构化难，是AI技术非常理想的应用场景。本章后续几节将逐一介绍常见的AI模型在生殖领域的应用。

第二节　人工神经网络

借鉴大脑生理特征构建的智能模型称为人工神经网络（artificial neural network），简称ANN。作为人类规划、推理、学习等思维活动的重要器官，大脑一直是生物学家、医学家、神经学家、计算机科学家的重点研究对象。AI最初的研究就试图用一些相互连接的简单数学模型来模拟人类大脑中的神经运动，从而产生智能。1943年，McCulloch 和 Pitts 将人脑结构中基础单元——神经元抽象为图17-1所示的简单模型——M-P神经元模型。在这个模型中，神经元接受来自多个其他神经元传递过来的输入信号，这些输入信号通过带权重的连接（connection）进行传递，神经元接收到的多个输入值加权求和后作为神经元阈值函数（也称激活函数，激活函数是一个阶跃函数，输出可以近似认为是二值函数，输出值为［0，1］）的输入。当神经元的输入达到神经元函数输出的阈值条件时，神经元函数有输出或者输出为1，不满足条件的输入则函数无输出或输出为0。大量的神经元函数相互连接，构成了一个相互连接、非常复杂的多层网络结构，理论上通过它能够拟合任意复杂度的函数。

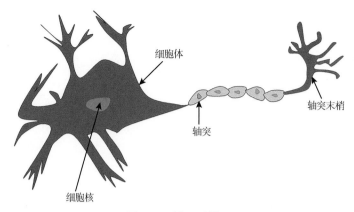

图17-1 神经元模型

ANN结构一般分为三层：输入层、输出层和隐藏层。输入层接受外部世界的信号，信号是不同类型的对象如特征、字母、概念，将这些对象转化为神经元的输入数据；输出层实现系统处理结果输出，输出可以是分类，也可以是判定的结果；隐藏层处在输入和输出单元之间，不能由系统外部观察，是整个ANN的核心部分，隐藏层的行为目前也无法解释，对应的参数由大量的数据训练进行优化。神经元之间的连接权值反映了神经元间的连接强度，信息的表示和处理体现在ANN神经元的连接关系中。ANN具有自学习、自组织、自适应及很强的非线性函数逼近能力，同时拥有强大的容错性，是处理非线性问题的有力工具。本质上讲，ANN仍然是一种分类模型，只是这种模型采用了网络结构表示，区别于其他的线性回归模型，神经网络能够有效逼近非线性函数，因而适用性更广，在计算机视觉、语音、文本处理等领域都有非常成功的应用。

从McCulloch和Pitts建立第一个神经元模型起，已经产生了几百个不同的也被称为ANN的模型，其中最为常见的ANN模型是多层感知机（MLP）。多层感知机在单层神经网络的基础上引入了一个至多个隐藏层（hidden layer），隐藏层位于输入层和输出层之间。多层结构的MLP能够求解线性和非线性分类问题，而单一的神经元模型只能解决线性可分类问题。

在图17-2的MLP中，输入层、输出层及中间的隐藏层中包含多个相互连接的神经元。由于输入层不涉及计算，图中的MLP的层数为2。由图17-2可见，隐藏层中的神经元和输入层中各个输入完全连接，输出层中的神经元和隐藏层中的各个神经元也完全连接。因此，MLP中的隐藏层和输出层神经元之间是完全相互连接的，也称为全连接层。

在辅助生殖领域MLP的应用较为常见，它可以用来解决分类、预测或样本选择等问题。表17-1列出了部分利用MLP技术开展的应用研究。

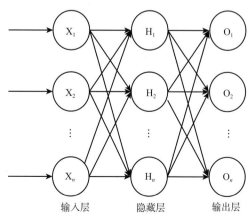

图17-2 多层神经元模型

表17-1中列出的文献使用的MLP模型都是三层结构，即包含输入层、隐藏层及输出

层，只是各模型中各层神经元数量有差异。对于MLP各层的神经元节点个数选择目前没有确定的标准，需要具体问题具体分析，多是经验选择，通过实验分析来优化。MLP的应用中据特征选择非常重要，Girela、El-Shafeiy和Sahoo的团队分别用MLP模型分析环境及生活方式对精液质量的影响，选择年龄、吸烟和饮酒习惯、一年中的季节和过敏等变量作为特征进行分析。Girela等的研究输入包括了34个不同的特征变量。需要注意的是，并不是变量越多、关系越复杂，MLP模型的分析结果就越好，不相关或多余因素可能会对结果产生干扰，过多的变量也会影响模型计算的速度。因此，选对、选好特征变量是MLP模型应用的关键点。MLP不光可以分析数值、文本数据，也可以分析图像数据，如基于Time-lapse影像数据提取胚胎发育的动力学信息，预测胚胎发育潜能。Milewski等开展了这方面的工作，他们使用了6个形态动力学参数：t2、t3、t4、t5、cc2（t3–t2）和s2（t4–t3），评价胚胎发育潜能（表17-2）。MLP自主发掘数据中的潜在模式，并可依据动力学信息预测胚胎发育潜能。

表 17-1　MLP技术在辅助生殖中的应用

研究者	样本类型	样本量	特征选择	模型输出	模型性能
Durairaj 等	IVF周期、精子、女性	250个病例	男性、女性和周期	IVF成功率	75%准确率
Milewski 等	胚胎	514个ICSI周期的610个胚胎	胚胎形态动力学参数	胚胎种植	0.71 AUC
Girela 等	精液样本	123个病例	志愿者有关生活方式及环境的34个参数	精液质量	69%准确率
El-Shafeiy 等	精液样本	100个病例	病例有关生活方式的9个参数	精液质量	99.96% SWA准确率
Sahoo 和 Kumar	男性	100个病例	志愿者有关生活方式及环境的参数	精液质量	92%准确率
Miyagi 等	胚胎图像	160个囊胚图像	囊胚图像参数	活产	65%准确率
Hassan 等	周期、精子、女性	1048个IVF病例	男性、女性与周期参数	IVF成功率	97.7%准确率
Manna 等	卵子及胚胎图像	269个卵子及269个胚胎图像	卵子及胚胎图像参数	卵子及胚胎评分	0.8 AUC
Candemir	精液样本	100个健康志愿者	生活方式及环境的参数	精液质量	90%准确率

注：SWA，stochastic weight averaging，随机加权平均。

表 17-2　Time-lapse动力学参数

参数	参数含义
t2	从受精到完全分裂为2个细胞的时间
t3	从受精到完全分裂为3个细胞的时间
t4	从受精到完全分裂为4个细胞的时间
t5	从受精到完全分裂为5个细胞的时间
cc2	t3–t2
s2	t4–t3

第三节 贝叶斯网络

贝叶斯网络（Bayesian network，BN），又称信念网络（belief network）或有向无环图模型（directed acyclic graphical model），是目前不确定知识表达和推理领域最有效的理论模型之一。贝叶斯网络可以很好地处理不完全的数据，基于随机事件发生概率做出推论和预测。贝叶斯网络源自概率方法，概率是大量独立重复试验下随机事件发生频率的稳定值。比如，随机抛硬币这个随机事件，随着试验次数的增加，出现正面的频率会越来越接近0.5，传统概率定义就将0.5这个极限作为抛硬币这一随机事件的概率值。而贝叶斯学派的兴起改变了人们对概率定义的认识，贝叶斯学派认为概率是人们对随机事件发生的主观相信度，如明天会下雨这类事件的概率为0.6，表示做出判断的人相信有0.6的可能性事件会发生。两种不同的定义导致处理问题的方法出现了差异，前者更多地依赖于经典的数据分析，而后者则是以贝叶斯公式为核心进行推理。AI更多接受了贝叶斯学派的观点，将概率作为一种主观信息处理，并由此开发出了复杂的推理方法——贝叶斯网络。

贝叶斯网络形式化为有向无环图（directed acyclic graph，DAG），该图由代表变量的结点及代表结点之间关系的有向边构成。每个结点代表了一个随机变量，结点间的有向边代表结点间的相互关系（由父结点指向其子结点），采用条件概率表达关系强度，没有父结点的随机事件用先验概率描述，整个贝叶斯网络就是一个多变量体系的联合概率分布的图形化标识。结点变量就是随机事件的抽象，边表达了条件概率的关系。贝叶斯网络是图形化问题建模，所以看上去更直观，结果也更容易理解。以下示例中，假设命题S（Smoker）：该患者是一个吸烟者；命题C（Coal Miner）：该患者是一个煤矿矿井工人；命题L（Lung Cancer）：他患了肺癌；命题E（Emphysema）：他患了肺气肿；命题S与命题L和命题E有因果影响，而命题C与命题E也有因果影响等。通过命题之间的逻辑关系，绘制出这样一个网络，如给定初始条件，依据贝叶斯定理就可以推知任何要素的因果关系结果，回答如"已知某人是矿工，并患有支气管炎，问他呼吸困难的概率是多少？"这样的问题（图17-3）。

在医学领域贝叶斯网络应用于计算生物学、生物信息学、基因调控网络、蛋白质结构、基因表达分析等。表17-3中列出了贝叶斯网络在生殖领域的应用。

贝叶斯网络随机变量的联合分布，可通过结点的概率分布确定系统的联合概率分布。例如，通过女性的年龄（可能会影响卵巢功能）、胚胎评分来确定妊娠结局。贝叶斯网络模型附加了随机变量的独立性假设，因此简化了联合概率分布的计算，但这种简化也是模型的局限所在，假如问题的分析变量个数比较多或者变量之间相关性较强，则最后的分类效果不会太理想。

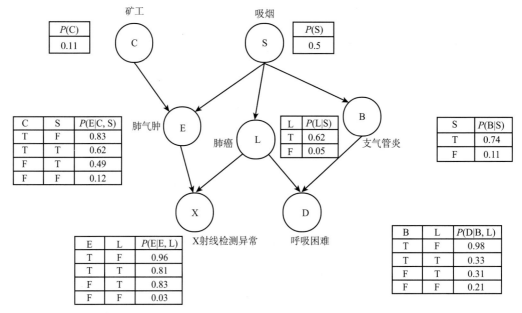

图 17-3　贝叶斯网络模型

表 17-3　贝叶斯网络的应用

研究者	数据类型	样本量	特征选择	模型输出	模型性能
Hernández-González 等	胚胎	330 个连续周期和相关胚胎数据集	胚胎与周期参数	胚胎种植	81% 准确率
Morales 等	胚胎图像	249 个胚胎图像	Mill 评分获得的胚胎参数	胚胎种植	0.8918 AUC
Gianaroli 等	胚胎	338 个周期的胚胎	男性、女性与周期参数	妊娠	81.5% 准确率；0.72 AUC
Morales 等	胚胎	63 个周期中的 189 个胚胎	男性、女性、周期与胚胎参数	胚胎种植	68.25% 准确率
Uyar 等	周期	2453 个胚胎	女性、周期与胚胎参数	胚胎种植	80.4% 准确率

第四节　支持向量机

　　支持向量机（support vector machine，SVM）是一类按监督学习（supervised learning）方式对数据进行二元分类的广义线性分类器（generalized linear classifier），其决策边界是对学习样本求解的最大边距超平面（maximum-margin hyperplane）。对于传统的线性数据分类模型，当训练模型不准确或者测试数据中有噪声时容易误分类，因此我们期望在分类数据之间的区域找到一个距离分类样本都很远的线性分类器，SVM 能够较好地解决这个问题。

　　如图 17-4 所示，$\omega x+b=0$ 即为数据的分类超平面，对于线性可分的数据集来说，这样的超平面有无穷多个，但是几何间隔最大的分离超平面却是唯一的。

图17-4中两条细虚线之间的区域是能够完全分离样本的区域,最优分类器被选取为该区域中的中线,即它到两条细实线的距离相等,这样的分类器被称为极大边距分类器。而距离极大边距分类器最近的两个向量称为支持向量,这就是SVM名称的由来。对于拥有多个属性的高维数据,极大边距分类器就不是一条线,而是一个超平面。

SVM在解决小样本方面有很大优势,可以较好地处理非线性、高维分类问题。待分类样本首先被映射到特征的多维空间中,SVM根据特征在特征空间中构建超平面,将数据分类。SVM模型除了可以分析数值与文本型数据,也可以处理图像数据。例如,利用SVM通过Time-lapse提供的图像数据选择具有较高发育潜能的胚胎植入。需要注意的是当使用SVM处理图像数据时,需要对图像进行预处理,包括图像分割、旋转、去除背景,如预处理不当会导致特征提取的结果异常,使最终结果误差较大。表17-4总结了SVM在辅助生殖中的应用。

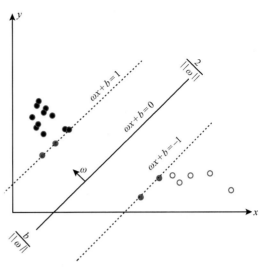

图17-4 SVM的基本原理

表17-4 SVM模型的应用

研究者	数据类型	样本量	特征选择	模型输出	模型性能
Santos Filho等	胚胎图像	73个胚胎图像	囊胚分区图像	囊胚分级	53%~92%准确率(囊胚扩张、ICM和TE)
Wang等	胚胎图像	206个胚胎图像	局部二进制模式和灰度共现矩阵	胚胎种植	84.72%(交叉验证)、77.67%(测试集)
Uyar等	周期资料	2453个胚胎	女性、周期、胚胎	胚胎种植	0.657 AUC
Xu等	胚胎图像	185个胚胎图像	胚胎图像中的纹理参数	胚胎种植	约65%准确率

对于分类问题来讲,AI模型除了SVM模型,还有朴素贝叶斯、*K*-最近邻、决策树等模型也可以处理(其他分类模型暂不做介绍,可以参考其他资料)。Uyar等用同样的数据测试了六种不同的分类器[朴素贝叶斯、*K*-最近邻、决策树、SVM、MLP和径向基函数神经网络(RBFNN)],预测胚胎植入后的结局,其中朴素贝叶斯分类结果最好,而SVM排第四,决策树效果最差,所以实际应用中要根据问题来选择、测试不同的模型,通过比较选择最适合的。

第五节　卷积神经网络

卷积神经网络(convolutional neural network,CNN)是一类包含卷积计算且具有深度结构的前馈神经网络（feedforward neural network），是深度学习（deep learning）的代表算法之一。深度学习是经典神经网络的现代扩展，所谓"深度"是说它拥有的神经网络层数更多，网络结构更复杂。与MLP、SVM一样，深度学习也可以用来探索海量数据中更复杂的非线性模式，特别是在图像处理领域应用效果非常好。深度学习是一系列模型的统称，其中典型的包括循环神经网络（recurrent neural network，RNN）、深度置信网络（deep belief network，DBN）和CNN。

CNN具有表征学习（representation learning）能力，能够按其分层结构对输入信息进行平移不变分类（shift-invariant classification），因此也被称为"平移不变人工神经网络"（shift-invariant artificial neural network，SIANN）。一个典型的CNN由多个卷积层（convolutional layer）、池化层（pooling layer，也称subsampling）组成（图17-5）。图像通过多次卷积、池化处理后，形成高维特征向量映射到全连接（fully connected）神经网络后完成计算输出结果。CNN卷积、池化操作可以理解为在不同抽象水平上进行特征提取。卷积与池化操作是一组操作，可以多次进行叠加，每一组卷积与池化操作后对象特征就抽象一次，最终得到一个多维的特征向量作为对象表征输入到一个全连接网络完成判定。

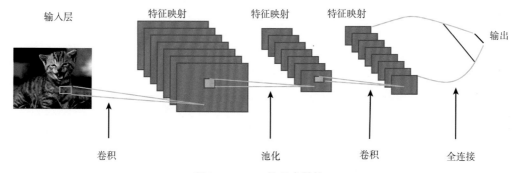

图17-5　CNN的基本结构

CNN在结构上与MLP非常类似，它们都有结点与连接，都是基于权重学习，通过接收输入加权求和并通过激活函数产生输出。CNN的卷积、池化操作可以理解为特征处理或者数据的预处理，其结果输出到一个类似MLP的网络中完成判定输出（图17-6）。

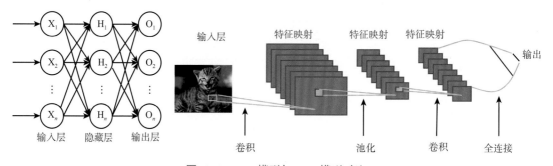

图17-6　MLP模型与CNN模型对比

卷积是CNN的核心，也是模型被命名为CNN的原因。它的作用是特征提取，采用的卷积核也可以理解为特征滤波器，每一次卷积就是一次图像对应特征的全检索。通过卷积操作识别出所有包含该特征的区域，将这些特征结果记录下来，通过池化降维后就可以形成图像的抽象特征表示，通过多次卷积与池化后可以形成更高级的抽象特征表达，多用于基于图像的对象检测和语义分割。表17-5列出了CNN在辅助生殖中的部分应用。

表17-5 CNN在辅助生殖中的应用

研究者	数据类型	样本量	特征选择	模型输出	模型性能
Khan等	Time-lapse	20个Time-lapse培养的胚胎	胚胎图像中的分割参数	胚胎卵裂结果	84.85%准确率
Patil等	胚胎图像	500个胚胎图像	胚胎图像参数	胚胎等级	85.7%准确率
Chen等	囊胚图像	16 201个胚胎的171 239张图像	囊胚图像参数	Gardner和Schoolcraft标准囊胚分级	75.36%准确率（囊胚扩张、ICM和TE）
Matusevičius等	胚胎图像	300个胚胎图像	胚胎图像参数	胚胎识别	11.92% MSE
Miyagi等	囊胚图像	5691个囊胚	囊胚图像特征及患者年龄参数	活产	72%准确率
Dirvanauskas等	Time-lapse	7002个胚胎图像	胚胎图像参数	胚胎发育阶段	97.62%准确率
Cao等	胚胎图像	来自344个胚胎的1310张图像	胚胎图像参数	胚胎活力	78.14%准确率
Khosravi等	胚胎图像	10 148个胚胎	胚胎图像参数	胚胎质量	97.53%准确率（测试集）
Rad等	胚胎图像	224个胚胎	胚胎图像参数	卵裂球计数和中心粒定位	88.2%（1~5个细胞）
Tran等	time-lapse	10 638个胚胎	胚胎图像参数	妊娠预测	0.93 AUC
Bormann等	胚胎图像	748个胚胎	胚胎图像参数	胚胎质量	83.92%一致性
VerMilyea等	胚胎图像	8886个胚胎	胚胎图像参数	胚胎活力	>63%准确率（测试集）
Kragh等	胚胎图像	8864个胚胎	胚胎图像参数	Gardner和Schoolcraft标准的ICM与TE分级	65.2%（ICM）和69.6%（TE）准确率

注：MSE，mean square error，均方误差。

CNN已成为基于图像的辅助诊断有力工具。例如，胚胎发育过程中卵裂的细胞数可以表征胚胎发育阶段，但识别的结果耗时而且结果受到很多不确定因素，特别是人为因素的影响。Khan、Rad和Patil等使用CNN完成显微图像中的细胞计数。Khan等将CNN用于Time-lapse图像中细胞发育阶段的识别，可以较好地识别到5细胞以下的胚胎图像。Rad等使用CNN进行卵裂球细胞的数量计数，而Pati等使用CNN实现第1~5天对胚胎自动分级。Matusevičius等将CNN算法与SVM结合用于从胚胎图像中检测细胞的任务，并融合了SVM算法用于检测细胞区域，SVM识别的感兴趣区（ROI）作为CNN的输入。Dirvanauskas等则更进一步，用CNN来识别胚胎发育的不同阶段。为此，他们使用了CNN的改进版AlexNet模型，识别的准确率高达97%以上。由于胚胎样本是透明的，成像技术目前还很难获取胚胎的图片中卵裂球边缘信息，如果细胞数量过多，则干扰更大，准确识别胚胎发育事件目前仍是一个待突破的技术难点。

训练CNN网络需要大量的样本，训练的数据规模也是一个重要因素。Chen等基于

16 201个胚胎的171 239张胚胎图片数据，采用Gardner和Schoolcraft的评分规则，建立了基于AI的囊胚自动分类分级系统。他们结合了CNN和循环神经网络（RNN）技术，实现了对ICM与TE的分级，采用了较大规模的数据集。VerMilyea和Cao的团队利用样本图像训练AI模型来预测胚胎发育潜能，也取得了不错的结果。这两项研究采用的数据集规模不同，前者样本量大，后者样本量小一些，都取得了不错的结果，但样本量最少不宜低于100个。

第六节 小 结

AI模型的选择没有特定之规，需要根据掌握的样本类型与数量、问题类型及输出的期望具体分析。例如，在贝叶斯网络模型或者神经网络模型选择时，不要因为贝叶斯方法更简单而不去考虑，贝叶斯网络本身具有明确的意义，结果的可解释性可能更好，而神经网络的结果难以有明确而清晰的意义，模型的参数难于理解。所以对于某些特定问题，简单的模型结果可能会更优。利用AI工具解决问题时，更重要的是从问题自身特点出发来选择模型，而不是因为某个算法或者模型非常流行而选择。如果模型选择不当，自然结果不会太理想。样本量对于AI技术非常关键，不同的AI方法对于训练样本量要求不同，要得到一个比较理想的结果需要的样本量不应少于100个。应用AI技术时，通常需要临床或实验室专家与计算科学家开展跨学科、跨领域合作，由医学专家提供应用研究课题、训练与测试数据，由计算科学家辅助建立算法模型，并根据模型训练和测试结果与临床专家一道不断优化。

使用AI技术进行研究与应用开发时，可以充分利用一些既有的AI框架快速开展工作。以下是主流的AI技术实现框架，均能满足常见的应用需求且为免费开源，可以选择其中之一深入学习了解。

（1）TensorFlow：被广泛应用于各类机器学习（machine learning）算法的研究，其前身是谷歌的神经网络算法库，2015年11月由Google设计研发并开源。比较适用于工业生产环境，模型训练与部署有完备的解决方案。不足是有多种不同风格的应用程序接口（API），不太适合新手入门。

（2）PyTorch：是一个开源的Python机器学习库，2017年1月由Facebook的AI研究院基于Torch推出，用于自然语言处理等应用程序。PyTorch的编程API风格简约、直观易懂，比较适合新手入门。

（3）Scikit-learn：最初由David Cournapeau于2007年在Google的夏季代码项目中开发，是一个完全用Python编写的机器学习框架。它可以使用已建立的模型对数据运行分类、回归、聚类和降维过程，同时支持有监督和无监督的学习方法。

（4）PaddlePaddle：2016年8月由百度开源，百度是国内AI框架最早的探索与践行者。优点是社区比较活跃、生态链比较完整，官网提供了大量的经典模型和大量双语用户手册，对国内用户比较友好。

辅助生殖领域推广、应用AI技术必将推动行业新一轮发展，期待AI技术能够助力辅助生殖临床与实验室领域的应用研究取得更多突破。

（郭　荣）

参 考 文 献

李航，2012. 统计学习方法 . 北京：清华大学出版社：95-135.

周志华，2016. 机器学习 . 北京：清华大学出版社：121-139，298-300.

Bormann C L，Thirumalaraju P，Kanakasabapathy M K，et al，2020. Consistency and objectivity of automated embryo assessments using deep neural networks. Fertil Steril，113（4）：781-787.

Candemir C，2018. Estimating the semen quality from life style using fuzzy radial basis functions. Int J Mach Learn Comput，8：44-48.

Cao Q，Liao S S，Meng X，et al，2018.Identification of viable embryos using deep learning formedical image. ACM 5th Int Conf Proceeding Ser，69-72.

Chen T J，Zheng W L，Liu C H，et al，2019. Using deep learning with large dataset of microscope images to develop an automated embryo grading system. Fertil Reprod，1：51-56.

Corani G，Magli C，Giusti A，et al，2013. A Bayesian network model for predicting pregnancy after *in vitro* fertilization. Comput Biol Med，43（11）：1783-1792.

Dirvanauskas D，Maskeliunas R，Raudonis V，et al，2019. Embryo development stage prediction algorithm for automated time lapse incubators. Comput Methods Prog Biomed，177：161-174.

Durairaj M，Thamilselvan P，2013. Applications of artificial neural network for IVF data analysis and prediction. J EngComput Appl Sci，2：11-15.

El-Shafeiy E，El-Desouky A，El-Ghamrawy S，2018. An optimized artificial neural network approach based on sperm whale optimization algorithm for predicting fertility quality. Stud Inform Control，27：349-358.

Fernandez E I，Ferreira A S，Henrique M，et al，2020. Artificial intelligence in the IVF laboratory：overview through the application of different types of algorithms for the classification of reproductive data. J Assist Reprod Genet，37（10）：2359-2376.

Gardner D K，Schoolcraft W，1999. *In vitro* culture of human blastocyst//Jansen R，Mortimer D. Towards reproductive certainty：infertility and genetics beyond 1999. Carnforth：Parthenon Press：378-388.

Girela J L，Gil D，Johnsson M，et al，2013. Semen parameters can be predicted from environmental factors and lifestyle using artificial intelligence methods. Biol Reprod，88（4）：99.

Goodfellow I，Bengio Y，Courville A，2016. Deep learning. Cambridge：MIT press：326-366.

Gu J，Wang Z，Kuen J，et al，2018. Recent advances in convolutional neural networks. Pattern Recognit，77：354-377.

Hassan M R，Al-Insaif S，Hossain M I，et al，2018. A machine learning approach for prediction of pregnancy outcome following IVF treatment. Neural Comput& Applic，32：2283-2297.

Hernández-González J，Inza I，Crisol-Ortíz L，et al，2018. Fitting the data from embryo implantation prediction：learning from label proportions. Stat Methods Med Res，27（4）：1056-1066.

Jakkula V，2006. Tutorial on support vector machine（SVM）. Pullman：Washington State University：1-13.

Khan A，Gould S，Salzmann M，2016. Segmentation of developing human embryo in time-lapse microscopy. Prague：IEEE International Symposium on Biomedical Imaging.

Khosravi P，Kazemi E，Zhan Q，et al，2019. Deep learning enables robust assessment and selection of human blastocysts after *in vitro* fertilization. NPJ Digital Med，2：21.

Kragh M F, Rimestad J, Berntsen J, et al, 2019. Automatic grading of human blastocysts from time-lapse imaging. Comput Biol Med, 115: 103494.

Manna C, Nanni L, Lumini A, et al, 2013. Artificial intelligence techniques for embryo and oocyte classification. Reprod BioMed Online, 26（1）: 42-49.

Matusevičius A, Dirvanauskas D, Maskeliūnas R, et al, 2017. Embryo cell detection using regions with convolutional neural networks. CEUR Workshop Proc, 1856: 89-93.

Milewski R, Kuczyńska A, Stankiewicz B, et al, 2017. How much information about embryo implantation potential is included in morphokinetic data? A prediction model based on artificial neural networks and principal component analysis. Adv Med Sci, 62（1）: 202–206.

Miyagi Y, Habara T, Hirata R, et al, 2019. Feasibility of artificial intelligence for predicting live birth without aneuploidy from a blastocyst image. Reprod Med Biol, 18（2）: 204-211.

Miyagi Y, Habara T, Hirata R, et al, 2019. Feasibility of deep learning for predicting live birth from a blastocyst image in patients classified by age. Reprod Med Biol, 18（2）: 190-203.

Morales D A, Bengoetxea E, Larrañaga P, 2008. Selection of human embryos for transfer by Bayesian classifiers. Comput Biol Med, 38（11-12）: 1177-1186.

Morales D A, Bengoetxea E, Larrañaga P, et al, 2008. Bayesian classification for the selection of *in vitro* human embryos using morphological and clinical data. Comput Methods Prog Biomed, 90（2）: 104-116.

Patil S N, Wali U, Swamy M K, et al, 2018. Deep learning techniques for automatic classification and analysis of human *in vitro* fertilized（IVF）embryos. J Emerg Technol Innov Res, 5: 100-106.

Rad R M, Saeedi P, Au J, et al, 2018. Blastomere cell counting and centroid localization in microscopic images of human embryo. Vancouver: IEEE Multimedia Signal Processing（MMSP）.

Ratna M B, Bhattacharya S, Abdulrahim B, et al, 2020. A systematic review of the quality of clinical predictionmodels in *in vitro* fertilisation. Hum Reprod, 35（1）: 100-116.

Sahoo A J, Kumar Y, 2014. Seminal quality prediction using data mining methods. Technol Health Care, 22(4): 531-545.

Santos Filho E, Noble J A, Poli M, et al, 2012. A method for semi-automatic grading of human blastocyst microscope images. Hum Reprod, 27（9）: 2641-2648.

Tran D, Cooke S, Illingworth P J, et al, 2019. Deep learning as a predictive tool for fetal heart pregnancy following time-lapse incubation and blastocyst transfer. Hum Reprod, 34（6）: 1011-1018.

Uyar A, Bener A, Ciray H N, 2015. Predictive modeling of implantation outcome in an *in vitro* fertilization setting: an application of machine learning methods. Med Decis Mak, 35（6）: 714-725.

Vapnik V N, 1998. Statistical learning theory. New York: Wiley-Interscience.

VerMilyea M, Hall J M M, Diakiw S M, et al, 2020. Development of an artificial intelligence-based assessment model for prediction of embryo viability using static images captured by optical light microscopy during IVF. Hum Reprod, 35（4）: 770-784.

Wang L H, Fu Z X, Ye S Z, et al, 2018. Pattern recognition of IVF's early embryo images based on support vector machines and texture features. Int J Eng Trends Technol, 66（1）: 7-11.

Xu L, Wei X, Yin Y, et al, 2014. Automatic classification of human embryo microscope images based on LBP feature. CommunComput Inf Sci, 437: 145-152.

Zhang W, Tanida J, Itoh K, et al, 1988. Shift-invariant pattern recognition neural network and its optical architecture. Proceedings of annual conference of the Japan Society of Applied Physics 6p-M-14: 734.

第十八章
辅助生殖技术运行的绩效指标

辅助生殖技术运行的相关绩效指标可用于评价生殖中心的运行质量，及时、定期进行绩效指标分析应成为生殖中心日常工作的组成部分，并且应根据指标的波动及时进行质量改进。对于生殖中心技术运行的绩效指标，国外形成了较多的共识和指南，如2012年英国临床胚胎学家协会（ACE）制定的临床胚胎实验室操作指南（简称ACE指南）、2017年欧洲人类生殖与胚胎学会（ESHRE）和Alpha联盟发表的Vienna共识等。其中Vienna共识中又将日常运行的指标分为参考指标（reference indicator，RI）、绩效指标（performance indicator，PI）和关键绩效指标（key performance indicator，KPI），更突出了对不同指标的分层管理。国内尽管辅助生殖技术开展时间较晚，但在2003年就已经对治疗质量提出了相应的要求，并且在2018年，中华医学会生殖医学分会（CSRM）对辅助生殖治疗机构运行过程中的临床和胚胎实验室核心指标形成了专家共识。本章综合国内外相关指南和共识，对日常工作中经常涉及的绩效指标进行阐述。

第一节 《人类辅助生殖技术规范》中关于辅助生殖技术施行的质量要求

我国是较早对人类辅助生殖技术运行质量提出要求的国家，早在2003年，卫生部在《人类辅助生殖技术规范》中就规定了辅助生殖治疗机构运行中需要达到的基本质量要求。

（1）用于AID的冷冻精液，复苏后前向活动的精子不低于40%。

（2）人工授精周期临床妊娠率不低于15%。

（3）常规IVF的受精率不得低于65%，ICSI的受精率不得低于70%。

（4）取卵周期临床妊娠率在机构成立的第一年不得低于15%，第二年以后不得低于20%；FET周期的临床妊娠率不得低于10%。

（5）机构对IVF-ET出生的随访率不得低于95%。

（6）对于多胎妊娠必须实施减胎术，避免双胎，严禁三胎和三胎以上的妊娠分娩。

上述质量指标是对生殖中心日常工作效率提出的基本要求，已经执行近20年，目前尚未更新。这些年来，随着ART相关研究的不断深入、临床治疗手段的不断丰富，从业人员基础理论和临床技能的不断提高，以及药物、试剂和仪器设备的不断推陈出新，生殖中心已不再满足于上述要求，并通过不断完善日常运行过程中的关键指标监测，优化治疗策略，临床治疗效果明显提高。

（吴香丽　徐维海）

第二节　临床相关的绩效指标

辅助生殖治疗技术临床数据分析是评估临床治疗质量、改进临床治疗措施的重要举措。由于不孕症患者个体差异性、临床诊治手段不同等因素影响临床治疗效果，需要及时对核心指标进行分析，并通过指标评价开展质量改进。

一、取消周期

取消周期包括因各种原因未取卵、取卵后由各种原因导致无可移植胚胎和因各种原因对形成的全部可移植胚胎进行冷冻的周期。因此取消周期包括了取消取卵周期、无可移植胚胎周期和全胚胎冷冻周期等。不同类型的取消周期率计算方式如下：

取消取卵周期率＝取消取卵周期数/启动治疗周期数×100%

无可移植胚胎周期率＝未获得可移植胚胎周期数/获卵周期数×100%

全胚冷冻周期率＝全胚冷冻周期数/有可移植胚胎的周期数×100%

取消取卵的发生与患者卵巢储备状态、对FSH反应性、采用的促排卵方案、促排卵药物的种类和使用剂量等相关。若临床治疗时取消周期率异常增高，需要从上述几个方面进行分析。

引起获卵周期无可移植胚胎的因素较为复杂。临床方面的原因包括卵巢低储备造成卵泡发育数少、促排卵效果不理想造成获卵数少、卵子质量和成熟度差等；实验室方面包括实验室技术人员操作技能差、受精方法选择不合理、培养条件不良等。培养策略的不同也可造成不同辅助生殖治疗机构间无可移植胚胎周期率的差异，在实施全胚胎进行囊胚培养的中心，其发生率会增高。另外，患者配子质量问题造成受精异常、胚胎发育异常也是导致无可移植胚胎的重要因素，尤其在目前促排卵手段和体外培养条件较为成熟的现状下，患者自身因素应引起高度重视。因此，无可移植胚胎发生率增高属于多因素造成的结果，当临床治疗过程中出现该指标异常升高时，需要从患者不孕因素、既往辅助生殖治疗史、临床治疗过程、胚胎实验室处理环节等多方面进行综合分析。

全胚冷冻周期率高在现代辅助生殖治疗中具有普遍性，这与近年来辅助生殖治疗方法的不断丰富、对子宫内膜容受性认识的深入及对辅助生殖治疗安全性的重视有关。全胚冷冻可避免不适宜胚胎移植前提下进行胚胎移植造成的低种植率，也可降低高反应人群OHSS的发生风险。虽然取卵周期进行全胚冷冻在改善胚胎与子宫内膜发育同步性、降低OHSS发生风险等方面具有积极作用，但也造成治疗周期妊娠时间推迟，冷冻操作也增加胚胎损伤风险，因此临床治疗中也要控制全胚冷冻周期率。对于全胚冷冻周期率过高者，需要从治疗人群卵巢功能、促排卵方案的应用等方面进行分析。在兼顾治疗有效性和安全性的前提下制定对策，增加新鲜胚胎移植周期比例，减少不必要的全胚冷冻。

二、获卵数、获卵率和 M Ⅱ 卵率

获卵数是反映患者卵巢功能、体现临床促排卵方案的应用及取卵技术的重要指标，获得有效的卵子是实施体外受精和胚胎培养的前提。获卵数与累积妊娠之间存在关联，卵子较多者获得累积妊娠的可能性更高，但多个卵泡发育也增加OHSS的风险。对于促排卵周期，CSRM共识中认为理想获卵数在10～15个。

获卵率反映的是取卵日B超下所见卵巢内目标卵泡数与获得卵子数的关系，Vienna共识认为刺激周期理想的获卵率应在80%～95%。若获卵率长期偏低，需要从促排卵方案、取卵手术操作及实验室捡卵技术等环节分析原因。

ICSI周期卵子成熟率（M Ⅱ 卵率）是指扳机后（40±1）h发生核成熟的卵子占所获卵子的比例，是衡量卵巢刺激效果的重要临床指标，并且与卵子受精和胚胎发育潜力有关。Vienna共识认为ICSI周期卵子成熟率的理想范围为75%～90%，获得卵子的成熟率不稳定提示卵泡准备过程可能存在能力不足，致卵子偏生或过熟。若该指标超出相应范围，应全面回顾和分析患者基本特征、卵巢刺激方案、扳机方案和时机、取卵时机及取卵时所穿刺卵泡的大小等环节的变化，避免卵子成熟问题造成受精和胚胎发育结局波动。

在将卵子成熟度作为临床工作的绩效指标时，应针对单个病例或单种病因进行分析，避免以某一时间段的ICSI卵子成熟度替代所有周期的卵子成熟水平，造成对临床促排卵效率的错误判断。

三、β-hCG 阳性率和妊娠率

排除外源性hCG影响，卵裂期胚胎移植后14天或囊胚移植后12天尿液β-hCG阳性或血液中β-hCG值超过正常值2倍者定义为移植周期β-hCG阳性。临床妊娠是指胚胎移植后通过超声检查观察到一个或多个孕囊，或流产物病理证实妊娠，可以见到或未见到原始心搏。临床妊娠包括正常宫内妊娠、异位妊娠、宫内外同时妊娠，同一移植周期出现多个孕囊计为一次临床妊娠。

移植周期β-hCG阳性率=β-hCG阳性周期数/胚胎移植周期数×100%

移植周期临床妊娠率=临床妊娠周期数/胚胎移植周期数×100%

移植周期β-hCG阳性率和移植周期临床妊娠率是综合反映临床处理不孕症能力、胚胎实验室培养体系和操作人员技能的客观指标，其中移植周期临床妊娠率是种植后胚胎继续发育的标志，是ART治疗最核心的质量指标，也是辅助生殖临床工作最受关注的质控指标。因此，在β-hCG阳性率和临床妊娠率出现波动时，需要从患者因素、临床和实验室综合能力等多方面分析原因，及时筛选有利于治疗的良性因素，发现和纠正不利因素，使临床治疗效果得以稳定和提高。

1. 不同移植时机的结果分析 分类分析新鲜周期和FET周期的β-hCG阳性率和临床妊娠率。

（1）若两种移植时机的β-hCG阳性率和妊娠率均下降，表明治疗体系可能存在系统问题。

（2）若为单纯的新鲜周期临床妊娠率下降，需分析患者进行胚胎移植条件是否合适，实验室培养系统是否正常（详见胚胎实验室相关质量评价指标）。

（3）若为单纯的FET周期结果异常，需分析FET内膜准备方案、实验室胚胎复苏操作等的影响（详见胚胎实验室相关质量评价指标）。

2. 胚胎因素　移植胚胎性质（卵裂期胚胎或囊胚）、移植个数及胚胎等级等。

3. 患者因素　患者年龄、不孕原因、盆腔及子宫情况、既往妊娠史和既往辅助生殖治疗史等。

4. 临床因素　应考虑促排卵方案、促排卵药物品种和剂量、黄体支持方案、取卵及移植手术操作人员、临床手术耗材等的影响。

5. 实验室因素　需要从受精方式、培养体系条件、试剂耗材、操作人员、实验室环境、胚胎冷冻和复苏方法等方面全面分析（详见胚胎实验室相关质量评价指标）。

四、种　植　率

超声检查所见的孕囊数为种植胚胎数，种植率是指种植胚胎数占移植胚胎总数的比例。种植率依赖于移植胚胎的质量，也反映临床对患者子宫内膜准备的能力，并且受临床和实验室操作人员操作技能的影响，因此该指标是综合反映临床和胚胎实验室等处理不育症的关键绩效指标。移植周期胚胎种植率计算如下：

种植率=孕囊数/总移植胚胎数×100%（注：单胚胎移植孕囊数仅计为1个）

对于胚胎种植率，Vienna共识提出移植卵裂期胚胎（第2天或第3天）种植率的能力值（competency value）应≥25%，基准值（benchmark value）应≥35%；而移植囊胚的种植率的能力值应≥35%，基准值应≥60%。

在IVF-ET治疗过程中，影响新鲜或复苏移植周期胚胎种植率的因素较多，包括患者自身情况、临床及实验室操作能力和胚胎培养技术等。出现阶段性种植率波动时需及时总结，筛选有利于治疗的良性因素，发现降低种植率的负面因素。具体原因分析方法可参考β-hCG阳性率和妊娠率下降的处理步骤。

五、早期流产率

早期流产是指发生临床妊娠12周内发生的自然流产，是辅助生殖治疗最常见的不良妊娠结局，也是影响活产的主要因素之一。

早期流产率=孕12周内自然流产周期数/临床妊娠周期数×100%

影响移植周期早期流产率的因素很多，目前各相关共识均未定义明确的阈值，辅助生殖治疗机构应制定各自的目标。当早期流产率异常升高时，需要综合多方面因素进行分析。

1. 患者因素　年龄、盆腔和子宫因素、既往妊娠史、不孕因素、既往辅助生殖治疗史。

2. 移植胚胎类型 胚胎性质（新鲜胚胎/冻融胚胎）、胚龄（卵裂期胚胎/囊胚）等。

3. 临床因素 促排卵方案、促排卵药物种类及剂量、黄体支持方案等。

4. 实验室因素 培养体系和培养条件、环境因素、操作人员、其他操作（使用胚胎胶、施行辅助孵化等）。

六、异位妊娠率

异位妊娠是指孕囊种植位置位于子宫体腔以外，包括宫外妊娠和宫内、外同时妊娠。

异位妊娠率=异位妊娠周期数/临床妊娠周期数×100%

影响异位妊娠率的因素很多，包括患者自身情况、临床处理因素和胚胎质量因素等。当异位妊娠率异常升高时，临床可从以下方面进行分析。

1. 患者因素 年龄、盆腔和子宫情况、盆腔手术史、既往妊娠史、不孕因素等。

2. 胚胎性质 移植卵裂期胚胎、囊胚。

3. 治疗方案 周期性质（新鲜/FET周期）、黄体支持方法等。

七、OHSS发生率

OHSS是ART的主要并发症之一，中、重度OHSS发生率常用于评估控制性卵巢刺激过程的质量和安全性。

中、重度OHSS发生率=发生中、重度OHSS周期数/新鲜刺激治疗周期总数×100%。

影响OHSS发生率的因素很多，主要包括患者自身情况、临床促排卵方案的实施及妊娠发生等。当OHSS发生率异常升高时，临床可从以下方面进行分析。

1. 患者因素 年龄、体重指数（BMI）、卵巢储备功能、移植胚胎数量和质量、妊娠发生情况等。

2. 治疗方案 各种促排卵方案、促排卵药物剂量、扳机药物和剂量、黄体支持方案等。

3. 其他因素 hCG日雌激素水平、获卵数等。

八、多胎妊娠率

一次胚胎移植后同时孕有两个及以上胎儿称为多胎妊娠。多胎妊娠是ART常见的并发症，会增加不良妊娠结局的风险。移植多个胚胎是造成多胎妊娠发生的主要原因，针对多胎妊娠率异常升高的情况，需要统计、分析移植不同性质胚胎和移植胚胎数量与多胎妊娠发生的关联。一般情况下，多胎妊娠也是胚胎发育潜力好的标志，因此针对多胎妊娠的高发，可通过减少移植胚胎数量，尤其是移植单个胚胎或单个囊胚加以控制。

多胎妊娠率=多胎妊娠周期数/临床妊娠周期数×100%

九、分娩率、移植周期活产率和取卵周期累积活产率

分娩率、活产率和累积活产率是ART治疗中远期综合指标，是治疗效果的综合体现，因此需要及时监控上述指标。然而这些指标对于评价治疗过程的效率明显滞后，因此常作为制订和改进治疗方案的回顾性依据。各指标的定义和计算方式如下。

分娩率是指移植周期分娩数占移植周期总数的比值。其中的分娩数为妊娠28周后出生的胎儿数，包括死胎和死产。

移植周期分娩率=移植周期分娩数/移植周期数×100%

移植周期活产率=活产的分娩数/胚胎移植周期数×100%

此外，取卵周期累积活产率也是评价一个生殖中心治疗效率的重要指标。取卵周期累积活产是指在每个取卵周期所有新鲜胚胎移植和FET后获得的活产，单胎、双胎或双胎以上活产均只记1次活产。对于尚未获得活产且仍有冷冻胚胎者，或已获临床妊娠但尚未分娩者不纳入统计。累计活产率随胚胎移植次数的增加而增加，因此在统计时需要及时更新。

取卵周期累积活产率=获得活产的患者数/促排卵患者数×100%（不包括尚未获得活产但仍有冷冻胚胎和已获临床妊娠但尚未分娩者）。

（吴香丽）

第三节 体外受精实验室的绩效指标

体外受精（IVF）实验室的各项绩效指标反映IVF实验室处理配子、合子和胚胎的能力，是IVF实验室环境质量、培养体系和工作人员技能的综合体现。因此对于运行中的IVF实验室，需及时和定期进行相关绩效指标的统计分析，摒弃可能影响胚胎处理结果的不良因素，确保实验室工作质量的稳定及提高。表18-1列举了IVF实验室常用的质量监测指标及定义，部分质控指标的具体要求见表18-2。

表18-1 IVF实验室的常用质量检测指标

指标名称	2015年CSRM共识计算方法	2017年Vienna共识计算方法	指标类型
处理后精子前向运动率	/	处理后精液中前向精子数/处理精子总数×100%	绩效指标
IVF正常受精率	D1出现2PN卵子数/IVF加精卵子数×100%	2PN和2PB卵子数/IVF加精卵子数×100%	关键绩效指标
IVF多原核受精率	/	>2PN卵子数/IVF加精卵子总数×100%	绩效指标
IVF 1PN受精率	/	1PN卵子数/IVF加精卵子总数×100%%	绩效指标
ICSI正常受精率	D1出现2PN卵子数/注射MⅡ卵子总数×100%	2PN和2PB卵子数/注射MⅡ卵子总数×100%	关键绩效指标

续表

指标名称	2015年CSRM共识计算方法	2017年Vienna共识计算方法	指标类型
IVF受精失败率	/	IVF受精失败周期数/IVF刺激周期总数×100%	关键绩效指标
ICSI 1PN率	/	1PN卵子数/注射MⅡ卵子总数×100%	绩效指标
ICSI卵子损坏率	ICSI退化卵子数/注射MⅡ卵子总数×100%	同CSRM共识	关键绩效指标
卵裂率	D2卵裂期胚胎数/正常受精卵子数×100%	D2卵裂胚胎数/D1 2PN/2PB卵子数×100%	关键绩效指标
D2胚胎发育率	/	D2 4细胞胚胎数/正常受精卵子数×100%	关键绩效指标
D3胚胎发育率	/	D3 8细胞胚胎数/正常受精卵子数×100%	关键绩效指标
D3优质胚胎率	D3优质胚胎数/正常受精卵裂胚胎数×100%	/	
囊胚形成率	2期及2期以上囊胚数/行囊胚培养的卵裂期胚胎总数×100%	D5形成囊胚数/正常受精卵数×100%	关键绩效指标
优质囊胚形成率	优质囊胚数/2期及2期以上囊胚数×100%	D5优质囊胚数/正常受精卵数×100%	绩效指标
复苏胚胎存活率	复苏胚胎存活数/复苏胚胎总数×100%	/	
囊胚复苏存活率	/	复苏囊胚完整数/复苏囊胚数×100%	关键绩效指标
复苏胚胎完整率	复苏胚胎完整数/复苏胚胎总数×100%	/	
β-hCG阳性率	β-hCG阳性周期数/移植周期数×100%	/	
种植率	孕囊数/移植胚胎数×100%	同CSRM共识	关键绩效指标
临床妊娠率	临床妊娠周期数/移植周期数×100%	/	
活检成功率	/	检测到DNA的胚胎数/活检胚胎数×100%	关键绩效指标

表18-2 常用指标的质量要求

指标名称	2012年ACE指南基准值	2017年Vienne共识参考值	
		能力值	基准值
处理后精子前向运动率	/	90%	≥95%
IVF正常受精率	>65%	≥60%	≥75%
IVF多原核受精率	<5%	/	<6%
IVF 1PN受精率	<5%	/	<5%
ICSI正常受精率	>65%	≥65%	≥80%
IVF受精失败率	<5%	<5%	/
低受精率	<10%		
ICSI 1PN率	/	/	<3%
ICSI卵子退化率	<10%	≤10%	≤5%
卵裂率	>90%	≥95%	≥99%
D2胚胎发育率	/	≥50%	≥80%
D3胚胎发育率	/	≥45%	≥70%
囊胚形成率	>50%	≥40%	≥60%

指标名称	2012年ACE指南基准值	2017年Vienne共识参考值	
		能力值	基准值
优质囊胚形成率	/	≥30%	≥40%
可利用胚胎率	>50%	/	/
复苏存活率	>70%	/	/
囊胚种植率	/	≥35%	≥60%
囊胚复苏存活率	/	≥90%	≥99%
卵裂期胚胎种植率	/	≥25%	≥35%
β-hCG阳性率	每新鲜移植周期：45%（卵裂期胚胎）、50%（囊胚） 每FET周期：40%（卵裂期胚胎）、45%（囊胚）	/	/
临床妊娠率	每新鲜移植周期：40%（卵裂期胚胎）、45%（囊胚） 每FET周期：35%（卵裂期胚胎）、40%（囊胚）	/	/
活检成功率	/	≥90%	≥95%

一、总受精率/正常受精率/异常受精率

用于描述IVF技术受精率的指标包括总受精率、正常受精率和异常受精率，其中于授精后（17±1）h卵胞质内出现原核或未见原核但后期发生卵裂者判断为受精，并且以卵胞质中出现2个原核者定义为正常受精。受精率是反映精卵受精能力、人员操作技能及评判IVF体系质量的重要参数，各指标的计算方法如下：

IVF总受精率=总受精卵子数/IVF授精总卵数×100%

ICSI总受精率=（2PN+1PN+多原核）卵子数/全部注射的MⅡ卵数×100%

（一）IVF 的正常受精率

IVF的正常受精率是衡量实验室工作质量的重要指标，除配子自身因素外，它与有效的配子处理过程、培养条件及实验室授精时机等因素密切相关，是体现IVF体系质量的关键绩效指标。正常受精率低下往往预示着从配子质量到培养条件和操作技能的某些重要环节出现了系统性问题，在排除促排卵治疗对卵子质量影响的前提下，应从培养体系（包括培养液、耗材、培养箱条件和所用气体质量等）、精子的优化处理、环境因素、授精时机、观察受精时间及人员操作能力等方面进行分析。

（二）IVF 多精受精率

造成IVF多精受精的因素较多，其中卵子成熟度是造成多精受精发生的主要原因。未完全成熟或过度成熟的卵子因皮质反应异常，透明带阻止多个精子入卵的机制不全，造成多精受精。配子操作、培养条件也与多精受精发生有关，体外授精时加入过多精子是造成多精受精率升高的另一原因。此外，近年来出现的短时授精结合早期脱除颗粒细胞操作，也可显著增加多精受精的发生。因此，如果在IVF治疗周期多精受精比持续偏高，应从上

述方面分析具体原因，并采取措施加予干预，如改善卵子的成熟度、控制合理的加精量、调整合适的授精时间及合理使用早期颗粒细胞脱除操作技术等。

（三）ICSI 正常受精率

ICSI正常受精率是衡量实验室ICSI操作流程和技术人员显微操作技能最常用、最有效的指标。Vienna共识在分析此指标时采用的是以射出精子（包括新鲜或冷冻）行ICSI的人群为目标，剔除补救ICSI周期、IVM周期、解冻卵子周期、低受精（受精率＜25%）和不受精周期，要求ICSI正常受精率的能力值为≥65%，基准值为≥80%。我国《人类辅助生殖技术规范》对ICSI正常受精率也有明确规定，要求其应＞70%。

ICSI周期受精率低下的原因可从配子质量、操作技能、培养条件和环境因素等环节进行分析。配子质量是ICSI技术获得正常受精的首要前提，在排除配子因素后，培养体系（培养液、耗材、气体质量、培养箱条件等）、ICSI所用试剂和设备（透明质酸酶浓度和PVP浓度、显微注射装置）、环境因素（温度、湿度和空气洁净度）、精子的优化处理、ICSI相关操作技能（酶消化操作、精子制动操作、ICSI时机和过程）等均应纳入原因分析。

低受精和完全不受精是ICSI技术的两种严重的受精异常状况，Vienna共识中对两种情况有不同的处理思路。对受精率＜25%的ICSI周期，可不分析受精低下的原因而进行下一个治疗周期；而完全不受精周期则需要全面分析可能存在的原因，以进一步改进治疗方案。

对于ICSI周期中出现巨大卵子等形态结构异常者不应进行ICSI操作。对于卵质中存在SERa的卵子，Vienna共识也建议不进行ICSI操作。而对于已移植了来源于SERa卵子的胚胎并成功受孕者，应密切随访妊娠结局，关注出生后代的健康情况。

（四）IVF 或 ICSI 后的 1PN 发生率

1PN的发生通常与原核观察时间不恰当，发生原核融合、原核出现不同步及卵子孤雌激活等有关。一般情况下IVF技术的1PN发生率较低，其中IVF周期的1PN率＜5%，而ICSI周期的1PN率＜3%。若实验室结果出现持续过高的1PN发生率，需进一步分析原因，并采取改进措施。

由于IVF周期1PN卵的二倍体率在45%～50%，而ICSI产生1PN卵的二倍体率仅为7%～14%，并且形成的胚胎遗传异常比例高，因此在对不同受精技术获得的胚胎进行处理时，应区别对待。

（五）IVF 周期受精失败率

常规IVF授精后（17±1）h未见≥2PN并且卵子后期未发生卵裂者称为IVF周期受精失败。受精失败是配子质量（如精子功能、卵子活化及配子受体等）、精子处理过程及实验室培养和操作能力的综合反映。正常情况下IVF周期完全不受精的发生率较低，占全部IVF周期的比例应＜5%，若高于此值应全面分析导致的原因并采取改进措施，如加强对IVF技术适用指征的把握、增加对精子的功能检测，以提高对受精失败的预判能力。此外，在授精后观察早期第二极体的排出情况也有助于降低完全受精失败的机会。

二、ICSI卵子退化率

ICSI卵子退化是指卵子在ICSI后至第2天观察受精时发生退化（胞质皱缩或发黑）。ICSI卵子退化率反映ICSI操作人员操作技术能力、环境和设备的稳定性，该指标可因患者不同而不同，少数治疗周期获得的卵子行ICSI会存在较高的退化率。Vienna共识要求ICSI卵子退化率的能力值为≤10%，基准值应≤5%。若该指标持续处于高位，应从操作过程、操作环境等多方面进行分析。

ICSI周期卵子退化受多种因素影响，常见的原因有卵子因素（透明带质量、卵胞质和膜质量、卵子形态）、操作因素（酶消化过程、脱颗粒细胞过程、显微注射针管径、显微注射器性能、操作人员能力）等。日常工作中需要高度关注卵子退化率，积极筛查导致退化率增高的不良因素，并及时加以纠正。

三、卵 裂 率

卵裂率是指授精后（44±1）h正常受精卵发生分裂形成的胚胎数与总正常受精卵数的比例。Vienna共识中基本卵裂率的能力值为≥95%，基准值应≥99%。卵裂率体现培养系统对受精卵发生分裂和胚胎生存的支持能力，是评价培养系统性能、卵子微管和微丝功能及中心粒结构完整性的重要指标，未出现卵裂通常与胚胎质量下降相关。

卵裂率出现系统性降低常提示体外操作体系和培养体系存在干扰因素，需要从操作环境条件（尤其是温度）、体外操作过程（受精方法、操作时长）、培养条件（培养箱温度和湿度、培养液批号和配制、培养液渗透压和pH）、受精率及患者因素（如不孕原因、既往妊娠史、辅助生殖治疗史等）等方面进行系统分析。

四、D3优质胚胎率/可利用胚胎率

D3优质胚胎率和可利用胚胎率是体外培养周期获得D3优质胚胎和可利用胚胎的比例，是反映胚胎实验室操作能力和培养能力的最核心指标。然而，由于不同实验室的胚胎评分体系存在差异，D3优质胚胎率及可利用胚胎率的评判标准存在一定的不同，CSRM共识将来源于正常受精，且D3卵裂球数为7～9个，细胞大小符合发育阶段，碎片程度小于10%的胚胎定义为D3优质胚胎，其在正常受精卵中的比例即为优质胚胎率。

对于胚胎实验室优质胚胎率的要求，国内外共识目前没有统一标准，我国2015年CSRM数据上报系统IVF和ICSI的D3优质胚胎率均值分别为44.10%和42.82%。D3优质胚胎率和可利用胚胎率是影响周期治疗结果的最主要因素，当这些指标产生波动时，应给予高度重视，并及时进行分析处理。

（1）分析有无较为清晰的时间分界，结合试剂、耗材和气体的更换情况，以及有无实验室和周边环境的改变。

（2）检查是否存在与培养箱的相关性。

（3）分析是否与操作人员存在关联，操作方法是否发生改变。

（4）分析受精率和卵裂率是否正常。

（5）获得卵子质量：促排卵方案、卵子成熟度趋势是否改变。

（6）患者因素：不孕原因、既往妊娠史、辅助生殖治疗史等。

应该注意的是临床促排卵技术也是影响胚胎质量的重要因素，是实验室获得良好培养结果的基础。因此当培养过程中优质胚胎率出现较大波动时，也需要综合考虑临床因素。采用单位卵子能够获得优质胚胎的比例，其可以综合反映生殖中心实施促排卵、体外受精和胚胎培养的能力。

五、囊胚形成率/优质囊胚率/可利用囊胚率

囊胚形成率是指卵子正常受精后（116±2）h形成囊胚的数量占正常受精卵子数量的百分率，也可选择受精后（140±2）h的D6囊胚形成情况进行统计，但参考标准略有不同。该指标反映了胚胎实验室囊胚培养能力，也是监控囊胚培养各环节是否正常的重要质控数据，可有效评价培养系统对受精卵形成囊胚的支持能力。

由于对囊胚的分级体系较多，可利用囊胚的评判依据也因不同培养时间存在差异。CSRM采用Gardner评分标准，将获得的2期及2期以上囊胚纳入统计。其各项指标的计算如下。

可利用囊胚：囊胚为3期及3期以上，且ICM和TE评级不同时为C者。

优质囊胚：囊胚为3期及3期以上，且ICM和TE评级不为C者。

囊胚形成率=2期和2期以上囊胚数/行囊胚培养的卵裂期胚胎数×100%

可利用囊胚率=可利用囊胚数/2期及2期以上囊胚数×100%

优质囊胚率=优质囊胚数/2期及2期以上囊胚数×100%

Vienna共识采用更细化的统计，以正常受精卵为基础，对培养至D5和D6形成的囊胚分别进行定义。其囊胚形成率的计算如下：

囊胚形成率=形成囊胚数/正常受精卵数×100%

该标准要求合格的实验室D5囊胚形成率应≥40%，理想水平为≥60%；若继续延长培养至D6，则上述指标应相应增加10%～15%。由于囊胚形成率仅考虑了囊胚形成结果，未考虑囊胚的发育大小和质量，因此临床应用中需结合有效囊胚形成率和优质囊胚形成率进行全面判断。

优质囊胚率和可利用囊胚率是体外培养周期获得可以移植或冷冻囊胚的比例，也是反映胚胎实验室人员操作能力和胚胎培养能力的重要绩效指标。由于囊胚评判包括囊胚腔大小、ICM质量和TE质量等信息，因此更能反映实验室运行质量。Vienna共识提出D5优质囊胚率的能力值应≥30%，基准值为≥40%；D6应在D5的基础上相应增加5%～15%。

由于优质囊胚可以获得较高的种植率，在以严格控制多胎妊娠发生为目标的治疗策略下，单囊胚移植已逐渐成为一种趋势，因此需要胚胎实验室具有较好的培养能力以获得更多优质囊胚；若囊胚培养结果存在有效囊胚率和优质囊胚率下降的趋势，需要进行及时分

析，查找可能的原因。

1. 分析培养周期D3胚胎发育情况 对于D3胚胎质量下降者，可分析造成D3优质胚胎率下降的相关因素。

2. 囊胚培养体系的改变 培养液、气体浓度（除CO_2外，还应关注O_2浓度）。

3. 人员因素 囊胚评分标准的差异等。

六、复苏胚胎存活率及完整率

冷冻胚胎复苏率是衡量实验室冷冻技术操作能力的重要指标，受临床和患者因素影响较少。良好的复苏胚胎存活率及完整率是保证冷冻胚胎有效利用、保障FET移植周期妊娠结果的重要前提。卵裂期胚胎存活是指完成复苏后≥50%的卵裂球存活，全部卵裂球均存活定义为复苏完整。2012年的Alpha共识（即由Alpha生殖医学科学家制定的冷冻保存关键指标及基准专家共识）将囊胚的存活定义为完成复苏后≥75%的细胞完整，但在实际操作中对细胞存活的判断存在难度，因此将复苏后囊胚在2～6h扩张作为存活的重要标志。

各治疗机构采用的胚胎冷冻和复苏方法不同，导致复苏胚胎存活率存在较大差异。近10余年来随着玻璃化冷冻技术的推广应用，胚胎和囊胚复苏率普遍较高。Vienna共识建议胚胎复苏存活率的能力值为≥90%，基准值应≥99%，国内目前尚未对该指标形成质量共识。

复苏后胚胎的完整率是影响FET周期临床妊娠结果的相关因素。就目前的冷冻方法，玻璃化冷冻胚胎的复苏后完整率较程序化冷冻已有大幅提高，但对于实施程序化冷冻和玻璃化冷冻后胚胎的完整率具体水平目前尚未形成共识。由于复苏胚胎存活率及完整率是最单纯的胚胎实验室技术操作的结果体现，一旦指标出现波动，胚胎实验室应及时分析原因，找出解决方案，避免不良结果进一步持续。

1. 胚胎因素 不同质量胚胎的复苏效果存在差异，尤其是碎片的存在可造成胚胎损伤机会增加。因此若出现冷冻效果的改变，应分析不同等级胚胎冷冻前后的指标改变，判断是否为胚胎因素对冷冻效果的影响。

2. 技术因素 分别统计不同冷冻和复苏方法的结果差异，以及使用不同批号试剂的差别。对于存在复苏损伤的胚胎，应回溯冷冻日和复苏日的总体操作情况，追溯造成损伤的根源。

3. 人员因素 分组统计进行胚胎冷冻和复苏的技术人员，判断人员因素对冷冻和复苏结果的影响。

4. 其他因素 操作环境是否发生改变，尤其是复苏温度是否可控，以及胚胎保存罐在日常维护结果中是否存在风险因素等。

5. 结合移植周期妊娠率 值得注意的是，在评估冷冻和复苏操作质量时，需要结合移植周期的妊娠率，因为目前的玻璃化冷冻技术对胚胎的形态学损伤可能性已经非常低，但不良的操作过程会造成妊娠率的降低。

七、其他指标

（一）胚胎形成率

胚胎形成率是指正常受精卵在D2[受精后（44±1）h]发育至4细胞或D3[受精后（68±1）h]发育至8细胞阶段胚胎的比例。该指标用于评估培养体系对卵裂期胚胎生长发育的支持能力，也可用于预测胚胎活力和质量。Vienna共识要求D2胚胎发育率的能力值应≥50%，基准值应≥80%；而D3胚胎发育率能力值应≥45%，基准值应≥70%。

该指标仅考虑胚胎的发育，而未考虑胚胎的质量等级，应用时存在一定不足。若进一步结合考虑优质胚胎的比例，更有助于分析胚胎培养体系的质量。

由于影响早期胚胎形成的因素较多，对于胚胎发育率的降低，需要全面分析实验室工作环境、培养条件（培养液、温湿度、气体浓度）、受精方案、观察时间等因素，并纳入临床促排卵方案及患者因素。

（二）早期卵裂率

早期卵裂率是指ICSI授精后（26±1）h或IVF授精后（28±1）h正常受精卵发生卵裂的百分率。早期卵裂结合其他一些参数如D1的原核评分、D2的卵裂球核状态，可有利于选择种植率更高的胚胎。早期卵裂率在实际质控评价时较少应用，更多用于对胚胎培养条件的评估。

（三）ICSI周期比例

ICSI周期比例是指获卵周期中采用ICSI方式授精的周期数占总授精周期数的比例；ICSI周期比例受患者病因组成结构、治疗目的及人为判断能力等影响，如男性不育患者的比例增高时ICSI周期比例可能增加。治疗机构在建立该指标作为质控目标时需全面考虑临床治疗群体的病因构成，对于ICSI周期比例明显偏高者，应检查适应证的把握情况，并通过加强精卵受精能力评估、采用IVF授精结合早受精观察降低ICSI的比例。

（张　岭　李施施）

参 考 文 献

胡琳莉，黄国宁，孙海翔，等，2018. 辅助生殖技术临床关键指标质控专家共识. 生殖医学杂志，27：828-835.

孙青，黄国宁，孙海翔，等，2018. 胚胎实验室关键指标质控专家共识. 生殖医学杂志，27（9）：836-851.

中华人民共和国卫生部，2001. 人类辅助生殖技术管理办法. [2022-10-23].http://www.nhc.gov.cn/wjw/c100022/202201/1b1b142b82d24cf2b7c57943d9b54e07.shtml.

中华人民共和国卫生部，2003. 卫生部关于修订人类辅助生殖技术和人类精子库相关技术规范、基本标准及伦理原则的通知（卫教科发〔2003〕176号）. [2021-10-15]. http：//www.nhc.gov.cn/bgt/pw10303/200708/68ba58984aba4a44a3bcf74boc3e2048.shtml.

周亮，王勇，王锦凤，等，2015. 短时授精对IVF受精正常患者治疗结局的影响. 生殖与避孕，35（3）：

196-200.

Alpha Scientists In Reproductive Medicine, 2012. The Alpha consensus meeting on cryopreservation key performance indicators and benchmarks: proceedings of an expert meeting. Reprod Biomed Online, 25 (2): 146-167.

Alpha Scientists In Reproductive Medicine, ESHRE Special Interest Group of Embryology, 2011. The Istanbul consensus workshop on embryo assessment: proceedings of an expert meeting. Hum Reprod, 26 (6): 1270-1283.

Brezinova J, Oborna I, Svobodova M, et al, 2009. Evaluation of day one embryo quality and IVF outcome——a comparison of two scoring systems. Reprod Biol Endocrinol, 7: 9.

Ciray H N, Karagenc L, Ulug U, et al, 2005. Use of both early cleavage and day 2 mononucleation to predict embryos with high implantation potential in intracytoplasmic sperm injection cycles. Fertil Steril, 84 (5): 1411-1416.

Diane C J, Matson P L, Newman M C, et al, 1989. Quality control in an *in-vitro* fertilization laboratory: use of human sperm survival studies. Hum Reprod, 4 (5): 545-549.

ESHRE Special Interest Group of Embryology and Alpha Scientists in Reproductive Medicine, 2017. The Vienna consensus: report of an expert meeting on the development of ART laboratory performance indicators. Reprod Biomed Online, 35 (5): 494-510.

Fabiola Bento, Sandro Esteves, Ashok Agarwal, 2013. 辅助生殖技术医疗机构质量管理: 实践指南. 马彩虹, 乔杰, 译. 北京: 北京大学医学出版社.

Hughes C, Association of Clinical Embryologists, 2012. Association of clinical embryologists -guidelines on good practice in clinical embryology laboratories 2012. Hum Fertil (Camb), 15 (4): 174-189.

Kai Y, Iwata K, Iba Y, 2015. Diagnosis of abnormal human fertilization status based on pronuclear origin and/ or centrosome number. J Assist Reprod Genet, 32 (11): 1589-1595.

Machtinger R, Bormann C L, Ginsburg E S, et al, 2015. Is the presence of a non-cleaved embryo on day 3 associated with poorer quality of the remaining embryos in the cohort? J Assist Reprod Genet, 32 (5): 677-683.

Mateizel I, Van Landuyt L, Tournaye H, et al, 2013. Deliveries of normal healthy babies from embryos originating from oocytes showing the presence of smooth endoplasmic reticulum aggregates. Hum Reprod, 28 (8): 2111-2117.

Mateo S, Parriego M, Boada M, et al, 2013. *In vitro* development and chromosome constitution of embryos derived from monopronucleated zygotes after intracytoplasmic sperm injection. Fertil Steril, 99 (3): 897-902.

Ottosen L D, Kesmodel U, Hindkjaer J, et al, 2007. Pregnancy prediction models and eSET criteria for IVF patients——do we need more information? J Assist Reprod Genet, 24 (1): 29-36.

索　引

A

氨基酸模式（amino acid pattern）93

B

白血病抑制因子（leukemia inhibitory factor，LIF）231

半必需氨基酸（semiessential amino acid）93

半乳糖（galactose）92

胞质桥（cytoplasmic bridge/string）89

贝叶斯网络（Bayesian network，BN）317

必需氨基酸（essential amino acid）93

边缘缺乏（marginal deficiency）97

鞭毛（flagella）14

表观遗传（epigenetic）106

表皮生长因子（epidermal growth factor，EGF）60

表皮生长因子受体（epidermal growth factor receptor，EGFR）110

冰晶（ice crystal）6

丙酮酸（pyruvate）35

丙酮酸脱氢酶（pyruvate dehydrogenase，PDH）127

病理学（pathology）1

玻璃化（vitrification）236

玻璃化转变温度（glass transition temperature，T_g）258

勃起功能障碍（erectile dysfunction，ED）137

部分透明带切割法（partial zona dissection，PZD）273

C

参考指标（reference indicator，RI）325

产能营养素（calorigenic nutrient）100

长链脂肪酸（long-chain fatty acid，LCFA）94

常规体外受精（conventional *in vitro* fertilization，C-IVF）4

超氧化物歧化酶（superoxide dismutase，SOD）34

成纤维细胞生长因子（fibroblast growth factor，FGF）60

成纤维细胞生长因子8B（fibroblast growth factor 8，isoform b，FGF8B）123

程序性死亡（programmed death）64

持久性有机污染物（persistent organic pollutant，POP）106

初级精母细胞（primary spermatocyte）14

垂体（pituitary gland）13

纯睾丸支持细胞综合征（Sertoli cell only syndrome，SCOS）17

雌二醇（estradiol，E_2）110

雌激素（estrogen）41

雌激素受体（estrogen receptor，ER）59

次级精母细胞（secondary spermatocyte）14

粗面内质网（rough endoplasmic reticulum，RER）15

促性腺激素（gonadotrophin，Gn）17

促性腺激素释放激素（gonadotropin-releasing hormone，GnRH）13

促性腺激素释放激素类似物（gonadotropin-releasing hormone analogue，GnRH-a）168

催乳素（prolactin，PRL）18

D

代谢综合征（metabolic syndrome，MetS）57

单睾症（monorchism）15

单核苷酸多态性微阵列（single nucleotide polymorphism array，SNP array）6

单基因病（monogenic disease）292

单角子宫（unicornis uterus）49

单亲二体（uniparental disomy，UPD）295

单羧酸转运蛋白（monocarboxylate transporter，MCT）127

胆固醇（cholesterol）95

等位基因脱扣（allele dropout，ADO）304

低渗肿胀（hypotonic swelling，HOS）204

低温损伤（chilling injury）251

第二性征（secondary sexual characteristic）14

凋亡（apoptosis） 24

顶体反应（acrosome reaction） 31

顶体酶（acrosin） 32

冻胚移植（frozen embryo transfer，FET） 6

短链脂肪酸（short-chain fatty acid，SCFA） 94

多不饱和脂肪酸（polyunsaturated fatty acid，PUFA） 94

多睾症（polyorchidism） 16

多核（polynuclear） 80

多精受精（polyspermy） 75

多囊卵巢综合征（polycystic ovary syndrome，PCOS） 41

多胎妊娠（multiple pregnancy） 152

多胎妊娠减胎术（multiple pregnancy fetal reduction，MPFR） 242

多肽（polypeptide） 93

多糖（polysaccharide） 92

多余胞质（residual cytoplasm） 32

多原核（polypronuclear） 79

E

二倍体/非整倍体嵌合（mosaic diploid-aneuploid） 294

二代测序（next-generation sequencing，NGS） 6

二甲基亚砜（dimethyl sulfoxide，DMSO） 251

二氢睾酮（dihydrotestosterone，DHT） 27

二肽（dipeptide） 93

F

反复种植失败（recurrent implantation failure，RIF） 101

反复自然流产（recurrent miscarriage，RM） 297

反式脂肪酸（*trans*-fatty acid） 94

芳香化酶（aromatase） 57

芳香化酶抑制剂（aromatase inhibitor） 137

纺锤体（spindle） 85

非梗阻性无精子症（non-obstructive azoospermia，NOA） 33

非渗透性冷冻保护剂（nonpermeating cryoprotectant agent，NP-CPA） 252

非整倍体嵌合（mosaic aneuploid） 294

非整倍性（aneuploidy） 110

缝隙连接（gap junction） 108

夫精人工授精（artificial insemination by husband，AIH） 4

孵化（hatching） 87

辅助孵化（assisted hatching，AH） 5

辅助生殖技术（assisted reproductive technology，ART） 3

附睾（epididymis） 16

附睾管（epididymal duct） 19

附睾缺如（absence of epididymis） 20

附睾头（caput epididymis） 19

附睾尾（cauda epididymis） 19

附睾液（epididymal fluid） 20

附属性腺（accessory gland） 26

副卵巢（supernumerary ovary） 41

富含血小板血浆（platelet-rich plasma，PRP） 246

G

钙振荡（calcium oscillation） 86

甘氨酸转运蛋白1（glycine transporter 1，GLYT1） 119

甘油（glycerol，GLY） 251

干酪样坏死（caseous necrosis） 22

高促性腺激素性腺功能减退症（hypergonadotropic hypogonadism） 30

高催乳素血症（hyperprolactinemia） 137

高雄激素血症（hyperandrogenemia） 57

高序多胎妊娠（higher-order multifetal gestation） 242

高胰岛素血症（hyperinsulinemia） 57

睾酮（testosterone） 14

睾丸（testis） 13

睾丸发育不良综合征（testicular dysgenesis syndrome，TDS） 16

睾丸间质细胞（Leydig cell） 13

睾丸网（rete testis） 13

睾丸下降（testicular descent） 17

睾丸炎（orchitis） 21

睾丸纵隔（mediastinum testis） 13

梗阻性无精子症（obstructive azoospermia） 5

功能失调性子宫出血（dysfunctional uterine bleeding，DUB） 51

供精人工授精（artificial insemination by donor，AID） 4

宫颈管人工授精（intracervical insemination，ICI） 4

宫腔内人工授精（intrauterine insemination，IUI） 4

孤雌激活（parthenogenetic activation） 78

谷氨酰胺（glutamine） 119

骨形态发生蛋白（bone morphogenetic protein 15，BMP-15） 123

固醇类（sterol） 94

关键绩效指标（key performance-indicator，KPI）
218
果糖（fructose） 92

H

海藻糖（trehalose） 252
合子（zygote） 8
合子输卵管内移植（zygote intrafallopian transfer，
ZIFT） 5
核仁通道系统（nucleolar channel system，NCS）
232
核型（karyotype） 6
宏量营养素（macronutrient） 92
胡桃夹子现象（nutcracker phenomenon） 24
滑面内质网（smooth endoplasmic reticulum，SER）
15
滑面内质网聚集（smooth endoplasmic reticulum
aggregate，SERa） 85
环境污染物（environmental pollutant） 106
黄体（corpus luteum） 42
黄体生成素（luteinizing hormone，LH） 13
挥发性有机化合物（volatile organic compound，VOC）
196
活性氮（reactive nitrogen species，RNS） 112
活性氧（radical oxidative species，ROS） 20
获能（capacitation） 10

J

基础黄体生成素（basal luteinizing hormone，bLH）
164
基础卵泡刺激素（basal follicle stimulating hormone，
bFSH） 164
基底膜（basilar membrane） 14
激光辅助孵化法（laser assisted hatching，LAH） 221
极体（polar body，PB） 76
急性附睾炎（acute epididymitis） 21
绩效指标（performance indicator，PI） 325
假复层柱状上皮（pseudostratified columnar epithelium）
19
间质水肿（interstitial edema） 17
减数分裂（meiosis） 9
减数分裂纺锤体（meiotic spindle） 117
碱基切除修复（base excision repair，BER） 100
解冻（thaw） 155
精囊（seminal vesicle） 23
精索（spermatic cord） 23

精索静脉曲张（varicocele） 24
精原细胞（spermatogonia） 14
精子发生（spermiogenesis） 13
精子染色质结构分析（sperm chromatin structure assay，
SCSA） 32
精子染色质扩散（sperm chromatin dispersion，SCD）
32
精子肉芽肿（sperm granuloma） 22
精子细胞（spermatid） 14
聚合酶链反应（polymerase chain reaction，PCR） 6
聚乙二醇（polyethylene glycol） 253
聚乙烯吡咯烷酮（polyvinyl-pyrrolidone，PVP） 219
聚乙烯醇（polyvinyl alcohol，PVA） 253
聚蔗糖（ficoll） 253
卷积神经网络（convolutional neural network，CNN）
319

K

卡尔曼综合征（Kallmann syndrome） 136
抗坏血酸（ascorbic acid） 99
抗精子抗体（antisperm antibody，ASA） 26
抗米勒管激素（anti-Müllerian hormone，AMH） 15
颗粒细胞（granulosa cell，GC） 126
克兰费尔特综合征（Klinefelter syndrome） 17
空泡（vacuole） 85
控制性超促排卵（controlled ovarian hyperstimulation，
COH） 163

L

类胡萝卜素（carotenoid） 98
类视黄醇类（retinoid） 98
类脂（lipoid） 94
冷冻保存（cryopreservation） 8
冷冻保护剂（cryoprotectant，CPA） 6
离子霉素（ionomycin） 284
磷酸戊糖途径（pentose phosphate pathway，PPP）
123
磷脂酶C ζ（phospholipase C zeta，PLC-ζ） 283
硫酸脱氢表雄酮（dehydroepiandrosterone sulfate，
DHEAS） 42
卵胞质内单精子注射（intracytoplasmic sperm injection，
ICSI） 3
卵巢（ovary） 40
卵巢低反应（poor ovarian response，POR） 163
卵巢过度刺激综合征（ovarian hyperstimulation syn-
drome，OHSS） 58

卵巢早衰（premature ovarian failure，POF） 42

卵裂（cleavage） 32

卵裂期胚胎（cleavage embryo） 6

卵裂球（blastomere） 6

卵母细胞辅助激活（assisted oocyte activation，AOA） 283

卵泡闭锁（follicular atresia） 42

卵泡刺激素（follicle-stimulating hormone，FSH） 13

卵丘-卵母细胞复合体（cumulus-oocyte complex，COC） 75

卵丘细胞（cumulus cell，CC） 103

卵周隙（perivitelline space，PVS） 75

卵子（oocyte） 2

卵子激活缺陷（oocyte activation deficiency，OAD） 282

螺旋动脉（spiral artery） 47

M

蔓状静脉丛（pampiniform plexus） 23

慢速冷冻（slow freezing） 10

米勒管（Müllerian duct） 15

密度梯度离心法（density gradient centrifugation，DGC） 154

N

囊胚（blastocyst） 6

内分泌干扰物（endocrine-disrupting chemical，EDC） 16

内细胞团（inner cell mass，ICM） 84

尿道旁腺（paraurethral gland） 28

尿道球腺（bulbourethral gland） 28

尿道下裂（hypospadias） 4

尿生殖膈（urogenital diaphragm） 26

柠檬酸（citric acid） 26

牛磺酸（taurine） 118

女方高龄（advanced maternal age，AMA） 297

P

排卵障碍（ovulation failure） 7

胚胎（embryo） 2

胚胎植入前单基因遗传学筛查（PGT for monogenic，PGT-M） 6

胚胎植入前非整倍体遗传学筛查（PGT for aneuploidy，PGT-A） 6

胚胎植入前染色体结构变异遗传学筛查（PGT for chromosomal structural rearrangement，PGT-SR） 6

胚胎植入前遗传学检测（preimplantation genetic testing，PGT） 4

胚胎植入前遗传学诊断（preimplantation genetic diagnosis，PGD） 3

配子输卵管内移植（gamete intrafallopian transfer，GIFT） 5

皮质醇（cortisol） 30

皮质反应（cortical response） 75

皮质颗粒（cortical granule） 75

葡萄糖（glucose） 33

Q

前列腺（prostate） 26

前列腺炎（prostatitis） 27

巧克力囊肿（chocolate cyst） 43

曲细精管（seminiferous tubule） 13

全基因组扩增（whole genome amplification，WGA） 303

R

染色体遗传病（autosomal genetic disease） 292

人工智能（artificial intelligence，AI） 3

人绝经期促性腺激素（human menopausal gonadotropin，hMG） 136

人类白细胞抗原（human leukocyte antigen，HLA） 304

人绒毛膜促性腺激素（human chorionic gonadotropin，hCG） 43

人血清白蛋白（human serum albumin，HSA） 199

肉芽肿性输卵管炎（granulomatous salpingitis） 46

乳酸（lactate） 61

乳酸脱氢酶（lactate dehydrogenase，LDH） 124

弱畸精子症（asthenoteratozoospermia） 144

弱精子症（asthenozoospermia） 143

S

三羧酸循环（tricarboxylic acid cycle） 33

桑葚胚（morula） 75

扫描电子显微镜（scanning electron microscope，SEM） 232

上皮-间质转化（epithelial-mesenchymal transition，EMT） 61

上游法（swim-up，SWU） 154

少畸精子症（oligoteratozoospermia） 144

少精子症（oligozoospermia） 143

少弱畸精子症（oligoasthenoteratozoospermia） 144

少弱精子症（oligoasthenozoospermia） 144

渗透性冷冻保护剂（permeating cryoprotectant agent，

P-CPA ） 252
渗透性损伤（osmotic damage） 255
渗透性休克（osmotic shock） 252
渗透压（osmotic pressure） 118
生发泡破裂（germinal vesicle breakdown，GVBD） 79
生精上皮（seminiferous epithelium） 14
生精细胞（spermatogenic cell） 14
生精阻滞（block of spermatogenesis） 18
生长分化因子9（growth differentiation factor 9，GDF-9） 127
生长激素（growth hormone，GH） 66
视黄醛（retinal） 98
视黄酸（retinoic acid，RA） 98
受精（fertilization） 2
输出小管（efferent duct） 19
输精管（vas deferens） 16
输卵管结核（tubal tuberculosis） 46
输卵管炎（salpingitis） 46
输卵管液（tubal fluid） 45
顺式脂肪酸（cis-fatty acid） 94
四分之一激光辅助孵化法（quarter laser assisted hatching，QLAH） 274
酸性磷酸酶（acid phosphatase，ACP） 27
酸性台氏液（acid Tyrode solution） 274

T

弹性蛋白酶（elastase） 21
糖酵解（glycolysis） 33
糖原（glycogen） 92
特发性不育（idiopathic infertility） 143
特纳综合征（Turner syndrome） 41
体外成熟（in vitro maturation，IVM） 4
体外受精-胚胎移植（in vitro fertilization and embryo transfer，IVF-ET） 3
条件必需氨基酸（conditionally essential amino acid） 93
透明带（zona pellucida，ZP） 7
透明质酸酶（hyaluronidase） 33
透射电子显微镜（transmission electron microscopy，TEM） 232
脱氢表雄酮（dehydroepiandrosterone，DHEA） 42

W

完全受精失败（total failed fertilization，TFF） 283
微量营养素（micronutrient） 92

微量元素（microelement，trace element） 92
微阵列比较基因组杂交（array-comparative genomic hybridization，aCGH） 6
维生素（vitamin） 96
沃尔夫管（Wolffian duct） 15
无睾症（anorchia） 15
无精子症（azoospermia） 17
无精子症因子（azoospermia factor，AZF） 17

X

细胞内pH（intracellular pH，pHi） 116
细胞外pH（extracellular pH，pHe） 116
下丘脑-垂体-性腺轴（hypothalamic-pituitary-gonadal axis，HPG axis） 13
下游法（swim-down，SWD） 154
线粒体膜电位（mitochondrial membrane potential，MtMP） 107
锌（zinc） 26
雄激素（androgen） 13
雄激素不敏感综合征（androgen insensitivity syndrome，AIS） 38
雄激素结合蛋白（androgen-binding protein，ABP） 14
雄烯二酮（androstenedione） 42
序贯培养（sequential culture） 117
血睾屏障（blood-testis barrier，BTB） 15
血管内皮生长因子（vascular endothelial growth factor，VEGF） 60

Y

亚麻酸（linolenic acid） 94
亚油酸（linoleic acid） 94
胰岛素抵抗（insulin resistance，IR） 56
胰岛素受体（insulin receptor） 56
乙二醇（ethylene glycol，EG） 251
异位卵巢（ectopic ovary） 41
异位妊娠（ectopic pregnancy） 45
异位隐睾（ectopic cryptorchidism） 17
抑制素β（inhibin beta，INHB） 15
阴道（vagina） 55
阴道内人工授精（intravaginal insemination，IVI） 4
阴道穹（fornix of vagina） 55
阴囊（scrotum） 13
隐睾症（cryptorchidism） 15
荧光原位杂交（fluorescence in situ hybridization，FISH） 6

油酸（oleic acid） 94
有丝分裂（mitosis） 14
原核（pronuclear，PN） 10
原始卵泡（primordial follicle） 40
原始生殖细胞（primordial germ cell，PGC） 98
圆头精子症（globozoospermia） 31
远端中心粒（distal centriole） 32
孕激素受体（progesterone receptor，PR） 59

Z

杂合性缺失（loss of heterozygosity，LOH） 310
蔗糖（sucrose） 92
支持细胞（Sertoli cell） 14
支链氨基酸（branched-chain amino acid） 35
脂肪酸（fatty acid，FA） 35
直精小管（tubulus rectus） 13
植入前遗传学筛查（preimplantation genetic screening，PGS） 291
转化生长因子β（transforming growth factor-beta，TGF-β） 165
滋养外胚层（trophectoderm，TE） 84

子宫（uterus） 47
子宫内膜（endometrium） 47
子宫内膜容受性（endometrial receptivity） 57
子宫内膜容受性检测（endometrial receptivity array，ERA） 233
子宫内膜炎（endometritis） 50
子宫内膜异位症（endometriosis） 7
子宫腺肌病（adenomyosis） 50
纵隔子宫（septate uterus） 49

其 他

1，2-丙二醇（1，2-propanediol，PG） 252
5α-还原酶（5 alpha-reductase） 16
5-甲基胞嘧啶（5-methylcytosine，5mC） 100
DNA甲基化（DNA methylation） 99
DNA碎片化（DNA fragmentation） 25
Y染色体微缺失（Y chromosome microdeletion） 38
α葡糖苷酶（alpha-glucosidase） 21
γ-L-谷氨酰转肽酶（gamma-L-glutamyl transpeptidase，γ-GT） 34